普通高等教育农业农村部"十三五"规划教材

果品
营养与功能

王惠聪 主编

Nutrition and Function
of Fruits

U0196451

化学工业出版社
·北京·

内容简介

本书在介绍果品分类、果品的营养与健康特点以及果品营养功能在促进人类健康和果树产业发展的基础上，详细介绍了不同果树产品的营养物质、主要生物活性物质、功能性产品开发、临床报道与食疗等内容。本书内容丰富，编排合理，完整和系统地展示了果品营养与功能学知识，融入关于果品营养成分和生物活性研究的新进展，体现了本书的前沿性与先进性。本书内容融合了农、理、工、医多学科知识，对于新时期下新型农科人才培养具有积极的意义。

本书可作为高等农业院校园艺专业本科生教材，也可作为园艺学、食品科学和营养学相关领域科研人员和企业技术人员的参考材料，同时可为广大读者的膳食搭配和合理饮食提供指导。

图书在版编目（CIP）数据

果品营养与功能/王惠聪主编. —北京：化学工业出版社，2022.10
ISBN 978-7-122-42071-8

Ⅰ. ①果… Ⅱ. ①王… Ⅲ. ①果品-食品营养②果品-食物养生 Ⅳ. ①R151.3②R247.1

中国版本图书馆 CIP 数据核字（2022）第 157383 号

责任编辑：刘　军　孙高洁　　　　　　文字编辑：李　雪　陈小滔
责任校对：边　涛　　　　　　　　　　装帧设计：王晓宇

出版发行：化学工业出版社（北京市东城区青年湖南街 13 号　邮政编码 100011）
印　　装：三河市延风印装有限公司
787mm×1092mm　1/16　印张 14¾　字数 358 千字　　2023 年 1 月北京第 1 版第 1 次印刷

购书咨询：010-64518888　　　　　　　售后服务：010-64518899
网　　址：http://www.cip.com.cn

定　价：49.00 元

本书编写指导委员会

本书编写人员名单

主　　编：王惠聪

副 主 编：解　敏　房经贵

参编人员：（按姓名汉语拼音排序）

安华明　董　坤　房经贵　傅嘉欣　何新华　何业华

纠松涛　梁社坚　刘占德　马福利　秦　栋　邵　静

孙海悦　孙培培　陶书田　王　晨　王惠聪　王　萍

谢兴斌　解　敏　宣旭娴　张红娜　张俊祥　张玉刚

邹宇晓

序

　　21 世纪以来，随着社会经济的发展、人们生活水平的提高和健康意识的增强，改善作物品质以增进人类营养和健康水平逐渐成为种植业面临的最重要的任务。而功能性食品科学的发展也为营养学提出了新的目标，即从解决饥饿问题、强调食品安全过渡到改善健康状况、减少疾病，人们对食物的要求也从营养充足过渡到营养最佳。园艺产品富含各种植物化学物质，在人类通过饮食合理摄入营养和疾病的化学预防中发挥重要作用。我国拥有长达 5000 多年悠久的养生保健传统历史，而大多数水果和蔬菜等园艺产品为药食同源的健康食品，在日常生活中发挥着养生保健的作用。我国最早的医学专著《黄帝内经·素问》记载："毒药攻邪，五谷为养，五果为助，五畜为益，五菜为充，气味合而服之，以补精益气"；16 世纪著名医药学家李时珍的不朽名著《本草纲目》中记载了 1094 种药用植物的功效，其中就包含了 4 类共 96 种蔬菜，以及 6 类共 63 种果品等园艺产品。我国还形成了富有特色的源远流长的饮食文化，种类丰富的园艺产品在烹饪和食疗中发挥了重要的作用。我国历史上的传统中医药和饮食专著中记载的园艺产品在疾病预防和治疗中的功效，已为当代西方国家通过饮食实施疾病化学预防所应用，并得到了当代功能性食品科学和临床医学等多学科研究的证实，这充分地体现了古老的东方智慧。现代技术分析发现，园艺产品中含有丰富的生物活性物质，大量体内和体外的生理学和药理学研究表明，这些生物活性物质能增强人类机体免疫力、抗菌消炎、抗病毒，并对癌症和心血管疾病等多种顽疾起到预防和治疗作用。

　　目前，园艺产品营养与功能研究已成为园艺学科新兴的热门研究领域，它包括园艺产品营养和生物活性物质的含量、分布、影响因子及其调控措施和对人体的功效等许多方面。如利用嫁接砧木等栽培技术措施调节园艺产品营养和生物活性物质含量，环境和化学物质诱导能够调控园艺产品营养和生物活性物质形成，通过杂交来分析营养和生物活性物质的遗传规律而选育高营养价值的园艺植物新品种，利用遗传工程手段调节园艺产品中营养和生物活性物质的含量等。近年来，国内外许多专家高度关注园艺作物营养及生物活性物质的形成、调控机制及功能研究，特别是浙江大学汪俏梅教授团队从 21 世纪初就率先在国内开展了蔬菜芥子油苷和类胡萝卜素等功能成分的代谢调控网络及其在品质改良上的应用研究，并提出了功能型品种选育的概念，创新性地提出了今后应以园艺产品营养和生物活性物质含量作为园艺作物栽培和园艺产品采收、加工及价值高低评判的主要依据。这些观点的提出，对推动园艺产业供给侧结构改革、提高园艺产品附加值、推进园艺产业优质高效和可持续发展均具有重要价值。

　　浙江大学一直重视园艺产品品质和功能的教学，是我国最早开设这方面课程的高校之一，特别是 2014 年该校已把园艺产品营养与功能学列为园艺专业本科生的主干必修课程，突破了一般园艺专业人才培养方案中仅设有传统的园艺作物育种、栽培和贮运的"采前-采中-采后"知识模块。为适应经济社会发展和复合型人才培养的需求，课程引入了园艺产品品质的理念，吸收了食品科学和人类营养学的最新进展，实现了园艺专业人才培养中的农、工、医多学科交叉汇聚。为了有力推进园艺产品营养与功能学课程的教学和改革，并使其在全国高等农业院校园艺创新人才培养中发挥更大作用，2016年10月，由浙江大学园艺系组织全国18家单位召开了第一届编委会；2017年12月，由汪俏梅教授牵头组织申报的《园艺产品营养与功能学》新编教材入选农业农村部"十三五"规划教材。教材编写指导委员会在参考和认真总结各学校原有教学经验的基础上，特别是在综合了各学校该门课程任课教师的意见之后，对《园艺产品营养与功能学》新编教材的结构和内容进行了科学论证和整体策划，形成了以"总论+若干各论"的形式撰写和出版该套系列教材的统一意见。该系列教材包括总论教材——《园艺产品营养与功能学》和各论教材——《蔬菜营养与功能》《果品营养与功能》《茶叶和食用花卉营养与功能》。总论中首先介绍了园艺产品中传统的六大营养素，并根据功能性食品科学的最新进展，介绍了园艺产品的生物活性物质；并从采前、采中和采后的全产业链角度探讨了如何调控这些有益成分，以改善园艺作物营养品质和健康功能品质，促进园艺产业健康、可持续发展；最后对园艺产品的科学食用，以及园艺产品营养与功能学研究的技术和方法进行了介绍。由于园艺产品包含营养和功能各异的众多种类的蔬菜、果品、茶叶和食用花卉等，在3本各论教材中，分别对每一类别园艺产品从营养物质、主要生物活性物质、功能食品开发和临床应用与食疗等方面进行介绍，是总论部分内容的有效延伸和具体应用。该系列教材的总论与各论部分各有偏重，互为补充，形成一个有机的整体，不仅可以指导民众对园艺产品进行科学食用与合理搭配，而且将对当前我国园艺产业的整体布局、优质高效发展产生积极的推进作用，特别是有独特营养价值的园艺产品生物活性物质的开发利用方法，可为园艺产品加工产业发展和全产业链品质调控提供理论依据和技术指导。

园艺产品营养与功能学系列教材涵盖了园艺学、化学、生物化学、医学、药学、营养学、食品科学等多个学科领域的知识和最新进展，涉及园艺产品营养物质和生物活性物质的种类及分布和功能、全产业链调控技术和分析鉴定技术、园艺产品的功能食品开发及临床应用与食疗等多领域，特别是包含了功能性食品科学和次生代谢物质生物合成与代谢工程等学术前沿领域。因此，该系列教材的知识面广，内容丰富，具有很强的系统性、先进性和引领性，我相信该系列教材将在园艺产品营养与功能的科学研究以及园艺产业高质量发展中发挥引领作用。

随着人们对健康食疗法的关注，追求园艺产品营养均衡、健康功效的势头不断高涨。民以食为天，食以安为先。园艺产品作为人们日常膳食中最重要的食物，以其丰富的种类、缤纷的色泽，以及均衡的营养和健康功能品质，在人类身心健康和品质生活中发挥着越来越重要的作用。基于此，期待《园艺产品营养与功能学》系列教材能早日出版，以满足人才培养和科学研究之急和普通民众健康饮食之需，为促进我国社会经济发展和保障民众身心健康做出贡献。

中国工程院院士，沈阳农业大学教授

2021年8月

　　果品作为人类膳食的重要组成部分，因其营养丰富、口感独特，常以鲜食为主，也可与谷物类等主食、肉类等动物性食品和蔬菜互为补充，在增进人类健康方面发挥着积极的、不可替代的作用。水果具有低蛋白、低脂肪，富含维生素、矿物质和膳食纤维的特点，坚果则具有含高含量不饱和脂肪酸和优质蛋白的特点。果品种类丰富，营养全面，除了鲜食还可制成各种加工品如果干、罐头、果酱、果酒、果醋等；许多果品是我国传统使用的药材，如橘红、佛手、陈皮、枣、枸杞、桂圆等。

　　现代药理研究也证明果品中的各种生物活性物质具有明显的药理作用，可用于治病和疾病预防，自古就有"遍尝百果能成仙"的说法。数千年来，我国人民在与疾病的长期斗争中，在如何应用果品进行防病治病中积累了大量宝贵的经验。用果品保健、防病、治病，有简、便、廉、验以及毒副作用小等优点，因此越来越受到世人的关注与青睐。据统计，从商周到明清，涉及有关果品治疗保健的专著就有 80 多部，散见于其他书籍之中的水果治疗保健记载更是不计其数。许多果品治疗保健方迄今仍在临床中沿用。然而，这些对果品的保健作用认识大多是知其然而不知其所以然，对果品产生保健作用的本质包括生物化学物质基础和发挥作用的原理也知之甚少。

　　随着世界各国经济的发展，人类的饮食结构和营养需求特点发生了巨大的变化，对果品的营养和保健特性的理解也应与时俱进。如谚语有云"桃养人，杏伤人"，大概的原因是桃子糖分含量较高，滋补作用明显，在缺衣少食的年代是很好的补益食品，杏的糖分含量较低，有机酸含量高，促进消化，但容易使胃酸分泌过多，含量较高的黄酮类物质有明显的刮油和沉淀蛋白的作用，因此多食无益。然而，对于现代高热量、高脂肪、高蛋白饮食的人群来说杏则是很好的保健果品。此外，当今果品种类空前繁多，而传统利用的果品种类有限，对新果品的营养和功能的认识将有助于果品的推广和利用，在人类营养与保健中发挥更大的作用。

　　近年来，随着果品消费量的增加，人们对果品的营养和健康功能越来越关注。国内最早（1993 年）提出"果品营养学"概念的是湖南农业大学王仁才教授，他于 2005 年正式开设全校本科生公选课"果品营养学"，介绍了果品营养物质与人体健康的关系、水果营养健康品的研制等方面的相关知识。2011 年西南大学的周志钦教授正式提出"果品营养学"的概念，建议果品营养学主要以果品的营养和生物活性物质为研究对象，重点研究有关物质的种类及其在果品中的分类、代谢与生物合成途径、遗传和环境调控机制，以及果品的科学利用等。国内许多农业院校如西北农林科技大学的马锋旺教授、湖南农业大学的谢玉明教授先后开设了果品营养学课程，华南农业大学开设果品营养相关课程也相当早，在 1993 年吴定尧老师在果树专业开设了"水果的营养与保健"课程，在 2006 年胡又厘老师在"水果的营养与保健"课程的基础上，改版升级，融入更多的果品营养研究新进展，在园艺专业开设限选课程"果品营养与保健"，对果品的营养特点和食疗价值进行了详细的介绍。安徽农业大学开设"园艺产品营养与健康"课程近 20 年，围绕水果、蔬菜、食用花卉和茶四大园艺产品设置相关专业或通识课程 4 门，年选修量达千余人；"园艺产品营养与健康"也是安徽省一流课程。然而，这些本科课程一直缺少相应的教材，不能满足果品营养知识的完整性、系统性和前沿性的要求。

随着高等教育教学内容和课程体系改革，明确提出了"厚基础、宽口径"这一提高人才培养质量的目标，园艺专业也进行了教学内容和教学大纲的改革，为契合培养涵盖园艺全产业链的技术人才和科研创新人才的目标，华南农业大学整合了"果品营养与保健""保健水果蔬菜与人体健康"等通识课程，构建"园艺产品营养与功能"新课程，主要介绍园艺产品在国民经济和人类可持续发展中的地位和作用、园艺产品的营养和生物活性物质、园艺产品的科学食用、园艺功能性产品的开发、各类园艺产品的特色营养成分以及健康价值与保健方法。本书作为《园艺产品营养与功能学》新编系列教材的各论教材，是课程体系的重要组成部分。

本书共八章。其中，第一章绪论，主要介绍果品分类概述、果品的营养与健康功效以及果品营养与功能在人类健康和果树产业发展中的作用，由王惠聪撰写；第二章仁果类，主要介绍苹果、梨、枇杷、山楂和刺梨的营养与功能，分别由张玉刚、陶书田、王惠聪、赵玉辉、安华明撰写；第三章核果类，主要介绍桃、李、梅、杏、樱桃、枣、杨梅和芒果的营养与功能，分别由王晨和宣旭娴、何业华、张志红和邵静、王晨和宣旭娴、纠松涛、马福利、何新华、王惠聪撰写；第四章浆果类，主要介绍葡萄、香蕉、石榴、猕猴桃、柿、番木瓜、蓝莓、枸杞、沙棘、蓝果忍冬和黑穗醋栗的营养与功能，由房经贵和管乐、王惠聪、谢兴斌、刘占德、傅嘉欣、孙海悦、王萍、秦栋撰写；第五章柑橘类，主要介绍宽皮橘、甜橙、柚子、柠檬、茶枝柑（广陈皮）、化橘红、广佛手的营养与功能，由解敏、孙培培、梁社坚撰写；第六章荔枝果类，主要介绍荔枝和龙眼的营养与功能，由王惠聪撰写；第七章聚复果类，主要介绍草莓、菠萝、桑葚、无花果和树莓的营养与功能，分别由张俊祥、张红娜、邹宇晓、王惠聪和董坤撰写；第八章坚果类，主要介绍板栗、核桃、澳洲坚果、银杏的营养与功能，由王惠聪和解敏撰写。全书统稿由王惠聪完成。每一种果品均介绍营养物质、主要生物活性物质、功能产品开发和临床报道与食疗四个方面。本教材除可作为大专院校的教科书外，也可作为园艺学、食品科学和营养学相关领域科研人员和企业技术人员的参考材料，并为广大读者的膳食搭配和合理饮食提供指导。

中国工程院院士、沈阳农业大学李天来教授一直非常关心和支持本系列教材的出版，并撰写了序，在此致以深深的谢意。在本书编写过程中，得到了浙江大学农业与生物技术学院汪俏梅教授、华南农业大学园艺学院领导、南京农业大学园艺学院领导、安徽农业大学园艺学院领导及各位编委的大力支持，化学工业出版社的编辑为本书的出版做了大量工作，在此一并表示衷心的感谢！

由于时间有限，疏漏之处在所难免，敬请读者、同仁提出宝贵意见，以便再版时修订。

编者
2022 年 04 月 15 日

目录

第四章 浆果类

第五章 柑橘类

第六章 荔枝果类

第七章 聚复果类

第八章　坚果类

第一章
绪　论

　　人类对果实的认识过程，本身就是人类文明发展程度的象征。在上古时代，人们在漫长的觅食过程中，发现食品不仅可以填腹充饥、维持生命，还可以预防、治疗疾病，食疗与中医起源是同步的。历代的中医药典中都贯穿了药食同源和医食同源的理念。近年来国际营养学大会也提出"食物是最好的药物"的观点，说明国内外对食药同源的认识是完全一致的。

　　果品是人类膳食的重要组成，成书于东汉时期的我国第一部药学专著《神农本草经》已将大枣、酸枣、枸杞子、葡萄、龙眼肉、杏仁和桃仁入药。战国时期的《黄帝内经》一书，就曾对果品的特点、药用价值、适宜与禁忌等进行讨论，并提出了"毒药攻邪，五谷为养，五果为助，五畜为益，五菜为充，气味合而服之，以补精益气"的观点。明代药物学家李时珍在《本草纲目》中详尽记述总结了许多食用园艺植物在医学上的作用与应用，可谓"百卉千花皆妙药，古树枯藤亦灵丹"。

　　果品的营养与功能是近年来国内外从事农学、植物化学、医学和食品科学等专业的研究人员都关注的热门领域，并有大量相关的研究论文被发表，是现代营养学的一个重要的分支。本书作为农业农村部"十三五"重点系列规划教材《园艺产品营养与功能学》的各论，在总论的基础上，着重对主要或特色果树产品包括可食部分和其他器官的营养与功能展开全面介绍。绪论部分介绍了果品分类概述、果品的营养与保健特点以及果品营养与功能在人类健康和果树产业发展中的作用。根据果实性状的分类系统把果品分成仁果、核果、浆果、柑果、荔枝果和坚果 6 大类，由于浆果的种类比较多，根据果实器官的组成又分出聚复果类，详细介绍每一类下每一种果品的营养物质和生物活性物质，功能性产品开发，以及临床报道与食疗。对果品的科学食用、推介以及营养和功能性的研究等方面具有重要的理论意义和实践价值。

第一节　果品分类概述

　　我国幅员辽阔，地跨热带、亚热带、温带和寒带四个气候类型，自然条件的多样性造就了丰富的植物种类，素有"园艺之母"的美誉，是很多园艺作物的原产中心，栽培历史悠久。据不完全统计，全世界果树共有 134 科，659 属，2792 种。1990 年出版的《果树种类论》中，曲泽洲和孙云蔚总结的果树种类达 820 多种及 159 个变种。中国是世界果树原产中心之一，果树种类繁多，过去的几个世纪，也从国外引种了许多果树资源。

一、果品的概念

果品来源于高等植物的繁殖器官即果实或种子。其中大部分属于被子植物的果实或种子，少部分属于裸子植物的种子如松子。

广义的果品是指自然界高等植物所提供的、可以直接食用的果实或种子及其加工制品。狭义的果品是指果树生产的可供人类食用的果实或种子。从广义的概念来讲，果品就不仅仅是果树的产品，还包括一年生植物如西瓜、甜瓜、葵花籽等产品。西瓜和甜瓜属于瓜果类水果，葵花籽和南瓜籽等则属于干果类。本教材的果品采用的是狭义的概念，特指果树生产的果实或种子。

二、果品的分类

果树种类繁多，性质各异，为了研究方便常把性质相近的果树合为一类。果树按不同标准有不同的分类。在栽培上一般以树性作为分类依据，根据落叶特点分为常绿果树和落叶果树；根据树体大小分为乔木果树、灌木果树、蔓性果树及草本果树等。果树学家对果树进行分类时，主要采用自然分类及人为分类两种。自然分类法主要是按植物分类学的系统，即按科属种的排列，指出其亲缘及进化关系，而人为分类是按果实的特性来分的。按照果实的特性又有不同的分类系统。

1. 根据果实的器官组成分类

按照发育成果实的器官组成，可分为真果和假果。如图 1-1 所示，仅由子房部分形成的果实称为真果，如葡萄、柑橘、桃、枣、荔枝、龙眼、扁桃等。有些果树除了子房外还有其他花器官如花萼、花托，甚至整个花序发育形成果实，这种带有其他花器官发育成的果实称为假果，如苹果、梨、草莓、菠萝、无花果等。

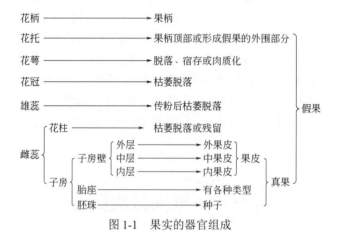

图 1-1　果实的器官组成

根据构成雌蕊的心皮数和离合情况可分为单果（simple fruit）、聚合果（aggregate fruit）和复果（multiple fruit）。

（1）单果　由一朵花中的单雌蕊、复雌蕊（也称合生心皮雌蕊）或雌蕊和花的其他部分共同发育而成，如苹果、梨、桃、柑橘类等，绝大部分果树属于单果。

（2）聚合果　由一朵具有多个离生雌蕊或多个离生雌蕊和花托一起发育形成的果实，如树莓、草莓等。

（3）复果　也称为聚花果，由一个花序的许多花及其他花器官一起发育形成的果实，如菠萝、无花果、桑葚等。

2. 根据果皮的性质分类

如图 1-1 所示，子房壁发育成果皮，根据果皮是否肉质化分可分为水果（也称肉果，flesh fruit）和干果（dry fruit）两大类。

（1）水果　果皮厚而肉质或纤维质的果实，水分含量高。

（2）干果　果实成熟时果皮干燥的果实，水分含量低。

水果果皮肉质多浆，中果皮肥厚，成熟时颜色鲜艳，果实中多积累糖分，大部分果树的果实属于水果，是人们膳食的重要组成。在植物学上把果实成熟时果皮水分含量少，呈干燥状态的果子称为干果。生活中常见的干果如板栗、锥栗、榛子、核桃、山核桃、阿月浑子、银杏、香榧、澳洲坚果、巴旦木、腰果、果松等；从干果的定义来看，人们经常食用的瓜子、花生也是干果，但它们不属于果树的范畴。在商品销售中，一些经过晾晒、烘干使水分减少的水果干制品如枣、葡萄干、罗汉果、龙眼干等也称为干果，严格来说应该称为果干更恰当。目前果树产品中的干果主要以果皮坚硬的坚果类为主，也称为壳果类。

3. 根据果实的性状分类

我国的果树分类，严格地说当以北魏的《齐民要术》为首创，列出枣等 42 种果树，以后《太平御览》又有所增。到李时珍的《本草纲目》时，把木本和草本植物的果实分为六类即：五果、山果、夷果、味果、瓜果及水果，共增加到 127 种果树。到 17 世纪《群芳谱》问世时，其中的果谱已分为核果（杏、桃、枣等）、肤果（梨、柰等）、壳果（栗、核桃等）、桧果等类。国外到 18 世纪才开始有德国的园艺学家按果实性状进行果树分类，把当时欧洲露地栽培的温带果树分为四大类：仁果类（kernel fruit）、核果类（stone fruit）、坚果类（壳果类，nut）、浆果类（berry）。20 世纪初，欧美各国果树专著上，均采用这种分类法，这个分类法的缺点是热带亚热带果树，如柑橘、荔枝、芒果、番木瓜等均未列入。至今，园艺界仍沿用这四类果品的名称，增加了常绿果树特有的柑橘类（hesperidium）、荔枝果类（litchi fruit），其他的常绿果树则按其果实的特征来进行归类。

（1）仁果类　由多心皮下位子房与部分花被发育形成的假果。常见的仁果有梨、苹果、山楂、木瓜等。在常绿果树中的枇杷，果实由子房下位花发育形成，子房、花托和花萼共同发育成假果。成熟果的果肉由花托形成，萼筒由花萼形成，子房壁形成包围种子外的内膜。符合仁果类果品的共同特征，因此也归入仁果类。

（2）核果类　由单心皮上位子房发育形成的真果，具有肉质中果皮和木质化内果皮硬核。常见的核果有桃、李、杏、梅、樱桃、枣等。内果皮由厚壁组织组成，形成硬核是核果类重要的特征，据此，常绿果树中的油橄榄、橄榄、神秘果、杨梅也归入核果类。芒果是比较特殊的核果，被认为是浆质核果，外果皮革质化形成较厚的外皮，内果皮形成木质化硬壳。

（3）浆果类　由子房或子房与其他花器官一起发育成柔软多汁的真果或假果。由于食用部分柔软多汁的果品很多，因此很多果品都可以归入浆果类。传统浆果类主要包括落叶果树的葡萄、猕猴桃、柿、无花果、石榴，还有草莓、树莓、醋栗等小浆果，常绿果树中的香蕉、番木瓜、人心果、阳桃、菠萝、火龙果等，果肉柔软多汁的也可归入浆果类。由于浆果类果品比较多，本书把聚复果类的浆果如草莓、菠萝、树莓、无花果、桑葚单列出来，归入聚复果类。柿是比较特殊的一个浆果，很容易误认为是核果类，因为柿有一个硬核，事实上柿是因为种皮高度木质化，不是内果皮木质化形成的硬核，因此不能归入核果类。

（4）柑橘类　由多心皮上位子房发育形成的真果，具有肥大多汁的多个瓢囊（橘瓣）。芸香科枳属、金柑属和柑橘属的果品如甜橙、宽皮橘、柚、柠檬、葡萄柚、金柑、佛手等均属于柑果类。

（5）荔枝果类　由上位子房发育形成的真果，其食用部分是肥大肉质多汁的假种皮。常见的有荔枝、龙眼、红毛丹、韶子等。

（6）坚果类（壳果类）　果实成熟时果皮干燥，具不同程度的坚硬性，一般不开裂，食用部分是种子。常见的坚果有核桃、山核桃、板栗、榛、椰子、阿月浑子、澳洲坚果、银杏等。板栗和核桃是由下位子房发育形成的假果。板栗花序的总苞发育形成外表面密生细刺毛的壳斗，子房壁形成褐色坚硬的木质化果皮。核桃雌花的总苞发育形成果实外层肉质的表皮，子房壁形成非常坚硬的核壳。扁桃、椰子和阿月浑子是由上位子房形成的真果。

第二节　果品的营养价值与健康功效

营养、健康、食品安全是 21 世纪人类社会关注的焦点问题。目前，因营养不良（如微量营养素缺乏）、营养过剩（如碳水化合物和脂肪摄取过多）等问题严重影响着世界三分之一以上人口的健康和生活质量。果品是人类最主要的食物之一，现代营养学研究表明，果品不仅仅含有各种人体必需的营养素，还含有丰富的生物活性物质，对人类正常生长发育、繁衍、疾病预防、甚至疾病治疗均有重要的作用。基于果品在营养和健康中的重要作用，西南大学周志钦教授 2011 年首次论述"果品营养学"的概念，指出果品营养学是研究果品营养与健康价值的一门科学，是食品营养学的一个分支学科。

由于人体所需营养复杂多样，加上许多营养成分不仅具有重要的营养功能和医药保健功能，对水果的风味品质也有影响，同时不同的果品营养素种类含量均有很大差异，这使得果品营养价值概念的内涵和外延难以界定。虽然，近年在果品营养价值评价研究方面有所加强，周志钦教授提出了果品营养价值的"三度"评价法，即果品中营养素的多样度、匹配度和平衡度，但是不同果品的营养价值还是很难比较。在近 20 年的果品营养与保健功能教学过程中的思考，结合果品营养与功能成分的研究进展，笔者总结了果品有别于其他天然食品的重要特点，鉴于水果和坚果在营养和保健特点上有明显的区别，将两类果品分开阐述。

一、水果的营养价值与健康功效

1. 水分含量高，含有各种有机酸，具有生津止渴的作用

水是机体的重要组成部分，参与人体代谢的全过程，是不可或缺的营养素，但因水分容易获得，在营养价值方面很少专门提及。水果的水分含量一般在 60% 以上，高的甚至可达 90%，因此水果可补充水分，具有明显的止渴作用。

与其他天然食品相比，含有各种有机酸是水果突出的特点。有机酸不仅能促进消化液分泌，增进食欲，某些有机酸如羟基柠檬酸还具有调节人体脂肪酸代谢的能力。在中国古代记载果品食疗功效的典籍如《神农本草经》《本草纲目》《食疗本草》中，大多认为水果有明显的生津作用。现代营养学认为发挥生津功效的生化物质基础是有机酸。

2. 富含矿物质元素，具有高钾低钠的特点

食物进入人体消化系统后，不断被分解吸收，食物中的糖类、脂肪、蛋白质均可代谢成水和二氧化碳同时产能，蛋白质中的氮最终转变成尿素，这些代谢物均可被排泄至体外。参与代谢留在体内的金属离子如钠、钾、镁、钙等为碱性成分，而磷酸根、硫酸根及氯离子则为酸性成分。一般把食物燃烧成灰分的实验可以获得相同的结果，因此可以利用灰分的酸碱度来判别碱性和酸性食品。

果品大多富含矿物质元素，其中钾元素含量最高，经过人体代谢后部分保留在体内的主要是金属元素，因此果品绝大部分属于碱性食品。表 1-1 是一些果品与其他食物灰分的酸碱度，可见水果是典型的碱性食品。此外，与其他植物源食物一样，水果的矿物质元素有明显的高钾低钠特征，在平衡电解质、消除水肿以及防治高血压方面有重要的作用。

表 1-1　一些果品与其他食物灰分的酸碱度

食物名称	灰分/%	灰分酸碱度	食物名称	灰分/%	灰分酸碱度
柑橘汁	0.36	+10.0	海带	2.78	+14.4
香蕉	1.05	+8.4	洋葱	0.70	+2.4
梨	0.31	+8.4	蚕豆	3.11	-1.4
苹果	0.42	+8.2	大麦	1.41	-2.5
草莓	0.72	+7.8	花生	1.80	-3.0
柿	0.43	+6.2	猪肉	1.10	-5.6
西瓜	0.22	+9.4	鱼	0.45	-12.0

注："+"表示碱性，"-"表示酸性。

3. 富含维生素，以鲜食为主避免了烹饪过程中营养素的流失与破坏

水果中的维生素含量极为丰富，其中维生素 C 的含量最为突出，鲜枣、猕猴桃、山楂、柑橘类等果品维生素 C 的含量高，每 100g 水果维生素 C 含量达 100mg 以上，被誉为"维生素 C 之王"的刺梨含量更是高达 2000mg/100g 以上。水果中重要的呈色色素类胡萝卜素是维生素 A 原，B 族维生素含量也相对较高，还有维生素 P、维生素 K 等其他维生素。其他的植物源食物如番茄、绿叶菜等也含有丰富的维生素，但在烹饪加热的过程中维生素和矿物质等营养素容易损失，因而，鲜食的水果在补充维生素和矿物质方面有更高的营养价值。

4. 含有一定的碳水化合物，低蛋白，低脂肪，适合能量过剩人群

非结构型碳水化合物如各种可溶性糖和淀粉、蛋白质和脂肪是食物中的热能营养素，为机体生命活动提供能量。热能营养素摄入不足和过多均会影响人体的健康状态。水果一般含有 5%~20% 的可溶性碳水化合物，可提供一定的膳食热能，也有一些淀粉含量高的水果如煮食蕉、面包果可替代主粮。与其他食物明显不同的是绝大部分水果（油梨除外）中的蛋白质

和脂肪含量很低，特别适合食谱中肉、蛋、鱼占比超量的高蛋白、高脂肪人群食用。

5. 富含膳食纤维和各种生物活性物质

随着现代营养学研究的深入，膳食纤维的功能越来越受到重视，果品是重要的膳食纤维来源。此外，果品中还含有各种生物活性物质，特别是多酚类化合物以及寡糖和多糖。膳食纤维和各种生物活性物质的营养与功能已在《园艺产品营养与功能学》有详尽的介绍，此处不再赘述。

6. 艺术美态和色彩学作用

水果是大自然赐予人类的艺术品，除了满足人类的营养需求外，水果形态各异，色彩斑斓，是艺术美态的体现，也是一种美的欣赏品，可满足人类更高层次的精神追求。人们利用诗词歌赋、绘画、摄影等表达对水果的喜爱之情。

依靠植物色素的丹青妙手，水果姹紫嫣红、绚丽多彩。叶绿素、类胡萝卜素、花色素和甜菜碱色素是植物呈色的主要色素，它们不仅具有显著的营养价值和生物活性，所形成的色彩还与心理有密切的关联。近年随着研究的增多，色彩心理学的概念也随之诞生，虽然色彩心理学目前尚未成为心理学的正式分支，但越来越多的实际案例表明了色彩对人类心理的影响是客观存在的。水果不同的色彩可能暗含了不同的心理情感特征，满足人类的情感需求。如粉红色具有明显的情绪安定效果，橙色给人亲切、开朗、坦率的心理感觉，而黄色系色彩给人喜悦、满足等心理情感。

7. 香气美学作用

水果大多具有天然的清香或浓郁的芳香，这是水果有别于其他食物的重要特征。水果香气是在初生代谢物糖类、有机酸、氨基酸等的基础上经过复杂的生化反应产生的挥发性物质，水果的香气组成成分、含量比例各异，种类极为复杂繁多。不同水果呈现不同的香气特征，或芬芳馥郁，或清香悠远；但大多水果的特征香气成分以酯类为主，使人如沐春风、心旷神怡，可谓"酯香怡人"。越来越多的研究发现，好闻的香气对神经系统有一定的调节作用，可以缓解焦虑、抑郁情绪，或者有益于消除疲劳、缓解失眠，或者有助于集中注意力、增强记忆力等。有研究发现玫瑰香葡萄酒的香气可以降低血压及心率，使人放松，情绪平稳，有效改善不良情绪，平静心情。水果香气的舒缓、减压和愉悦身心的作用，可明显缓解现代社会因工作和快速的生活节奏给人们带来的精神紧张、焦虑、疲惫、睡眠质量差的问题。

二、坚果的营养价值与健康功效

与水果低热量、低蛋白、低脂肪的特点不同，坚果类在具有较高膳食纤维、矿物质和维生素的基础上更含有丰富的蛋白质和不饱和脂肪酸，能有效补充水果和蔬菜热量、蛋白质和脂肪含量少的不足，使植物源营养素更全面。坚果可促进新陈代谢，改善胆固醇和血压情况；坚果还能增加饱腹感，提高身体燃烧脂肪的能力，有助于控制体重。坚果是营养价值高的食品，每天吃一点坚果，对身体有很好的补益养生作用。坚果的主要营养特点如下。

1. 富含不饱和脂肪酸，可提供必需脂肪酸，不含胆固醇

坚果类的可食部分富含脂肪，除了板栗和银杏含量较低外，其余坚果类脂肪的含量均在

50%以上，最高的澳洲坚果可达 75%。而且不饱和脂肪酸比例高，一般占总脂肪含量的 70% 以上，松子和澳洲坚果的不饱和脂肪酸可占总脂肪的 90%左右，能提供人体必需的亚油酸和亚麻酸。坚果不含胆固醇，单不饱和脂肪酸可有效降低低密度脂蛋白胆固醇的含量，多不饱和脂肪酸则可预防心血管疾病、高血压、心肌梗死和动脉瘤等。

2. 富含优质蛋白

板栗蛋白含量较低在 5%左右，榛子果仁蛋白含量可达 30%，其余坚果蛋白含量一般在 10%～20%。坚果不仅蛋白质含量高，各种必需氨基酸含量也高且种类齐全，一般均含有人体所需的 8 种必需氨基酸和精氨酸（半必需氨基酸）。巴旦杏和腰果中还含有独特的球蛋白，这种球蛋白蛋氨酸的含量高，如巴旦杏的球蛋白含 0.7%的蛋氨酸。坚果蛋白中的精氨酸含量丰富，有助于 NO 的形成，从而抑制血小板凝聚、单细胞黏附、细胞趋化和血管平滑肌细胞的增生，对心血管具有保护作用。

3. 富含维生素和矿物质

与水果维生素 C 和维生素 A 原丰富不同，坚果主要的维生素是 B 族维生素和维生素 E。除了前面所述的不饱和脂肪酸和精氨酸对心血管的作用外，维生素 E 阻抑低密度脂蛋白的氧化作用也是坚果在人类心血管保护作用的重要方面。与水果一样，坚果也含有丰富的矿物质元素，具有高钾低钠的特点，钙、磷、铁、锌等元素更丰富，而且有一些坚果种类还含有较高含量的硒元素，如巴西坚果富含硒，每日几粒坚果果仁就能满足对硒的需求。

4. 富含植物甾醇及其他生物活性物质

坚果果仁不含胆固醇，但有丰富的植物甾醇如 β-谷甾醇、豆甾醇和菜油甾醇等，具有明显的降低胆固醇的功效。此外，坚果类与水果一样可检测到丰富的多酚类和黄酮类物质，核桃仁中的总酚含量为 1.63%，其中总黄酮 0.94%，是坚果抗氧化的重要组成成分。褪黑素是坚果中检测到的其他生物活性物质，直接影响睡眠情况，研究发现核桃中的褪黑素含量高达 2.5～3.5ng/g，可以改善人类睡眠质量。

第三节　果品营养与功能在人类健康和果树产业发展中的作用

近几十年来，世界各国伴随着经济的发展，饮食结构发生了巨大的变化，人们对谷类食品的需求量不断减少，而对果品、蔬菜及优质蛋白的需求量不断上升。果品不仅给人们带来各种营养素，带来新鲜、芳香、美味的感受，在保健方面也发挥着重要的作用。果品需求量的不断上升也推动着果树产业的蓬勃发展。

一、人类健康的现状

20 世纪人类营养条件得到了改善，医学取得了巨大成就，全球人口寿命大大延长，从 1955 年的 48 岁提高到 20 世纪末的 65 岁。进入 21 世纪后，卫生和医疗条件的提升使人类的寿命进一步延长；然而，随着寿命的延长，生存质量问题凸显。中华民族历来推崇生命质量和生活质量并重，既要增强体质，提高身心健康水平，延年益寿，也要使生命为社会尽到应有的责任和做出应有的贡献，并不断提高生命的价值度。"精气神，寿而康"是人们的良好愿望。

进入 21 世纪，威胁人类生命的主要疾病发生了很大的改变，心脑血管疾病居全球成人死因第 1 位，肺、胃、结肠、直肠、肝、乳腺等癌症发病率逐年增加。究其原因有环境和大气污染、人口老化的因素，饮食结构和食品安全也是影响人类健康的重要因素。大量的流行病学调查表明，35%的癌症发生与饮食有关。高脂肪、高热量、高蛋白、高盐饮食是引起人类心血管疾病和多种癌症的重要病因。食品加工的添加物和生成物、烟草、酒精、毒品也是威胁人类健康的重要因素。当前，丰富的营养素、发达的交通和信息导致人们或足不出户，或以车代步，体重过度增长，肥胖症日趋增多，少运动和肥胖是心脏病、高血压、癌症、糖尿病等高发的重要诱因。

除了疾病高发外，由于饮食不合理、缺乏运动、作息不规律、睡眠不足、精神紧张、心理压力大、长期不良情绪等原因引起的亚健康状态也是影响人类生存质量的重要方面。此外，心理方面的疾病数据也令人触目惊心，全球约有 1/6 的人正在经受心理、神经、精神疾病的影响。心理疾病已经呈现出"全球化"的态势。抑郁、焦虑成为人类主要心理疾病。过度疲劳、压力过大引起的疲劳综合征也越来越常见，主要症状包括疲劳、精力下降、睡眠紊乱、各种兴趣减弱、记忆力衰退、注意力不集中等。

二、果品在膳食中的地位

"饮且食兮寿而康，无不足兮奚所望！"合理膳食是人类健康的重要基石。基于膳食在人类健康中的重要性，各国相继公布了"膳食指南"，制定了健康饮食的指导原则，提出了合理选择食物与搭配食物的陈述性建议，提倡平衡膳食。2016 年，原国家卫生和计划生育委员会发布了《中国居民膳食指南》，针对 2 岁以上的所有健康人群提出 6 条核心推荐，分别为：食物多样，谷类为主；吃动平衡，健康体重；多吃蔬果、乳类、大豆；适量吃鱼、禽、蛋、瘦肉；少盐少油；控糖限酒；杜绝浪费，兴新食尚。推荐水果类 200～300g/d，大豆及坚果类 25～35g/d。果品为人体提供各种营养素，含有的生物活性物质在抗氧化、抗衰老、改善记忆和认知功能、增强免疫力、预防慢性疾病等方面发挥着重要的作用。除了生理方面的作用外，果品特别是水果的色、香、味，在心理和精神层面具有明显的减压、镇静、使人愉悦等作用。

三、果品营养与功能在推动果树产业发展中的作用

由于果品在人类健康方面的作用凸显，消费需求增加，改革开放 40 多年来，我国果树产业发展取得巨大成就，果树种植面积和产量居世界首位，成为果树产业第一大国，果品贸易在世界果品市场上占有重要地位。我国自然条件优越，适宜果树生长，当前面积和产量居前 6 位的树种分别是柑橘、苹果、梨、桃、葡萄和香蕉，果树产业是我国农业的重要组成部分，在种植业中种植面积、产量和产值仅次于粮食、蔬菜，排在第 3 位，在保障食物安全、生态安全、人民健康、农民增收和农业可持续发展中的作用日益凸显，是全面打赢脱贫攻坚战和促进乡村振兴的重要支柱产业之一。

近年来我国果品（包括瓜果类）产量逐年增加，据不完全统计，全国每年人均果品占有

量超过 200kg。苹果、梨、柑橘、猕猴桃、枣、西甜瓜、草莓、葡萄、石榴、樱桃等果品产量跃居世界第一，果品总量供大于求已经是不争的事实，国内果品市场的竞争日趋激烈，传统优势果品的优势逐渐缩小，果品总体价格低迷，果树产业面临巨大的挑战。促进供给侧结构性改革，加快新动能挖掘是应对果树产业新态势的重要措施。束怀瑞院士指出，在果树产业发展过程中要结合大数据的采集、分析和市场状况，加强顶层设计，注重资源与生态统一的原则，发挥特色优势及高档资源发掘。我国有很多特有果品资源如猕猴桃、荔枝、柑橘类、枸杞等，对特有果品资源中特有的营养和生物活性物质的研究，将进一步促进特色果树产业的发展。

除了外观品质和内在品质外，营养成分和健康功能品质也是评价果品价值的重要方面，当前果树栽培中，利用栽培技术生产营养更丰富的果品如富硒、高花色苷或类胡萝卜素果品是提高产业效益的重要方面，在育种工作中，研究者也致力于利用高营养价值的亲本或生物技术的手段创制果树新品种，增加产品的竞争力。

参 考 文 献

[1] 刘凤之，王海波，胡志成. 我国主要果树产业现状及"十四五"发展对策[J]. 中国果树，2021（1）：1-5.

[2] 陆美芳. 坚果类食物的营养保健功能[J]. 营养保健，2004.

[3] 曲红霞，蒋跃明. 果品营养学[M]. 北京：科技出版社，2021.

[4] 束怀瑞，陈修德. 我国果树产业发展的时代任务[J]. 中国果树，2018（2）：1-3.

[5] 赵霖，赵和. 果品营养健康[M]. 北京：人民卫生出版社，2017.

第二章
仁果类

仁果是由合生心皮下位子房与花托、萼筒共同发育而成的肉质果，属于假果。可食部分起源于花托和萼筒，子房占的比例很小。仁果类主要是蔷薇科的果品，包括苹果亚科苹果属的苹果，梨属的梨，山楂属的山楂，木瓜属的木瓜，以及常绿的枇杷属果树枇杷等。本章主要介绍大宗果品苹果、梨、山楂和枇杷。

第一节 苹 果

苹果（*Malus domestica*）是蔷薇科（Rosaceae）苹果属落叶乔木，又名柰、频婆、天然子，有"智慧果""记忆果"的美称，在我国有悠久的栽培历史。我国是世界第一大苹果生产国和消费国，苹果产区主要包括西北黄土高原产区、渤海湾产区、黄河故道和秦岭北麓产区以及西南冷凉高地产区，且苹果是我国北方栽培面积最大的水果。苹果的果实是由子房和花托、花萼形成的花筒发育而成的假果，其中子房发育成果心，胚发育成种子。苹果的果实一般呈近圆形、扁圆形、圆锥形，果实颜色有红色、绿色或黄绿色等，果肉颜色有白色、黄色或红色等。佛经《采兰杂志》云："燕地有苹婆果，味极平淡，夜置枕边，极有香气，即佛书所谓苹婆，华言于思也。"有的科学家和医师把苹果称为"全方位的健康水果"或"全科医生"。常吃苹果有益健康，谚语云："一日一苹果，医生远离我。"

1. 营养物质

苹果营养丰富，含有糖、酸、维生素、类黄酮、多酚、膳食纤维、果胶、矿物质元素等诸多营养物质，易被人体吸收，能帮助人体新陈代谢，既能鲜食也可加工成副产品，既有营养价值也有药用价值，能增强免疫力，预防癌症、贫血和维生素 C 缺乏病（坏血病），维持人的牙齿和骨骼健康，对某些有毒物质有解毒功能。苹果是一种低热量食物，每 100g 产生热量 251kJ。

苹果果实中的糖组分有果糖、葡萄糖、蔗糖和少量山梨醇。苹果可溶性糖含量一般在 8%～13%之间。各品种果实均以果糖含量最高，占糖含量的 40%以上，品种间变异系数最小，而品种间蔗糖含量和葡萄糖含量的变异系数要大得多。糖是苹果的甜味物质，甜味能愉悦身心。三种糖中，果糖最甜，蔗糖次之，葡萄糖再次之，三者的比甜度分别为 1.5、1.0 和 0.7。

苹果含酸量常用可滴定酸含量表示，80%以上的苹果品种果实可滴定酸含量在 0.2%～

1.0%之间。苹果含有苹果酸、琥珀酸、酒石酸、柠檬酸、草酸、奎宁酸、乙酸、延胡索酸、马来酸、抗坏血酸等多种有机酸，以苹果酸为主，其他有机酸的含量均不高。烟台各地"红富士"苹果中苹果酸含量最高，平均占92.5%，其次为乙酸，平均占5.1%，奎宁酸、柠檬酸居中，草酸与酒石酸含量最低。有机酸是苹果中的酸味物质，具有消除疲劳、增进食欲、促进消化、软化血管、降低血液胆固醇等作用，苹果酸和柠檬酸还能提高人体对钙的吸收。

苹果中的维生素主要是维生素 C，含量 4～8mg/100g（FW）。苹果还含有维生素 B_1、维生素 B_2、烟酸、叶酸、维生素 B_6 等维生素。

苹果含有大量的膳食纤维，是很好的提取膳食纤维的原材料，对人体健康起到了重要的作用。成人每天摄入一定量的膳食纤维，可有效预防营养过剩型疾病，国家膳食指南规定，成人每日膳食纤维的摄入量不低于25g。苹果中膳食纤维的平均含量为1.78%，一般含量范围在 1.35%～2.85%之间。苹果皮中的膳食纤维是苹果果肉的 11 倍。苹果中的膳食纤维可分为可溶性膳食纤维（SDF）和不溶性膳食纤维（IDF）两大类。苹果可溶性膳食纤维的平均含量较低为 0.37%，一般的含量范围则是在 0.24%～0.53%之间，主要是果胶。不溶性膳食纤维的平均含量为 1.37%，一般含量的范围是 1.02%～2.33%，主要是纤维素和半纤维素。苹果果皮的纤维素含量较果肉中纤维素含量高 2～3 倍。

苹果中还含有各种矿物质元素，如钾、磷、钙、镁、硼、锌、锰、铁等。含量最多的为钾元素，鲜果中一般含量在 60～600mg/100g 之间；而微量元素含量最多的为铁元素，在微量元素的总和中占 70%。红肉苹果中钙、铁、镁、锌、铜、锰六种矿物质元素中钙的含量最高，约为 76.1mg/kg，其中镁和钙的含量分别是"红星""金帅""富士"三个栽培苹果品种的 1.4 倍和 3.1 倍。

2. 主要生物活性物质

（1）多酚　苹果多酚是指苹果中所含多元酚类物质，广泛分布于苹果果皮和果肉中，是苹果的主要生物活性物质，可分为酚酸、羟基酸酯类和黄酮类化合物。苹果中的酚酸主要有绿原酸（chlorogenic）、咖啡酸（caffeic acid）和香豆酰奎宁酸（coumaroylquinic acid）。苹果类黄酮研究主要集中在栽培品种上，已报道的果实中类黄酮达 34 种，分属黄烷醇、黄酮醇、花色苷、二氢查耳酮和二氢黄酮醇 5 类，包括儿茶素、表儿茶素、原花青素 B_1、原花青素 B_2、根皮苷（phloridzin）、芦丁（rutin）、槲皮素鼠李糖苷（quercetin rhamnoside）等，其中，二氢查耳酮类如根皮苷为苹果所特有。苹果果肉类黄酮含量远远低于果皮，仅为果皮的 1.8%～33.2%。Tsao 等对 8 个苹果品种进行了测定，发现果皮中类黄酮含量为 834.2～2300.3mg/kg，而果肉中含量为 15～605.6mg/kg。黄酮醇仅存在于果皮中，花色苷仅存在于红色苹果果皮中，去皮食用将无法从苹果中摄入这些类黄酮。苹果组织的颜色与总酚、类黄酮尤其是花色苷的含量和组成有着密切的关系，红肉苹果中的总酚、类黄酮、花色苷等物质高于白肉苹果。品种是苹果酚类物质含量差异的主要因素之一，数据表明，与老品种相比，新选育的品种往往具有更高的生物活性化合物，如红肉苹果品种的果肉或果皮中的酚酸、花色苷以及二氢查耳酮比白肉苹果含量高。

苹果的花色苷抗氧化作用和清除自由基的能力已得到科学证明，花色苷能有效抑制氧自由基，维持机体内的氧自由基平衡，进一步降低由氧化应激造成的氧化损伤。花色苷作为抗氧化剂可以通过保护视网膜上的感光细胞从而起到保护视力的作用。红肉苹果花色苷提取液能够有效缓解白消安对小鼠精原干细胞的损伤作用。此外，花色苷浓度为 0.1mg/kg 的提取液能够显著改善精子浓度，花色苷浓度为 1mg/kg 的提取液能够显著改善精子活力。

（2）萜类化合物　苹果所含萜类化合物主要是三萜类，如广泛存在于植物中的熊果酸（ursolic acid）。熊果酸又名乌索酸、乌苏酸，主要存在于苹果的果皮中，是苹果表皮蜡状物质的主要成分。植物甾醇（phytosterols）也是苹果中重要的萜类物质，主要存在于苹果果皮及种子中。

（3）果胶　果胶是一类复杂的高分子聚合物，广泛存在于绿色植物中，是细胞壁的组成成分，基本结构式是半乳糖醛酸，是天然安全的食品添加剂。苹果果皮和果肉中均含有丰富的果胶，现代工业已经广泛从苹果渣中提取果胶用于食品行业，减少苹果渣对环境的污染同时提高资源利用率。

3. 功能性产品开发

目前关于苹果的功能性产品开发主要有苹果多酚、苹果果胶以及膳食纤维等，这些都有注册的产品。苹果多酚具有多种良好的功能，主要包括抗氧化、改善体内脂质代谢、抗突变和抗癌作用、抗龋齿、抑制血压升高等方面。以苹果皮渣为原料，采用生物酶催化技术制备功能性苹果缩合单宁（ACT）。以苹果和燕麦为原料，制作成苹果燕麦膳食纤维果蔬片，可以起到减肥的功效。

4. 临床报道与食疗

在我国古代，苹果以其果实入药，最早记载于南北朝时期名医陶弘景的《名医别录》。在临床上，传统中医经常使用苹果治疗脾胃虚弱、食后腹胀、津液不足、口干口渴、面色无华、口腔糜烂、暑热烦渴、血燥血热、皮肤瘙痒、精神疲倦、记忆力减退、脘闷纳呆、咳嗽、盗汗、便秘、饮酒过度、慢性胃炎等病症。

（1）临床报道　现代科学研究表明，苹果的生物活性物质具有较高的药用价值，具有很好的抗氧化、抗肿瘤、预防心血管疾病、保肝和增加记忆等作用。

① 抗氧化和抗衰老。苹果中抗氧化的主要成分是苹果多酚，苹果多酚对超氧自由基和羟自由基、有机自由基有良好的清除作用，其中果皮中因含有更多的酚类物质抗氧化和抗衰老能力更强。医学研究发现苹果果胶也可以清除活性氧。

② 抗肿瘤。研究发现苹果中的生物活性物质对结肠性直肠癌、肝癌、乳腺癌、前列腺癌等癌症均有良好的预防作用。苹果根皮苷有极强的抗癌活性，对于癌症的化疗和化学预防非常有益。苹果皮中的三萜化合物有很强的抗增殖活性，对 HepG2 人肝癌细胞、MCF-7 人乳腺癌细胞及 Caco-2 人结肠癌细胞具有很强的抑制增殖作用，可能是苹果抗癌活性的重要生物活性物质。

③ 预防心血管疾病。苹果类黄酮可以降低血压，有很好的预防心血管疾病的作用。Jensen 等报道，每天鲜食 3 个苹果，人体中总胆固醇含量会减少 5%～8%，大大降低心血管疾病的发生率。

④ 降血糖。苹果多酚可以通过抑制葡萄糖苷酶的活性来调节餐后血糖。苹果所含的黄酮类化合物如槲皮素，以及二氢查耳酮类物质根皮苷等均有良好的降糖作用。根皮苷主要存在于苹果枝叶和果皮中，被公认为是有效降低血糖类的物质。根皮苷通过束缚葡萄糖基团与 Na^+ 的共转运结合，同时抑制葡萄糖转运蛋白基因 *Glut2* 的表达，从而降低血糖水平。

⑤ 其他作用。研究发现富含多酚的苹果提取物可以缓解食物过敏症状。此外，苹果多酚

还表现出一定的抗消化性溃疡活性，对阿尔茨海默患者的神经系统等也具有一定的调节作用。苹果多酚具有增强肌力和减少内脏脂肪的作用，可有效控制体重，有助于减肥。

（2）食疗方剂

① 适用于腹泻。苹果用水冲洗一下，浸湿表面；在苹果表皮上放少许食盐，双手握着苹果来回搓，表面的脏东西很快就能搓干净，而且盐也可以起到杀菌作用；然后再用水冲洗干净；将苹果对半切开，去掉苹果的果蒂，用勺子挖掉苹果核；将苹果切成均匀的小块，切好的苹果放入小碗内，根据个人口味放入适量冰糖。放入锅上蒸，锅开后，大火蒸 5min；取出，稍冷却后，即可食用。或用苹果 30g，山药 30g，共研细末，每次 15g，加白糖适量，用温开水送服。

② 健脾和胃，理气化痰。苹果金橘饮：苹果 300g，金橘 15 个，胡萝卜 100g，蜂蜜适量。前三味洗净，切碎，榨汁用，将果汁入锅煮沸，调入蜂蜜即可。早晚温服。

③ 益脾胃，助消化，止腹泻。苹果山药汤：苹果 500g，山药 30g，麦芽 30g，芡实 10g；苹果洗净，切块备用。山药、麦芽、芡实洗净与苹果一同入锅，加适量水，大火煮沸，小火熬煮 1.5h。早晚温服。苹果干粉：干粉 15g，每日 2～3 次，空腹时服。

④ 刺激肠道益生菌群生长。苹果猪肉汤：原料猪肉、苹果、胡萝卜和蜜枣，猪肉先用水煮 5min 取出，再和苹果一起加水慢煲 2～3h，加上调料和蜜枣即可。

⑤ 补虚健脾，除瘀消积。苹果楂枣粥：苹果 1 个（300～400g），山楂（干品）15g，大枣 10g，米 150g；苹果洗净，去皮核切碎，与淘洗干净的山楂、大枣、米一起，加水煮成粥即可。

⑥ 益胃生津，改善胃阴不足。玉容丹：鲜苹果 3～4 个（1000g），苹果切碎捣烂，绞汁，熬成稠膏，加蜂蜜适量混匀。每次 1 匙，温开水送服。

⑦ 滋阴补虚，润肠通便，清热除烦。苹果生地蜜饮：苹果 1 个（约 300g），生地黄 15g，蜂蜜 30g。生地黄煎水取汁 200mL，苹果洗净，去皮去核，切碎，榨汁，加入生地黄汁，调入蜂蜜即成。早晚温服。

⑧ 适用于喘息性支气管炎。新鲜苹果 1 个，巴豆 1 粒。将新鲜苹果清洗干净，挖洞，再将巴豆去皮放入苹果中，放入锅中，加适量水蒸 30min 左右离火，冷却后取出巴豆，吃苹果饮汁。轻症患者每天睡觉前吃 1 个。重症患者每天早、晚各吃 1 个。

⑨ 适用于慢性肝硬化腹水。苹果梨皮鲜藕饮：苹果皮、梨皮各 15g，鲜藕 100g，煎水，饮汁，每日 2 次。

⑩ 适用于妊娠呕吐反应。苹果生姜甘蔗饮：苹果、生姜、甘蔗各适量，将上述用料分别榨汁，混匀后饮用。

第二节　梨

梨属于蔷薇科（Rosaceae）梨亚科（Pomaceae）梨属（*Pyrus*）植物，为落叶乔木果树，在全球都有广泛分布。我国是梨的原产地之一，种质资源丰富，栽培历史悠久，栽培地域广泛。梨是我国最古老的果木之一，被誉为"百果之宗"。因其肉质如玉，汁水丰盈，果味甘甜，食之令人大快，故又有"快果""玉乳""蜜父"等美称。国内主要作经济栽培的有 5 个种，分别为秋子梨（*Pyrus ussuriensis*）、白梨（*P. bretschneideri*）、沙梨（*P. pyrifolia*）、西洋梨（*P. communis*）和新疆梨（*P. sinkiangensis*）。梨果实肉质脆嫩多汁，酸甜可口，个别品种具芳香风味，沁人心脾。梨果用途广泛，既可以生食，也可加工成梨干、梨汁、梨脯、梨膏、梨罐头等。此外，梨果的药用价值也非常高，据古书药典记载，梨果有止咳润肺、帮助消化等功效。

1. 营养物质

梨中富含可溶性糖、有机酸、矿物质元素等营养物质，据食物营养成分公共数据库数据（表2-1），不同种梨平均每100g鲜果肉含糖10.2g，热量187.2kJ，蛋白质0.4g，脂肪0.2g，钙9mg，磷14mg，铁0.5mg以及多种维生素。不同品种梨的营养物质含量会因生长阶段、生长环境和栽培条件而有一定的差异。以黄金梨和鸭梨为例，果实中糖含量以果糖最高，葡萄糖次之，蔗糖最少，其中果糖占到总糖含量的一半以上，果糖含量变化趋势与总糖含量变化趋势大体相似。生长前期到生长中期，果实内有机酸含量上升，之后呈下降趋势，发育后期至果实采收，有机酸含量变化比较平缓。黄金梨发育中期果实有机酸含量最高，之后迅速下降，而鸭梨则在发育中后期迅速下降。梨果实含有维生素C、超氧化物歧化酶（SOD）和各种有机酸等营养成分，具有抗氧化、抗癌、增强免疫力等功效。

表2-1　每百克鲜重梨果肉中的营养成分含量

营养成分	含量	营养成分	含量	营养成分	含量
碳水化合物	10.2g	磷	14mg	维生素A	6μg
蛋白质	0.4g	钾	92mg	视黄醇	85.8μg
脂肪	0.2g	钠	2.1mg	维生素B$_1$	0.03mg
膳食纤维	3.1g	锌	0.46mg	维生素B$_2$	0.06mg
钙	9mg	锰	0.07mg	烟酸	0.3mg
铁	0.5mg	铜	0.62mg	维生素C	6mg
镁	8mg	硒	1.14μg	维生素E	1.34mg

2. 主要生物活性物质

根据检测结果，目前梨果实中的生物活性物质主要包括多酚类、三萜类、甾醇类、黄酮类、多糖类等活性物质。

（1）三萜类化合物　存在于梨中的三萜类化合物主要是齐墩果酸和熊果酸，一般以梨皮中居多。该类化合物有较高的脂溶性，分子量一般为400～600，化学结构较复杂，目前已知有7种不同的母核结构，在母核上有多个不同的取代基，常见有羧基、羟基、酮基、甲基、乙酰基和甲氧基等。三萜类生物功能很多，如防止衰老、抵抗HIV、抗菌消炎、抵挡病毒侵害和抑制肿瘤细胞增殖等。目前从梨皮中提取并分离得到六种三萜类物质，分别为白桦酯醛，羽扇豆醇，白桦脂酸，3-*O*-*Z*-咖啡酰白桦脂酸，3-*O*-*E*-咖啡酰白桦脂酸，3-*O*-*E*-咖啡酰齐墩果酸。

（2）黄酮类化合物　梨中的黄酮类物质主要是原花青素B$_1$、原花青素B$_2$、表儿茶素、儿茶素、黄酮醇、黄烷酮等，此外还有山奈酚3-*O*-β-D-葡萄糖苷、异鼠李素3-*O*-β-D-葡萄糖苷、8-甲氧基山奈酚3-*O*-β-D-（2-*O*-α-D-葡萄糖基)-葡萄糖苷、8-甲氧基山奈酚3-*O*-β-D-（2-*O*-α-L-鼠李糖基)-葡萄糖苷、异鼠李素3-*O*-β-D-（6-*O*-α-L-鼠李糖基)-葡萄糖苷等。梨果的类黄酮分布非常不均匀,黄酮醇和花色素大部分存在于皮中,儿茶素和原花青素除了在梨肉和核(包括种子)中,还被发现在表皮含量较多。植物体内的黄酮类普遍具有消炎抑菌、延缓氧化、减轻细胞毒性等功效,如花色素处理的幽门螺杆菌感染的胃上皮细胞 COX-2 mRNA 表达量下降,而且花色素处理组小鼠的血清 PGF_2 水平降低,此外高浓度花色素可抑制小鼠耳廓肿胀、腹腔毛细血管通透性的增加和肉芽肿的增生。原花青素有较强的抗氧化活性,对活性氧有很强的消除能力,摄入原花青素可提高血浆对氧化应激的抵抗力。

3. 功能性产品开发

多酚作为一类具有生物活性的天然化合物越来越得到人们的重视,梨皮是富含酚类物质的水果,然而,目前我国对梨多酚的开发和利用还处于起步阶段,将来还有很大的发展空间。因此,分析不同品种梨果实中的多酚类活性物质的含量与分布的研究,开发出能预防衰老、抗肿瘤、抗心脑血管等疾病的一系列具有医疗和保健作用的梨深加工食品、饮品和化妆品,既可以为人类健康作贡献,又可以创造出更大的经济效益,解决果农的后顾之忧。在食品方面,将雪梨与猕猴桃按一定比例混合,制成的新型鲜梨冰淇淋,有祛痰止咳、利咽、促消化等功效,既营养又好吃;利用软儿梨原汁进行梨果汁的开发,果汁具有梨的特有风格,酸甜适中,清凉爽口,不仅风味独佳,而且营养丰富,具有清热、滋阴、润燥、生津、止咳化痰、养身祛疾等功效,为食疗兼备的佳品;采用 6%梨浓缩膏、75%甜味剂(山梨醇糖、木糖醇结晶麦芽糖按一定比例配制)、18.5%低聚异麦芽糖、0.5%柠檬酸为基本配料,以 50%酒精为润湿剂、5%硬脂酸为润滑剂,经混合、造粒、干燥、压片等工艺,制成梨含片,所得含片低糖、低热量,口感好,风味突出,适合糖尿病人群食用。在化妆品方面,梨皮和果肉中含有的多酚广泛应用于抗衰老、抗紫外线、抗辐射、美白等护肤品中。在药用方面,含梨的保健品很多,如雪梨枇杷膏(国食健字 G20070047)、雪梨蜜炼枇杷膏(国食健字 G2006071)、虫草蜜炼川贝枇杷膏(国食健字 G20050936)等。含有梨的药品有:贝母梨膏(国药准字 Z43020641)、川贝雪梨糖浆(国药准字 Z20025481)、秋梨润肺膏(国药准字 Z65020126)、止咳梨浆(国药准字 Z37020330)、复方梨汁润肺茶(国药准字 B20020878)以及莱阳梨膏(国药准字 Z37020668)等。

4. 临床报道与食疗

(1)临床报道 现代医学研究认为,梨有降低血压、清热镇静的作用。高血压病、心脏病患者如有头晕目眩、心悸耳鸣等症状,食梨多有益处。梨含有丰富的糖分和多种维生素,有保肝和帮助消化的作用,所以对肝炎、肝硬化患者来说,梨可作为辅助治疗的食品。秋燥时节,人们往往感觉口舌干燥、身体发痒、甚至出现咳嗽、皮肤粗糙等,多食梨对防治秋燥大有裨益。对于甲状腺肿大的患者,梨所富含的碘有一定的疗效。吃梨还对肠炎、便秘、厌食、消化不良、贫血、尿道红肿、尿道结石、痛风、缺乏维生素 A 等引起的疾病有一定疗效。每 100g 梨含有 3g 的纤维素,能帮助预防便秘及消化性疾病,可以净化肾脏、清洁肠道,长期便秘的人应多吃梨,还有助于预防结肠和直肠癌。现代医学对梨的药疗作用的研究主要是以下几个方面。

① 抗氧化作用。梨中含有儿茶素、没食子酸、原花青素等多酚类物质,其结构中的酚羟基使其对活性氧等自由基具有较强的捕捉能力,能抑制脂质过氧化,减少或阻止组织中氧化反应的进行。据报道,梨的果皮、果肉、果心中含有的多酚类物质对 1,1-二苯基-2-三硝基苯

肼（DPPH）自由基和羟自由基都有清除能力，并有一定的量效关系。梨果肉提取物中含有抗氧化和抗肿瘤活性成分，乙酸乙酯层样品对 DPPH 自由基具有很好的清除效果，最高清除率为 60.5%，正丁醇层样品稍次之，最高清除率为 52.0%。梨中所含的原花青素具有良好的抗溃疡效果，并且认为其抗溃疡效果与其抗氧化作用有关。通过对乙醇诱导患有胃溃疡的小鼠进行研究，发现梨中的原花青素对小鼠胃溃疡病变的趋势具有显著的抑制作用，并且认为其抗溃疡的效果主要是由于具有很强的抗氧化性。

② 抗菌消炎作用。梨的药用方面，如平贝雪梨膏是可消炎止痰的一类清咽类保健食品。梨的提取物中熊果酸、β-谷甾醇、齐墩果酸以及胡萝卜苷有强抗炎、止咳、祛痰、平喘作用。研究人员对雪花梨的乙酸乙酯层进行了系统分离，从中分离得到几种三萜及甾醇类化合物如 β-谷甾醇、胡萝卜苷、2β，19α-二羟基熊果酸、齐墩果酸、熊果酸，并进行了抗炎活性考察，结果表明各化合物均显示一定的抗炎活性，其中以 β-谷甾醇的活性最强。另外的实验也发现，梨的提取物具有很好的抗炎效果，经过抗炎活性实验，β-谷甾醇、胡萝卜苷、齐墩果酸、熊果酸呈现出较强的抗炎活性。

雪花梨汁对蛋清所致大鼠足趾肿胀和耳肿胀都有一定的抑制作用，这个消炎的作用可能是通过增加毛细血管通透性，从而减轻血管内液体成分和细胞成分渗出到组织间隙，避免足趾肿胀，起到了较好的抗炎作用；此外，雪梨汁的消炎机制还与炎症渗出物中丙二醛（MDA）和拮抗重要炎症介质 PGE_2 的合成或释放有关。

梨的提取物中分离得到的 2β，19α-二羟基熊果酸，香树脂素和槲皮素对于耳朵水肿具有良好的抑菌作用。从梨表皮蜡中分离得到的正烷烃、三萜类物质及脂肪酸也具有一定的抑菌效果。

③ 抗肿瘤作用。梨可以清除体内的部分致癌物质，如梨果实热水提取物对 H_{22}（肝癌实体型）有显著的抑制作用，使荷瘤小鼠的脾脏、胸腺指数明显升高，具有一定的抗肿瘤活性。梨果肉提取物中乙酸乙酯层样品对于人肝癌细胞 Bel-7402 具有较强的抑制活性，且具有剂量依赖关系。

④ 止咳化痰。采用氨水和二氧化硫引咳法、酚红祛痰和毛细管排痰法对中药复方制剂川贝雪梨膏进行实验，结果表明其具有明显的镇咳、平喘、祛痰作用，能明显延长小鼠的咳嗽潜伏期，也可明显地延长豚鼠的引喘潜伏期。另外，应用猪鬃刺激引咳法、气管段酚红法、毛细管排痰法等对秋梨润肺含片止咳祛痰的作用及机制的研究表明，秋梨润肺含片中、高剂量均能显著增加小鼠气管酚红排量，并能显著增加大鼠呼吸道痰液分泌量。

⑤ 免疫调节作用。库尔勒香梨粗多糖具有良好的抗氧化活性，并可促进免疫抑制小鼠的白介素 IL-2、干扰素 IFN-γ 的分泌，能调节 T 淋巴细胞亚群的水平，提高脏器指数、吞噬指数等免疫因子，证明该组分有一定的免疫增强及镇咳祛痰作用。雪梨止咳糖浆联合匹多莫德能够显著增强感染后咳嗽患儿的免疫力。梨粗多糖能够激发免疫抑制小鼠的脾脏及胸腺增生，从而增强小鼠免疫器官的功能。

⑥ 保肝护肝。熊果酸可以抑制 CCl_4 诱导对抗氧化酶的损害，并对由 CCl_4 诱导的小鼠血清中的天冬氨酸氨基转移酶（谷草转氨酶，AST）和丙氨酸氨基转移酶（ALT）有一定的抑制作用。同时对超氧化物歧化酶、过氧化氢酶、谷胱甘肽还原酶及谷胱甘肽过氧化物酶的活性具有逆转作用。在体外实验中，以由 CCl_4 诱导的肝细胞为试验对象，500mmol/L 的熊果酸能显著降低谷草转氨酶以及乳酸脱氢酶活性。熊果酸能抑制由 Ca^{2+} 诱导的肝线粒体肿胀。梨果皮的提取物能够有效抑制由 CCl_4 诱导的小鼠急性肝损伤，并且对自由基引发的 DNA 损伤有

一定的抑制作用。梨果皮中大量的成分定性定量结果显示，多酚和单萜类物质是其含量最高的活性成分，其中绿原酸和熊果酸的含量最高，该两种物质均具有一定的保肝功效。

⑦ 美白作用。熊果苷能有效地抑制皮肤中的生物酪氨酸酶活性，抑制皮肤黑色素的形成，是目前国内外美白化妆品中的主要原料。在人体皮肤模型对比试验汇总中发现，250mg 剂量的熊果苷能够显著抑制黑色素的生成，抑制率达到 60%，并且不会对人体细胞的功能起到影响。因此，梨幼果可作为化妆品美白剂熊果苷的天然原料，是潜在的生物资源。

（2）食疗方剂　梨可生吃，也可熟食。古人有"生者清六腑之热，熟者滋五脏之阴"之说。一般说来，体格健壮，大便不稀，有实热者，可多吃生梨。年老体虚，病后初愈，特别是热病后津液不足，总觉喉干舌燥者，宜吃熟梨。熟吃时，以冰糖配梨用砂锅或搪瓷器皿炖煮为好。

① 适用于肺燥咳嗽。症见干咳无痰、咽喉干痒或口渴、舌质红等，可用麦冬 10g，沙参 8g，北杏仁 6g，甘草 5g，鲜梨汁 50mL，先煎前四味，取药汁 150mL，待冷后冲入鲜梨汁，每日分 2 次服。

② 适用于肺热失声。症见突然声音嘶哑、咽干、舌红，可用鲜梨捣汁，慢慢含咽服下，每日 3～4 次。

③ 适用于痰热烦躁。症见心烦、坐卧不安、失眠、痰多而黄、脉滑数，可用石菖蒲 6g，竹茹 10g，水煎成 100mL，每日分 2 次服。

④ 适用于漆过敏、皮肤瘙痒。可用鲜梨皮 30g，鲜梨树叶 150g，水煎加食盐少许，熏洗患处，每日 2～3 次。

⑤ 适用于体质火旺、喉炎干涩、声音不扬者。将梨榨成梨汁或加胖大海、冬瓜子、冰糖少许，煮饮，具有滋润喉头、补充津液的功效。

⑥ 滋阴润肺，止咳祛痰。冰糖蒸梨，对嗓子具有良好的润泽保护作用。

⑦ 适用于患肺热久咳症。可服梨膏糖，用梨加蜂蜜熬制而成，对患者有明显疗效。

（3）饮食禁忌　梨鲜美可口，医疗价值高，但也不宜食之过量，否则会伤脾胃，助阴湿。凡脾虚便泻、肺寒咳嗽、腹痛冷积、胃冷呕吐及妇女产后，最好少吃或不吃。

第三节　枇　杷

枇杷（*Eriobotrya japonica*）是蔷薇科（Rosaceae）枇杷属常绿乔木，别名有芦橘、芦枝、金丸、炎果、焦子，原产于我国，有悠久的栽培历史，据《西京杂记》记载，汉武帝修建的"上林苑"中，就有从江南移植来的十株枇杷树。目前主产区在福建、四川、浙江、江苏等地，广东、广西、云南、贵州、陕西、甘肃、安徽、江西、台湾等地也有零星栽培。枇杷是一种性喜温暖气候的亚热带果树，著名诗人白居易诗云："淮山侧畔楚江阴，五月枇杷正满林。"描述了长江流域广大地区满山遍野枇杷丰收的盛景。枇杷具"秋萌、冬花、春实、夏熟，备四时之气"的特点，古人把枇杷喻为百果中无与伦比的奇珍。枇杷夏初成熟，正值鲜果淡季，是极好的渡淡水果。成熟的枇杷味道甜美，营养颇丰，中医认为枇杷果实有润肺、止咳、止渴的功效。枇杷果实既可鲜食，又可制成糖水罐头、果膏、果酱，或酿酒。此外，枇杷的根、叶、花、树干等均可入药。

1. 营养物质

枇杷果肉含有丰富的营养和功能成分。据美国农业部（简称 USDA）发布的食品营养成分信息数据，每 100g 枇杷鲜果肉含糖分 12.1g、能量 196.7kJ、蛋白 0.43g、脂肪 0.20g、膳食纤维 1.7g，含钙 16mg、铁 0.28mg、镁 13mg、磷 27mg、钾 266mg、钠 1mg、锰 0.148mg、锌 50μg、硒 0.6μg，含维生素 C 1.0mg、叶酸 14μg、烟酸 0.18mg、维生素 B_6 0.1mg、维生素 B_2 24μg、维生素 A 1528IU。郑伟等检测了不同枇杷品种果肉的维生素 C 含量，发现每 100g 鲜重介于 4.7～28mg，含量明显高于 USDA 数据，可能原因是成熟度和品种不同。"早钟 6 号"枇杷果肉中含有 15 种游离氨基酸（色氨酸未测），总量为 25.2mg/100g（FW），其中必需氨基酸占总量的 7.2%，以缬氨酸（Val）和甲硫氨酸（Met）的含量较高，每 100g 鲜重分别达 0.769mg 和 0.378mg。枇杷果肉中的可溶性糖有蔗糖、葡萄糖、果糖，在果实发育的早期山梨醇的含量较高，随着果实成熟含量下降，成熟时果实以己糖为主，也有一定的蔗糖含量，山梨醇含量很少。检测到的有机酸有苹果酸、乳酸、草酸、酒石酸、富马酸、柠檬酸、丙酮酸等，其中主要有机酸为苹果酸，约占 85%，其次为乳酸，约占 10%。

2. 主要生物活性物质

枇杷的药用价值极高，枇杷的果实、种子、花、叶、皮、根、蜜均可入药。枇杷果味甘酸，性凉，具有清肺润肺、止咳宁嗽、和胃、止渴、下气、止吐逆之功效，可治咳嗽、吐血、燥热等症。据《滇南本草》记载："枇杷治肺痿痨伤吐血、咳嗽吐痰、哮吼，又治小儿惊风发热。"枇杷最重要的药用部位是叶，枇杷叶归肺、胃经，具清肺止咳、降逆止呕作用，用于治疗肺热咳嗽、气逆喘急、胃热呕逆、烦热口渴。枇杷中的主要生物活性物质如下。

（1）类胡萝卜素　枇杷类胡萝卜素种类多、含量丰富。红肉枇杷的类胡萝卜素含量仅次于杏和芒果，居果品第三位。Zhou 等检测了 11 个白肉枇杷品种和 12 个红肉枇杷品种果实的类胡萝卜素和维生素 A 含量，结果表明 β-胡萝卜素（β-carotene）和叶黄素（lutein）是枇杷果皮主要的类胡萝卜素，约占总量的 60%，β-玉米黄质（β-cryptoxanthin）和 β-胡萝卜素是果肉中的主要类胡萝卜素，占总量的 50%左右，也检测到了新黄质（neoxanthin）、紫黄质（violaxanthin）、黄黄素（luteoxanthin）、9-反式-紫黄质、八氢番茄红素（phytoene）、六氢番茄红素（phytofluene）和 ζ-胡萝卜素；红肉枇杷果肉总类胡萝卜素含量是白肉枇杷的 10 倍左右，相对应的 100g 鲜重白肉和红肉枇杷果肉的维生素 A 含量分别为 8.46μg 和 136.4μg。红肉枇杷果肉中的维生素 A 含量高于芒果、红瓤西瓜、番木瓜和甜橙，说明枇杷是很好的维生素 A 来源，每 100g 鲜重果肉的维生素 A 含量占每日需求量的 51%。

（2）苦杏仁苷（amygdaloside）　枇杷叶含有苦杏仁苷，早在 1845 年就开始用于治疗癌症，近年来中外对该物质的生物活性也屡见报道。枇杷是一种生氰植物，含有三种氰代谢酶。枇杷果肉中含有微量的苦杏仁苷，含量仅次于杏仁的含量，具有良好的抗炎、止咳效果。苦杏仁苷在体内缓慢分解出氢氰酸和苯甲醛，有止咳、抗癌和止痛的作用。

（3）三萜类化合物及其他生物活性物质　枇杷叶片中含有熊果酸、山楂酸、马斯里酸等，有抗炎症的作用。Ito 等还从枇杷中分离得到 19 种多酚化合物，包括 3 种新黄酮苷和 15 种已知黄酮类和其他成分，(2S)-柚（苷）配基 8-C-α-吡喃鼠李糖基-（1→2）-β-吡喃葡糖苷，(2R)-柚（苷）配基 8-C-α-吡喃鼠李糖基-（1→2）-β-吡喃葡糖苷，金鸡纳素 ID 7-O-β-吡喃葡糖苷。这些多酚类化合物均显示了对人口腔肿瘤［人鳞状细胞瘤（HSC-2）、人唾液腺瘤（HSG）］细胞系的细胞毒活性。枇杷果实有 18 种挥发性成分，主要是苯乙醇、3-羟基-2-正丁醇、苯乙醛、叶醇、乙酸乙酯、肉桂酸、β-紫罗兰酮。

3. 功能性产品开发

枇杷叶是我国传统中药，归肺、胃经，具清肺止咳、降逆止呕作用，用于治疗肺热咳嗽、气逆喘急、胃热呕逆、烦热口渴。以川贝母和枇杷叶为主要原料制作而成的川贝枇杷膏是一种常见的中成药，适用于伤风咳嗽、痰稠、痰多气喘、咽喉干痒及声音嘶哑。因该药疗效比较好，也没有很大的副作用，成为了家中常备的一味药。也有以蛇胆汁、川贝母、枇杷叶为主要原料制成的中成药——蛇胆川贝枇杷膏，起润肺止咳、祛痰定喘的功效。类似的产品有：复方枇杷止咳糖浆、复方枇杷止咳颗粒、复方桔梗枇杷糖浆等。另一个以枇杷叶为主要原料的非处方药是枇杷清肺饮，主要用于体质偏凉，易手脚冰凉者，具有调理温补血气和消脓散肿的功效，对治疗痤疮有很好的疗效。

4. 临床报道与食疗

（1）临床报道　现代医学研究发现，枇杷叶能推迟小鼠对浓氨水刺激的咳嗽潜伏期及减少咳嗽次数，增加小鼠支气管酚红的排泌量。枇杷叶水煎液及其乙酸乙酯提取部分有抑菌、平喘和祛痰作用。药理筛选实验表明，枇杷叶乙醇提取物的乙酸乙酯和正丁醇萃取物对小鼠和豚鼠分别显示抗炎和镇咳作用。枇杷叶还具有治疗关节炎以及全身性荨麻疹的作用。研究发现枇杷叶提取物灌胃给药可不同程度地减轻佐剂性关节炎大鼠原发性及继发性足肿胀程度，有效预防和治疗佐剂性关节炎等。以枇杷叶为原料制成的方剂如三黄枇杷饮、枇杷消痤丸、枇杷败毒合剂、枇杷清肺饮等对多种皮肤炎性反应包括痤疮、脂溢性皮炎、激素依赖性皮炎等皮肤科常见疾病有较好的治疗效果。

枇杷三萜化合物包括熊果酸、齐墩果酸为母体的衍生物。用二甲苯致小鼠耳肿胀法、二氧化硫引起小鼠咳嗽和枸橼酸喷雾致豚鼠咳嗽模型，观察枇杷叶不同分离部分及单体成分的抗炎及止咳作用，熊果酸、2α-羟基齐墩果酸和总三萜酸对二甲苯引起的小鼠耳肿胀显示很强的抗炎活性；熊果酸和总三萜酸还对枸橼酸喷雾引起的豚鼠咳嗽有止咳作用，此外，大量的研究发现枇杷叶中的熊果酸和齐墩果酸除了具有抗炎、保肝、止痛等药理作用外，还具有显著的抗肿瘤和促进免疫作用。

（2）食疗方剂

① 适用于急、慢性咽喉炎。鲜枇杷 150g，冰糖适量。将鲜枇杷清洗干净，除去皮及核，放入炖盅内，加入冰糖和清水 200mL，置于火上，先用武火煮沸，再改用文火隔水蒸熟。每日服用 1 剂，分 1～2 次食果喝汤。

② 适用于痰多，咯血。鲜枇杷 250g。将鲜枇杷清洗干净，生食。每次服用 3～4 个，每日服用 2～3 次。

③ 化痰利水，健脾减肥。粳米 50g，枇杷肉 250g，冰糖适量。锅加水、冰糖，冰糖化后倒入洗净的粳米，煮粥，粥熟放枇杷肉，再煮 10min 即可。

④ 生津止渴，清热润肺。鲜藕 10g，鲜百合 25g，枇杷 20g，桂花一些，淀粉少许。鲜藕洗净切片，枇杷洗净去核，放入锅中，加水、鲜百合同煮熟，然后加淀粉勾芡，加桂花少许即可。

⑤ 适用于酒糟鼻。患者鼻尖红肿、有硬结，能挤出皮脂分泌物，取等份枇杷叶和栀子仁研末，每次取 10g，用温酒调服，一天 3 次。

⑥ 适用于痔肿痛。枇杷叶（蜜炙）、乌梅肉烘干，研末，先用乌梅汤清洗，后背枇杷叶贴在患处。

⑦ 适用于风热咳嗽。取枇杷叶、牛蒡子、菊花、桑白皮、苦杏仁各 9g，煎服即可。

⑧ 适用于肺燥咳嗽。取干枇杷叶 9g，白茅根 15g，干桑叶 9g，水煎服即可。

（3）饮食禁忌　枇杷有良好的营养和保健功效，但在食用过程中，也存在一些禁忌，具体总结如下：

① 孕妇不可多食。虽然孕妇吃枇杷有好处，但也不能过量食用，因为枇杷性凉，吃多了反而不好。多食枇杷还会助湿生痰，继发痰热，所以孕妇最好不要一次吃太多。

② 糖尿病患者慎用。经研究发现，枇杷含糖量高，妊娠糖尿病患者要忌食枇杷，否则将会导致血糖升高。

③ 虚便溏者慎用。据《开宝本草》记载，枇杷"味甘，寒，无毒"。此外《随息居饮食谱》中也提到："多食助湿生痰，脾虚滑泄者忌之。"枇杷属于性凉之物，故脾虚便溏者勿食，不然容易引起腹痛、腹泻等症。

第四节　山　楂

山楂属蔷薇科（Rosaceae）落叶乔木。全世界现存的山楂属植物主要分布在亚洲、欧洲和美洲北纬 20°～60°之间的广大区域，据不完全统计山楂属植物有 1000 种左右。我国原产的山楂属植物通常认为有 18 个种和 6 个变种，中国的山楂种质资源广泛分布于除海南岛、香港、澳门、台湾之外的 30 个省、自治区、直辖市，其中栽培历史最长的是大果山楂变种（*C. pinnatifida* Bge. var. *major*）。山楂是我国传统药食两用资源，作为药用植物的山楂种主要有大果山楂变种、羽裂山楂（*C. pinnatifida* Bge.）、湖北山楂、云南山楂和野山楂（*C. cuneata* Sieb.et Zucc.）。根据栽培区域有北山楂及南山楂之分，北方产的（如山东、河北、河南、辽宁等地），称为北山楂（表 2-2），为羽裂山楂及大果山楂的果实，具有健胃消积、化瘀祛瘀之功效；南方产的（如江苏、浙江、湖北、云南等地），称为南山楂，为同属植物野山楂的果实，具有收敛止泻之效。

表 2-2　北山楂 7 个品种果实营养成分

营养成分	含量范围/%	营养成分	含量范围
碳水化合物	4.89～7.54	维生素 C	72.3～97.7mg/100g
果糖	1.66～4.28	β-胡萝卜素	100～752μg/100g
葡萄糖	1.57～3.26	磷	11～25mg/100g
蔗糖	<0.40～1.66	钾	232.3～311.3mg/100g
麦芽糖	<0.40	钙	20.29～37.45mg/100g
乳糖	<0.40	铁	0.55～1.11mg/100g
膳食纤维	5.79～8.07	锌	1.4～1.8mg/kg
水	73.2～77.0	硒	<0.01mg/kg

注：引自徐维盛等（2014）。

在生产规模上，山楂属于小树种，目前全国的栽培面积约 8.5 万公顷，产量约 70 万吨，但随着加工产业的进步和人们对健康食品的不断追求，山楂的需求量会进一步增加，山楂可以作为加工原料生产众多加工品，如山楂果酒、山楂果茶、山楂果汁、山楂罐头、山楂片、山楂糕、冰糖葫芦等，山楂的花、果、茎、叶、根均可以干品形式入药或制备中成药。目前，山楂产量的 60% 用于食品加工，30% 用于制药，还有 10% 用在中草药饲料里作添加剂，据不完全统计，山楂加工食品、保健品已有 16 大类，200 多个品种。以山楂为原料组方的药物已达 8 类，100 多个品种。

1. 营养物质

山楂果实含有丰富的营养成分，包括蛋白质、脂肪、膳食纤维、多种维生素、氨基酸、糖醇及矿物质元素等，在 1991 年由人民出版社出版的《食物成分表》中，100g 山楂果肉中含水分 73.0g、碳水化合物 22.0g、蛋白质 0.5g、脂肪 0.6g、膳食纤维 3.1g、维生素 C 53mg、维生素 E 7.32mg、类胡萝卜素 0.10mg、维生素 B_1 0.02mg、维生素 B_2 0.02mg、烟酸 0.4mg、钾 299mg、钠 5.4mg、钙 52.0mg、镁 19mg、铁 0.9mg、锌 0.28mg、锰 0.24mg、铜 0.11mg、磷 24.0mg 和硒 1.22μg。

研究结果表明山楂维生素 C、钾、钙、磷等含量高于其他果品，但不同山楂品种间的营养成分差别较大，孟庆杰等测定了 18 个山楂品种营养成分含量（鲜重计），其中维生素 C 含量变幅为 36.11~129.43mg/100g，蛋白质占比 0.23%~1.01%，还原糖占比 4.34%~11.69%，总酸占比 1.53%~3.02%。山楂果实微量元素研究显示，山楂鲜果中钾含量最高，为 232.3~311.3mg/100g，其次是钙和磷，含量分别为 20.3~37.5mg/100g，11~25mg/100g，是水果中的补钙圣品，山楂中锰和锌含量也很丰富，这两种微量元素对治疗肠胃病、改善机体免疫功能有重要作用，此外，羽裂山楂及云南山楂果中有较多的糖和糖醇，如葡萄糖、果糖、蔗糖、麦芽糖和乳糖。山楂中含有多种氨基酸，包括人体必需的 8 种氨基酸，在北山楂及南山楂果实中均已测得谷氨酸、天冬氨酸、丝氨酸、组氨酸、苏氨酸、脯氨酸、缬氨酸、亮氨酸、赖氨酸、甘氨酸、精氨酸、丙氨酸、酪氨酸、甲硫氨酸、异亮氨酸、苯丙氨酸，其中以谷氨酸含量最高，还含有 γ-氨基丁酸和半胱氨酸，山楂叶片中也含有这 17 种氨基酸，且含量显著高于果实。

2. 主要生物活性物质

目前关于山楂生物活性物质的研究涉及果实、叶片、核、茎及根，到目前为止，从山楂中发现并且分离到的物质有 150 多种，其中主要有黄酮类、黄烷及其聚合物、三萜类、原花青素、花色苷、有机酸类等。山楂中生物活性物质具有多种医疗保健作用，山楂中的花色苷稳定性好，着色力强，无毒性，可替代合成色素用于医药、饮料及食品中。

（1）黄酮、黄酮醇及其糖苷　山楂中丰富的黄酮类成分很早以前就受到研究者的关注，研究发现山楂的果实、叶片、核、茎、根等均含有大量的黄酮类化合物，尤其叶片的黄酮含量远高于传统药用部位果实及其他组织，在中国山楂属植物中，黄酮和黄酮醇及其糖苷多分布于叶中，中国山楂属植物已报道的黄酮是以芹菜素为苷元的牡荆素、牡荆素鼠李糖苷和牡荆素葡萄糖苷，黄酮醇糖苷主要有金丝桃苷、异槲皮素、芦丁、芦丁鼠李糖苷等。山楂果实中还含有牡荆素鼠李糖苷、表儿茶素。大果山楂核中含有金丝桃苷及槲皮素，含量分别为 0.048%、0.015%，在野山楂茎中分离鉴定了槲皮素、芦丁及儿茶素，在山楂根中分离鉴定出芹菜素。国家果树种质沈阳山楂圃对 10 个种 79 份资源叶片 5 种黄酮进行高效液相分析，结果显示不同种，同一种不同品种间含量差异显著，其中牡荆素鼠李糖苷含量为 0.017%~

0.609%，芦丁 0～0.685%，牡荆素 0～0.359%，金丝桃苷 0～0.106%，槲皮素 0～0.006%，说明山楂叶片的黄酮类主要是牡荆素鼠李糖苷及芦丁。

（2）花色苷　山楂中的花色素类物质可以起到抗氧化、抗炎症、抗斑点退化、抗病毒等作用，前期已报道的花色苷种类有矢车菊素-3-O-半乳糖苷、矢车菊素-3-O-芸香糖苷、天竺葵素-3-O-葡萄糖苷、芍药素-3-O-葡萄糖苷等，在我国山楂属植物果实中，花色苷以矢车菊素-3-O-半乳糖苷为主，特别是红皮品种中普遍存在，为 0.06～0.66mg/g（DW），国家种质沈阳山楂圃对山楂资源进行了果肉代谢组分析，在山楂果肉中鉴定获得了 27 种花色苷物质（表2-3），包括花色素及苷元类 4 种，花色苷类 23 种；其中芍药色素类 6 种，矢车菊素类 6 种，天竺葵素类 5 种，锦葵色素类 3 种，花翠素类 3 种，牵牛花色素类 2 种，飞燕草素类 1 种，松香花青素类 1 种，在这些花色素中，矢车菊素和芍药素及其糖苷衍生物含量较高，花色苷在酸性环境下较为稳定，而山楂富含有机酸，这为维持花青苷的稳定提供了良好的环境。

表 2-3　山楂果实中花色苷物质代谢组分析

化合物	物质	化合物	物质
Peonidin	芍药花青素	Pelargonidin 3-O-malonyl-malonylhexoside	天竺葵色素-3-O-二丙二酰己糖苷
Peonidin O-hexoside	芍药花青素-O-己糖苷	Pelargonidin O-acetylhexoside	天竺葵素-O-乙酰基己糖苷
Peonidin O-malonylhexoside	芍药花青素-O-丙二酰基己糖苷	Pelargonidin 3-O-β-D-glucoside（Callistephin）	天竺葵素-3-O-β-D-葡萄糖苷（翠菊苷）
Peonidin 3-sophoroside-5-glucoside	芍药色素-3-槐糖苷-5-葡萄糖苷	Malvidin 3-O-galactoside	锦葵色素-3-O-半乳糖苷
Peonidin 3-feruloylsophoroside-5-glucoside	芍药色素-3-阿魏酰槐糖苷-5-葡萄糖苷	Malvidin 3-O-glucoside（Oenin）	锦葵色素-3-O-葡糖苷
Peonidin 3, 5-O-diglucoside chloride	芍药色素-3,5-O-双葡萄糖苷	Malvidin 3-acetyl-5-diglucoside	锦葵色素-3-乙酰-5-双葡萄糖苷
Cyanidin	矢车菊素	Delphinidin	花翠素
Cyanidin 3-O-malonylhexoside	矢车菊素-3-O-丙二酰己糖苷	Delphinidin 3-O-rutinoside（Tulipanin）	花翠素-3-O-芸香糖苷
Cyanidin 3-O-glucoside（Kuromanin）	矢车菊素-3-O-葡萄糖苷（苦参素）	Delphinidin O-malonyl-malonylhexoside	花翠素-O-二丙二酰己糖苷
Cyanidin 3-O-rutinoside（Keracyanin）	矢车菊素-3-O-芸香糖苷	Petunidin 3-O-glucoside	牵牛花色素-3-O-葡萄糖苷
Cyanidin 3-O-galactoside	矢车菊素半乳糖苷	Petunidin 3, 5-diglucoside	牵牛花色素-3,5-葡萄糖苷
Cyanidin 3,5-O-diglucoside（Cyanin）	矢车菊素-3,5-O-葡萄糖苷（花青素）	Delphinidin 3, 5-diglucoside（Delphin）	飞燕草素-3,5-O-双葡萄糖苷（飞燕草苷）
Pelargonidin	天竺葵素	Rosinidin O-hexoside	松香花青素-O-己糖苷
Pelargonin	天竺葵色素苷		

注：数据来自国家种质沈阳山楂圃资料。

（3）有机酸　在山楂的有效成分中，有机酸的含量仅次于黄酮类化合物，高达 4.1%，有机酸是山楂消食健脾的主要有效成分，在大果山楂叶片中分离出苹果酸，核中分离出原儿茶酸、没食子酸、儿茶酚、对羟基苯甲酸，大果山楂果实及野山楂茎中分离出柠檬酸、枸橼酸，野山楂茎中还分离出棕榈酸，羽裂山楂叶片中分离出对羟基苯甲酸，野山楂叶片中分离出没食子酸、对羟基苯甲酸，辽宁山楂果实中分离出琥珀酸，云南山楂果实中分离出奎宁酸，羽裂山楂干燥果实中检测出多种有机酸成分，包括草酸（0.136mg/g）、酒石酸（5.512mg/g）、苹果酸（6.021mg/g）、乳酸（0.927mg/g）、柠檬酸（77.982mg/g）、琥珀酸（1.921mg/g）、没食子酸（0.022mg/g）、原儿茶酸（0.002mg/g）、香草酸（0.609mg/g）、咖啡酸（0.161mg/g），其中柠檬酸、苹果酸、酒石酸含量较高。

（4）原花青素类　原花青素又称缩合单宁，由不同数量的儿茶素或表儿茶素聚合而成，根据聚合度大小，通常将二至五聚体称为低聚原花青素（简称 OPC），将五聚体以上的称为高聚原花青素（简称 PPC），原花青素有极强的抗氧化能力，具有抗脂质氧化和降低胆固醇能力，有助于维生素 C 的吸收和利用，还可以改善血液循环、保护视力、消除水肿等，对机体抗衰老、预防肿瘤有积极作用，山楂果实中以低聚原花青素为主，大果山楂中测得单体表儿茶素和原花青素 B_2 的含量分别为 1.93～11.7mg/g 和 2.06～12.36mg/g，还鉴定出（-）-表没食子儿茶素；野山楂茎中分析鉴定出儿茶素。

（5）三萜类化合物　20 世纪 60 年代对山楂首次研究就分离并鉴定了三萜类化合物及其衍生物。三萜类物质多见于中草药中，医学上已明确其药用价值，我国已有 28 种抗癌药物含有三萜类化合物，证实了三萜酸类化合物是山楂抑制癌细胞增殖的主要活性成分。熊果酸在羽裂山楂（果实、叶片）、大果山楂（核、果实）、野山楂（果实、茎）、云南山楂（果实）和辽宁山楂（果实）几个种中都得到了分离鉴定，在北山楂中含量为 2.83～3.00mg/g，南山楂为 2.64～2.65mg/g，南北山楂差异不大。在不同产地羽裂山楂和野山楂的叶片中测定出来山楂酸（0.25～0.76mg/g；0.35～0.76mg/g）、科罗索酸（0.50～0.65mg/g；1.02～1.10mg/g）、桦木酸（0.31～0.32mg/g；0.30～0.32mg/g）、齐墩果酸（0.79～0.95mg/g；1.72～1.80mg/g）4 个三萜酸类成分的含量，研究显示所测定化合物含量均受到产地影响，其中科罗索酸及齐墩果酸在南北山楂中有显著差异，羽裂山楂叶片中还分离鉴定了 $2\alpha,3\beta,19\alpha$-三羟基熊果酸（图 2-1）。

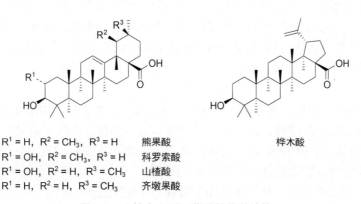

$R^1 = H$, $R^2 = CH_3$, $R^3 = H$　熊果酸
$R^1 = OH$, $R^2 = CH_3$, $R^3 = H$　科罗索酸
$R^1 = OH$, $R^2 = H$, $R^3 = CH_3$　山楂酸
$R^1 = H$, $R^2 = H$, $R^3 = CH_3$　齐墩果酸

桦木酸

图 2-1　山楂中主要三萜酸的化学结构

3. 功能性产品开发

目前关于山楂的功能性产品开发主要是利用山楂的果实，其次是叶片，其他组织利用较少，功能性产品开发从以单一的山楂为原料，发展为山楂与其他原料结合，主要具有助消化、降低血压、抑制胆固醇、预防心脑血管疾病、促进脂肪代谢、减肥、美容等功效。例如基于酶解喷雾干燥工艺所生产的山楂粉，其果胶含量低，水溶性好，总黄酮及总三萜酸均高于传统烘干研磨工艺所产生的山楂粉；以山楂和红枣为主要原料，采用发酵法研制的低糖红枣山

楂含片；以山楂、酸枣仁和银杏叶提取物开发的安神降脂功能性饮料；以山楂、大豆多肽、枸杞子和薏苡仁制备的功能性多肽饮料；以山楂和何首乌研制的功能性饮料；山楂叶片提取物制作护肤霜，具有抗衰老作用，目前已经有山楂叶总黄酮制剂上市，如益心酮片、心安胶囊、金甲益心酮片等，原料均是羽裂山楂及大果山楂。

4. 临床报道与食疗

（1）临床报道　山楂是我国传统的药食兼用果品，据李时珍的《本草纲目》记载，"山楂性酸甘、微温"，"化饮食、消肉积、癥瘕、痰饮，痞满吞酸，滞血痛涨"。山楂其他器官也具有医疗保健功效，如山楂的茎、叶均可煎水洗，可治疗皮炎、湿疹、疮癣等。研成极细粉，凡士林调膏外敷可治疗冻疮、疮肿、溃疡等。

我国山楂资源丰富，现代临床医学对山楂果实、叶片药用疗效有较多的研究。山楂果实较多是与其他中药制成的中药方剂的应用，如山楂降脂汤、山楂半夏汤、大山楂丸、健胃消食片、焦三仙等，主要用于治疗高脂血症、食欲不振、消化不良、脘腹胀闷，肉类或油腻过多所致的食滞等。叶片多是中成药的应用，如以山楂叶以及山楂叶提取物制剂——益心酮片，具有降压、降血脂、增加冠脉流量、改善心肌供血供氧等功效，对高血压、高血脂、冠心病及心绞痛等心血管疾病具有很好的防治作用。在国内，已有山楂叶总黄酮制剂，如益心酮片、心安胶囊、金甲益心酮片、复心片、益心酮分散片、益心酮滴丸、山楂叶总黄酮软胶囊、山楂叶总黄酮盐粉针剂等产品上市。

（2）食疗方剂

① 山楂双花茶。山楂 30g，金银花、菊花各 25g，蜂蜜 200g，水 5000mL。将山楂果洗净拍破，金银花、菊花择选淘净，同山楂一起放入锅内，注入 5000mL 水，用武火烧沸，再用文火煎煮 25min，用纱布过滤，去渣留汁；将蜂蜜用文火煎煮炼成色微黄，黏手成丝状。将炼制过的蜂蜜缓缓倒入熬好的药液内，搅拌均匀，即可饮用。具有清热解毒，生津润燥，消食化积的功效。适用于暑热烦渴、心烦怔忡、头目眩晕、头痛、目赤、食欲不振等。

② 山楂益母膏。山楂、益母草各 50g，红糖 100g。山楂切片，与益母草加水煎煮，去渣，加红糖收膏。适用于产后受寒、恶露不尽、量少色紫、腹痛拒按等。益母草活血行瘀，与红糖、山楂共用，对产后血瘀型恶露不绝有良效。

③ 山楂麦冬饮。山楂、麦冬各 15～30g。将山楂、麦冬洗净，用水煎 30min，滤汁，放凉后饮用。可健脾胃，生津液，止消渴，散瘀滞。适用于食欲不振，消化不良，口干舌燥。

④ 山楂内金饼。山楂 10g，鸡内金 5g，山药粉、面粉各 50g。将山楂、鸡内金研为细末，与山药粉、面粉混合，加适量清水做成面团，捏成饼，放油锅中煎至金黄时即成。或将山楂、鸡内金水煎取汁与山药粉面粉和匀如法作饼服食。可健脾消食。适用于食欲不振，消化不良。

⑤ 山楂麦芽茶。山楂、麦芽各 25g，决明子 10g，荷叶 6g，茶叶 3g。将山楂洗净切片，同决明子、麦芽放入锅中，加入适量清水，大火烧开后，小火煎 30min，放入荷叶、茶叶，再煎 15min，滤出汁液，然后再加适量清水煎二汁。将 2 次药汁混合，代茶饮。每日 1 剂，连服 10 天。具有疏肝清热、消食降脂之功效。适用于肥胖症、冠心病、高血脂患者饮用。

⑥ 山楂菖蒲饮。山楂 25g，石菖蒲 15g。山楂洗净，切片，同石菖蒲放入杯中，冲入滚开水，加盖闷 10min。当茶饮用。每日 1 剂，随冲随饮，至药味全无为止。具有醒脑宁心，益智防痴的功效。适用于心情郁闷、胸闷不舒、头晕胀痛、心悸不宁、记忆力下降等症。

⑦ 山楂核桃浆。核桃仁 25g，山楂 30g，蜂蜜 25g。将核桃仁加水少许，制成茸浆，加

适量凉开水调成稀浆汁备用。将山楂去核、切片，加 50g 水煎煮 30min，过滤后以同样条件煎煮一次，再把山楂汁合在一起，放置火上，加入蜂蜜搅拌，待溶化后倒入核桃仁浆汁内。边倒边搅匀，烧至微沸即可。具有补肾健脑，消食降脂的功效。

⑧ 山楂山药饼。山楂（去核）、山药、白糖各适量。将山楂、山药洗净蒸熟，冷后加白糖搅匀，压成薄饼食之。适宜于小儿脾虚久泻、食后腹胀、不思饮食、消化不良等。

⑨ 山楂葛根汤。山楂 31g，葛根 16g，明矾 13g，将上述三味共煎汤。每日 1 剂，于饭后分 2 次服食。适宜于心绞痛、心脏病患者。

⑩ 桑菊银楂茶。山楂、金银花、菊花各 15g，桑叶 10g，水适量。前四味同煮取汁，连煎 2 次，取 2 次煎汁混合，即可饮用。每日 1 剂，分 2 次温服，有清热平肝、降血压、降血脂之功效。适宜于高血压、高脂血症、头痛头昏、烦热目赤、胸闷心悸、耳鸣健忘、大便干燥者。

（3）饮食禁忌　山楂在中医临床上极为常用。但在食用过程中，也存在一些禁忌，以下几点要注意。

① 山楂性微温，凡有外感风热、内热炽盛、阴虚火旺、血虚血热等证不宜单味药服用。

② 可促进消化液分泌，使胃酸增加，胃酸过多、消化性溃疡、脾胃虚弱等病患忌用；肥胖症患者不宜大量长期服用；气虚便溏、脾虚不食者禁用；空腹、易饥及羸弱之人或病后者也应慎用或不用山楂及各类制剂。

③ 山楂富含酒石酸、柠檬酸，胃酸过多时，饮酒或食醋后不要吃山楂及山楂各类制剂，以防胃结石形成。胆囊炎、胆结石患者不宜服用。患有炎症期间，也不宜食用酸性的山楂。

④ 含糖比较丰富，龋齿患者忌多用；糖尿病患者不宜长期服用。

⑤ 有降低血压的作用，低血压患者忌大量内服或单味久服。

⑥ 具有收缩子宫的作用，且味酸，孕妇忌用；哺乳期乳汁过少者忌大剂量服用。

第五节　刺　　梨

刺梨（*Rosa roxburghii*）属蔷薇科蔷薇属植物，主要分布于我国贵州、云南、四川、重庆、湖南、广西、湖北、陕西等地，贵州省资源尤其丰富。刺梨果实含有丰富的营养成分和活性物质，具有食用和药用双重属性，相继被列入国家卫健委《新资源食品目录》和《贵州省中药材民族药材质量标准》等。人们对刺梨功效价值的认识较早，据《本草纲目拾遗》《中药大词典》等记载，刺梨花、果、叶、根、籽可入药，有健胃、消食、滋补作用，根皮有止泻功效。近现代研究发现，刺梨富含维生素、黄酮、三萜酸、氨基酸、多糖、超氧化物歧化酶（SOD）、矿物质等多种营养成分和功效物质，尤其是含有极高的维生素 C，而素有"维生素 C 之王"的美誉，具有很高的开发利用价值，发展前景十分广阔。

1. 营养物质

刺梨果实营养丰富，含有多种糖组分、丰富的矿物质元素和优质膳食纤维。刺梨果实中可溶性总糖含量约 40mg/g，已检测出的糖组分包括蔗糖、葡萄糖、果糖、鼠李糖、阿拉伯糖、木糖、甘露糖、半乳糖及刺梨多糖等，其中刺梨多糖在降血糖、消食化积和提升免疫等方面的医药功能已被逐渐重视。刺梨果实中还含有丰富的矿物质元素，尤其是 Fe 和 Zn 的含量较高。刺梨果实总膳食纤维约为果实鲜重的 4.2%，属于膳食纤维含量较高的果实，其中可溶性膳食纤维占总膳食纤维的 30% 以上，且可溶性膳食纤维量与不溶性膳食纤维量的比值约为 1/2，质量极佳。

刺梨果实含有丰富的有机酸和维生素，对果实不同时期的混合样品进行定性分析发现，刺梨果实中主要含有 6 种有机酸组分：草酸、酒石酸、苹果酸、乳酸、柠檬酸和琥珀酸。成熟果实中，各有机酸组分的百分含量为：苹果酸最高，约占 6 种有机酸总量的 52.7%，乳酸 29.8%，酒石酸 8.43%，柠檬酸 5.1%，草酸 2.19%，琥珀酸 1.7%。可见，按照传统有机酸的定义和果实分类，刺梨应该属于苹果酸型果实。刺梨果实中抗坏血酸（即维生素 C）含量（≥1500mg/100g）不仅高于其中任何一种有机酸组分的含量，甚至比所有有机酸组分的总和更高。因此确切地说，刺梨是一种富含抗坏血酸的苹果酸型果实，这种高含量抗坏血酸的特点也是刺梨果实的独特营养标志。除维生素 C 外，刺梨果实中还含有维生素 E、维生素 K、维生素 B_1 及维生素 B_2、类胡萝卜素、叶酸等对人体有益的营养素。

刺梨果实氨基酸种类齐全且组分特殊，从刺梨果实中检测出 17 种水解氨基酸和 18 种游离氨基酸及 9 种氨基酸代谢物，水解氨基酸平均含量约为 40.9g/kg（DW），其中必需氨基酸为 14.5g/kg（DW），约为水解氨基酸总量的 35.5%；游离氨基酸平均含量为 3.0g/kg（DW），其中必需氨基酸为 0.51g/kg（DW）。更为重要的是，刺梨果实中 γ-氨基丁酸（γ-aminobutyric acid，GABA）平均含量约为 6.0g/kg（DW），极为丰富。"贵农 5 号"刺梨果实中尤其富含 GABA、精氨酸（Arg）和鸟氨酸（Orn），是其果实营养价值的突出特点。

2. 主要生物活性物质

刺梨果实素以其极高的维生素 C 含量闻名，而近年来研究者发现刺梨酚类物质、刺梨黄酮、三萜酸、SOD、刺梨多糖等的含量也很丰富，并不断挖掘出其中的活性组分和功能。

（1）维生素 C　早在 1942 年，我国营养化学家罗登义教授等就分析发现贵州刺梨果实中含有极高含量的维生素 C，并通过人体实验证实刺梨中的天然维生素 C 比人工合成的更易被人体吸收利用，从而呼吁通过食用刺梨果实补充国民的维生素 C 水平。经笔者研究组的长期检测，主栽品种"贵农 5 号"刺梨在贵州不同种植区域的维生素 C 含量在 0.84～2.03g/100g（FW），平均为 1.56g/100g（FW），且野生刺梨资源最高可达 3.2g/100g（FW）以上，说明环境条件和基因型均是其影响因素。鉴于维生素 C 对人体健康的重要性，近年来针对刺梨维生素 C 这一组分在抗氧化、辅助抗癌、护肤美白以及肺炎治疗等的临床应用上也取得了较大成效。

（2）多酚类物质　经笔者研究组检测，贵州主要产区"贵农 5 号"刺梨果实中总酚含量在 1.26～3.00g/100g（FW），平均为 1.92g/100g（FW），而总黄酮约为 0.46g/100g（FW），最高可达 0.69g/100g（FW），相当于果实鲜重的 0.7%（野生资源最高可达 0.85%～1.0%），含量极为丰富。刺梨多酚类物质主要组分包括：槲皮素及其衍生物、儿茶素及其衍生物、橙皮素及其衍生物、对香豆酸衍生物、木犀草素衍生物、山柰素衍生物、鞣花酸及其衍生物、芦丁等。最近，研究人员采用 HPLC-Q-Orbitrap-MS/MS 技术对刺梨叶片中酚酸类单体代谢物进行检测，共检测到 30 种多酚类代谢物单体并对其进行定量，其中儿茶素，3-羟基苯甲酸，槲皮素-3-O-半乳糖苷和杨梅素最具代表性（图 2-2）。

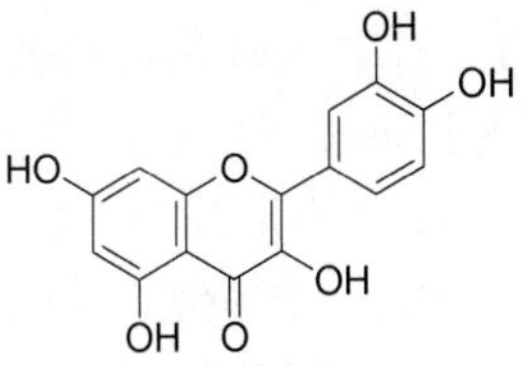

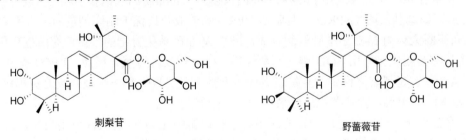

槲皮素

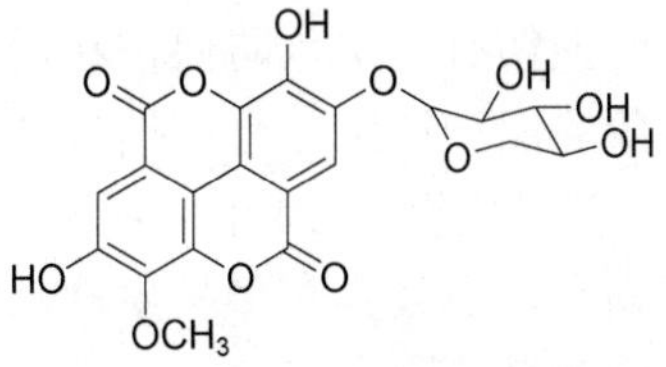

3-甲基鞣花酸-3′-O-β-D-木糖苷

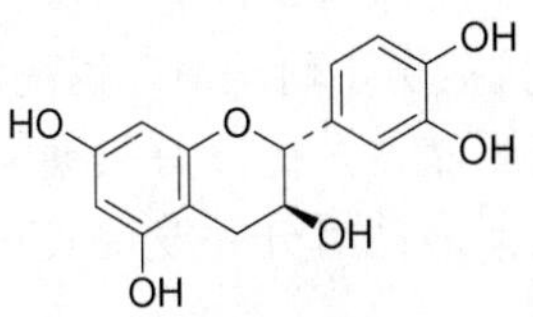

(-)儿茶素

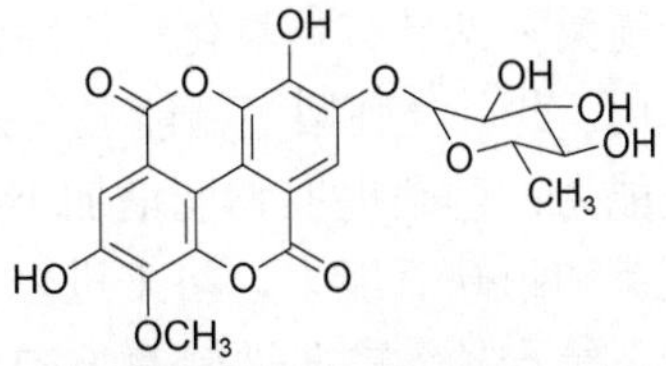

3-甲基鞣花酸-4′-O-α-L-鼠李吡喃糖苷

图 2-2　刺梨多酚、黄酮部分代表性成分

笔者研究组通过代谢组学方法在刺梨果实中检测到邻苯二甲酸二丁酯、1-O-［（E）-对香豆酰］-D-葡萄糖、4-羟基-2,6-二甲氧基苯-1-O-葡萄糖苷、金丝桃苷、异槲皮苷、槲皮素-3-O-6″-O-（3-羟基-3-甲基戊二酰基）-葡萄糖苷、橙皮素-5-O-葡萄糖苷、木犀草素-3′-O-葡萄糖苷等 200 多种酚类物质。此外通过 HPLC 等方法对包括没食子酸、儿茶素、表儿茶素、阿魏酸、虎杖苷、鞣花酸、芦丁、绿原酸、咖啡酸等单体酚进行了定量，并发现其具有极强的抗氧化活性和清除自由基的功能。将来加强刺梨多酚类物质的结构和功能鉴定是挖掘刺梨医药保健功效和药物开发的重要方向。

（3）三萜类物质　刺梨中的三萜类化合物主要由多取代羟基熊果烷型五环三萜及其苷类物质组成，其代表性成分有刺梨苷、蔷薇酸、1-β 羟基蔷薇酸、野蔷薇苷等，是刺梨的代表性成分之一。已有研究分别从刺梨鲜果和刺梨汁中分离到 12 个三萜类化合物，并鉴定了其中的8 个。笔者研究组测定表明，贵州刺梨果实中总三萜含量范围为 1.20～3.46g/100g（FW），平均含量 2.01g/100g（FW），极为丰富；并检测出 3,24-二羟基-17,21-半缩醛基-12（13）齐墩果酸、科罗索酸、脱氢山楂酸、山楂酸、2-羟基齐墩果酸、野蔷薇苷、马达积雪草酸、2α,3β,23-三羟基-12-烯-28-熊果酸等组分（图 2-3）。近年有研究表明刺梨三萜具有体外抗人肝癌细胞SMMC-7721 及子宫内膜腺癌的作用，开发利用前景广阔。

刺梨苷

野蔷薇苷

图 2-3　刺梨三萜部分代表性成分

（4）超氧化物歧化酶（SOD）　SOD 是一种能催化超氧化物通过歧化反应转化为氧气和过氧化氢的酶，广泛存在于各类生物细胞中，是一种重要的抗氧化剂。研究表明刺梨果实中SOD 活性在 200～440U/g（FW）之间，刺梨 SOD 可显著提高雄性小鼠的生育能力，并对大鼠慢性四氯化碳肝损伤有一定预防保护和治疗作用；另外有多项研究表明刺梨SOD对某些重金属中毒具有有效的保护作用，且可拮抗自由基、防止脂质过氧化的损害和保护肾功能。

（5）多糖　多糖是由至少10个单糖通过糖苷键结合而成的化合物，不仅是生物体重要的基础物质和供能物质，而且具有多种生理功能，具有抗肿瘤、抗突变、抗病毒、抗凝血、抗溃疡、抗氧化、降血糖、降血脂等多种生物活性，因此成为现代医学和食品功能化学共同关注的焦点。

研究发现，刺梨多糖具有抗氧化、神经营养活性以及抑制α-D-葡萄糖苷酶功效因而对糖尿病具有治疗作用。此外，刺梨多糖能显著提高小鼠抗疲劳、耐缺氧、耐高温和耐低温能力，提高小鼠的免疫能力；刺梨提取物能增加小鼠机体糖原储备，提高有氧糖酵解水平，能显著增强小鼠的抗疲劳和耐缺氧能力。将来进一步分离刺梨多糖组分并发掘其对人体的医药功能必会成为揭示刺梨综合功效的重要热点方向。

3. 功能性产品开发

目前仅贵州省的刺梨加工企业已有30余家，刺梨加工产品主要包括刺梨原果汁、口服液、果汁饮料、刺梨酸奶、刺梨酒、刺梨蜜饯、刺梨罐头、刺梨果糖、刺梨果糕、刺梨含片、刺梨精粉、刺梨茶以及刺梨化妆品（面膜、精华液、洗面奶、面霜等）等10多种产品形态；以刺梨果或叶为原料开发的药品或保健品已有10余个，其功能涵盖免疫调节、健胃消食、消痞和胃、调节血脂、保肝功能等，且新的产品正在不断涌现。

4. 临床报道与食疗

（1）临床报道　民间利用刺梨资源的记载已有近400年的历史，最早《黔书》（1690年）记载刺梨"味甘而微酸，食之可以已闷，亦可消滞积"，《本草纲目拾遗》（1765年）记载刺梨"食之已闷消积滞"，《黔游记》记载"刺梨野生，夏花秋实，干与果多芒刺，味甘酸，食之消闷"，《贵阳府志》（1850年）记载"以刺梨掺糯米造酒者，味甜而能消食"，《草木便方》（1870年）记载刺梨叶"疗疗、痈、金疮"，刺梨根"止痢，治牙痛、崩带"，《分类草药性》（1906年）记载刺梨根"止泻，治喉痛、吐血、红崩、白带"等。现代临床医学对刺梨及其提取物的应用很多，主要包括免疫调节、冠心病治疗、急性细菌性痢疾治疗、解毒排毒、改善睡眠、治疗黄褐斑等。

① 防癌作用。研究发现10mL稀释刺梨汁能阻断300mg硝酸钠和500mg L-脯氨酸在体内合成N-亚硝基脯氨酸（NPRO），且阻断NPRO的合成效果优于相同剂量的维生素C，表明刺梨汁可阻断人体内N-亚硝基脯氨酸合成，减少N-亚硝基化合物的含量，有防癌作用。

② 治疗黄褐斑。服用SOD强化刺梨汁后，中老年女性过氧化脂质（LPO）显著降低，表明刺梨汁具有延缓衰老作用，且抗衰老作用女性优于男性。复方刺梨合剂对黄褐斑有效率95%，基本痊愈30%，治疗黄褐斑疗效确切，安全有效。

③ 免疫调节。李军等对砷中毒病区患者进行口服强化SOD刺梨汁或刺梨汁，120mL/d，连续服用1个月后患者的CD_3^+、CD_4^+和CD_4^+/CD_8^+得到显著提升，患者血清中IgG降低、补体C_4升高，表明刺梨汁具有免疫调节作用。

④ 防治砷中毒。刺梨汁可促进砷中毒患者体内的砷通过尿液排出，并对患者的肝损伤有一定保护作用。

⑤ 防治细菌性痢疾和胃溃疡。鲜刺梨根煎剂对于治疗急性细菌性痢疾有较好疗效，总有

效率可达 92.3%，并可通过减少细菌对肠黏膜的侵袭，增加肠黏膜供血和肠黏膜自身保护因素，促进溃疡的愈合。

（2）食疗方剂

① 清热解毒，消食和胃。刺梨 300g，粳米 100g，冰糖 30g。将刺梨捣碎，去渣（或煮汁去渣）留汁。把洗净的粳米和冰糖放进刺梨汁中同煮成粥，把粥放入冰箱内即可。代餐食。

② 补中健脾，开胃消食，防治高血压、高血脂。鲜玉米 30g，粳米 60g，刺梨 15g。将鲜玉米洗净，刺梨去皮、洗净、切片，粳米洗净，全部一起放入锅内，加清水适量，文火煮成稀粥，调味即可。

③ 缓解疲劳、美容。将刺梨籽去除泡酒，500g 酒浸 250g 刺梨果，酒和刺梨同食。

参 考 文 献

[1] 安华明，刘明，杨曼，等. 刺梨有机酸组分及抗坏血酸含量分析[J]. 中国农业科学，2011，44（10）：2094-2100.

[2] 陈龙胜，吕杨，许舒雯，等. 山楂中三萜酸成分的研究[J]. 时珍国医国药，2008，19（12）：2909-2910.

[3] 陈云志，刘安英. 鲜刺梨根煎剂治疗急性细菌性痢疾 52 例[J]. 新中医，2007，7：70.

[4] 戴支凯，余丽梅，杨小生. 刺梨提取物（CL）抗肿瘤作用[J]. 中国中药杂志，2007，32（14）：1453-1457.

[5] 邓玉林，徐志慧，杨宾，等. 山楂根的化学成分分离和结构鉴定[J]. 北京理工大学学报，2006，26（5）：464-467.

[6] 葛金芳，李俊，姚宏，等. 枇杷叶提取物对佐剂性关节炎的作用及部分机制研究[J]. 中国药理通讯，2003，20（2）：48-49.

[7] 韩乃巍，刘红霞. 枇杷败毒合剂治疗热毒瘀结型痤疮的临床研究[J]. 中国实用医药，2012（10）：181-182.

[8] 黄姣娥，江晋渝，罗勇，等. 刺梨三萜对人肝癌 SMMC-7721 细胞增殖的影响[J]. 食品科学，2013，34（13）：275-279.

[9] 蒋昊. HPLC 法测定山楂炮制前后 10 种有机酸成分的含量[J]. 天津中医药，2021，38（7）：935-940.

[10] 阚毓铭，洪美芳，李祥，等. 山楂籽中金丝桃苷和槲皮素的分离鉴定和含量测定[J]. 南京中医学院学报，1988，1：40-41.

[11] 李继强，范建高，范竹萍，等. 野生植物刺梨 SOD 提取液防治大鼠慢性四氯化碳肝损伤[J]. 中华肝脏病杂志，1998（4）：221-223.

[12] 李齐激，南莹，秦晶晶，等. 药食两用植物刺梨的化学成分研究[J].中国中药杂志，2016，41（3）：451-455.

[13] 李宗超，叶伟. 枇杷清肺饮治疗肺胃部蕴热型皮肤病的临床研究[J]. 世界中医药，2015，10（12）：1894-1896.

[14] 梁俊，郭燕，刘玉莲，等. 不同品种苹果果实中糖酸组成与含量分析[J]. 西北农林科技大学学报，2011，39（10）：163-170.

[15] 林东昕，宋圃菊. 刺梨的防癌作用 Ⅰ.刺梨汁阻断人体内 N-亚硝基脯氨酸合成[J]. 北京医科大学学报，1987，6：383-385.

[16] 刘玉倩，孙雅蕾，鲁敏，等. 刺梨果实中膳食纤维的组分与含量[J]. 营养学报，2015，37（3）：303-305.

[17] 鲁敏，安华明，赵小红. 无籽刺梨与刺梨果实中氨基酸分析[J]. 食品科学，2015，36（14）：118-121.

[18] 聂继云，吕德国，李静，等. 苹果果实中类黄酮化合物的研究进展[J]. 园艺学报，2009，36（9）：1390-1397.

[19] 舒永华，唐伟杰. 山楂核中熊果酸的分离和鉴定[J]. 北京医科大学学报，1986，18（4）：296.

[20] 汪静静，晏仁义，杨滨. 山楂中花色苷类成分研究[J]. 时珍国医国药，2015，26（1）：42-43.

[21] 王志祥. 山楂食疗食谱选[J]. 食品与健康. 1999（11）：23.

[22] 项亚，赵瑞雪，赖方秾，等. 红肉苹果果皮类黄酮组分及抗氧化活性分析[J]. 植物生理学报，2016，52（9）：1353-1360.

[23] 杨璐. 复方刺梨合剂的制备、质控及治疗黄褐斑临床观察[J]. 现代实用医学，2012，1：95-96.

[24] 曾芳芳，罗自生. 刺梨营养成分的研究进展[J]. 浙江农业科学，2015，56（11）：1753-1757.

[25] 张玉，王建清. 枇杷的营养及功能成分研究进展[J]. 食品科学，2005，26（9）：602-604.

[26] 赵焕谆，丰宝田. 中国果树志——山楂卷[M]. 北京：中国林业出版社，1979.

[27] 赵金伟，李范洙，张先. 苹果梨酚类物质抗氧化活性研究[J]. 食品科学，2010，31（17）：170-172.

[28] 钟福孙，胡文尧，韩宪法，等. 刺梨对老年人脂质过氧化作用的影响[J]. 老年学杂志，1991，1：45-46.

[29] 周广志，鲁敏，安华明. 刺梨果实发育过程中主要活性物质含量及其抗氧化性分析[J]. 食品科学，2018，39（22）：20-25.

[30] Chen G, Kan J. Characterization of a novel polysaccharide isolated from *Rosa roxburghii* Tratt fruit and assessment of its antioxidant in vitro and in vivo[J]. Int J Biol Macromol, 2018, 107:166-174.

[31] Cho J Y, Kim C M, Lee H J, et al. Caffeoyl triterpenes from pear（*Pyrus pyrifolia* Nakai）fruit peels and their antioxidative activities against oxidation of rat blood plasma[J]. J Agric Food Chem, 2013, 61:4563-4569.

[32] Cui T, Nakamura K, Tian S, et al. Polyphenolic content and physiological activities of Chinese hawthorn extracts[J]. Biosc Biotech Bioch, 2006, 70:2948-2956.

[33] Huang L J, Gao W Y, Li X, et al. Evaluation of the in vivo anti-inflammatory effects of extracts from *Pyrus bretschneideri* Rehd[J]. J Agric Food Chem, 2010, 58(16):8983-8987.

[34] Ito H, Kobayashi E, Takamatsu Y, et al. Polyphenols from *Eriobotrya japonica* and their cytotoxicity against human oral tumor cell lines[J]. Chem Pharm Bull, 2000, 48(5):687-693.

[35] Liu P Z, Kallio H, Lyu D Z, et al. Acids, sugars, and sugar alcohols in Chinese hawthorn (*Crataegus* spp.) fruits[J]. J Agric Food Chem, 2010, 58(2):1012-1019.

[36] Lu M, An H, Wang D. Characterization of amino acid composition in fruits of three *Rosa roxburghii* genotypes[J]. Hortic Plant J, 2017, 3(6):232-236.

[37] Wang L, Li C, Huang Q, et al. In vitro digestibility and prebiotic potential of a novel polysaccharide from *Rosa roxburghii* Tratt fruit[J]. J Funct Foods, 2019, 52:408-417.

[38] Xiang Y, Lai F N, He G F, et al. Alleviation of Rosup-induced oxidative stress in porcine granulosa cells by anthocyanins from red-fleshed apples[J]. PLoS One, 2017, 12(8):e0184033.

[39] Xu J H, Li X X, Liu S F, et al. Effect of nanocrystallization of anthocyanins extracted from two types of red-fleshed apple varieties on its stability and antioxidant activity. Molecules, 2019, 24:3366.

[40] Yasunori H, Frédéric F, Kohzy H, et al. Effect of pear (*Pyrus communis* L.) procyanidins on gastric lesionsinduced by HCl/ethanol in rats[J]. Food Chem, 2007, 100:255-263.

[41] Zhang X, Xu J H, Xu Z B, et al. Analysis of antioxidant activity and flavonoids metabolites in peel and flesh of red-fleshed apple varieties[J]. Molecules, 2020, 25:1968.

[42] Zhou C H, Xu C J, Sun C D, et al. Carotenoids in white-and red-fleshed loquat fruits. J Agric Food Chem, 2007, 55:7822-7830.

第三章
核果类

核果是由单心皮上位子房发育形成的真果，具有肉质中果皮和木质化内果皮硬核。可食部分是肉质化的中果皮和外果皮，蔷薇科的桃、梅、李、杏、樱桃是核果类果树代表性树种，鼠李科的枣、毛叶枣，杨梅科的杨梅，橄榄科的橄榄等果树也属于核果类。漆树科的芒果是比较特殊的核果，被认为是浆质核果。本章主要介绍商业栽培面积较大的桃、李、梅、杏、樱桃、枣、杨梅、芒果八种核果类果品的营养与功能。

第一节　桃

桃为蔷薇科（Rosaceae）李属（*Prunus*）桃亚属植物，桃亚属又有真桃组（Sect. *Persica*）和扁桃组（Sect. *Amygdalus*）之分。作为鲜食水果的桃通常是指真桃组的普通桃（*P. persica*），为落叶小乔木。普通桃有 5 个变种，分别是油桃（*P. persica* var. *nectarina*）、蟠桃（*P. persica* var. *platycarpa*）、寿星桃（*P. persica* var. *densa*）、碧桃（*P. persica* var. *duplex*）和垂枝桃（*P. persica* var. *pendula*）。前两者是商业栽培的鲜食水果，后三者主要用于观赏。普通桃果肉颜色和肉质表型丰富，果肉有白色、浅绿色、黄色、橙黄色或红色，肉质有溶质、不溶质和硬脆之分。我国是桃的原产地和重要的演化中心，有 3000 多年的栽培历史。我国也是桃生产大国，目前栽培面积和产量均居世界首位。桃是世界性大宗果品，在北纬 30°～45° 和南纬 30°～45° 的范围内都有商业栽培。

桃果实汁多味美，芳香诱人，色泽艳丽，营养丰富，是人们日常食用和膳食的一部分。自古就有"桃养人"的说法，说明桃的营养价值早就被人们所认知。桃果实除鲜食外，还可以加工成果汁、果干、果酱、罐头、果脯等，桃的根、叶、皮、花、果、仁均可入药，具有医疗作用。桃花是春天的象征，是人们理想家园的代表，并以"世外桃源"的理想境界作为最美的地方而向往之。古往今来人们对桃花都有特殊的喜爱，近年来桃的观赏价值正越来越多地被开发利用，桃产地的"桃花节""蟠桃会"勃然兴起，成为旅游的亮点，也促进了鲜桃的销售。现代营养学以桃为研究对象，其营养价值和健康功能正不断被揭示。

1. 营养物质

根据美国农业部营养数据库数据（表 3-1），成熟桃每 100g 可食部分含热量 167.4kJ，水分含量 88.9g，糖类 9.54g，膳食纤维 1.5g，脂肪 0.25g，蛋白质 0.91g，具有低蛋白低脂肪的特点，与其他水果一样含有丰富的矿物质元素，其中铁含量是苹果和梨的 4～6 倍，含量仅次于樱桃，位居水果的第二位，锌元素的含量较其他水果高。黄桃可食部分的类胡萝卜素含量较高，其中最主要的类胡萝卜素 β-胡萝卜素含量可高达 162μg，另有一定量的 B 族维生素和维生素 C。

表 3-1　每百克鲜重桃果肉中的营养成分含量

营养成分	含量	营养成分	含量	营养成分	含量
碳水化合物	9.54g	镁	7mg	叶黄素和玉米黄质	91μg
蛋白质	0.91g	磷	20mg	维生素 A	16μg
脂肪	0.25g	钾	190mg	维生素 C	6.6mg
膳食纤维	1.5g	钠	5.7mg	维生素 B$_1$	0.01mg
钙	6mg	锌	0.17mg	维生素 B$_2$	0.03mg
铁	0.25mg	β-胡萝卜素	162μg	胆固醇	0mg

桃中的糖主要包括蔗糖、果糖、葡萄糖，有机酸包括苹果酸、柠檬酸和奎宁酸。糖组分的含量影响果实的甜度，糖酸组分的差异不但决定果实的甜酸风味，还影响果实的香气。果实内蔗糖与山梨醇含量呈显著正相关，苹果酸与柠檬酸之间以及奎宁酸与草莓酸含量之间呈极显著正相关。研究表明我国育成的桃品种蔗糖平均含量最高，显著高于欧美罐藏品种。桃果肉颜色与糖含量无关，但与有机酸含量密切相关，黄桃果肉的苹果酸、柠檬酸及总酸的平均含量明显高于白肉桃；不溶质、软溶质和硬溶质的糖酸组分含量没有明显差异，即果实内糖酸含量与果实的质地无关。

2. 主要生物活性物质

桃果实中的生物活性物质主要是多酚类物质、类胡萝卜素、膳食纤维等。

（1）多酚类物质　桃果实中总酚的变化范围在 6.5～658.5mg/kg，随着果实的成熟，各类物质的含量都逐渐降低，并且在采收前两周其含量基本保持不变。一般桃果皮中总多酚含量高于果肉。不同肉色类型桃的主要酚类组成和含量存在差异，红肉桃主要成分为表儿茶素、绿原酸、儿茶素和新绿原酸，黄肉桃为新绿原酸、绿原酸和儿茶素，白肉桃为新绿原酸、儿茶素和芦丁。桃果实中新绿原酸含量的变化范围为 0.79～74.5mg/kg，平均值为 26.1mg/kg；绿原酸含量的变化范围为 5.27～107.9mg/kg，平均值为 41.1mg/kg。桃果皮中主要酚酸类物质为绿原酸、新绿原酸和绿原酸甲酯。果皮中酚酸类物质的总量在果实发育早期较高，随着果实的进一步发育成熟，其含量逐渐下降，但在果实整个成熟过程中，未套袋果皮中酚酸类物质含量总是显著高于套袋果皮。果皮中绿原酸含量为新绿原酸的 1.24～2.60 倍。

桃果实中花色苷主要为矢车菊素-葡萄糖苷和矢车菊素-芸香糖苷，矢车菊素-葡萄糖苷含量的变化范围为 0～274.6mg/kg，平均值为 9.14mg/kg；矢车菊素-芸香糖苷含量的变化范围为 0～17.1mg/kg，平均值为 0.23mg/kg。一般情况下，果实成熟时非红肉桃果肉中只能积累少量的花色苷而红肉果实则能产生大量的花色苷，使果肉呈现紫红色。红肉桃"Harrow Blood"大约在花后 45 天果肉中就有花色苷积累，红色起始于未成熟果实的顶端，然后沿着缝合线扩展，最后布满整个果肉。

桃果肉和果皮中的黄烷醇类物质相同，主要是儿茶素、表儿茶素和原花青素 B$_1$。桃果实中，儿茶素含量的变化范围在 0～157.5mg/kg，平均值为 22.5mg/kg。表儿茶素的变化范围在

0～5.8mg/kg，在绝大多数品种中，其含量比儿茶素低很多，平均值为 0.63mg/kg；原花青素 B_1 含量的变化范围在 0～382.9mg/kg，平均值为 26.6mg/kg。在果实发育早期，桃果皮中黄烷醇类物质的总量较高，随着果实的发育成熟，其含量逐渐下降，并且套袋果实的含量显著低于未套袋果实。

桃中黄酮醇类主要为芦丁、槲皮素-半乳糖苷和槲皮素-葡萄糖苷，具有防治心脑血管系统和呼吸系统疾病，抗菌消炎、降血糖、抗氧化、抗辐射、抗癌等作用。其中芦丁含量的变化范围为 0.005～30.8mg/kg，平均值为 0.3mg/kg；槲皮素-半乳糖苷的变化范围为 0～32.4mg/kg，平均值为 0.35mg/kg；槲皮素-葡萄糖苷含量的变化范围为 0～33.0mg/kg。而在果皮中黄酮醇类物质与果实中有一定的差异，主要为槲皮素、山柰酚和异鼠李素的糖衍生物。三种黄酮醇类的变化趋势一致，其中异鼠李素糖苷和槲皮素糖苷的含量高于相应时期的山柰酚糖苷。

（2）类胡萝卜素　桃果实由于肉色泽的不同分为白肉、黄肉、红肉和绿肉。桃果实肉色形成与类胡萝卜素的含量与成分有着紧密的联系，尤其是 β-胡萝卜素含量，它是自然界中最普遍存在也是最稳定的天然色素。据 Morrison 报道，在不同色泽的 100g 果肉中，黄色肉质果实含 289mg 的 β-胡萝卜素，橙色果肉含 445mg β-胡萝卜素，而白色果肉不含 β-胡萝卜素。桃果实的类胡萝卜素主要有叶黄素、玉米黄质、β-隐黄质、α-胡萝卜素和 β-胡萝卜素，随着果实的发育，红肉品种"半斤桃"和白肉品种"正姬"的类胡萝卜素总含量逐渐降低，而黄肉品种"图八德"则是先降低后上升。

（3）膳食纤维　膳食纤维在糖尿病、心血管疾病、肥胖症等许多疾病方面发挥着重要作用。膳食纤维所有的组分都是植物细胞壁的主要成分，如木质素、纤维素、半纤维素、果胶等，根据它们在水中的溶解度，总膳食纤维分为不溶性和可溶性膳食纤维。经测定发现，在桃果实不同组织中膳食纤维含量不同，其果皮、果肉中不溶性和可溶性膳食纤维含量分别为 2.6g/100g 和 3.3g/100g。以桃渣为原料的可溶性膳食纤维能有效吸收胆固醇和胆酸钠，并对双歧杆菌的增殖具有明显的促进作用。

3. 功能性产品开发

我国是桃生产大国，由于鲜桃成熟后柔软多汁，储运中易受机械损伤，低温储藏时容易产生褐心，高温下容易腐烂，因此桃果实功能性产品加工与开发备受关注。桃果实中含有大量的苹果酸、柠檬酸、奎宁酸和草莓酸，采取固态法，利用新鲜蟠桃和废弃蟠桃酒原料优化了蟠桃果醋的制取；蟠桃幼果，即乳蟠桃，含有大量的铁、钙、维生素 C 等营养元素，含糖量少、膳食纤维丰富，但是在疏果时摘剪下来的乳蟠桃存在很大的浪费，研究人员通过一系列过程将乳蟠桃制成糖水、糖醋罐头和蜜饯等一系列加工品。油桃作为普通桃的变种，富含更丰富的营养物质，随着饮料企业的发展，我国生产的果蔬汁已经从单一型果蔬汁向复合型果蔬汁发展，发明了油桃青瓜果汁饮品，保留了油桃特有香味和营养物质，添加青瓜和西瓜，清热解暑中和油桃摄入上火的情况，具有诸多保健功能，风味独特。桃胶为蔷薇科植物或山桃的树皮自然分泌或在外力作用下产生伤口而分泌的树脂，性平，味甘、苦，适于活血消肿、通淋止痛，研究者运用桃胶水溶液黏性大的特点，代替冰淇淋中脂肪，研制出桃胶冰淇淋。

除此之外，桃的一些传统加工产品如速冻原味鲜桃、酸甜野味桃脯、香脆咸味桃片、黄金香甜桃干、韧性清爽桃糕、桃果汁饮料、罐头等加工品备受消费者青睐。

4. 临床报道与食疗

我国古代小说《西游记》中就有记载，"瑶池桃子千年熟"中的蟠桃就是水蜜桃，素有"仙果""寿桃"的美称。在吴昌硕的《秋实图》以及传统年画《蟠桃献寿图》中，人们称之为寿桃，是福寿的象征。中医认为，桃味甘、酸，性微温，具有补气养血、养阴生津、杀虫等功效。除了果实，桃根、桃叶、桃胶、桃花、桃仁均可入药，并且桃在临床医学研究方面的报道越来越多。

（1）临床报道

① 抗癌。桃中的多酚对乳腺癌细胞的生长和转移具有明显的抑制作用。通过对具有乳腺癌细胞的小鼠喂食 0.8～1.6mg 桃多酚，发现其通过抑制金属蛋白酶的表达抑制雌激素受体阴性 MDA-MB-435 乳腺癌肿瘤细胞的生长和转移，但不抑制雌激素阳性乳腺癌 MCF-7 细胞系或正常乳腺细胞 MCF-10A 细胞系的增殖，其提取物对 MDA-MB-435 细胞的增殖和 LDL 氧化作用没有抑制作用。

② 抗氧化。桃含有酚类化合物，对抗氧化具有重要作用。Bento 等通过 LC-DAD 分析了 5 个桃品种酚类化合物组分，并测定其抗氧化能力，发现不同品种均具有较高的抗氧化能力，其中"Royal Lu"对 DPPH 的抗氧化性最强；"Sweet Dreams"对抗 NO 自由基的活性最高；对 α-葡萄糖苷酶抑制活性，"Royal Magister"和"Royal Glory"具有较高活性；此外，"Royal Lu"具有良好的溶血效果和血红蛋白氧化抑制能力。

③ 降血脂。桃含有丰富的膳食纤维、酚酸等活性物质，并且在一定程度上明显阻碍了喂食胆固醇的大鼠血浆和肝脏脂质升高。

（2）食疗方剂

① 蜂蜜桃汁饮。蜂蜜 20g，鲜桃 1 个。现将鲜桃去皮、去核后压汁，再加入蜂蜜和适量温开水即成。每日 1～2 次，每次 100mL。可治疗急性胃炎。

② 补气补虚桃皮糖。取鲜桃 2000g，洗净去核，切块，与白糖（500g）混合，晒去水分即成。每日食用，适用于体虚、气血不足等人群。

③ 清热脆桃西瓜杯。取约 1000g 重的小西瓜，从中间切开，挖出瓜瓤，去籽另放，所剩瓜皮为西瓜杯。将脆桃 2 个（约 250g）去毛洗净，切小片（去核），香蕉 2 根（约 250g）去皮切片，李子 8 个（约 150g）洗净，切片去核。将桃片、香蕉片、李子片、西瓜瓤片混合，加入白糖搅匀，分装入两个西瓜杯中，置冰箱内冷冻 30min 即可食用。此西瓜杯具有消暑清热、生津止渴之功效，可治暑热伤阴、烦热口渴、小便短赤等症。

④ 制作成糖果或饼干。荸荠 3～60g、莱菔子 3～30g、桃仁 0.1～10g、绿豆 3～60g、决明子 1～10g 混合后磨成粉面，作为辅助材料用于制成面制品、糖果、饮品、食用醋、乳制品、枣制品、核桃制品、枸杞制品、豆制品、食用阿胶制品等，具有防治高血脂、脂肪肝的食疗组合作用。

（3）饮食禁忌 虽说"桃养人"，但食桃也要适度。

① 糖尿病人群。桃子的含糖量高，每百克桃含糖 7g 以上，糖尿病患者不加节制过量进食，可能会引致血糖迅速升高，病情恶化。

② 肠胃功能弱的人群。桃肉含大分子物质，吃桃会增加肠胃负担，造成腹痛、腹泻等，因此最好不要食用。

③ 易出现内热症状人群。对于平时内热盛的人而言，是不适合多吃桃子的，多吃桃子会

导致身体产生更多的热量，导致上火症状的出现，易上火之人也不应过多食用。

④ 对桃子过敏人群。有人吃桃子会出现过敏症状，初始症状较轻，如口角发红、脱皮、瘙痒，此时应停止食用，将脸、手清洗干净。没有全熟的桃子最好不宜吃，吃了易引发腹胀或腹泻。

第二节　李

李（*Prunus salicina*）泛指为蔷薇科（Rosaceae）李亚科（Prunoideae）李属（*Prunus*）植物。李属约有 30 余种，主要分布在北半球温带至中亚热带，目前供果树栽培用的种类主要有中国李（*P. salicina*，二倍体）、欧洲李（*P. domestica*，六倍体）、杏李（*P. Simonii*，二倍体）、美国李（*P. americana*，二倍体）、樱桃李（*P. cerasifera*，二倍体）、黑刺李（*P. spinosa*，四倍体）和东北李（乌苏里李，*P. ussuriensis*，二倍体）7 种。果皮有红色、淡绿色、黄色和蓝色等，而果肉多为淡黄色或红色。其中，中国李是东亚（中国、日本和朝鲜半岛）的最主要栽培种类，欧洲李主要栽培在欧洲、中亚各国，其他种类栽培面积不大。其果实饱满圆润、玲珑剔透、色泽艳丽、酸甜可口、皮薄多汁，富含多种维生素、有机酸和矿物质等营养成分。李果不仅能鲜食，还可以加工成多种食品。

李是世界主要核果类果树之一，在我国有悠久的栽培历史，分布广泛，几乎在所有的省（直辖市、自治区）都有栽培。其中产业规模较大的地区为广东、广西、福建、河北、辽宁、贵州、重庆、四川等省。从古至今，文人题诗作赋，对李色之多彩、泽之艳丽、形之千态、味之各异、丰富的营养和特有的健美功效进行描述。南北朝沈约在《麦李诗》中写道："摘持欲以献，尚食且踟蹰。"表达了李子味美，爱不能离口。宋代诗人苏轼在《李》中说："不及梨英软，应惭梅萼红。西园有千叶，淡伫更纤穠。"表现了李花淡极反浓的特色。李除了可供食用之外，还是我国传统的药材。近年来，现代医学、食品科学、植物化学的研究新进展为李的医疗功能深入探讨奠定了坚实的基础，李的营养成分和功能活性正不断被揭示。

1. 营养物质

李果肉中含有丰富的营养和功能成分，是优良的鲜食水果。中国李每 100g 鲜果肉中，含水分 82～92g、总糖 7～17g、有机酸 0.16～1.50g、蛋白质 0.5～0.7g、脂肪 0.2～0.6g、钙 17mg、磷 20mg、铁 0.5mg。此外，还含有维生素 A 0.11mg、维生素 B_1（硫胺素）0.01mg、维生素 B_2（核黄素）0.02mg、烟酸（尼克酸）0.3mg、维生素 C（抗坏血酸）2～11mg。

据美国农业部营养数据库和欧洲李的综合数据分析，李的营养成分每 100g 鲜果含能量 192kJ、水分 87.2g、蛋白质 0.7g、脂肪 0.28g、果糖 3.07g、葡萄糖 5.07g、蔗糖 1.57g、总膳食纤维 1.4g、钙 6mg、铁 0.17mg、镁 7mg、磷 16mg、钾 157mg、锌 0.1mg、铜 0.057mg、锰 0.052mg、氟化物 2μg、维生素 B_1 0.028mg、维生素 B_2 0.026mg、烟酸 0.417mg、泛酸 0.135mg、维生素 B_6 0.029mg、叶酸 5μg、维生素 E 0.26mg、甲萘醌（维生素 K_1）6.4μg、维生素 C 9.5mg、维生素 A 17μg、植物甾醇 7mg、芦丁（维生素 P）0.3mg。果肉中的总糖含量为 11.2%～19.6%，酸含量 0.16%～3.0%，可溶性固形物含量 9.5%～17.3%，鞣质（单宁）0.15%～1.50%。果肉的可溶性糖主要为葡萄糖、果糖和蔗糖，在果皮中糖主要为糖醛酸、纤维素葡萄糖、半乳糖和阿拉伯糖。

此外，果肉中还有苹果酸、柠檬酸、琥珀酸、酒石酸和富马酸，苹果酸是最主要的有机酸，占80%以上。李果实中含有人体必需氨基酸7种，非必需氨基酸10种。研究者利用液相色谱结合荧光检测器检测到李果肉中有 γ-氨基丁酸（γ-aminobutyric acid，GABA），γ-氨基丁酸的平均含量为26.44mg/100g。

2. 主要生物活性物质

李果中含有丰富的香气物质、黄酮类、抗氧化活性物质等生物活性成分，具有较好的营养和保健功能。

（1）香气成分　香气是水果最重要的质量指标之一。李果实中香气成分丰富，已鉴定出来有100多种挥发性香气物质，不同的李品种香气的含量和成分有较大的差异。对东北地区10份李种质资源果实检测，共同的香气成分有9种，分别为右旋柠檬烯、（E）-2-己烯醛、（E）-2-辛烯醛、（E）-2-壬烯醛、癸醛、2-壬酮、2,6,6-三甲基-2-环己烯-1,4-二酮、2,4-二叔丁基苯酚、伞花烃。研究者在疏果的李中发现了挥发性物质，主要成分有11种，分别为（Z）-α-双没食子烯、γ-松油醇、α-蒎烯、β-石竹烯、E-α-香柑油烯、α-石竹烯、（Z）-β-愈创木烯、绿花烯、δ-卡尔烯、正十六酸和植醇。其中主要成分为（Z）-α-双没食子烯（13.7%）、正十六酸（12.7%）、植醇（12.7%）和 β-石竹烯（10.4%）。

（2）类黄酮化合物　每100g鲜李果中总黄酮含量变化范围为64.8～257.5mg。黄酮醇多为槲皮素衍生物，其中芦丁含量最高，包括槲皮素-3-葡萄糖苷、槲皮素-3-阿拉伯糖苷、槲皮素-3-木糖苷、槲皮素戊基戊苷、槲皮素乙酰己糖苷。李果肉中花色素有矢车菊素、矢车菊素-3-芸香糖苷、矢车菊素-3-葡萄糖苷、矢车菊素-3-芦丁糖苷、天竺葵素。中国李果肉中检测出矢车菊素-3-葡萄糖苷的含量为（288.0±10.0）mg/100g（DW），矢车菊素-3-芸香糖苷的含量为（349.0±21.0）mg/100g（DW），在欧洲李果肉中矢车菊素-3-葡萄糖苷与矢车菊素-3-芸香糖苷二者的总含量为（121.0±4.0）mg/kg（DW）。其他的黄酮类物质有（+）-表儿茶素、杨梅素、橙皮素、原花青素 B$_1$ 和原花青素 B$_2$，李果中表儿茶素被检测出含量为 2.44mg/100g（FW）。

（3）抗氧化物质　长期的氧化应激是形成慢性疾病及退行性疾病的重要原因。蔬菜与水果由于含有丰富的维生素 C、维生素 E、多酚、类胡萝卜素，被认为是能够抵抗氧化应激的天然食物，即具有抗氧化活性。李果实中总酚含量在38.5～841.5mg GAE 100/g FW 之间（mg GAE 100/g FW 指每100g鲜重中没食子酸当量的毫克数）。其中酸性酚类物质绿原酸、槲皮素含量较低，中性酚类物质没食子酸含量也较低，在芙蓉李中儿茶酸和丁香酸分别占酚酸类物质的84.8%和11.9%。通过对比欧洲李中的维生素 C、类胡萝卜素、总酚对其总抗氧化性的贡献发现，总酚的贡献远超过维生素 C 和类胡萝卜素，总酚含量与其抗氧化性呈高度线性相关关系（$R = 0.94$）。李果实中，酚类化合物有绿原酸、隐绿原酸、新绿原酸（羟基肉桂酸的衍生物）、羟基肉桂酸、儿茶酸、香草酸、丁香酸、咖啡酸、阿魏酸、香豆酸、芸香苷、山梨酸和3'-香豆酰奎尼酸。羟基肉桂酸占酚类物质的98%，其中绿原酸和新绿原酸是主要物质，占总酚类物质的65%。有研究证明，新绿原酸、隐绿原酸和绿原酸作为李中的主要多酚类物质（图3-1），由于分子量过大难以被人体胃肠道直接吸收，在大肠部分发挥抗氧化作用，从而发挥抗结肠癌的作用；绿原酸在小鼠模型中具有抗焦虑作用，也研究了绿原酸对外周血粒细胞的抗氧化作用，表明了绿原酸（20mg/kg）诱导焦虑相关行为的减少，说明绿原酸多酚具有缓解焦虑的作用。

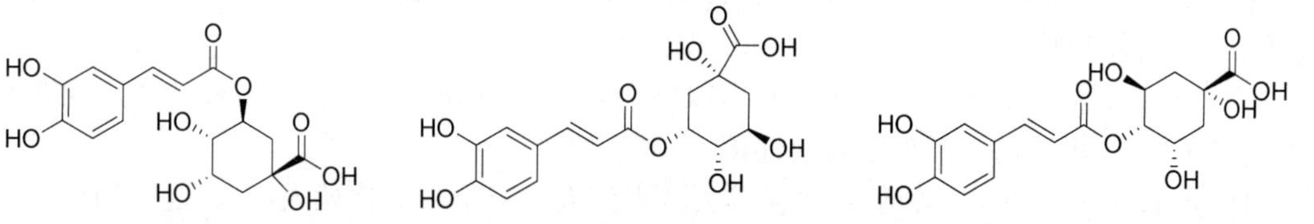

图 3-1　李中绿原酸同分异构体结构式

除了多酚类物质外，研究者从欧洲李中分离纯化得到 2 种具有较强氧自由基清除活性的含糖基的水溶性木酚素（lignan glucosides）。

（4）其他成分　γ-氨基丁酸（GABA）是一种天然存在的非蛋白质氨基酸，是哺乳动物中枢神经系统中重要的抑制性神经传达物质，参与多种代谢活动，具有很高的生理活性，具有降低血压、改善脑功能、增强长期记忆及提高肝、肾功能等活性。GABA 广泛在水果中检测到，但不同的树种含量有较大差异，苹果、猕猴桃、火龙果含量较低（少于 10mg/kg 鲜重），香蕉、草莓和柑橘含量中等（数十至数百毫克/千克鲜重），荔枝则含量很高（数千毫克/千克鲜重）。在李果实中 γ-氨基丁酸的平均含量为 26.44mg/100g。

3. 功能性产品开发

目前李果实主要以鲜食、干制（去皮李干、乌干）、糖制（糖水罐头、李蜜饯、李脯）三种方式销售，亦可加工成李酱、李汁和李酒，果核和其他药材一起用作中药。目前市面上有李干，主要通过摇青、腌渍、干燥等程序获得，主要功效为健脾、助消化等。

4. 临床报道与食疗

（1）临床报道　李植物体的各部分都有医药价值。据《本草纲目》《医林纂要》《本草求真》等经典中医古籍记载，李果味甘、酸，性寒，能清热、利水、消食积，有养肝、泻肝、破瘀的功效。李的核仁味苦、性平，有活血利水、滑肠的功效，内用治消化不良、牙龈出血、慢性咽喉炎、肝硬化、便秘；外用可消疮痈肿毒、湿疹，并有止痛的功效。李花可消除面部粉滓，使之光泽。李叶主治小儿干热、惊痫。李根皮煎水，含漱可治齿痛。李的树胶能治目翳，有止痛、消肿的功效。李汁饮料可预防中暑。国外研究指出李子干能治疗功能性便秘。

（2）食疗方剂

① 适用于肝硬化腹水。李子洗净去皮去核，每日生食 150g。

② 适用于胃阴虚、口渴咽干。李子洗净鲜吃，或作果脯含咽。

③ 适用于肺经燥热、咳嗽无痰。李子生食，或加蜂蜜煎膏服。每次 15mL，每日 2 次。

④ 适用于虚劳骨蒸、消渴。鲜李子（去核）适量，洗净捣烂绞汁冷服，每次 25mL，每日 3 次。

⑤ 适用于痢疾。李树皮 1 把，水煎服，治痢疾。生食，煎汤，或作果脯。每次 20～50g。

⑥ 适用于跌打损伤。李核仁 10～15g 加水煎汁饮服。

⑦ 适用于小儿身热。李叶加水煎煮，去渣，浴儿。

⑧ 适用于虫蝎蜇痛。苦李仁捣成泥涂抹患处。

⑨ 适用于小儿麻疹不透。李树胶 15g，加水煎汤，每日服 2 次，每次半小杯。

⑩ 适用于小儿暴热。李根、桂心、芒硝各 20g，甘草、麦冬各 30g，以上五料细切，加水煎汁，分 5 次饮服。

（3）饮食禁忌　李味酸，性平，具有收敛、止血、抗肿瘤、美容等多种功效，但在食用过程中也存在一些禁忌，在食用时要谨慎。

① 李食用不宜过量。俗话说："桃养人，杏伤人，李子树下抬死人。"这是因为李含有的酸性物质较多，过量食用易令人发虚热、头脑发胀，甚至引起胃痛。对于胃酸过重以及有胃部疾病的患者不适合食用李子，这样不利于胃部的健康，还有可能加重胃部疾病。因此，胃脾虚弱者在夏季应该少食。

② 李可以开胃，但对于孕妇不宜食用李子，因为李伤气，容易导致孕妇身体不适，造成孩子缺氧，因此少食用较好。

③ 李果多食生痰，损坏牙齿，未成熟而苦涩的李果不可食。

第三节　梅

梅（*Prunus mume* Sieb. et Zucc.），又名青梅，为蔷薇科李属木本植物，原产于我国，共有 200 多个品种，主要分布在我国广东、福建、湖南、云南、江苏、浙江和台湾等地，在韩国、日本和朝鲜也有分布。梅在我国已有 3000 多年的栽培历史。梅果实富含有机酸、膳食纤维、矿物质、酚类物质、黄酮类物质等营养与活性物质，鲜果营养丰富，但味酸不宜鲜食，多用于加工，是中药乌梅的原料，为药食两用果品，是当今人们喜爱的功能食品之一。

梅果实以酸著称，是一种优良的天然酸味原料。其果实有机酸含量为 4%～7%，是桃的 10 倍，柑橘的 5 倍。糖酸比仅为 0.2，比柠檬还低，仅为鸭梨的 1/72，杏的 1/8。梅果实所具有的独特的营养成分、独特的酸味特性以及特有的果肉质地特性，使其成为果实加工的重要原材料。人们根据不同的加工性状和利用目的，以最大限度地发挥其独特功效，除了将其加工成传统的蜜饯和果脯外，还加工成果酒、果粉、果醋、保健品、调味品以及休闲食品等。

1. 营养成分

青梅果实中水分约占 88%、可溶性固形物含量 11.4%、还原糖 1.3%、总酸 6.4%、粗纤维 2%、蛋白质 0.8%。据研究，青梅的钙磷比为 1:1。钙和磷都是构成骨骼和牙齿的主要成分，虽然在骨的形成过程中，钙磷的摄入比例为 2:1，青梅中钙磷 1:1 的比例，使钙和磷更容易为人体吸收，特别适合作为儿童和老年人食品的原料。青梅含有多种维生素，其中，青梅维生素 C 含量 3.9mg/100g 与其他水果相近，维生素 B_1 0.062mg/100g，维生素 B_2 5.6mg/100g，是其他水果的数百倍，有百果之王的称号，因而常吃青梅可预防维生素 B_2 的缺乏。此外果梅果实中还含有 16 种氨基酸，其中包括人体所必需的 8 种氨基酸，含量高达 658.5mg/100g，具有极大的食用价值。

梅果实富含多种有机酸，其中柠檬酸含量占有机酸总量的 60% 左右，其次是苹果酸，草酸、乳酸、酒石酸、琥珀酸、乙酸、富马酸、马来酸等，其中柠檬酸含量随果实成熟而逐渐增加，苹果酸含量随果实成熟而下降。研究者对传统青梅加工制品乌梅中有机酸含量进行测定，结果表明，乌梅中含有有机酸主要包括水溶性的柠檬酸、苹果酸、草酸、乳酸、琥珀酸等，其中主要是柠檬酸和苹果酸。

在不同品种梅果实中各种有机酸含量存在差异，笔者利用高效液相色谱法对大叶猪肝、杭白梅、卫山种、节天梅、中红梅、黄小大 6 个品种果实中柠檬酸、苹果酸、乙酸、草酸、酒石酸、抗坏血酸、富马酸、马来酸和琥珀酸 9 种有机酸含量进行测定，结果发现"中红梅"有机酸含量最高，每克鲜重达 38.4mg，在所有有机酸中柠檬酸含量最高，苹果酸次之，抗坏血酸、马来酸和富马酸等含量最少。

2. 主要生物活性物质

梅果实中的生物活性物质主要包括酚酸类化合物、黄酮类化合物、有机酸及其酯等。

（1）酚酸　果实中酚类物质组分与其色泽、收敛性和苦味相关。青梅果实中酚酸物质含量很高，据报道，新鲜青梅果肉中总酚含量高达 15.40mg/g，充分成熟的青梅果肉中酚类物质含量仍可占干物质含量的 1%。

果梅中的酚酸类物质主要包括绿原酸、咖啡酸、阿魏酸、安息香酸等苯丙酸类化合物。其中研究较多的是绿原酸及其两种同分异构体。Xia 等从青梅种子中检测到三种绿原酸异构体，分别为绿原酸、新绿原酸和隐绿原酸，这也是第一次从青梅果实中检测出新绿原酸和隐绿原酸两种绿原酸的同分异构体。随后研究者从青梅果肉中分离到绿原酸和新绿原酸，同时还从其碱水解物中检测到咖啡酸、阿魏酸以及顺式香豆酸和反式香豆酸，并表明梅果实中的主要酚类化合物为羟基肉桂酸衍生物。青梅加工品梅卤新绿原酸 106.6～163.4mg/L，绿原酸 21.9～50.8mg/L，咖啡酸 2.0～7.0mg/L，对香豆酸 9.3～15.8mg/L，与鲜果中酚类物质组成一致。青梅果渣检出了龙胆酸、绿原酸、咖啡酸、丁香酸、阿魏酸、安息香酸、白藜芦醇等多种酚类成分。其中绿原酸占 19.73%、安息香酸 17.8%、阿魏酸 13.31%、龙胆酸 3.2%、丁香酸 2.68%、白藜芦醇 0.99%、咖啡酸 0.32%。梅酒和梅醋具有较高的抗氧化活性，梅多酚的总抗氧化能力与其多酚含量呈极显著的线性相关性，表明梅多酚类物质极有可能是其抗氧化作用的主要物质基础。

（2）黄酮类物质　果梅中含有的黄酮类物质主要包括表儿茶素、槲皮素、山奈酚、芦丁等。研究者从梅果实中分离到 6 种黄酮类化合物，分别是 2β,3β-环氧-5,7,4′-三羟基黄烷-（4α→8）-表儿茶素、2β,3β-环氧-5,7,3,4′-四羟基黄烷-（4α→8）-表儿茶素、异槲皮苷、芦丁、槲皮素-3-O-新橘皮苷和（-）-表儿茶素，其中第一个化合物是新发现的黄烷二聚体（图 3-2）。

目前从乌梅中鉴定出了山奈酚、染料木素、鼠李素-3-O-鼠李糖苷、山奈酚-3-O-鼠李糖苷、槲皮素-3-O-鼠李糖苷等黄酮类化合物。

梅富含黄酮类化合物，研究发现梅花提取物中含有丰富的黄酮，具有优良的生物抗氧化活性和显著的黄嘌呤氧化酶抑制活性，可作为潜在的抗氧化应激和预防高尿酸血症的膳食功能因子进行深入研究。用绿萼梅水提取物和乙醇提取物为试材进行缩短小鼠悬尾实验和强迫游泳实验，结果表明，绿萼梅醇提取物高剂量组可缩短小鼠悬尾实验和强迫性游泳实验的时间，与对照组有显著性差异，与盐酸氟西汀组没有显著性差异，因此推断梅醇提取物具有抗抑郁作用。进一步研究发现绿萼梅总黄酮 240mg/kg、360mg/kg 组能显著增强 5-羟色胺诱导的小鼠甩头次数，提示绿萼梅总黄酮抗抑郁的作用可能与增加脑内 5-羟色胺水平有关。梅花、叶、枝条中富含黄酮类化合物，这些黄酮类化合物可以与钙离子结合形成络合物，从而降低草酸钙的饱和度和钙离子的浓度，同时黄酮类成分中的羟基与草酸根的羧基的强烈氢键作用，使得草酸根离子浓度降低，减少溶液中草酸钙的过饱和度，使草酸钙晶体的生长受到抑制，因而具有抗结石的功能。

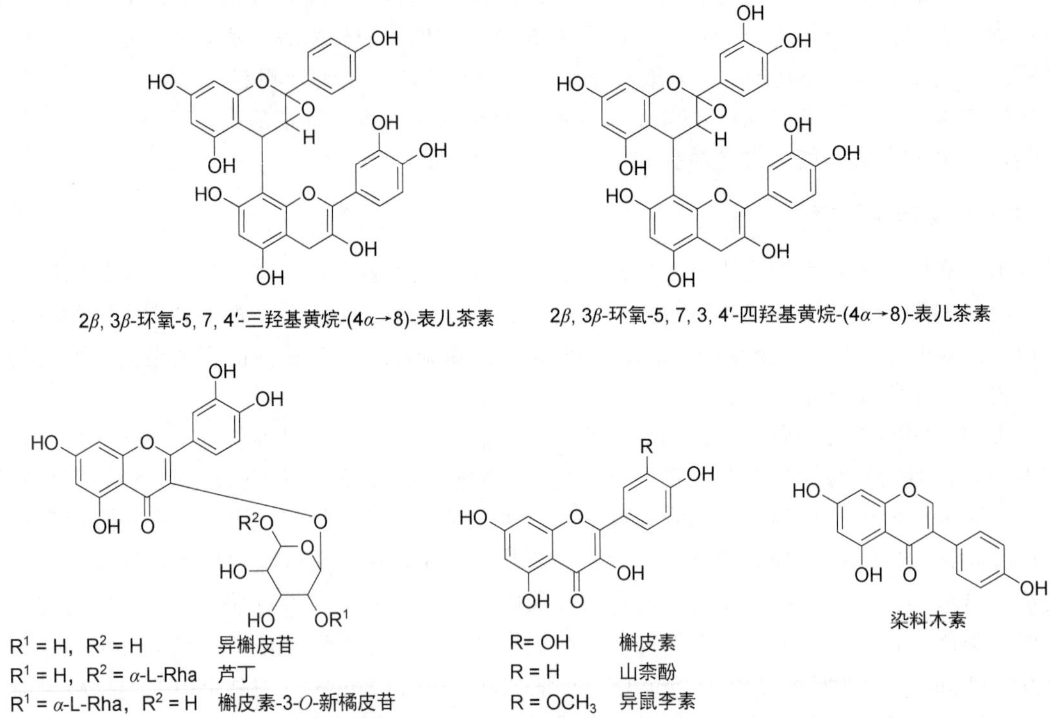

2β,3β-环氧-5,7,4′-三羟基黄烷-(4α→8)-表儿茶素   2β,3β-环氧-5,7,3,4′-四羟基黄烷-(4α→8)-表儿茶素

R¹ = H, R² = H	异槲皮苷
R¹ = H, R² = α-L-Rha	芦丁
R¹ = α-L-Rha, R² = H	槲皮素-3-O-新橘皮苷

R= OH 槲皮素
R = H 山柰酚
R = OCH₃ 异鼠李素

染料木素

图 3-2　梅果实中黄酮类物质的分子结构式

（3）有机酸　青梅以酸味著称，含有丰富的有机酸，其总酸含量可达鲜果重量的 5% 以上，包括柠檬酸、苹果酸、酒石酸、抗坏血酸、琥珀酸、乳酸、乙酸，其中柠檬酸含量占总有机酸含量的 90%。有机酸是青梅的重要组成部分，可以促进消化腺的活力，有助于食物吸收、改善食欲、调节酸碱平衡。青梅果实浓缩汁和非果部分提取物中含有的柠檬酸可与钙离子形成螯合物，降低溶液中钙离子的浓度和草酸钙的饱和度。柠檬酸能够封闭草酸钙晶体生长活性位点，从而达到抑制一水草酸钙形成，诱导三水草酸钙形成的效果。

现代人的饮食大部分为生理酸性食物，钙质不能转化成离子被身体吸收，乳酸不易排泄，使血液呈酸性反应，让人常常感到疲惫。青梅果实中含有丰富的柠檬酸和苹果酸，能够把血液中积存的乳酸排出体外，抑制新的乳酸产生，进而达到净化血液的作用，避免乳酸与肌肉蛋白结合；可使葡萄糖效力增加约 10 倍，从而释放更多能量以消除疲劳。因此对运动员、高温作业人员恢复体力尤有实际价值。乌梅煎液对未孕和早孕大鼠子宫平滑肌均有兴奋作用，妊娠子宫对其尤为敏感，有明显的抗着床、抗早孕作用。乌梅中含有的枸橼酸具有较强的杀精子作用，其杀精子机制为破坏精子的顶体、线粒体及膜结构，最低有效浓度为 0.09%。乌梅-枸橼酸还具有良好的阻抑精子穿透宫颈黏液的作用，精子经不同浓度乌梅-枸橼酸作用后，运动能力明显减弱，精子穿透宫颈黏液管的距离与精子受乌梅-枸橼酸作用的浓度呈负相关。

（4）萜类化合物　青梅及其加工品中的萜类化合物主要有齐墩果酸和熊果酸。熊果酸具有抗炎、降血糖及增强免疫力等多种生物活性。乌梅中分离鉴定到熊果酸和齐墩果酸，熊果酸浓度为 12.61mg/g。乌梅熊果酸对大肠杆菌生长有抑制作用，其最小抑菌浓度为 0.25mg/mL，其抑菌活性随乌梅熊果酸质量浓度的增加而逐渐增强。经过 0.5mg/mL 乌梅熊果酸处理的大肠杆菌细胞壁、细胞膜通透性增加，培养液蛋白质含量、核酸大分子物质、Ca^{2+} 浓度和总漏出率分别增加了 28 倍、1.5 倍、7 倍和 0.8 倍，通过扫描电镜观察菌体有明显变形和破碎现象。乌梅熊果酸抑菌作用主要是通过破坏细胞壁和细胞膜的完整性，从而引起细胞内容物的外漏。乌梅乙醇提取液具有抑制人原始巨核白血病细胞和人早幼粒白血病细胞生长的作用，在乌梅乙醇提取液中检测到熊果酸。乌梅的抗肿瘤活性与所含熊果酸有一定的联系，但具体的抗癌机制还有待进一步研究。

（5）其他化合物　日本学者从青梅精中分离出一种以前未知的化合物"梅素"，是在梅精制作过程中柠檬酸和葡萄糖结合形成的酯类衍生物。研究发现梅素具有改善血液循环的作用，添加梅精的血液，循环周期缩短将近一半。我国学者也从乌梅中分离鉴定了柠檬酸三甲酯、3-羟基-3-羟基戊二酸二甲酯两种酯类化合物。此外，有文献报道，在乌梅果肉中分离提纯出 β-谷甾醇白色片状结晶，在梅仁中含有油菜甾醇、豆谷甾醇、Δ^5-燕麦甾醇、胆甾醇、Δ^7-豆谷甾醇和甾醇酯。研究者对传统青梅加工品乌梅中所含的生物碱进行分离鉴定，发现了 2,2,6,6-四甲基哌啶酮和叔丁基脲两种成分。

3. 功能性产品开发

梅果实中除了含有水分、糖、蛋白质和维生素等营养元素外，还含有大量的优质有机酸，人体必需的多种氨基酸以及具有药用价值的黄酮、梅素等营养成分。中国是梅的发源地，有着悠久的文化历史与食用历史。梅果质脆味酸，高酸低糖，糖酸比 0.2～0.3，不宜鲜食，需经过加工后才可食用。盐渍、熏制是其传统的加工工艺，最早的青梅制品是乌梅与腌梅干，其次是话梅。近年来，随着人们健康观念和消费意识的转变，青梅汁、梅精、青梅酒、梅醋、梅丹等营养保健食品也开始进入人们的视野，愈加受到追捧与欢迎，成为青梅加工的发展趋势。根据不同的利用目的、加工工艺和添加物，可将梅果实加工成不同的功能性产品。

（1）乌梅及其功能产品　乌梅是一味应用范围极广、开发前景广泛的保健食品与中药，有相当大的挖掘利用潜力，是由梅鲜果经晒干、烘干或熏干而成，因而呈黑褐色。梅主要以乌梅入药，因此在研究梅的药理作用中多以乌梅为原料。乌梅，具有悠久的应用历史，是一味十分重要的中药，在一些古籍中多有记载。其中《千金食治》载："下气，除热烦满，安心；止肢体痛，偏枯不仁，去青黑痣。"传统中医认为，乌梅具有生津止渴、敛肺止咳、涩肠止泻等功效。随着现代科技的发展以及医学的不断进步，多项研究结果证实了以上功能，并验证了乌梅还具有很多新的功效。临床上乌梅止渴、止咳、止泻、止痛、止血即"五止"，用于治疗口渴、咽喉干燥、便血、崩漏等。乌梅在医药上的应用一方面直接做药，用于治疗各种疾病；另一方面利用乌梅为原料，提取其中有效成分制成乌梅丸、乌梅安胃丸、乌梅饮等多种药品。乌梅人丹是由药材及部分药材提取的浸膏与适宜的辅料，以水、糖或蜂蜜为黏合剂制成的丸剂，具有生津解渴、清凉润喉的作用，临床上用于咽喉炎和扁桃体炎的辅助治疗。

据统计把乌梅作为主要原料，获得国家批准的功能性保健食品有西瓜霜喉口宝含片、康寿乐酒、维糖胰宝营养素等 9 个产品，涉及的保健功能有清咽润喉、抗疲劳、免疫调节、降血糖等，说明梅果实具有的保健功能完全可以用于开发保健食品。其中，乌梅人丹的配方为 1000g 中含甘草 50g、薄荷脑 2.4g、薄荷素油 2.4g、乌梅干浸膏 13g、维生素 C 6.6g、枸橼酸 47g、香精 9.4g、糖精 0.8g、蔗糖 592g、淀粉 258g、阿拉伯胶 3g、山梨酸 2g、苯甲酸钠 2g，产品为红色的浓缩水丸，气香，味酸甜，有清凉感。

（2）梅酒类　青梅酒的酒体酸甜适口，保留了梅子的特色，酒味醇厚，风味独特，能够促进消化，增进食欲；能刺激唾液腺分泌较多的腮腺素，腮腺素可促进新陈代谢，延缓衰老，让女性面色红润，肌肤光泽，使皮肤组织和血管趋于年轻化，具有明显的"回春"作用。古有"青梅煮酒论英雄"的典故，据《三国志》记载：建安五年，刘备"学圃于许田，以为韬晦之计"，曹操以青梅煮酒相邀刘备共论天下英雄，青梅酒也由此见于史书。此外，青梅酒还有消热解毒、生津止渴、美容养颜之功效，常喝青梅酒有助于提高免疫力、强身健体。

日本学者从青梅露酒中分离纯化获得质量浓度为 1.05mg/L 的芳基四氢萘木脂素（lyoniresinol），并用 DPPH 自由基的清除能力方法评价发现其具有抗氧化活性和抗突变作用。目前，青梅酒的研究与开发主要集中在浸泡酒和发酵酒，也有人专门开发青梅保健酒，如紫苏青梅酒、灵芝青梅酒、大枣青梅酒等。紫苏青梅酒是以紫苏和青梅为原料，将浸泡的青梅酒基与紫苏红色素提取液进行勾兑调配而成。

（3）梅精与梅丹　日本梅研究会是日本唯一从事青梅保健学术研究的专业机构，它与东京医科大学等具有权威性的研究机构携手研发"青梅精"。梅精是梅果实的浓缩精华，选六七分成熟的青梅，洗净、去核、榨汁后熬煮，浓缩成膏状后滤除杂质，保留了梅果的精华，其有机酸高达 50%，是强碱性酸味食品，具有杀菌解毒、消除疲劳、增强体质、预防疾病、防止衰老等功效。梅精的杀菌能力比胃酸还强很多倍，外用于脚癣、痔等顽症时能发挥很好的疗效。

在梅精中加入一定量的淀粉，制成的易于食用的粒状食品，就是梅丹，两者功效相似，主要出现在日本和中国台湾市场。近年来，国内企业也开始开发果梅精深加工品，包括由青梅浓缩汁和米粉复配的片状含片和青梅精等，主要销售市场为国内市场。

（4）青梅果醋　近年来，果醋作为一种保健调味品在欧美、东南亚、日本发展很快。我国虽然是酿醋最古老的国家，但是对果醋的加工研究起步较晚，果醋产品紧俏。与粮食醋相比，果醋的营养成分更为丰富，且口味醇厚、风味浓郁、功效独特。由青梅果醋调配成的梅子果醋饮料则更加清凉可口、香气浓郁，深受消费者的欢迎。国内对于果醋的品种开发和研究尚在起步阶段，品种也较为单一。

青梅果醋是以青梅果实或果汁为主要原料，经酒精发酵、醋酸发酵而成的特色食醋品种，具有开胃消食、防腐杀菌、消除疲劳、美容养生、抗衰老等功效，经常食用能够维持肠道菌群平衡、提高肝脏的解毒功能，是集营养、保健、食疗等功能于一体的特色食品。目前生产梅醋的生产工艺主要有两种，调配型青梅果醋和发酵型青梅果醋。发酵型青梅果醋一般以梅汁为原料，经过酒精发酵与醋酸发酵两步发酵过程，然后再进行陈酿、调配、过滤、杀菌、灌装等操作。发酵型青梅果醋口感更加醇厚，青梅的功效发挥更充分。

（5）青梅汁　青梅汁可以最大限度保留青梅的营养成分，改善机体吸收功效，最大程度利用青梅的有效成分。此外以具有保健功效的刺玫花和青梅汁为材料，研发出了刺玫花青梅复配茶饮料的制作工艺，最大程度地保留了刺玫花和青梅的香气，保持其茶色为淡黄色。

（6）青梅晶　青梅晶是以青梅果实为主要原料，添加白砂糖、麦芽糊精、速溶固体饮料胶黏剂和营养强化剂等辅料制作而成的，其产品保持了梅果的原色原味，食用方便，是一种具有保健作用的固体速溶饮料。青梅晶具有杀菌、解毒、生津、美容等功效，可作为糖果、蛋糕、饼干、果酱的原料和配料，还可以作为水畜产品的去腥调味配料，或者直接用于配制饮料、梅酒等产品，运输与携带方便。

（7）青梅果酱　青梅果酱是以青梅果为主要原料，辅以糖、食盐、明胶、水等制备而成，具有清口开胃、生津止渴等保健功能，能够应用于饮料、冰淇淋及糕点制作中，也可直接应用。低糖青梅果酱含糖少，符合国际上食品向低糖、低热量保健食品转变的发展趋势，具有一定的市场竞争力。紫苏梅酱是以紫苏、青梅为主原料，配以其他辅料加工研制而成的一种保健食品，该产品风味独特，亦是一种较好的调味食品。以青梅和银杏为主要原料，采用生物发酵技术制成果酱，具有青梅银杏的天然风味，经乳酸菌发酵后，不仅口感和风味都有改善，而且增加了抗菌作用和改善肠道消化等功效，是一种新型的具有保健功能的果酱。

（8）其他功能产品

① 口腔清洁饮料。青梅加工副产品梅卤配中草药制备口腔清洁饮料，对慢性咽喉炎、感染性口炎、口腔溃疡等都有较好的治疗效果，是一个变废为宝、综合利用的好途径。

② 保健含片。口含片便于携带、服用方便，可以在口中缓慢溶解，对口腔产生较长时间的味蕾刺激。青梅保健含片采用湿法造粒，将青梅加工品与木糖醇、蔗糖粉、葡萄糖、柠檬酸和水等按比例混合、造粒、干燥后压成片剂。以话梅粉为材料，辅以葡萄糖、冰糖、甘露醇、柠檬酸、维生素 C、薄荷脑等，以 70%乙醇为润湿剂、薄荷油和话梅香精为增香剂制成具有保健功能的话梅含片。该含片具有清新口气、清咽利喉、消食开胃等功效，为青梅新型深加工产品的开发提供了思路。

③ 保健软糖。以山梨糖醇、麦芽糖醇、异麦芽低聚糖等具有低能量、抗龋齿、改善肠胃功能的甜味料以及营养性凝胶剂明胶为主要载体，配青梅全肉加工成一种具有保健功能的新型软糖，所得保健软糖符合食品向低糖、低热量保健食品发展的趋势，为青梅深加工提供一种新途径。

④ 青梅贴膜。浙江省绍兴市中医院在该院制剂青梅散的基础上加以改良制备而成青梅贴膜主要用于细菌、病毒、创伤等多种因素引起的口腔溃疡、舌溃疡、口角炎等。青梅贴膜改良了原散剂用药困难、药物作用时间短等不足，疗效显著、工艺较为简单，质量可控，安全方便。

⑤ 果梅儿童保健泡腾冲剂。结合果梅的营养成分和保健功能，针对少年儿童的生长发育特点及保健需求，开发具有改善胃肠功能、促进生长发育的果梅儿童保健产品。以果梅和山楂主要材料，配以适量的锌补充剂和赖氨酸补充剂制成，有明显的增强食欲、改善胃肠功能、促进消化、消除积食作用，对身体发育有一定程度的帮助作用。

4. 临床报道与食疗

（1）临床报道　梅果实具有多种保健功能，具有很高的药用价值。《神农本草》记载梅性味甘平，可入肝、脾胃、肺、大肠，有收敛生津的作用，梅果生食能生津止渴、开胃解郁，盐梅能解热祛风寒，乌梅干可治肺气燥咳、伤寒、下痢、虚痨、酒毒及噎嗝等，果汁可治肠炎和痢疾。传统中医认为梅有驱虫止痢、促进消化、除热烦躁、去腐生肌、止烦渴等药理作用。现代临床医学研究结果表明，梅果实富含人体所必需的多种营养成分，具有抗癌、延缓衰老、敛肺、涩肠、生津、养胃功效，可防治心脑血管疾病、动脉硬化、老年痴呆、糖尿病等。

① 治疗胃肠疾病。以三黄乌蛇散（含乌梅 150g、生大黄 90g、黄连 30g、黄芩 90g、白花蛇舌草 220g）治疗幽门螺杆菌相关性胃病 126 例，幽门螺杆菌根除率 88.9%，治愈 89 例，治疗率 70.6%、总有效率 93.7%，且不良反应少、复发率低、病理形态消退快，比西药有显著的优势。

以加减乌梅汤治疗轻中度溃疡性结肠炎 55 例，显效率 76.5%，总有效率 97.1%，显著高于西药对照组。以乌梅丸治疗溃疡性结肠炎患者 44 例，治疗总有效率 75%，明显高于对照组。

② 治疗变应性鼻炎（过敏性鼻炎）。以乌梅、苍耳子、山茶根、蝉蜕、川黄柏、僵蚕、细辛等中药制成乌梅丸加减治疗变应性鼻炎（过敏性鼻炎）35 例，治疗有效率 97.1%（34/35）。以乌梅止敏鼻炎汤治疗变应性鼻炎（过敏性鼻炎）128 例，治愈率 68.7%，总有效率达 93.75%，未发现明显不良反应。

③ 治疗皮肤病。利用乌梅丸合麻杏薏甘汤加减治疗常见型银屑病 50 例，痊愈 22 例，显效 20 例，有效 6 例，愈显率 84%，显著高于对照组（60%）。利用乌梅酊联合窄谱中波紫外线治疗白癜风 41 例，临床研究发现窄谱中波紫外线照射后，外用乌梅酊治疗白癜风治愈 31 例，治疗率达 75.6%，有效率达 90.2%，明显高于单独窄谱中波紫外线照射的治疗效果，这说明乌梅酊联合窄谱中波紫外线治疗可显著提高白癜风的治疗效果。以乌梅加减丸治愈胆碱性荨麻疹 1 例、扁平苔藓 1 例、脂溢性皮炎 1 例。以乌梅、苍术、白鲜皮等水煎剂治疗荨麻疹，服 5 剂后患者好转，随后改用乌梅和生地黄泡水饮用，连续服用 3 个月，未复发。以乌梅汤治疗慢性荨麻疹 32 例，治疗后荨麻疹消退，1 个月后随访未复发 21 例，治疗后荨麻疹基本消退，但过后偶有复发 9 例，治疗后症状无改善 2 例。

④ 治疗妇科疾病。以乌梅内服外洗治疗霉菌性阴道炎，用药 3 剂后临床症状明显好转，继续用 3 剂后痊愈，且未发现不良反应。以乌梅、黄精、苦参、蛇床子等中药自制中药洗剂治疗霉菌性阴道炎 120 例，全部治愈，且症状消减后白带减少，阴道黏膜正常。用药 1 剂后症状明显减轻，2 剂治愈者 72 例（60%），3 剂治愈者 28 例（23.3%），4 剂治愈者 8 例（6.67%），5 剂治愈者 4 例（3.33%），6 剂治愈者 8 例（6.66%）。

⑤ 改善神经衰弱失眠症。以乌梅、制附子、龙骨、细辛、肉桂等水煎剂治疗神经衰弱失眠症，患者服用 3 剂后，症状趋于缓解，再服 5 剂后，睡眠良好，半年后随访，效果尚佳。

（2）食疗方剂

① 罗汉果玫瑰乌梅汤。食材：罗汉果 1/2 个、乌梅 3 颗、玫瑰花 4 朵、甘草 0.5g、清水。功效：清热祛火，清肺利咽，化痰止咳，润肠通便。对于急性扁桃体炎、百日咳、咽喉炎有缓解功效。做法：罗汉果去皮后取一半瓤，乌梅、甘草、玫瑰花洗净；先将罗汉果肉、乌梅、甘草放入锅内加入清水煮 15min 左右；之后将玫瑰花放进去继续煮 1~2min 后关火即可。代茶饮。

② 酸梅汤。酸梅汤是我国传统的清凉饮料，具有生津止渴、去烦解暑的功效，还可起到开胃、补充水分的功效。酸梅汤味酸，但却是典型的碱性食物，可以调节体液的酸碱平衡，此外常喝酸梅汤可平降肝火，因此火气旺的人建议多喝酸梅汤。食材：乌梅 50g、山楂 15g、陈皮 15g、甘草 3g、洛神花 8g、桑椹 10g、干桂花适量、干薄荷叶少许、冰糖或蜂蜜 200~300g、水 2~2.5L。做法：乌梅、山楂、陈皮、甘草、洛神花、桑椹、干桂花、干薄荷叶放入清水中洗去浮尘，加水浸泡 10~20min 后连浸泡水一起倒入锅中，再加水 2L，大火烧开，转小火煮 30~40min；加入冰糖或蜂蜜，继续焖煮 5~6min，出锅过滤，即为成品。

③ 青梅酒。食材与做法：肥大乌梅若干，放瓶内加高粱酒浸泡，酒以浸没青梅 2 寸为度，密封 1 个月后即可饮用，青梅酒越陈越好。功效：治夏季痧症、腹痛呕吐、腹泻痢疾。饮用适量青梅酒或食用浸酒的青梅 1 个，有止呕、止痛、止泻、止痢作用；治风湿筋骨痛，坐骨神经痛，扭挫伤，腰肌劳损，腰痛可用青梅酒擦拭局部患处。

④ 青梅煮酒。食材与做法：青梅 30g，黄酒 100mL，蒸 20min。每次温服 30mL，一日 2 次。主治：食欲不振、蛔虫腹痛、慢性消化不良、泄泻等。

第四节　杏

杏（*Armeniaca vulgaris*）是蔷薇科杏属落叶乔木，又名甜梅、杏果，花期 3～4 月，果期 6～7 月。我国为杏的起源中心，全世界杏属共 10 个种，我国有其中 9 个。杏是我国最古老的栽培果树之一，药食兼用，已有三千多年的历史。我国古代最早指导农业生产的历书，春秋战国《夏小正》中记有："四月，囿有见杏。"荒灾年月，人们以杏果充饥；唐代杏的栽培、利用已相当盛行，《全唐诗话》记载，江苏古丰县栽种的杏园，方园达一百二十里，随后许多古代诗文书籍都有杏的记载，可见杏深得人们喜爱。历史上有不少城池、地名是以杏来命名。

杏是常见水果之一，营养极为丰富，内含较多的糖、蛋白质以及钙、磷等矿物质，另含维生素 A 原、维生素 C 和 B 族维生素等。杏性温热，适合代谢速度慢、贫血、四肢冰凉的虚寒体质之人食用。患有受风、肺结核、痰咳、浮肿等病症者，经常食用杏大有裨益。人食杏果、杏仁后，经过消化分解，所产生的氢氰酸和苯甲醛两种物质，都能起到防癌、抗癌、治癌的作用，常吃还可延年益寿。杏果肉可制成杏脯、杏酱等。杏仁微温，有小毒，降气止咳平喘，润肠通便，常吃有美容护肤的作用，可用于治疗咳嗽气喘、胸满痰多、血虚津枯、肠燥便秘等，杏仁也用来榨油，也可制成食品。杏木质地坚硬，是做家具的好材料；杏叶可做饲料。

1. 营养物质

（1）果实的营养物质　杏肉中除去水分，含有 8%～22% 的干物质，其中碳水化合物占干物质的 60%～77%。糖类物质占果实的 5.5%～17.7%，其中游离有机酸主要是苹果酸和柠檬酸，还有奎宁酸、琥珀酸、酒石酸和叶绿酸等。含氮类物质占 0.60%～0.86%，其中氨基酸类主要有谷氨酸、丙氨酸、苏氨酸、缬氨酸、丝氨酸、苯丙氨酸、酪氨酸和胱氨酸等共 16 种。矿物质类占 0.37%～0.83%，主要有钾、钠、钙、镁、铁和磷等的盐类。此外还含有少量的纤维素和果胶、单宁等物质。据中国医学科学院卫生研究所分析，每 100g 杏的果肉中含糖 10g、蛋白质 0.9g、钙 26mg、磷 24mg、铁 0.8mg、β-胡萝卜素 1.79mg、维生素 B_1 0.02mg、维生素 B_2 0.03mg、烟酸 0.6mg、维生素 C 7mg。糖酸比是杏果肉中决定风味的重要物质，β-胡萝卜素决定色泽，不同品种和不同地区影响上述物质的含量，如我国新疆的杏比内地杏的干物质多 10%～15%。

杏中所含的糖主要有葡萄糖、果糖、蔗糖，不同品种可溶性糖的组分有较大差异，但均以蔗糖含量最高，果糖含量最低。杏果实中的柠檬酸占有机酸总量 60% 以上，因此将杏划归为柠檬酸型果品。不同品种杏果实风味和营养物质含量见表 3-2。

表 3-2　不同杏品种果实内在品质性质的比较

品种	可食率/%	可溶性固形物/%	可溶性糖/%	可溶性蛋白/%	可滴定酸/%	类胡萝卜素/（mg/100g）	维生素 C/（mg/100g）	固酸比	糖酸比
优系早熟	90.67	12.53	10.59	5.65	0.88	9.99	15.06	14.24	12.03
金太阳	95.76	11.77	8.56	5.25	0.93	12.71	12.55	12.66	9.20
凯特	93.73	11.47	7.88	6.08	0.79	13.23	12.87	14.52	9.97
小白水	93.90	12.50	6.39	3.95	1.16	8.19	11.63	10.78	5.51

品种	可食率/%	可溶性固形物/%	可溶性糖/%	可溶性蛋白/%	可滴定酸/%	类胡萝卜素/（mg/100g）	维生素C/（mg/100g）	固酸比	糖酸比
金荷包	96.48	14.23	9.56	2.70	0.87	10.61	14.30	16.36	10.99
银香白	96.47	10.70	9.30	4.43	0.75	10.63	10.33	14.27	12.40
兰州大接杏	96.63	11.67	8.91	4.56	1.00	12.20	13.19	11.67	8.91
扁杏	94.29	10.13	6.83	3.57	1.23	9.63	9.75	8.24	5.55
鸡蛋杏	93.06	10.90	7.69	5.11	1.05	9.35	10.95	10.38	7.32
优系晚熟	91.36	12.83	11.71	4.74	0.99	11.65	13.45	12.96	11.83
晚红杏	96.55	13.00	9.24	5.93	1.09	11.25	12.45	11.93	8.48
平均值	91.99	11.98	8.79	4.72	0.98	10.86	12.44	12.54	9.29
标准差	2.19	1.18	1.57	1.04	0.15	1.53	1.62	2.28	2.45
变异系数/%	2.30	9.89	17.82	21.91	15.39	14.09	13.02	18.17	26.35

（2）杏仁营养物质　杏仁一般呈扁平卵形或梭形，种皮褐色或浅褐色，分甜杏仁与苦杏仁两种类型。甜杏仁微甜，多用于蛋糕、菜品等原料，苦杏仁带苦味，多用于医药。杏仁主要的营养物质包括碳水化合物、矿物质、蛋白质、脂肪等。有研究表明，杏仁中蛋白质、油脂等含量丰富，每100g杏仁中有蛋白质25～27g、油脂47～56g，其中杏仁蛋白质含有人体所需17种氨基酸，必需氨基酸与总氨基酸的比值与国际WHO/FAO推荐值相近，是一种优质植物蛋白来源。杏仁蛋白中低分子易消化蛋白等优质植物蛋白占总蛋白量超过80%，比动物蛋白消化表现更好。杏仁含有多种矿物质元素，且含量丰富，100g杏仁中钾含量106mg、钙元素含量达97mg，锌含量4.3mg，铁含量2.2mg，锰0.61mg，另有微量的硒元素，其含量约为15.65μg。杏仁是补充钙、锌、硒元素的重要食品。

2. 主要生物活性物质

根据检测结果，目前杏中的生物活性物质主要包括类胡萝卜素、类黄酮、膳食纤维、苦杏仁苷等化合物，未成熟的果实中含有较多的类黄酮。

（1）类胡萝卜素　杏果实可食部分中类胡萝卜素以β-胡萝卜素含量为最高，其次为β-隐黄质和γ-胡萝卜素。杏果肉中类胡萝卜素约为苹果的22.4倍。β-胡萝卜素能转化成维生素A，在人体内β-胡萝卜素比维生素A更有价值，能更有效地阻止肿瘤的形成，能使癌症患者在接受放疗和化疗时减轻辐射和超剂量紫外线照射对人体的损伤，并有明显延缓细胞和机体衰老的功能。杏果实β-胡萝卜素含量因品种和产地而异，一般黄色品种比白色品种含量高，干旱地区比多雨地区高。

（2）多酚和类黄酮　杏果实有着特殊的保健作用，除富含β-胡萝卜素之外，还含有丰富的酚酸、黄酮醇、黄烷醇等多酚类物质。在杏果实不同组织部位的多酚和类黄酮含量差异较大，果皮中的含量均明显高于果肉中的含量。不同品种果肉中的多酚和类黄酮含量有一定的差异，每100g成熟果肉总酚和类黄酮含量分别为35mg和20mg左右。杏的多酚类和黄酮类物质主要有原花青素原花青素B_1、原花青素B_2、原花青素B_3、咖啡酸、没食子酸、对香豆酸、儿茶素、儿茶酸、绿原酸和阿魏酸等。

（3）苦杏仁苷　苦杏仁苷（$C_{20}H_{27}NO_{11}$，图3-3）属于芳香族氰苷，又叫维生素B_{17}，是杏属植物特有的物质，苦杏仁中苦杏仁苷的含量约3%，是甜杏仁的20～30倍，其中，皮尖部含量略高，皮中不含苦杏仁苷。

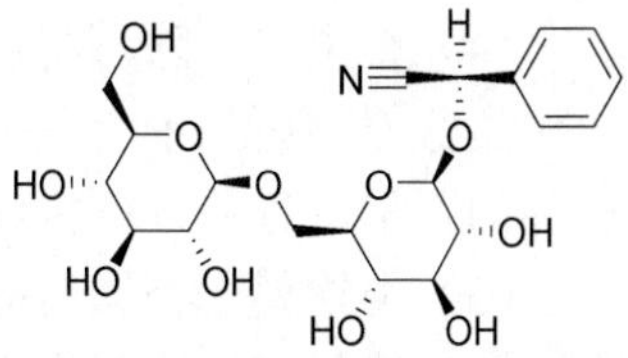

苦杏仁苷由葡萄糖、苯甲醛和氰化物三种成分组成，结构式为苯羟基乙氰-β-D-葡萄糖-6-β-D-葡萄糖苷，在人体内首先降解生成苯甲醛，然后转化成安息香酸和氰化物，能抑制或杀死癌细胞，缓解癌痛。但是它在苦杏仁酶及樱叶酶等葡萄糖苷酶水解生成野樱皮苷和杏仁氰，后者不稳定，遇热易分解生成苯甲醛和氢氰酸。氢氰酸有剧毒，大量口服苦杏仁、苦杏仁苷均易导致严重中毒。

图 3-3　苦杏仁苷的分子结构

美国是第一个将苦杏仁苷用于临床治疗的，并认为它是一种必需的维生素。如今德国、意大利、比利时、墨西哥、日本和菲律宾等 20 余个国家认为，制造和使用苦杏仁苷治疗癌症是合法的，苦杏仁苷的功能在于给机体提供低剂量而恒定的氢氰酸，人和其他哺乳动物体内有一种硫氢酸酶，能使氰化物转变成硫氰酸盐，从而缓解毒性达到治疗的目的。除此之外，苦杏仁苷内服后在体内分解为氢氰酸和苯甲醛，氢氰酸对呼吸中枢可产生一定的抑制作用，使呼吸运动趋于安静而达到镇咳平喘作用；苯甲醛可抑制胃蛋白酶的活性，从而影响消化功能。苦杏仁苷可特异性地抑制四氧嘧啶所致血糖升高，作用强度与血液中苦杏仁苷浓度有关。苦杏仁苷可促进油酸型呼吸窘迫症动物的肺表面活性物质的合成，并使病变得到改善。苦杏仁苷在体外有效发挥抗肾间质细胞纤维化的作用。研究还表明苦杏仁苷能抑制佐剂性炎症，具有增强巨噬细胞的吞噬功能，调节免疫功能的作用。另外，苦杏仁苷还具有较好的抗凝血、抗溃疡作用。

3. 功能性产品开发

杏果和杏仁等都是食品加工业的原料，在欧洲和美洲杏的产量中有 80% 用于加工，主要是制干和制脯。而中国加工制品更加丰富，如糖水杏罐头、杏仁罐头、杏干、包仁杏干、杏脯、杏话梅、杏酱、杏冻、果丹皮、杏茶、杏汁、杏仁霜、杏仁露、杏仁茶、杏仁豆腐、杏仁巧克力、杏仁酪、杏仁油、杏仁乳等。还可以作夹心面包、糕点、糖果、冷食、冷饮和酱菜等的配料等。杏浆主要作为饮料商的原料，60% 用于做果汁。近年来，由于饮料产业的发展，利用杏仁加工下脚料杏渣发酵杏果醋、杏果酒，以及利用杏汁加工杏果汁复合饮料等研究也逐渐趋于成熟。

（1）杏干　杏干是采用天然野生半野生鲜杏，清洗去核后，经太阳光暴晒而成。杏干是干果精品，含有丰富的纤维素，对改善肠部运动使之缓慢十分有效。杏干富含的钾元素可以有效调节人体血压；杏干含有丰富的维生素 A，有防止夜盲症和视力减退的作用。新疆是我国唯一的杏干产区，年产杏干 5 万吨，主要集中在南疆地区。目前，果农采用的是传统露天摊晒工艺，把大部分鲜杏制成甜杏干或黄杏干。

（2）杏浆　浓缩杏浆是经破碎、打浆、浓缩、杀菌等工艺制成的杏初级产品，我国是最大的杏浆生产国，生产和贸易量占全球 50% 以上。

（3）杏酒　杏果酒是以杏浆或杏渣作为原料，经酵母发酵酿制而成的一种低度酒精饮料。但是在果酒行业中，开发应用比较成熟的还只有葡萄酒、苹果酒、菠萝酒等，杏果酒的研究还不成熟。杏果酒营养丰富，除乙醇外，还有糖、有机酸、酚类及维生素等，因而也具有保健功能。杏果酒不仅可以促进血液循环和机体的新陈代谢，控制体内胆固醇水平，改善心脑血管功能，具有利尿、激发肝功能和抗衰老的功能，而且其中大量的多酚物质也能起到抑制脂肪在人体中堆积的作用。

（4）杏果醋　除可将杏果发酵酿制果酒外，还可经进一步发酵得到杏果醋。杏果醋也是一种集营养、保健、食疗等功能于一身的新型绿色饮品，它所含有的丰富有机酸能够促进 TCA 循环的正常进行并维持机体酸碱平衡。

（5）杏饮料　杏饮料酸甜可口，营养丰富，将其与其他产品按一定比例混合，制作出具有更佳口感的复合饮料为杏加工产品开发提供了新的方向，如杏酸乳新产品，由杏汁、南瓜汁和胡萝卜汁复配的复合果蔬汁等。

（6）杏仁加工产物　杏仁中的活性物质主要包括杏仁油、苦杏仁苷、苯甲醛、杏仁蛋白，其中最重要的活性物质是杏仁油，目前对其提取的研究也最为深入。杏仁油是一种混合甘油酯，由油酸、亚油酸、软脂酸、十六碳烯酸和亚麻酸等高级脂肪酸组成，其中 90%左右为不饱和脂肪酸。杏仁油的不饱和脂肪酸能有效控制人体血脂浓度，提高高密度脂蛋白含量，并促进体内饱和脂肪酸的代谢，防止脂肪沉积，抑制动脉粥样硬化，增强血管的弹性和韧性，降低血液黏稠度，增进红细胞携氧能力。长期食用杏仁油可保持身体健康，预防心血管疾病，改善内分泌，抗氧化，预防衰老。杏仁油中含有维生素 A、维生素 E、维生素 D_3 和维生素 P 等多种维生素。杏仁油中富含人体必需的 8 种氨基酸，对身体生长及保养有重要作用。此外，杏仁油中含有丰富的钙、锰、锌、磷、硒等矿物质元素，可增强记忆力。杏仁油具有良好的亲肤性，能迅速被皮肤吸收，具有保湿养颜、防皱纹的功效。杏仁油轻柔润滑、不油腻，可作为基础油，与植物油和精油调和制作各种护肤面膜和按摩香薰，是保养皮肤的上品。长期用杏仁油护发，可有效改善脱发、发质稀疏等。在化妆品、医药、香料工业中也有较大的应用潜力。

4. 临床报道与食疗

（1）临床报道

① 止咳平喘作用。苦杏仁含有苦杏仁苷及苦杏仁酶，药理试验证明，苦杏仁苷具有镇咳作用，作用机制为苦杏仁苷能被苦杏仁酶水解，所产生的氰氢酸和苯甲醛对呼吸中枢有抑制作用，能使呼吸加深，咳嗽减轻，痰易咳出。古籍亦记载苦杏仁有止咳平喘之功效，如《本草求真》记载："杏仁，既有发散风寒之能，复有下气除喘之力。"苦杏仁为肺经要药，苦泄，功专降利肺气而平喘；故临床因外感及肺气不宣等所致咳嗽多用苦杏仁。如麻黄汤、麻杏石甘汤、大青龙汤等。

② 润肠通便作用。杏仁质润多脂，含有 40%～50%的脂肪油；研究表明，脂肪油能提高肠内容物对黏膜的润滑作用，而易于排便，广泛用于汤剂、中成药等中，用于老年人或产后大便秘结者，常与火麻仁、当归、枳壳等同用，如润肠丸。

③ 抗炎镇痛作用。苦杏仁苷有镇痛作用且无耐受性，生理依赖性实验表明，苦杏仁苷是不同于吗啡的镇痛剂。苦杏仁脱脂水提取物能明显抑制醋酸所致小鼠扭体反应和大鼠棉球肉芽肿的形成，苦杏仁苷口服有抗炎作用，静注则无活性。

④ 抗肿瘤作用。研究资料表明，苦杏仁都具有抗肿瘤作用，其所含的苦杏仁苷及其水解生成的氰氢酸和苯甲醛对癌细胞呈现协同性杀伤作用；另外苦杏仁苷能帮助体内胰蛋白酶消化癌细胞的透明样黏蛋白被膜，使体内白细胞更易接近癌细胞，并吞噬癌细胞。苦杏仁热水提取物粗制剂对人子宫颈癌 JTC-26 株的抑制率为 50%～70%，给小鼠自由摄食苦杏仁，可抑制艾氏腹水癌的生长，并使生存期延长。苦杏仁苷用于晚期癌症患者可缓解疼痛并能抑制癌性胸腔积液。

⑤ 美容作用。根据肺合皮毛理论，在临床上对某些皮肤疾病也可从宣肺法论治，配伍使用杏仁，常获捷效。现代研究表明，苦杏仁中所含有的脂肪油可使皮肤角质层软化，润燥护肤，有保护神经末梢血管和组织器官的作用，并可抑杀细菌。此外，被酶水解所生成的氰氢酸能够抑制体内的活性酶酪氨酸酶，消除色素沉着、雀斑、黑斑等。

（2）食疗方剂

① 适用于咽干烦渴。鲜果或杏干 2～3 个，每日早晚各服 1 次。

② 适用于菌痢，肠炎，结核潮热，咳嗽。青杏膏 0.5～1 汤匙，每日服 2 次。

③ 适用于体质虚弱，怕冷，全身无力。甜杏仁 5～10 粒，去皮嚼服，每日早起 1 次，日久可见效。

④ 适用于感冒咳嗽。甜杏仁 9g，生姜 2 片，白萝卜 100g，水煎服，每日 2 次。

⑤ 适用于肺结核，干咳日久不愈。甜杏仁 30g，羊肺 250g 左右（切片，挤洗去除泡沫），放入砂锅炖熟，调味服，7 天一个疗程。

⑥ 适用于喘促浮肿，小便淋沥。用杏仁一两，去皮尖，熬后磨细，和米煮粥，空心吃二合（《本草纲目》）。

⑦ 适用于火旺，肺燥咳嗽。苦杏仁 6g，研成细末，雪梨 1～2 个，去皮心，将杏仁末放在其中，隔水炖半小时后服，早晚各一次。或肺寒咳嗽，痰稀泡多。苦杏仁 9g，生姜 6g，蜜枣 2 个，水煎服，早晚各 1 次。

⑧ 适用于老年性便秘和孕妇产后便秘。甜杏仁 15g（去皮），大米，白糖各 30g，加少许水，研磨成糊状煮熟食，早晚各 1 次。

⑨ 痔下血。用杏仁（去皮类及双仁者）加水 3L，研磨，滤汁，煎至五成，同米煮粥吃。

（3）食用禁忌

① 杏性微温，阴虚咳嗽及大便溏泄者忌食。

② 苦杏仁未经加工，不可生用或大量煮食，否则，会中毒。苦杏仁中毒可用梅鲜果 150～200g，榨汁服用；或杏树皮或根 80g，切碎水煎服。

③ 加工品不宜多食。

第五节　樱　桃

　　樱桃属于蔷薇科（Rosaceae）李属（*Prunus*）樱亚属（*Cerasus*）植物，为多年生木本落叶果树，原产于欧洲东南部和亚洲西部。目前已在全球四十多个国家和地区实现商业化栽培，其中栽培种主要有欧洲甜樱桃（*P. avium*）、欧洲酸樱桃（*P. cerasus*）、中国樱桃（*P. pseudocerasus*）和毛樱桃（*P. tomentosa*）。樱桃在温带落叶果树中果实成熟期最早，素有"早春第一果"的美誉。因其色彩诱人、味美形娇、营养丰富，深受消费者青睐。樱桃果实用途广泛，既可鲜食，也可制成果酱、果汁、果酒、罐头等加工产品。此外，越来越多的现代医学证据表明，樱桃果实具有很好的药用价值和营养保健功效，其在预防心脑血管疾病和癌症、调节生理节律、提高睡眠质量、缓解关节痛和痛风等方面发挥着重要作用。

1. 营养物质

樱桃果实中富含碳水化合物、蛋白质、脂类、可溶性糖、有机酸、矿物质、维生素等营养和功能成分。

碳水化合物是樱桃果实中含量最丰富的营养成分，据 USDA 发布的食品营养成分信息数据，每 100g 甜樱桃鲜果肉中碳水化合物含量为 12.2～17.0g，不同品种间有一定差异；而每 100g 酸樱桃鲜果肉中碳水化合物的平均含量为 12.2g。此外，樱桃果实是膳食纤维的重要来源，每 100g 鲜果肉中含有膳食纤维 1.3～2.1g。樱桃果实中也含有丰富的蛋白质，研究表明每 100g 甜樱桃鲜果肉中蛋白质含量为 0.8～1.4g；每 100g 酸樱桃鲜果肉中蛋白质含量低于 1.0g。一般来说，每 100g 樱桃鲜果肉中脂肪含量低于 1.0g，不含胆固醇。因此樱桃与其他大多数水果一样属于低蛋白低脂肪不含胆固醇的食品。

樱桃果实中可溶性糖主要是葡萄糖、果糖，其中，葡萄糖是樱桃果实中含量最丰富的可溶性糖，每 100g 樱桃鲜果中含葡萄糖 6.0～10.0g，其含量也与品种和环境条件密切相关。其次是果糖，每 100g 甜樱桃鲜果中果糖含量为 5.0～7.6g，而每 100g 酸樱桃鲜果中果糖的含量为 3.5～4.9g。除葡萄糖和果糖外，甜樱桃果实中也含有少量的山梨醇，每 100g 甜樱桃鲜果中山梨醇含量为 0.9～26.7mg，含量与苹果、梨、桃和李子等其他水果类似。甜樱桃中蔗糖含量很低，每 100g 鲜果中蔗糖含量仅有 0.1～1.2mg。

苹果酸是樱桃果实中的主要有机酸，每 100g 鲜果中苹果酸的含量为 360.0～1277.0mg，比例占总有机酸含量的 98% 以上。此外，在樱桃果实中还检测到柠檬酸、琥珀酸、莽草酸、富马酸和草酸。

樱桃被认为是膳食钾的良好来源，每 100g 甜樱桃鲜果肉中含有 260.0mg 的钾，酸樱桃果肉钾含量为 200.0mg/100g 鲜果。樱桃还含有一定量的磷、钙、钠和镁等其他微量元素，每 100g 鲜果含钙 13.0～20.0mg，磷 15.0～18.0mg，镁 8.0～13.0mg，钠 1.0～8.0mg。

樱桃中富含维生素，尤其是维生素 C，每 100g 鲜果肉维生素 C 的含量达 7.0～50.0mg，其次是维生素 E 含量 0.1mg，维生素 K 2.0μg。

2. 主要生物活性物质

（1）类胡萝卜素　樱桃果实中类胡萝卜素种类多、含量丰富。甜樱桃主要含有 β-胡萝卜素、叶黄素、α-胡萝卜素、β-隐黄质、玉米黄质和八氢番茄红素等几种类胡萝卜素。其中，β-胡萝卜素是甜樱桃中含量最丰富的一种类胡萝卜素，每 100g 鲜果肉中 β-胡萝卜素的含量为 38.0μg。酸樱桃类胡萝卜素含量更高，每 100g 鲜果肉含 β-胡萝卜素 770.0μg，叶黄素和玉米黄质 85.0μg。

（2）多酚类化合物　樱桃是多酚物质的一种重要来源，主要含有酚酸（羟基肉桂酸和羟基苯甲酸）、花色苷、黄酮醇和黄烷醇。在樱桃果实中，果皮中的总酚含量最高，其次是果肉和果核。甜樱桃总酚含量介于 44～192mg/100g（FW）或 440～1309mg/100g（DW），酸樱桃的总酚含量更高，含量 74～754mg/100g（FW）或 1539～2983mg/100g（DW）。

① 酚酸。酚酸是芳香族次生代谢产物，广泛分布在整个植物界中。酚酸对于食品质量和感官特性具有重要影响，且它们归属于两个亚类：羟基苯甲酸类和羟基肉桂酸类。甜樱桃中酚酸主要是羟基肉桂酸的衍生物，包括新绿原酸 [4.0～128.0mg/100g（FW）] 和对香豆酰奎宁酸 [0.8～131.0mg/100g（FW）] 两种，其次是绿原酸 [0.2～8.7mg/100g（FW）]，只含有少量的羟基苯甲酸。按照新绿原酸含量不同，可将甜樱桃栽培品种分为三组，第一组为 40.0～

128.0mg/100g（FW）（如"Bing"），第二组为 20.0～40.0mg/100g（FW）（如"0900 Ziraat"），第三组为 4.0～20.0mg/100g（FW）（如"Sweetheart"）。

在酸樱桃品种"ÉrdiBőtermő"和"Aode"中检测到新绿原酸、4-香豆酰奎宁酸、咖啡酰奎宁酸、绿原酸和 3′, 5′-二咖啡酰奎宁酸等几类羟基肉桂酸，其中以新绿原酸和绿原酸含量最为丰富。研究表明，酸樱桃中新绿原酸的含量为 6.7～27.8mg/100g（FW），绿原酸的含量为 0.6～5.8mg/100g（FW），新绿原酸约占羟基肉桂酸衍生物的 47%，其次是绿原酸（约 30%）和对香豆酰基奎宁酸（约 19%）。

② 花色苷。樱桃果实中含有丰富的花色素及其糖苷，目前，在甜樱桃中共检测到 4 种花色苷，分别是矢车菊素-3-O-芸香糖苷、矢车菊素-3-O-葡萄糖苷、芍药素-3-O-芸香糖苷和天竺葵素-3-O-芸香糖苷。总花色苷含量从浅色果实的几毫克/100g（FW）到黑色樱桃中约 300mg/100g（FW）。其中，矢车菊素-3-O-芸香糖苷 [2.0～243.0mg/100g（FW）] 和矢车菊-3-O-葡萄糖苷 [0.1～35.0mg/100g（FW）] 是最为主要的花色苷。酸樱桃果实中也含有丰富的花色苷。据报道，酸樱桃的总花色苷含量为 27.8～80.4mg/100g（FW）。不同品种总花色苷含量和花色苷组分也有很大差异。主要是矢车菊素的衍生物，包括矢车菊素-3-O-芸香糖苷、矢车菊素-3-O-葡萄糖基芸香糖苷、矢车菊素-3-O-槐糖苷、矢车菊素-3-O-葡萄糖苷、矢车菊素-3-O-木糖基芸香糖苷和矢车菊素-3-O-阿拉伯糖基芸香糖苷。此外，在酸樱桃果实中也检测到少量的芍药素-3-O-芸香糖苷、芍药素-3-O-葡萄糖苷和天竺葵素-3-O-葡萄糖苷，在匈牙利酸樱桃品种还检测出微量的飞燕草素。病理学研究发现酸樱桃中花色素对于类风湿关节炎具有显著功效，对引发炎症的 COX-1 酶和 COX-2 酶具有抑制作用，对结肠癌也有一定的预防功效，并可通过增加胰岛素分泌以抵抗 II 型糖尿病。

③ 黄酮醇。甜樱桃果实中共有六种黄酮醇，其中槲皮素是主要成分，每 100g（FW）含有 2.0～6.0mg 槲皮素。在酸樱桃中槲皮素、山奈酚和异鼠李素芸香苷是三种主要黄酮醇类化合物。在"Maraska"酸樱桃检测到麝香草酚和山奈酚，含量分别为 5.4mg/100g（FW）和 3.0mg/100g（FW），而"Oblačinska"酸樱桃中二者含量分别为 3.8mg/100g（FW）和 1.3mg/100g（FW）此外，在"Oblačinska"酸樱桃无性系还检测到了杨梅素、三羟基黄酮和高良姜素三种黄酮醇类化合物。

④ 黄烷醇。相比其他酚类化合物，樱桃果实中的黄烷醇的含量较低，（-）-表儿茶素和（+）-儿茶素是两种主要的黄烷醇。一般甜樱桃中（-）-表儿茶素含量高于（+）-儿茶素，不同品种甜樱桃品种中（-）-表儿茶素和（+）-儿茶素含量差异较大，（-）-表儿茶素的含量为 0.4～15.0mg/100g（FW），而（+）-儿茶素含量为 2.9～9.0mg/100g（FW）。

研究人员也在酸樱桃中检测到了原花青素 B$_1$、原花青素 B$_2$ 以及原花青素二聚体、三聚体和四聚体，总含量在 403.6～1215.7mg/100g（DW）。除原花青素外，在酸樱桃品种"Maraska"和"Oblačinska"中检测到单体形态的（+）-儿茶素、（-）-表儿茶素和（+）-没食子儿茶素。酸樱桃中（-）-表儿茶素含量在 18.0～283.0mg/100g（DW），（+）-儿茶素的含量在 4.0～116.0mg/100g（DW）。而在酸樱桃品种"ÉrdiBőttermő"和"Aode"中，儿茶素是唯一被发现的一种黄烷醇，含量在 1.4～1.6mg/100g（DW）。

（3）褪黑素　许多研究表明，樱桃衍生产品中富含的 N-乙酰基-5-甲氧基色胺（褪黑素）对人体健康发挥着积极作用。樱桃中的褪黑素含量与品种以及果实成熟度密切相关，甜樱桃的褪黑素含量介于 1～30ng/100g（DW），而酸樱桃含量则在 560～1960ng/100g（DW），说明酸樱桃的褪黑素含量普遍高于甜樱桃。

（4）芳香物质　櫻桃的香味物质主要包含游离态和糖苷结合态的挥发性化合物，目前在櫻桃果实中有超过 100 种游离态化合物被鉴定，其中苯甲醛、己醛和反-2-己烯醛是櫻桃香味物质的主要挥发性成分。此外，已有研究表明，在"拉宾斯""雷尼"和"斯特拉"甜櫻桃品种中，癸醛、壬醛和顺-3-己烯醛等挥发性化合物是其主要组分。另外，作为重要的芳香族组分，苯甲醛在酸櫻桃芳香物质中含量最高。醇类是甜櫻桃中的第二大类化合物，包括苯甲醇、己醇和反-2-己烯醇。除了己醇外，酸櫻桃则含有丁醇和 2-苯乙醇等醇类化合物。在甜櫻桃和酸櫻桃中，其他被鉴定出的化合物主要是线性和支链酸、酯、单萜（C_{10}）、倍半萜（C_{15}）和二萜（C_{20}）。除了游离态组分，研究人员也发现了糖苷结合态的芳香化合物，主要是醇类和萜类组分，它们显著地提升了櫻桃果实的香味。

3. 功能性产品开发

櫻桃果实中富含多酚类化合物、类胡萝卜素、维生素等生物活性和营养物质。然而，由于受限于櫻桃果品生产能力以及高价格等因素，国内外对于櫻桃功能性产品的开发还处于起步阶段。因此，开发出具有延缓衰老、抗肿瘤、抗心脑血管等疾病的一系列具有医疗和保健功能的櫻桃深加工食品、药品、饮料和化妆品，不仅可以提高果品附加值，还可解决果品销售环节的压力。在食品方面，以甜櫻桃为原料，可加工成果脯、果酒、罐头、啤酒等多种产品。此外，在土耳其人们使用甜櫻桃叶卷起馅料用来制作当地传统美食萨尔玛。在化妆品方面，櫻桃中富含多酚，可应用于抗衰老、抗紫外线、抗辐射、美白等护肤品中。在药用方面，美国公司以天然优质櫻桃为原料，通过提取工艺将櫻桃营养成分浓缩为胶囊（福瑞特櫻桃胶囊），每两颗櫻桃胶囊中花色素和抗氧化剂的含量相当于 500mL 不含糖的櫻桃汁，每天服用两颗櫻桃胶囊，可有效降低尿酸水平，防治痛风。

4. 临床报道与食疗

（1）临床报道　唐代《新修本草》记载："櫻桃，味甘，主调中，益脾气"。《滇南本草》说它"能治一切虚证，大补元气，滋润皮肤"。《本草纲目》言其"调中，益脾气，令人好颜色……止泄精，水谷痢"。中医认为櫻桃性温，味甘、微酸；入脾、肝经。有补中益气、祛风胜湿、收涩止痛、养颜驻容等作用。内服治虚寒气冷、面色清白、遗精、风湿疼痛、四肢不温、腹泻等，外用治汗斑、冻疮、烧伤等。现代药理学对櫻桃的医疗和健康价值也有较深入的研究，有较多的临床报道。

① 缓解关节痛和痛风。早在 1950 年，就有人认为櫻桃有助于缓解关节痛和痛风。尿酸水平的升高是痛风发生的重要指标，服用櫻桃后，患者血液中的尿酸水平下降。研究发现，20～40 岁的健康女性服用 280g 櫻桃，过夜后血液中尿酸水平下降了 15%，同时氧化氮和 C-反应蛋白水平也下降。研究者认为櫻桃中存在的某种物质可能抑制与痛风相关的感染途径。另有研究认为，服用櫻桃有助于控制和防止感染性疾病，包括炎症引起的疼痛。

② 降低心血管疾病的风险。櫻桃果实中富含花色苷，不仅有助于降低心血管疾病的发生概率，也有助于降低血脂。用不同剂量的全櫻桃粉饲喂小鼠 90 天后，可显著降低小鼠血浆中的三酰甘油和总胆固醇含量，轻微提升高密度脂蛋白（HDL）含量，从而显著提高血液的抗氧化能力。櫻桃膳食还能减少三酰甘油和胆固醇在肝脏中的积累，降低脂肪肝的发生概率。此外，酸櫻桃中的槲皮素等其他酚类物质可以保护低密度脂蛋白（LDL）免受氧化损伤，从而减少动脉硬化的发生。C-反应蛋白是血液中与炎症相关的一个标记物质，其水平与患心脏

病的危险性呈正相关。樱桃可以减缓与心脏病相关的炎症。在食物中附加 280g 樱桃，食用 28 天后，其 C-反应蛋白水平降低 25%，暗示樱桃可以减少与动脉硬化相关的炎症。

③ 预防癌症。研究表明，樱桃所含的花色苷和矢车菊素可减少人直肠癌细胞的生长，因而樱桃可降低患直肠癌的风险。紫苏醇（POH）是樱桃含有的一种单萜类生物活性物质，研究证实 POH 有助于防止某些癌症的形成和发展，使机体摆脱致瘤化合物，或干扰细胞快速增殖的信号，有助于使癌细胞逆转为正常细胞或分化细胞，从而减少得癌的可能性。此外，POH 还能减少向癌细胞的血液供应，使其处于缺氧和营养饥饿状态，进而促进其消亡。在离体条件下，POH 促使白血病细胞发生凋亡。在动物实验中，POH 诱导 75% 的乳腺癌发生消退，其效力是其他已知癌症缓解剂的 5 倍以上。研究还显示，POH 可以减轻恶性胶质瘤多型性的脑部癌症，这种癌形成于神经胶质或脑部的支持组织，发展迅速，难于诊断。POH 可以增加神经胶质瘤细胞对放疗及化疗的敏感性，因而提高了使用这些常规方法予以治疗的可能性。

④ 控制糖尿病及其并发症。酸樱桃及其组分有助于控制糖尿病，降低该病对身体的影响。用酸樱桃提取的花色苷处理鼠的胰岛细胞，胰岛素产量增加了 50%。动物实验表明，单一剂量的酸樱桃花色苷使鼠的血糖水平下降了 19%，葡萄糖的耐受性提高了 29%。花色苷处理一个月后，血糖水平降至处理前水平的一半，而葡萄糖耐受性提高 41% 以上。说明酸樱桃能有效防治糖尿病。

⑤ 调节生理节律，提高睡眠质量。由脑下端的松果体产生的褪黑素（MLT），是一种有助于提高人体昼夜生理节律、促进自然睡眠方式的有效物质，酸樱桃是 MLT 的少数几种理想的食物来源之一。研究表明，酸樱桃含有丰富的 MLT，其水平高于人体血液中的浓度。日本学者研究发现，儿童饮食中配以富含 MLT 的果蔬，可以提高血液中 MLT 的水平，表明食物中的 MLT 可以被吸收进入循环系统，进而结合在脑和其他组织的结合位点上。

⑥ 大脑保健。人脑仅占体重的 2%，但氧消耗量达到 20%，因而大脑最容易受到氧化损伤。许多研究表明，酸樱桃中的生物活性成分有助于保护大脑免受氧化损伤及防止神经功能丧失。酸樱桃中的酚类物质以依赖剂量的方式保护大脑免受氧化损伤，可能与其中的花色苷含量有关。动物实验证明，樱桃花色苷能穿过血脑屏障，到达与学习和记忆有关的大脑区域，据此推测花色苷有很强的渗透细胞膜的能力，并发挥抗氧化保护作用。

（2）食疗方剂

① 辅助治疗缺铁性贫血。鲜樱桃 500g，洗净，加水煎煮 20min 后，再加白糖 250g 熬一二沸后停火备用。每日服 30～40g。

② 补中益气、防癌抗癌、降压降脂。水发冬菇 80g，鲜樱桃 50 枚去杂洗净，豌豆苗 50g，去杂和老茎，洗净切段。炒锅烧热，下菜油烧至五成热时，放入冬菇煸炒透。加入姜汁、料酒拌匀。再加酱油、白糖、精盐、鲜汤，烧沸后，改为小火煨烧片刻，再把豌豆苗、味精加入锅中。入味后用湿淀粉勾芡，然后放入樱桃，淋上麻油，出锅装盘即成。适用于高血压、高脂血症、冠心病及癌症患者。

③ 祛风除湿、活血止痛。鲜樱桃 500g 洗净置坛中，加米酒 1000mL 浸泡，密封，每 2～3 日搅动 1 次，15～20 天即成。每日早晚各饮 50mL（含樱桃 8～10 枚）。适用于风湿腰腿疼痛、屈伸不利及冻疮等。

④ 调中益气、生津止渴。选用个大、味酸甜的樱桃 1000g，洗净后分别将每个樱桃切一小口，去核。将果肉和砂糖一起放入锅内。上旺火将其煮沸后转中火煮，撇去浮沫涩汁，再

煮。煮至黏稠状时，加入柠檬汁，略煮一下，离火，晾凉即成。适用于风湿腰膝疼痛、四肢麻木、消渴、烦热等病症。

⑤ 润泽皮肤。樱桃 80g 洗净后去核，放入果汁机中加冷开水 1 杯搅成樱桃汁即可（可加适量白糖调味）。

⑥ 补气养血，嫩皮肤、美容颜。洗净 50g 粳米煮粥，粥熟后，加入冰糖溶化，加入水发银耳 50g，煮 10min。再加入樱桃、桂花糖，煮沸后即成。适用于气血虚之颜面苍老，皮肤粗糙干皱，常食可使人肌肉丰满，皮肤嫩白光润。

（3）食用禁忌　樱桃性温，含较高的可溶性糖，因此阴虚火旺、虚热咳嗽患者和糖尿病患者不宜食用。

第六节　枣

枣（*Ziziphus jujuba*）是鼠李科（Rhamnaceae）枣属落叶小乔木或灌木，起源于我国黄河中下游的晋陕大峡谷一带，距今已有 7000 多年的栽培历史，现已形成黄河中下游流域冲积土栽培区、黄土高原丘陵栽培区、西北干旱地带河谷丘陵栽培区、江淮河流冲积土栽培区、南方丘陵栽培区以及云贵川栽培区六大产区，是我国第一大特色干果树种。作为节日用品、婚庆果品、传统中药、滋补保健佳品以及食品深加工的重要原材料，枣果及其制品已远销亚、欧、美、非、澳等几十个国家和地区。

1. 营养物质

据 USDA 发布的食品营养成分信息数据（表 3-3），鲜果中富含维生素 C，以及其他维生素如维生素 B_1、维生素 B_2、烟酸、维生素 B_6 和维生素 A。枣果肉还含有丰富的钙、镁、磷、钾、铁和锌等矿物质元素。研究表明，枣果中的膳食纤维和碳水化合物等能量物质可通过延缓消化调节血糖水平和热量摄入。枣属于低脂肪食品，脂肪含量约 0.2%，其中 68.5%～72.4% 的脂肪酸为不饱和脂肪，是人体所必需的，主要为油酸、亚油酸、棕榈酸和棕榈烯酸。枣是可溶性糖含量较高的果品，葡萄糖、果糖、蔗糖、鼠李糖是主要的糖类物质；检测出的有机酸主要有柠檬酸、琥珀酸和苹果酸等。

表 3-3　每百克枣鲜果中的营养成分含量

营养成分	含量	营养成分	含量	营养成分	含量
水	77.9g	镁	10mg	维生素 B_1	0.02mg
能量	330.7kJ	磷	23mg	维生素 B_2	0.04mg
碳水化合物	20.2g	钾	250mg	烟酸	0.9mg
蛋白质	1.2g	钠	3mg	维生素 B_6	0.08mg
脂肪	0.2g	锌	0.05mg	维生素 A	2μg（RAE）
钙	21mg	维生素 C	69mg		

注：RAE 表示视黄醇当量。

2. 主要生物活性物质

民间谚语有云："一日食三枣，郎中不用找。"枣果含有多酚类物质、三萜酸、脂肪酸、生物碱、多糖、维生素 C 等 60 多种生物活性成分。作为典型的传统中药材，枣果具有润肤、通便、改善血液循环、清热消炎等功效。现代药理学研究表明，枣果还具有抗菌、抗氧化、镇静、保肝、抗高血糖和抗高脂血症等功能。

（1）多酚类物质　枣果总酚含量高达 275.6～541.8mg（GAE）/100g（FW）（表 3-4），高于樱桃 [114.6mg（GAE）/100g（FW）]、苹果 [74.0mg（GAE）/100g（FW）]、番石榴 [194.1mg（GAE）/100g（FW）]、柿子 [112.1mg（GAE）/100g（FW）]、番荔枝 [405.4mg（GAE）/100g（FW）] 以及红葡萄 [80.3mg（GAE）/100g（FW）] 等水果。果皮中的含量是果肉中的 5～6 倍，且受品种、海拔、降水量等因素影响。相比其他产区，生长在干旱和高纬度地区的枣果含有更丰富的酚类物质以及较高的抗氧化活性。

表 3-4　枣果酚类物质含量（Gao 等，2013）

酚类物质	含量
总酚/[mg 没食子酸/100g（FW）]	275.6～541.8
总黄酮/[mg/100g（FW）]	62.0～284.9
总花青素/[mg/100g（DW）]	29.79～42.91
总原花青素/[mg/100g（FW）]	58.0～413.7
胡萝卜素/[mg/100g（DW）]	4.12～5.98
β-胡萝卜素/[μg/100g（FW）]	35
α-生育酚/[mg/100g（FW）]	0.04～0.07

根据苯环数量和结构，多酚类物质可以分为酚酸、黄酮类、单宁、芪类物质和木质素。枣果实的总黄酮含量介于 62.0～284.9mg/100g（FW）。目前，在枣果中鉴定到的黄酮类物质包括表儿茶素、儿茶素、芦丁、槲皮素和山柰酚葡萄糖基鼠李糖苷等。原花青素含量介于 58.0～413.7mg/100g（FW）。种子中则含有皂草苷、斯皮诺素、牡荆素等，因具有镇静作用，传统中医常使用枣核来治疗焦虑和失眠。此外，还在果皮中鉴定到羟基肉桂酸（咖啡酸、对香豆酸、肉桂酸和阿魏酸），在果肉和种子中发现了对羟基苯甲酸（没食子酸和原儿茶酸）等酚酸。而单宁、芪类物质和木质素含量暂无报道。

（2）三萜酸　三萜酸具有抗炎、抗菌、保肝和抗氧化等生物活性，以游离态或皂苷形式广泛存在于不同植物中。近年来，三萜酸还因其抗癌活性在科学领域受到广泛关注，继而作为功能因子被用于化妆品和保健品中。三萜酸在枣果肉中含量高于种子和硬核，且受品种和栽培条件（土壤、地理和环境条件）影响。目前枣果中鉴定到的 10 多种三萜酸主要有美洲茶酸（ceanothic acid）、麦珠子酸（alphitolic acid）、大枣新酸（zizyberanal acid）、zizyberanalic acid、epiceanothic acid、ceanothenic acid、白桦脂酸（betulinic acid）、齐墩果酸（oleanolic acid）、熊果酸（ursonic acid）和 zizyberenalic acid（图 3-4）。

（3）多糖　枣果中的多糖是最重要的功能成分之一，具有抗氧化、抗肿瘤、免疫调节和肝脏保护活性。研究者从不同枣品种中分离出多种多糖组分，主要是由阿拉伯糖（Ara）、鼠李糖（Rha）、葡萄糖（Glc）、木糖（Xyl）、半乳糖（Gal）、甘露醇（Man）和半乳糖醛酸（GalA）等成分组成，且分子量、单糖等物质组分比例以及生物活性多样（表 3-5）。如从金丝小枣中分离鉴定到两个果胶多糖组分 Ju-B-2（鼠李糖/阿拉伯糖/半乳糖/半乳糖醛酸 = 2：1：1：10.5）和 Ju-B-3 以及一个水溶性多糖组分 ZSP3c（鼠李糖/阿拉伯糖/半乳糖 = 1：2：8），其中仅 Ju-B-2 具有免疫调节活性（表 3-5）。

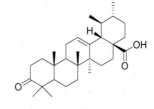

美洲茶酸　　　　　　$R^1 = \alpha COOH$, $R^2 = \beta OH$, $R^3 = CH_3$
大枣新酸　　　　　　$R^1 = \alpha CHO$, $R^2 = H$, $R^3 = COOH$
zizyberanalic acid　$R^1 = \beta CHO$, $R^2 = \alpha OH$, $R^3 = CH_3$
epiceanothic acid　$R^1 = \beta COOH$, $R^2 = \beta OH$, $R^3 = CH_3$

麦珠子酸　$R^1 = OH$, $R^2 = OH$
白桦脂酸　$R^1 = H$, $R^2 = OH$

ceanothenic acid　$R^1 = H$, $R^2 = COOH$
zizyberanalic acid　$R^1 = CHO$, $R^2 = H$

齐墩果酸

熊果酸

图 3-4　枣果中分离得到的 10 种三萜酸类化合物结构式（Gao 等，2013）

表 3-5　枣不同品种多糖组分差异比较

品种	化合物名称	分子质量/kDa	多糖组分/比例	功能
酸枣	PWJS	—	Man：Rha：GlcA：GalA：Glc：Xyl：Gal：Ara 2.0：3.5：1.1：17.6：38.6：3.4：10.4：23.2	保肝
陕北滩枣	ZSP	—	Man：Rib：Rha：GlcA：GalA：Glc：Xyl：Gal：Ara 2.8：1.8：6.6：2.6：10.9：5.3：3.4：16.5：50.2	抗氧化，保肝
木枣	HJP1	67.6	Man：Rha：GalA：Glc：Gal：Ara 1.3：27.6：6.7：3.7：13：47.6	抗肿瘤
木枣	HJP3	29.4	Man：Rha：GalA：Glc：Gal：Ara 0.6：16：16.7：6.5：21：39.2	抗肿瘤
临泽小枣	LZJP3	97.7	GalA：alduronic acid　2.1：6.8	抗氧化
临泽小枣	LZJP4	6.4	alduronic acid：GalA：Glc　16.1：3.1：8.2	抗氧化
骏枣	ZP2a	120.6	Rha：Ara：Glc：Gal　1.3：1.7：0.3：1.0	—
金丝小枣	Ju-B-2	>2000	Rha：Ara：Gal：GalA　2.0：1.0：1.0：10.5	免疫活性
金丝小枣	Ju-B-3	>2000	GalA	—
金丝小枣	ZSP1b	93	Glc	—
金丝小枣	ZSP2	86	Rha：Ara：Glc：Gal　1.0：2.5：1.3：4.1	—
金丝小枣	ZSP3c	160	Rha：Ara：Gal　1.0：2.0：8.0	抗氧化
金丝小枣	ZSP4b	140	Rha：Ara：Man：Gal　13.8：4.0：3.0：8.0	抗氧化
灰枣	HP1	68.7	Rha：Ara：Man：Glc：Gal　1.0：2.4：3.0：7.3：7.1	免疫活性
灰枣	HP2	111	Rha：Ara：Man：Glc：Gal　1.0：3.3：1.9：0.5：2.3	免疫活性
黄河滩枣	HJP	—	Man：Rha：GalA：Glc：Gal：Ara 2.6：14.3：8.4：5.3：32.9：36.4	保肝
哈密大枣	HJP-1a	31.2	Ara：GalA：Xyl：Glc　56.9：20.0：8.7：8.5	抗氧化
哈密大枣	HJP-2	45.9	Ara：GalA：Xyl：Glc　16.5：10.7：0.3：0.5	抗氧化

品种	化合物名称	分子质量/kDa	多糖组分/比例	功能
哈密大枣	HJP-3	69.9	Ara∶GalA∶Xyl∶Glc　24.2∶11.0∶0.8∶0.2	抗氧化
哈密大枣	HJP-4	195.1	Ara∶GalA∶Xyl∶Glc　30.9∶7.6∶0.2∶0.3	抗氧化
大枣	RQP1d	83.8	Rha∶Ara∶Xyl∶Gal∶Glc∶Man 9.78∶23.4∶18.8∶31.1∶2.1∶4.4	免疫活性
大枣	RQP2d	123.0	Rha∶Ara∶Xyl∶Gal∶Glc∶Man 3.2∶32.8∶35.7∶7.8∶5.5∶0.3	免疫活性
冬枣	WSPs	—	Rha∶Ara∶Gal∶Glc∶Xyl　1.0∶3.6∶1.0∶0.5∶0.2	免疫活性
—	JCP-1	150	Glc∶Ara∶Gal∶Rha　1.4∶2.1∶4.2∶0.9	—
—	JCP-2	91	Glc∶Ara∶Gal∶Rha　1.2∶1.8∶4.1∶1.1	—
—	JPC	—	Man∶Rib∶GlcA∶GalA∶Glc∶Xyl∶Gal∶Ara 5.3∶3.1∶3.6∶11.4∶13.4∶14.5∶23.4∶25.1	免疫 抗氧化

注：Ara—阿拉伯糖；Gal—半乳糖；GalA—半乳糖醛酸；Glc—葡萄糖；GlcA—葡萄糖醛酸；Man—甘露糖；Rha—鼠李糖；Rib—核糖；Xyl—木糖；alduronic acid—糖醛酸。

（4）维生素 C　维生素 C 作为一种水溶性功能成分可有效清除氧化应激产生的自由基，降低肿瘤和心血管等相关疾病发生风险。枣果皮、果肉和种子均富含维生素 C。研究表明，"冬枣"干果中维生素 C 含量高于"木枣"和"哈密大枣"，且果肉中含量最高（表 3-6）。然而，维生素 C 在鲜果中容易被多酚氧化酶和过氧化物酶催化降解。研究者使用 1-甲基环丙烯（1-methylcyclopropene，1-MCP）处理鲜枣果可使维生素 C 保持在较高水平且延迟果实衰老。这不仅提高了果实品质，还延长了货架期，提高了收益。此外，纳米包装材料、酵母菌和食品添加剂（羧甲基纤维素钠）组合处理等手段也可以用于枣果保鲜，稳定维生素 C 含量。

表 3-6　不同品种枣果不同器官维生素 C 含量　　单位：mg/100g（DW）

品种	组织	维生素 C 含量
冬枣	果皮	46.79±1.59f
	果肉	534.94±0.31i
	种子	5.57±0.20a
木枣	果皮	74.12±1.30h
	果肉	58.22±1.66g
	种子	21.32±0.91c
哈密大枣	果皮	36.87±1.13e
	果肉	32.48±0.73d
	种子	13.42±0.94b

注：数据后不同字母表示差异显著（$p<0.05$）；引自 Zhang 等（2010）。

3. 功能性产品开发

《诗经》记载"八月剥枣，十月获稻"。枣果成熟一般在秋季，保鲜期较短，在非适宜条件下，仅能保存 10 天左右。因此，开发枣深加工产品是长期储存果实的最佳方式。《齐民要术》详细记载了晒枣法、干枣法、枣油法以及枣脯法等储存和加工技术。发展至今，枣深加工产品包括枣干、红枣饮料（红枣汁、发酵型枣汁饮料、枣酒和红枣白兰地）、枣醋、蜜枣、枣酱和果冻以及其他含枣制品（红枣面包、酸奶和蛋糕）等。枣功能性食品制造商遍及世界各地，如中国（新疆、山东、陕西、江西、天津、河南、湖北、福建、内蒙古、台湾）、韩国、美国、加拿大和英国等。

4. 临床报道与食疗

（1）临床报道　枣果、种仁、叶片、木心、枝皮均可入药，药用价值高。《唐本草》注云："枣唦服使人瘦，久即呕吐，揩热痦疮良。"《证类本草》有云："枣和桂心、白瓜仁、松树皮为丸，久服之，令人香身。"据《神农本草》和《本草纲目》记载，枣具有健脾养胃、益血壮阳等功效。《中国药典》（2020版）收录了大枣、广枣、酸枣仁以及七味广枣丸、枣仁安神胶囊等大量药材和饮片，并详细记载了其在治疗气血不足、贫血、肺虚咳嗽、神经衰弱、失眠、高血压等方面的功效和用量，为我国医药工作者和居民身体健康提供了详实可靠的用药指导。

现代医学研究表明，红枣具有抗癌、抗糖尿病、抑菌和保护心脏等功能。据报道，枣果实提取物能有效降低人类 HepG2 肝癌细胞和 SKBR3 人乳腺癌细胞活性。该提取物抗癌功效可能与枣果中的三萜酸有关。枣果实提取物还能降低升高的血糖水平和其他与糖尿病相关的参数。在枣提取物处理后的糖尿病小鼠中发现空腹血糖、三酰甘油、总胆固醇、极低密度脂蛋白以及脂质过氧化作用均显著降低，同时增强了抗氧化能力。在抑菌方面，枣果及其提取物可有效抑制革兰氏阴性菌、革兰氏阳性菌和真菌。研究表明，4mg/平板（直径 9cm）枣提取物可显著抑制枯草芽孢杆菌、蜡样芽孢杆菌、金黄色葡萄球菌、肺炎克雷伯菌、伤寒沙门氏菌、大肠杆菌、粪肠球菌和铜绿假单胞菌 8 种细菌生长；20mg/mL 提取物可抑制镰刀菌、赭色曲霉、意大利青霉、根茎霉 4 种真菌生长。这些抗菌能力与枣果中含有的酚类和黄酮类物质呈正相关。此外，枣还能降低心血管疾病风险。长期饲喂患有高血压的小鼠枣提取物能减弱一氧化氮合酶（NOS）抑制剂 L-NAME 引起的急性心血管反应。

（2）食疗方剂

① 适用于由肝血不足、阴虚内热所致失眠。取酸枣仁 18g，甘草 3g，知母 6g，茯苓 6g，川芎 6g，加水 1.6L，先煮酸枣仁，煎至 1.2L，再入诸药，煮取 600mL，分温三服（《金匮要略》卷上：酸枣汤）。

② 适用于大便秘结，积热不通。取大枣 1 枚、轻粉半钱，将轻粉放大枣内，以麻线扎缚，慢火煮熟，嚼细，以枣汁送下（《仁斋直指方论》卷十五：独枣汤）。

③ 适用于养心安神，和中缓急。取小麦 30g，大枣 10 个，甘草 6g。洗净后，加水适量煎煮，去滓取液。代茶饮用（《金匮要略》甘麦大枣汤）。适宜于脏躁，精神恍惚，心烦意乱，睡眠不安，甚则言行失常等症。

④ 适用于中风，惊恐虚悸。大枣 7 枚（无核），青粱粟米 2 合。以水 3 升半，先煮枣取 1 升半，去滓投米，煮粥食之（《圣济总录》卷一百八十八：大枣粥方）。

⑤ 补肝肾，滋阴补血，止血。鲜墨旱莲 50g，红枣 8～10 枚。将墨旱莲、红枣加清水 2 碗煎至 1 碗。每日 2 次。去渣饮汤（《民间方》：旱莲草红枣汤）。适用于胃、十二指肠溃疡出血、失血性贫血等症，有较好的辅助治疗作用。

⑥ 正产败育攻心晕狂。人参 1 两，当归 1 两，炒酸枣仁 1 两，荆芥 3 钱，益母草 3 钱。水煎服（《辨证录》卷之十二：参归荆枣益母汤）。适用于妇人产后 3 日，发热恶露不行，败血攻心，狂言呼叫，甚欲奔走，拿捉不安，血虚而心无以养者。

⑦ 补气止血，调复冲任。人参 30g，茯神 30g，黑枣仁 30g，焦艾叶 45g。头昏气短气急，加麦冬、五味子；如崩漏已止，气血仍虚，则宜用养阴安神、补气补血之剂以善其后（《古今名方》：参神枣艾汤）。主崩漏日久，荣血虚极，冲任不固。症见月经已止，突然出血，继则大量出血，出血如注，面色如土，声音低微，舌淡，无苔，六脉沉细欲绝。

⑧ 健脾和胃，燥湿止泻。大枣 20 枚，木香 6g。大枣去核文火先煮 1h，后入木香再煮片刻，每日 2 次，去渣温服（《经验方》：大枣木香汤）。

⑨ 健脾益气，止涎。大枣 5 枚，陈皮 5g，竹叶 5g。将大枣、陈皮、竹叶水煎服。每日 1 剂，分 2 次饮服，连服 3～5 剂（《民间方》：大枣陈皮竹叶汤）。适用于小儿流涎。

（3）饮食禁忌　大枣性温、味甘。补中益气，养血安神。用于脾虚食少，乏力便溏，妇人脏躁。食用过程需要注意一些禁忌：

① 有湿热痰热者不宜食用。

② 月经期间有眼肿、脚肿、腹胀、体质燥热现象者不宜食用。

③ 误食腐烂大枣者会出现头晕、视力障碍等中毒反应，重者可危及生命。

④ 生吃时，枣皮易滞留在肠道中不易排出，因此吃枣时应细细咀嚼。

⑤ 枣皮中含有丰富的营养成分，炖汤时应连皮一起烹调。

⑥ 长期过量食用会有损消化功能，引发便秘、胃酸过多、腹胀、齿黄或龋齿等。

第七节　杨　　梅

杨梅是杨梅科杨梅属常绿乔木，原产于我国东南各省和云贵高原，是我国著名的特色果树。杨梅属植物约有 60 种，我国已知的有 6 种，杨梅（*M.rubra*）、毛杨梅（*M. esculenta*）、青杨梅（*M.adenophora*）、云南杨梅（*M. nana*）、全缘叶杨梅（*M. inregifolia*）和大杨梅（*M. arborecens*），其中以杨梅分布最广，文献中提及的杨梅主要是指杨梅（*M. rubra*）。7000 年前宁波余姚便有野生杨梅，杨梅栽培历史在 2000 年以上，《南越志》《林邑记》《上林赋》对杨梅均有记载。以浙江、福建栽培最广，江苏、湖南、江西、广东、广西、重庆、云南、贵州、四川等地也有大量栽培，台湾、安徽南部有野生及零星栽培。在国外，日本、韩国、东南亚各国均有少量分布，但多作观赏。

杨梅为核果，每一雌花序常在顶端结 1～2 个果。食用部分是外果皮外层细胞发育而成的囊状突起，称为肉柱。杨梅果实色泽艳丽、酸甜可口、果肉奇特、风味独特。汉代司马相如将其列为奇果，古代有许多赞美杨梅的诗词。宋代苏轼有词赞曰："闽广荔枝，西凉葡萄，未若吴越杨梅。"宋诗人释祖可的《杨梅》有"五月杨梅已满林，初疑一颗价千金。味方河朔葡萄重，色比泸南荔子深"。把杨梅比作味胜葡萄，色胜荔枝的珍贵佳果。杨梅营养丰富，具重要的保健作用和药用价值，随着现代科技的进步，其营养成分和功能活性物质被不断揭示，作用机制进一步明晰。

1. 营养物质

优质杨梅果肉的含糖量为 12%～13%，含酸量为 0.5%～1.1%，富含纤维素、矿物质元素、维生素和一定量的蛋白质、脂肪、果胶及 8 种人体必需的氨基酸。杨梅果实中还含有丰富的多酚类物质等具有抗氧化和抗衰老等生理活性的成分，据研究，杨梅果实中总酸的含量占

1.21%，每升果汁总酚含量16.35mg、花色苷含量为7.84mg、总黄酮4.1mg/L。不同来源的数据显示杨梅可食部分营养成分有一定差异（表3-7和表3-8）。杨梅核仁含维生素B_{17}（苦杏仁苷），是一种抗癌物质；核仁含油率高达40%，主要含不饱和脂肪酸，其中油酸和亚油酸含量分别为48.2%和36.0%，占脂肪酸总量的84%以上。

表3-7　每百克鲜重杨梅可食部分的营养成分含量（一）

营养成分	含量	营养成分	含量	营养成分	含量
碳水化合物	11.3g	钾	120mg	维生素C	4.0mg
蛋白质	0.5g	铜	0.03mg	叶酸当量	26μg
脂肪	0.2g	锌	0.1mg	维生素E	0.3mg
膳食纤维	1.1g	锰	0.22mg	泛酸	0.21mg
钙	4.0mg	维生素B_1	0.04mg	胡萝卜素	18μg
铁	0.4mg	维生素B_2	0.03mg	α-E	0.3mg
镁	7.0mg	烟酸	0.3mg		
磷	5.0mg	维生素B_6	0.05mg		

注：引自食安通-中国杨梅营养成分表（数据来源：日本文部科学省，杨梅产地为日本）。

表3-8　每百克鲜重杨梅可食部分的营养成分含量（二）

营养成分	含量	营养成分	含量	营养成分	含量
碳水化合物	5.7g	钾	149mg	烟酸	0.3mg
蛋白质	0.8g	铜	20μg	维生素A	7.0μg
脂肪	0.2g	锌	0.14mg	维生素C	9.0mg
膳食纤维	1.0g	锰	0.72mg	维生素E	0.81mg
钙	14.0mg	钠	0.7mg	胡萝卜素	0.3mg
铁	1.0mg	硒	0.31μg	视黄醇当量	92μg
镁	10.0mg	维生素B_1	10.0mg		
磷	8.0mg	维生素B_2	50μg		

注：杨梅的营养成分分析（数据来源：中国日报网食品频道，2013）。

杨梅果实含有10多种氨基酸，其中有8种人体必需氨基酸，分别是苏氨酸、色氨酸、缬氨酸、甲硫氨酸、赖氨酸、异亮氨酸、亮氨酸、苯丙氨酸。不同杨梅种类及品种的氨基酸含量存在差异。

2. 主要生物活性物质

（1）花色苷　杨梅果实中含有丰富的花色苷。利用高效液相色谱法鉴定荸荠种杨梅、余姚碳梅及东魁杨梅的花色苷组分，主要成分为矢车菊素-3-葡萄糖，还含有少量的天竺葵素-3-单糖苷和飞燕草素-3-单糖等。"白种""粉红""乌种"和"荸荠"杨梅的花色苷含量，除"白种"未检测出矢车菊素-3-葡萄糖苷外，其余3个品种花色苷以矢车菊素-3-葡萄糖苷为主。

杨梅花色苷具有较强的抗氧化、清除自由基等作用。杨梅花色苷提取物及花色苷单体在50mg/L浓度下可以完全清除DPPH自由基（DPPH·）。花色苷TAC值（每毫克样品相当于$FeSO_4$的量）为5.195mmol/g，高于维生素C的2.846mmol/g，对羟基自由基、DPPH自由基、超氧阴离子的半抑制浓度（IC_{50}）分别为0.164mg/mL、0.092mg/mL、0.22mg/mL，能够有效清除体内有害自由基。浓度为2mg/L的杨梅汁花色苷的总抗氧化能力与50μg/mL的维生素C

效果相当，且总抗氧化能力的强弱与花色苷浓度表现出了较好的量效关系。采用 DPPH、抗氧化剂铁离子还原能力法 FRAP（ferric reducing antioxidant power）、ABTS［2,2′-azinobis-(3-ethyl benzthiazoline-6-sulphonate)］、ORAC（oxygen radical absorbance capacity）等多个体外化学抗氧化体系对不同品种杨梅提取物和不同组分的抗氧化活性开展系统性研究，明确矢车菊素-3-葡萄糖苷是杨梅中抗氧化活性的主效成分，其含量仅占果实鲜质量的 0.69%，对抗氧化活性的贡献率达到 86% 以上。

杨梅花色苷具有抑菌和抗癌作用。杨梅和杨梅汁花色苷对大肠杆菌、枯草芽孢杆菌、金黄色葡萄球菌、沙门氏菌等具有较强的抑菌能力，且抑菌强度随着浓度的增大而增加。矢车菊素-3-葡萄糖苷作为杨梅果实中的主要花色苷，被证明对 SGC7901、AGS 及 BGC823 胃腺癌细胞有显著的抗癌作用，有效抑制胃腺癌细胞的增殖，降低细胞黏附，其抗癌效果与其 DPPH 自由基清除能力呈正相关。

杨梅花色苷对预防病尿病有良好效果。杨梅果实中的花色苷通过提高胰岛素抗性、保护 β 蛋白、增加胰岛素的分泌及降低小肠内糖的吸收达到降血糖的功效。杨梅果实提取物中的矢车菊素-3-葡萄糖苷能增强链脲霉素诱导小鼠在葡萄糖饲喂试验中的葡萄糖耐受性，显著降低小鼠血液的葡萄糖浓度。矢车菊素-3-葡萄糖苷降血糖机制是通过激活肝细胞 AMPK 途径，并上调 KK-Ay 小鼠肝脏组织 AMPK 蛋白磷酸化水平（Thr172），调控肝糖异生和肝糖酵解以改善糖代谢平衡，并通过上调 KK-Ay 小鼠脂肪组织瘦素受体基因 *Lepr* 表达减小脂肪细胞的体积。

（2）黄酮类物质　杨梅果实中的黄酮类化合物主要是黄酮醇类。杨梅果肉主要含有三种黄酮醇苷元，分别是杨梅素、槲皮素和山奈酚，不同杨梅主要黄酮类化合物含量存在差异。杨梅黄酮（myricetin，MYR，别名杨梅素，杨梅酮，杨梅苷）是目前研究较多、较深入的一种杨梅黄酮类物质，它也是杨梅发挥药理作用的主要化学成分。不同杨梅品种黄酮类的组分和含量有较大的差异，"特早梅"含量达 1.39mg/g（FW），含量低的如"浮宫一号"只有 0.017mg/g（FW），杨梅素-3-鼠李糖是杨梅中最主要的黄酮类物质，占总黄酮的 90% 以上，其次是槲皮素-3-鼠李糖和杨梅素脱氧己糖没食子酸。杨梅黄酮具有多方面的生物学活性，如抗氧化、抗炎、抗菌、抗肿瘤、调血脂、降低神经毒性、降血糖、抗纤维化等，除此之外还含有保肝护肝、抗突变、预防龋齿等生物活性。

① 抗氧化作用。杨梅素及其苷类具有良好的抗氧化作用，可以有效清除多种自由基，包括过氧化氢（H_2O_2）、羟自由基（·OH）、氧自由基（O_2^-）、DPPH 自由基（DPPH·）、ABTS 自由基（$ABTS^+$·）等，能够有效减缓自由基对于人体低密度脂蛋白和血管内皮细胞的氧化作用。杨梅素处理能有效抑制细胞内 UV 诱导的 H_2O_2 产生，清除羟自由基，并减少 DNA 链断裂，抑制细胞凋亡，起到保护细胞抵抗 UV 诱导的光损伤作用。杨梅素的抗氧化活性还与神经保护有关。杨梅素抑制细胞内 ROS 的产生，恢复线粒体跨膜电位，这种抗氧化作用对帕金森病的治疗有潜在应用价值。

② 抗癌活性。杨梅素及其苷类对乳腺癌、结直肠癌、食管腺癌、胃癌、白血病和卵巢癌等多种癌细胞的增殖、迁移或扩散具有显著抑制作用，其抗癌活性可能与其有效抑制参与癌症发生发展的关键酶活性有关。金属蛋白酶（MMP）和硫氧还蛋白还原酶（TrxR）是参与癌细胞转移的关键酶，杨梅素通过抑制金属蛋白酶和硫氧还蛋白还原酶的活性，有效抑制癌细胞增殖，诱导癌细胞凋亡，使癌瘤细胞发育停滞在 G2 晚期，从而抑制癌细胞生长。杨梅素抗癌活性主要表现在诱导肿瘤细胞凋亡，干扰肿瘤细胞信号转导以及抑制肿瘤侵袭、转移等作用。

③ 抗糖尿病活性。杨梅黄酮醇具有良好的体内降糖活性和 α-葡萄糖苷酶抑制活性，在抗糖尿病方面有一定开发潜力。目前已筛选到一批预测活性强于对照药阿卡波糖的黄酮醇类物质，其中杨梅素表现出最强的 α-葡萄糖苷酶抑制活性。杨梅叶片和茎等作为富含杨梅素苷类的植物资源，在开发抗糖尿病相关的保健品或药品或特医食品方面有重要的应用前景。

④ 抗菌活性。杨梅素对牙龈卟啉单胞菌与宿主细胞的炎症反应具有双重作用；对耐甲氧西林和甲氧西林敏感金黄色葡萄球菌表现出较高的抗菌活性，其机制可能与其抗氧自由基能力有关。

⑤ 其他药理活性。杨梅素还具有降脂减肥、抗炎症、抗疲劳、降低神经毒性和抑制骨溶解等作用。

（3）酚酸　杨梅果实中含有丰富的酚酸，是膳食多酚类很重要的一个来源。杨梅果实中主要的游离酚酸种类为没食子酸、原儿茶酸和对羟基苯甲酸，不同成熟度杨梅酚酸的分布和含量不同，其中以五分熟杨梅酚酸含量最高，可达 45.50μg/g（FW）。不同品种酚酸含量差异较大，14 个杨梅品种不同成熟期果汁的酚酸含量分析结果显示，总酚酸含量最高的为"乌紫"，为 30.05mg/L，其次为"早大"（29.74mg/L）和"晚稻"（23.97mg/L），"水晶种""荔枝种"和"粉红种"含量较低。

杨梅果实中的酚酸具有较强的抗氧化活性。不同成熟度的杨梅，其酚酸抗氧化能力存在差异，五分熟杨梅的酚酸提取物具有更强的 DPPH 自由基清除能力、羟自由基清除能力和还原能力，总酚酸含量与 DPPH 自由基清除能力、还原能力呈极显著正相关（$p<0.01$）。杨梅中的没食子酸能有效抑制卵巢癌细胞的增殖。

3. 功能性产品开发

目前有关利用杨梅开发的加工产品有杨梅酒、杨梅罐头、杨梅果汁、杨梅果醋、杨梅调味酱和杨梅蜜饯等。利用其功能性成分开发的产品有杨梅粉、防溶灵胶囊、杨梅素金纳米粒子、天然杨梅红色素、杨梅单宁膜吸附材料、杨梅固体醒酒颗粒、杨梅固态调味品、新型农药杀菌剂、防腐保鲜剂、美白产品、减肥药品及杨梅栲胶等。目前已有利用杨梅成分制作生发护发产品的报道；Millenium Medical Group 公司的产品 Advanish（去除老年斑的护肤品）中含有杨梅提取物成分。美国 FDA 已将杨梅素广泛应用于医药、食品、保健品和化妆品，国内也已将杨梅素应用于食品、医药及日化领域。

4. 临床报道与食疗

（1）临床报道　杨梅是我国传统的药食兼用果品，杨梅全身都是宝，果实、枝叶、树皮和根均可入药。《本草纲目》有载杨梅可："止渴、和五脏，能涤肠胃、除烦愦恶气。"杨梅果实能治多种疾病，如牙龈出血、小便不畅或者灼痛感，食积不化、痢疾及腹痛吐泻等。果实还有消暑、生津、止渴、止吐、止泻、涤肠胃、消食、除湿、利尿、御寒、利五脏等功能。果实经白酒浸渍，可消痧开胃。树皮可治牙龈发炎、食物中毒、皮肤湿疹等。杨梅叶具有抗炎、降血糖、抑菌、增强免疫功能等功效。《中华本草》记载，杨梅叶其味苦、微辛，性温，可燥湿祛风、止痒，主皮肤湿疹，具有多种药用、保健功效。杨梅根辛温，活血散瘀，消炎止痛收敛。

以杨梅多酚为主制成防溶灵胶囊，对治疗阵发性睡眠性血红蛋白尿（PNH）有较好效果，具有较好的防止溶血作用。美国保健品药 FYI 使用杨梅黄酮预防关节炎和各种炎症，尤其适合妊娠期妇女和哺乳期婴儿使用。杨梅黄酮（杨梅素）作为降血糖、抗血小板活化因子的药品，已在临床上使用。对 44 名 18～25 岁被试者进行随机双盲带安慰剂组的试验，每天 2 次服用 250mL 杨梅果汁及安慰剂持续 4 周，对血糖、胰岛素、血脂等指标进行测定，结果表明服用杨梅果汁可以通过提高血液抗氧化活性、抑制发炎来有效改善非酒精性脂肪肝（NAFLD）的相关症状。

用白杨梅根治疗气滞型和虚寒型胃脘痛 57 例，经治疗显效 39 例，好转 13 例，无效 5 例，总有效率 91.2%；"胃肠平衡剂"（含杨梅根）治疗胃溃疡、十二指肠溃疡 22 例，胃溃疡愈合好转率为 93%，十二指肠溃疡愈合好转率为 52.7%。止泻冲剂（含杨梅根）治疗泄泻，对感染性（急性肠炎）、非感染性（急慢性结肠炎）以及胃肠功能紊乱慢性腹泻所致的泄泻均有较好的疗效。

（2）食疗方剂

① 适用于口干舌燥、低热烦渴。杨梅鲜果 50～60g，生食，每日 3 次。

② 预防中暑。鲜杨梅 500g，白糖 50g。置瓦罐中捣烂，加盖，7 天后用纱布绞汁，再取汁入锅中煮沸，待冷却装瓶内备用，常食。

③ 适用于小便不利、有灼痛感。杨梅鲜果 60～80g，捣烂，加凉开水，调匀滤汁饮服，每日 3 次。

④ 适用于腹泻或痢疾。杨梅浸烧酒，每次食 4 颗杨梅果，每日 2～3 次；或杨梅烧成炭，研末，米汤调服，每次 6g，每日 2 次。

⑤ 适用于胃肠胀满和食积不化引起的胃肠炎。杨梅腌食盐备用，越久越佳，用时取数颗泡开水服；杨梅 200g，放入米酒内浸泡 3 天。每次食用 5 颗，每天 3 次。

⑥ 适用于癌症患者的恢复期及维生素的缺乏。杨梅 150g，1 日食 3 次。长期服用。或杨梅 1000g，冰糖 250g。炖烂，去核。放在瓶中备用。每次吃果肉 3 小匙，每天 3 次。

⑦ 适用于水火烫伤。杨梅烧灰成末、调茶油涂患处。或杨梅树皮火烧成炭研末，调茶油涂。

⑧ 适用于一切损伤，止血生肌，无瘢痕。杨梅和盐核杵之如泥，成挺子，竹筒中收，遇破即填，小可即敷之。

⑨ 适用于外伤肿痛。杨梅根 40～50g，水煎，冲少许黄酒服，每日 2 次。

（3）饮食禁忌　杨梅味酸，不宜多食，多会损齿及筋。火旺血热者不宜多食，否则令人发热、发疮、致痰。而孕妇及大便燥结者忌食杨梅树皮。牙痛、胃酸过多的人不要多吃，溃疡病患者慎食。

第八节　芒　果

芒果（*Mangifera indica*）又称杧果，是原产于印度的漆树科（Anacardiaceae）常绿大乔木。以果形美观，色泽金黄，肉质甜美，气味芳香而蜚声于世，被赞誉为"热带水果之王"。据古籍记载，印度人栽培芒果至少有四千多年的历史。芒果在印度的古梵语名字叫"阿拉"，意思是"爱情之果"。随着各国人民的友好往来，芒果的种子和它的枝条逐渐向外传播，芒果引种到我国是公元 632～642 年。唐代著名法师玄奘从印度带回了芒果的种子。他在《大唐西域记》一书中介绍印度物产时最先谈到的就是芒果。我国南方热带地区的优越自然条件，使芒果迅速安家落户，扎根繁衍。芒果引入我国后有很多异名，如檬果、莽果、样、香盖等。公元 739 年陈藏器的《本草拾遗》称芒果为蜜望子、庵罗果。芒果果实小的只有几克重，大的可以超过 2kg。除了鲜食外，还可以加工制成几十种产品，如罐头、蜜饯、果酒、果干、果酱等。

1. 营养物质

芒果果肉含有丰富的营养成分。据 USDA 发布的食品营养成分信息数据，每 100g 芒果鲜果肉含糖分 13.7g、能量 250.9kJ、蛋白 0.82g、脂肪 0.38g、膳食纤维 1.6g，含钙 11mg、铁 0.16mg、镁 10mg、磷 14mg、钾 168mg、钠 1mg、锌 0.09mg，含维生素 C 36.4mg、维生素 B_1 0.028mg、维生素 B_2 0.038mg、烟酸 0.67mg、维生素 B_6 0.12mg、叶酸 43μg、维生素 A 1082IU、维生素 E 0.90mg、维生素 K 4.2μg。芒果是高硒水果，每百克含有 0.25～1.44μg 的硒。成熟芒果果肉主要的糖分是蔗糖和果糖，此外，还含有一定量的葡萄糖，麦芽糖以及微量的木糖、阿拉伯糖，景天庚酮糖和甘露庚酮糖；主要的有机酸是柠檬酸，也有一定含量的苹果酸。芒果果肉中含有十二种必需氨基酸包括丙氨酸、天门冬氨酸、赖氨酸、亮氨酸、胱氨酸、精氨酸、苯丙氨酸、甲硫氨酸等，总含量为每百克鲜重 10～40mg。

2. 主要生物活性物质

芒果除鲜食外，具有明显的药用价值，其果皮也可入药，为利尿、峻下剂。果仁与树叶均可入药。现代营养学研究发现芒果富含类胡萝卜素、没食子鞣酸、槲皮素、芒果苷等成分，对芒果药理活性有重要的贡献。芒果果皮和果肉提取物的多种组分有明显的过氧化物酶体增生物激活受体（PPAR）生物活性，对离体人类乳腺癌细胞的增殖有明显的抑制作用。饲喂芒果果汁的高脂模型鼠的血脂和体重均明显低于饲喂普通果汁组，说明芒果果汁在降低血脂和控制体重方面有积极的作用。

（1）类胡萝卜素　芒果果肉富含 β-胡萝卜素，对人体维生素 A 原的摄入有重要的贡献。研究人员利用液质联用技术分离检测了墨西哥七个主栽芒果品种成熟果实的类胡萝卜素，结果表明不同芒果品种类胡萝卜素的种类相似，主要是全反式 β-类胡萝卜素（0.4～2.8mg/100g），全反式紫黄质（0.5～2.8mg/100g）和 9-顺式紫黄质（0.4～2.0mg/100g）。芒果果皮的类胡萝卜素含量明显高于果肉，"台农"芒果果皮和果肉的类胡萝卜素含量按鲜重计分别为 11.7mg/100g 和 7.75mg/100g，主要是 α-胡萝卜素和 β-胡萝卜素，也有少量的隐黄质、紫黄质和叶黄素。

（2）多酚类　芒果果肉和芒果的加工废弃物如芒果果皮和种仁含有益于健康的生物活性物质，包括芒果苷（mangiferin）、其他黄酮类、儿茶素、酚酸、没食子酸及没食子酸衍生物，这些成分的药用价值正进行体外或小规模的临床试验。

没食子酸是芒果果肉、果皮和种仁主要的多酚类物质，有明显的抑制退行性疾病如衰老、炎症、糖尿病和增生等作用，保护心血管。芒果果实特别是果皮和种子含有丰富的类黄酮如槲皮素、羟基苯甲酸、可水解单宁、黄烷醇-3-葡萄糖苷、呫吨酮葡萄糖苷（xanthone glucoside）、没食子鞣酸和二苯甲酮衍生物，其中槲皮素是芒果中最丰富的黄酮类。"桂七"芒果果肉中的总黄酮含量为 57.2mg/kg，芒果苷（图 3-5）含量为 2.3mg/kg。芒果苷是芒果特有的类黄酮物质，具有降血脂等作用，可以缓解衰老、抗癌和保护心血管。

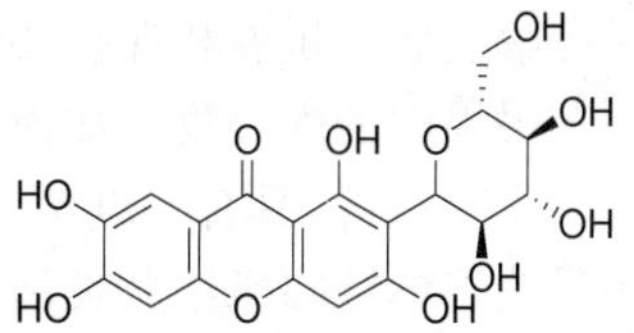

图 3-5　芒果苷（mangiferin）分子结构

近年有大量的芒果苷生物和药理活性的研究，简单总结如下。①抗糖尿病作用。芒果苷可通过提高胰岛素敏感性、胰岛素细胞再生能力、胰岛素水平、葡萄糖利用率等机制发挥直接降糖作用。②抗炎作用。从体外和体内模型实验的证据表明芒果苷可以调节多种信号通路中的不同信号转导中间体，包括氧化应激和炎症相关信号级联。可抑制多种促炎细胞因子的表达，抑制细胞内活性氧（ROS）在心脏、肾脏、肝脏、肺等多种器官中的生成。芒果苷具有明显的抵抗高血压伴随着炎症反应的作用，其机制可能与调控 T 淋巴细胞亚群比例，减少促炎因子的产生，从而减轻高血压的症状及靶器官损伤有关。③抗肿瘤作用。芒果苷通过细胞周期蛋白依赖性激酶 1（CDK1）/细胞周期蛋白 B1（cyclin B1）信号通路介导肿瘤细胞 G2/M 期阻滞，并且介导肿瘤细胞 S 期延迟；通过 NF-κB 途径、半胱氨酸蛋白酶途径、微小 RNA 途径、线粒体途径、氧化应激途径诱导肿瘤细胞凋亡；通过基质金属蛋白酶-9 途径抑制肿瘤细胞侵袭；通过调节免疫发挥抗肿瘤作用。④抑菌作用。芒果苷对大肠杆菌、金黄色葡萄球菌和白色念珠菌均具有一定的抑菌作用，其中对大肠杆菌和金黄色葡萄球菌的最低抑菌质量浓度均为 1.250mg/mL，对白色念珠菌的最低抑菌质量浓度为 0.625mg/mL。此外，芒果苷还有调节脂代谢异常、保护心血管、抗高尿酸血症、神经保护、抗氧化、解热和镇痛、抗菌、抗病毒、抗辐射、保肝、促进骨骼发育、抗过敏和免疫调节等广泛的药理作用。

（3）挥发性香气成分　芒果果实具有特殊的香气，经检测发现芒果果肉含有 104 种可挥发性成分，包含有烃类、脂类、萜类和内酯类，主要的组分是 3-长松针烯、月桂酸乙酯、乙酸甲酯、乙酸香叶烯、香茅醇、香芹酮、α-紫罗兰香酮、柠檬烯、月桂烯、水芹烯、松油烯等。芒果独特的芳香味道可以起到稳定情绪的作用，对治疗抑郁症有一定效果。

3. 功能性产品开发

芒果主要以鲜食或制作芒果干等加工品为主，以芒果制成的功能性产品较少。由于芒果汁具有帮助消化，防止晕船、呕吐、喉咙痛等功效，研究开发功能性果汁饮料是饮料行业中新的市场导向。目前有从侧柏叶提取黄酮类化合物添加到芒果沮清汁中，调配成一种老少皆宜的侧柏芒果汁保健饮料的报道。芒果苷是目前最具功能性产品开发潜力的芒果生物活性成分，但目前尚无相关的产品上市。

4. 临床报道与食疗

（1）临床报道　中医学认为，芒果味甘酸、性凉无毒，具有清热生津、解渴利尿、益胃止呕等功能。芒果特别适合于胃液不足、口渴咽干、胃气虚弱、呕吐晕船等症。《本草纲目拾遗》指出芒果能益胃气、止呕晕，芒果中含有高量的维生素 B_1（硫胺素），具有显著的止晕、止咳功效，也可以大大缓解梅尼埃病、孕妇呕吐和高血压晕眩。芒果甘酸益胃，故古时漂洋过海者多购买它以备旅途急用，食之不晕船恶心。芒果含有丰富的维生素 A 原、维生素 B_2（核黄素）、维生素 C 和多种微量元素，这些维生素是维护眼睛和皮肤健康所必需的。芒果含有的芒果苷、槲皮素等成分，能明显提高红细胞过氧化氢酶的活力和降低红细胞血红蛋白含量，有祛痰止咳的功效，对咳嗽痰多、气喘等症有辅助治疗作用，具有明显降血脂等功效，可以缓解衰老、抗癌和保护心血管。

芒果果肉的酚类物质如没食子鞣酸和没食子酸，具有减轻肠炎和抑癌作用，也可调节肠系的微生物种群。具有轻度至中度炎性肠病的 10 个患者，连续八周每天进食 200～400g 芒果，能明显改善单纯临床结肠炎活动指数评分，降低血浆促炎性因子的细胞活素如白细胞介素-8、生长调节的癌基因、粒细胞-巨噬细胞集落刺激因子以及所有中性粒细胞诱导炎症的相关因子，这些作用可能与提高患者肠道的乳酸菌丰度有关。

（2）食疗方剂　据《中国食疗大全》记录，芒果有如下食疗验方。

① 止咳化痰。鲜芒果 1 个，去核食。适用于咳嗽气急痰多者。

② 健脾益胃。鲜芒果 1 个，早晚各食 1 次。适用于消化不良，腹部胀满者。

③ 和胃止呕。鲜芒果 1～2 个，慢慢嚼食；或鲜芒果，水煎饮服。适用于晕船呕吐。

④ 清热祛风。鲜芒果 1～2 个，每日分 1～2 次食，连食半个月，同时用果皮擦患处。适用于多发性疣。

⑤ 理气止痛。芒果核 10g、龙眼核 10g、橘核 10g，打碎，红枣 15g，水煎服。适用于疝气坠痛，睾丸炎。

⑥ 利尿退肿。芒果皮 15g、薏苡仁 30g、冬瓜皮 15g，水煎服。适用于各种水肿。

（3）饮食禁忌　过敏体质者要慎吃芒果。漆树科的植物通常会引起皮肤的变态反应，而烷（烯）基邻苯二酚或间苯二酚类脂溶性酚类物质被认为是引起变态反应的主要物质，芒果属于漆树科植物，芒果果皮和果肉的烷（烯）基邻苯二酚或间苯二酚类物质的含量分别为 79.3～1850.5mg/kg（DW）和 4.9～187.3mg/kg（DW），含量因品种有较大的差异，该类物质碳链的长度介于 15～19 之间，不饱和键 0～3 个。如食用后有芒果过敏症状发生，则应立即用淡盐水漱口化解。芒果富含类胡萝卜素，过多食用易发胡萝卜素血症，人皮肤变黄，并对肾脏造成损害，故肾功能异常者或肾炎患者禁食芒果。

参 考 文 献

[1] 蔡姮婧. 杏的药用价值[J]. 现代养生，2001（9）：43-43.

[2] 曾凡骏，张月天，陈松波. 果梅资源的开发和利用[J]. 食品工业科技，2002（2）：77-79.

[3] 陈虹，王晓芳，陈鑫，等. 青梅抑菌作用及其抑菌成分的分离鉴定[J]. 食品科技，2008，33（12）：223-228.

[4] 陈静，陈明珠，黄玉香，等. 绿萼梅提取物对小鼠的抗抑郁作用[J]. 海峡药学，2016，28（7）：20-22.

[5] 陈美霞，陈学森，慈志娟，等. 杏果实糖酸组成及其不同发育阶段的变化[J]. 园艺学报，2006，33（4）：805-808.

[6] 陈伟华，冯浩，王芬. 乌梅酊联合窄谱中波紫外线治疗白癜风临床研究[J]. 中国现代医学杂志，2008，18（24）：3642-3643，3647.

[7] 陈煜，张映雪，王烁今，等. 芒果苷的药理作用研究进展[J]. 海峡药学，2019，31（6）：31-33.

[8] 杜琪珍，姜华，徐渊金. 杨梅中主要花色苷的组成与结构[J]. 食品与发酵工业，2008，34（8）：48-51，55.

[9] 方波，武峥，杨丽，等. 杨梅果实生物活性物质研究进展[J]. 南方农业，2018，12（28）：29-34，66.

[10] 郭长海，侯雪，王红，等. 乌梅中黄酮成分的分离与鉴定[J]. 中成药，2009，31（10）：1613-1614.

[11] 何显文. 观察乌梅丸加减治疗寒热错杂型过敏性鼻炎的临床效果[J]. 世界最新医学信息文摘，2016，16（59）：132.

[12] 何新华，陈力耕，陈怡，等. 中国杨梅资源及利用研究评述[J]. 果树学报，2004，2（5）：467-471.

[13] 胡梁谱，胡静荣. 乌梅丸合麻杏薏甘汤加减治疗寻常型银屑病 50 例观察[J]. 实用中医药杂志，2011，

27（2）：85.

[14] 李祥林，范瑞娟，吕增瑞，等. 乌梅丸在皮肤科的临床应用[J]. 中国民间疗法，2012，20（10）：41.

[15] 林雨晴，杨颖，陆胜民. 杨梅的功能特性及其综合利用[J]. 食品科技，2020，45（7）：108-111.

[16] 林志君，徐慧军. 加减乌梅丸治疗寒热错杂型痛经病案举隅[J]. 内蒙古中医药，2018，37（9）：35-36.

[17] 刘常凯，杨黎，何林飞. 芒果果肉中总黄酮及芒果苷含量的测定[J]. 湖北农业科学，2020，59（8）：138-140，144.

[18] 刘梦茵，刘芳，周涛，等. 乌梅乙醇提取物抑菌作用及其抑菌成分分析[J]. 食品科学，2011，32（17）：190-193.

[19] 刘耀玺. 仁用杏果肉营养成分分析[J]. 安徽农业科学，2007（14）：4175-4176.

[20] 潘惠慧. 青梅有机酸组分及其抗结石功能研究[D]. 杭州：浙江大学，2007.

[21] 潘颖萍，刘民. 乌梅汤治疗慢性寻麻疹 32 例[J]. 吉林中医药，2002（2）：38.

[22] 任少红，付丽娜，王红，等. 乌梅中生物碱的分离与鉴定[J]. 中药材，2004（12）：917-918.

[23] 王潞，周云英. 杨梅素抗感染、抗炎及抗氧化活性研究进展[J]. 中草药，2019（5）：241-247.

[24] 王蒙，冯晓元，戴莹，等. 樱桃果实褪黑素及其营养功能研究进展[J]. 食品科学，2014，35（19）：307-311.

[25] 夏翔，施杞. 中国食疗大全[M]. 上海：上海科学技术出版社，2006.

[26] 谢璟，郑炎焱，陆千琦. 杨梅黄酮药理研究新进展[J]. 中国现代应用药学，2017，34（8）：1211-1213.

[27] 辛田田，廖承谱，蒙玉梅，等. 芒果苷对自发性高血压大鼠 T 淋巴细胞亚群和炎性因子的影响[J]. 辽宁中医杂志，2020，47（3）：194-197.

[28] 徐畅，刘意隆，高志伟，等. 杨梅素及其苷类药理活性研究进展[J]. 中国中药杂志，2020，45（15）：3575-3583.

[29] 闫曙光，惠毅. 乌梅丸治疗溃疡性结肠炎疗效观察[J]. 陕西中医，2014，35（11）：1496-1497.

[30] 杨东焱，丁永辉. 乌梅对未孕和早孕大鼠子宫平滑肌电活动的影响及其机理探讨[J]. 中成药，2000，22（12）：850.

[31] 杨海光，方莲花，杜冠华. 芒果苷的药理作用研究进展[J]. 中国药理学通报，2016，32（1）：5-8.

[32] 尹文清，宋鑫明，陈广英，等. 青梅叶中多酚含量测定及抗氧化活性研究[J]. 食品科技，2009，34（5）：283-286.

[33] 张俊环，杨丽，孙浩元，等. 不同品种杏果实发育进程中多酚与类黄酮物质含量的变化[J]. 北方园艺，2012（24）：1-5.

[34] 张锁庆，桂风云. 乌梅"五止"作用的临床应用[J]. 甘肃中医，2003（10）：42-44.

[35] 周文川，张松，陈泓宇. 桃胶在冰淇淋加工中的应用及研究[J]. 现代食品，2018（4）：1-5.

[36] Attaluri A, Donahoe R, Valestin J, et al. Randomised clinical trial：dried plums (prunes) vs. psyllium for constipation. Aliment Pharmacol Ther, 2011, 33(7):822-828.

[37] Ballistreri G, Continella A, Gentile A, et al. Fruit quality and bioactive compounds relevant to human health of sweet cherry (*Prunus avium* L.) cultivars grown in Italy. Food Chem, 2013, 140:630-638.

[38] Basanta M F, Rizzo S A, Szerman N, et al. Plum (*Prunus salicina*) peel and pulp microparticles as natural antioxidant additives in breast chicken patties[J]. Food Res Int, 2018, 106:1086-1094.

[39] Bonerz D, Wurth K, Dietrich H, et al. Analytical characterization and the impact of ageing on anthocyanin composition and degradation in juices from five sour cherry cultivars[J]. Eur Food Res Techn, 2007, 224:355-364.

[40] Bouayed J, Rammal H, Dicko A, et al. Chlorogenic acid, a polyphenol from *Prunus domestica* (Mirabelle), with coupled anxiolytic and antioxidant effects[J]. J Neurol Sci, 2007, 262(1,2):77-84.

[41] Burkhardt S, Xian D, Manchester T, et al. Detection and quantification of the antioxidant melatonin in Montmorency and Balaton tart cherries (*Prunus cerasus*). J Agric Food Chem, 2001, 49: 4898-4902.

[42] Cao J, Jiang Q, Lin J, et al. Physicochemical characterisation of four cherry species (*Prunus* spp.) grown in China[J]. Food Chem, 2015, 173: 855-863.

[43] Garrido M, Espino J, González-Gómez D, et al. A nutraceutical product based on Jerte Valley cherries improves sleep and augments the antioxidant status in humans[J]. e-SPEN, 2009, 4:321-323.

[44] Garrido M, Espino J, González-Gómez D, et al. The consumption of a Jerte Valley cherry product in humans enhances mood, and increases 5-hydroxyindoleacetic acid but reduces cortisol levels in urine[J]. Exp Gerontol, 2012, 47:573-580.

[45] Guo H H, Zhong R M, Liu Y J, et al. Effects of bayberry juice on inflammatory and apoptotic markers in young adults with features of non-alcoholic fatty liver disease. Nutrition, 2014, 2(30):198-203.

[46] Ji X, Peng Q, Yuan Y, et al. Isolation, structures and bioactivities of the polysaccharides from jujube fruit (*Ziziphus jujuba* Mill.): A review[J]. Food Chem, 2017, 227:349-357.

[47] Kang S Y, Seeram N P, Nair M G, et al. Tart cherry anthocyanins inhibit tumor development in ApcMin mice and reduce proliferation of human colon cancer cells[J]. Cancer Lett, 2003, 194:13-19.

[48] Kim H, Venancio V P, Fang C, et al. Mango (*Mangifera indica* L.) polyphenols reduce IL-8, GRO, and GM-SCF plasma levels and increase *Lactobacillus* species in a pilot study in patients with inflammatory bowel disease[J]. Nutr Res, 2020, 75:85-94.

[49] Lea M A, Ibeh C, Desbordes C, et al. Inhibition of growth and induction of differentiation of colon cancer cells by peach and plum phenolic compounds[J]. Anticancer Res, 2008, 28(4B):2067-2076.

[50] Liang M, Su X, Yang Z, et al. Carotenoid composition and expression of carotenogenic genes in the peel and pulp of commercial mango fruit cultivars[J]. Sci Hort, 2020, 263:109072.

[51] Mahajan R, Chopda M. Phyto-Pharmacology of *Ziziphus jujuba* Mill-A plant review[J]. Pharmacogn Rev, 2009, 6(3):320-329.

[52] Mitani T, Horinishi A, Kishida K, et al. Phenolics profile of mume, Japanese apricot (*Prunus mume* Sieb. et Zucc.) fruit [J]. Biosci Biotech Bioch, 2013, 77(8):1623-1627.

[53] Ornelas-Paz J J, Yahia E M, Bardea-Bejar A. Identification and quantification of xanthophyll esters, carotenes, and tocopherols in the fruit of seven Mexican mango cultivars by liquid chromatography-atmospheric pressure chemical ionization-time-of-flight mass spectrometry [LC-(APcI+)-MS] [J]. J Agr Food Chem, 2007, 55(16):6628-6635.

[54] Rodríguez-González S, Pérez-Ramírez I F, Castaño-Tostado E, et al. Improvement of physicochemical properties and phenolic compounds bioavailability by concentrating dietary fiber of peach (*Prunus persica*) juice by-product[J]. J Sci Food Agriculture, 2017, 98(8):3109-3118.

[55] Saidani F, Giménez R, Aubert C, et al. Phenolic, sugar and acid profiles and the antioxidant composition in the peel and pulp of peach fruits[J]. J Food Compos Anal, 2017: 126-133.

[56] Siddiq M, Butt M S, Greiby I. Apricots production. Processing and nutrition[M]. Handbook of Fruits and Fruit Processing. Wiley‐Blackwell, 2012.

[57] Sobhani Z, Nikoofal-Sahlabadi S, Amiri M S, et al. Therapeutic effects of *Ziziphus jujuba* Mill. fruit in traditional and modern medicine: a review[J]. Med Chem, 2020, 8(16):1069-1088.

[58] Taheri Y, Suleria H A R, Martins N, et al. Myricetin bioactive effects: moving from preclinical evidence to potential clinical applications. BMC Complement Med Ther, 2020, 20(1):241.

[59] Tomás-Barberán F A, Ruiz D, Valero D, et al. Health benefits from pomegranates and stone fruit, including plums, peaches, apricots and cherries[M]. In: Skinner M and Hunter D (eds) Bioactives in Fruit:Health Benefits and Functional Foods. Wiley, Hoboken, New Jersey, 2013：125-167.

[60] Wang Y, Xu Y, Ma X, et al. Extraction, purification, characterization and antioxidant activities of polysaccharides from *Zizyphus jujuba* cv. Linzexiaozao[J]. Int J Biol Macromol, 2018, 118:2138-2148.

[61] Wilkinson A S, Flanagan B M, Pierson J T, et al. Bioactivity of mango flesh and peel extracts on peroxisome proliferator-activated receptor γ[PPARγ] activation and MCF-7 cell proliferation: fraction and fruit variability[J]. J Food Sci, 2011, 76(1): H11-H18.

[62] Yang X Y, Chen J P. Nutritional and healthy function of apricot kernel and its application in food industry[J]. Food Sci,2005，26(9):629-631.

[63] Yang Y, Qiu Z, Li L, et al. Structural characterization and antioxidant activities of one neutral polysaccharide and three acid polysaccharides from *Ziziphus jujuba* cv. Hamidazao: a comparison. Carbohyd Polym, 2021, 261:117879.

[64] Yoshihiro C, Hiroshi O, Ohnoshi-Kameyama M, et al. Mumefural, citric acid derivative improving blood fluidity from fruit-juice concentrate of Japanese apricot (*Prunus mume* Sieb. et Zucc) [J]. Agric Food Chem, 1999, 47(3):828-831.

[65] Yu L, Jiang B, Luo D, et al. Bioactive components in the fruits of *Ziziphus jujuba* Mill. against the inflammatory irritant action of Euphorbia plants. Phytomedicine, 2012, 19(3, 4):239-244.

[66] Zhang Y, Chen S, Wei C, et al. Flavonoids from Chinese bayberry leaves induced apoptosis and G1 cell cycle arrest via Erk pathway in ovarian cancer cells[J]. Eur J Med Chem, 2018, 147:218-226.

第四章
浆果类

浆果是由子房或子房与其他花器一起发育成柔软多汁的肉质果。传统浆果类主要包括落叶果树的葡萄、猕猴桃、柿子、无花果、石榴，还有草莓、树莓、醋栗等小浆果，常绿果树中的香蕉、番木瓜、人心果、阳桃、菠萝、火龙果等也属于浆果。由于浆果类果品比较多，本书把聚复果类的浆果如草莓、菠萝、树莓、无花果、桑葚单列出来，归入聚复果类。本章主要介绍大宗或特色单果浆果类的营养与功能。

第一节 葡 萄

葡萄是葡萄科（Vitaceae）葡萄属（*Vitis*）落叶藤本植物。葡萄科植物包含 14 个属，其中只有葡萄属植物中的浆果可以食用。葡萄属分为真葡萄亚属（*Euvitis*）和圆叶葡萄亚属（*Muscadinia*），亚属内杂交亲和。通常说的葡萄指的是真葡萄亚属的植物，按照起源地分为 3 个种群：欧洲种群、美洲种群和东亚种群。当前世界上绝大多数具有商品性的鲜食葡萄和酿酒葡萄源自欧洲种群。葡萄是世界上最古老的植物之一，大约在 7000 年以前，南高加索、中亚细亚、叙利亚、伊拉克等地区就已经开始有葡萄的栽培。中国栽培葡萄有 2000 多年历史，相传为汉代张骞引入。目前，葡萄产量仅次于柑橘，为世界第二大果树。葡萄果实含多种有利于人体健康的营养物质以及生物活性成分，具有食疗和药理双重作用。除了鲜食，多用于酿造各种类型的酒，小部分用于制干和制汁，当前葡萄还被广泛用于药物及功能性产品的开发。

1. 营养物质

葡萄属于高含糖量但低血糖生成指数的水果，不仅味美可口、风味独特，而且营养价值很高。成熟浆果中含有丰富的糖、酸、矿物质、粗纤维、维生素以及多种人体必需氨基酸（表 4-1）。市场上葡萄品种繁多，现以欧亚种葡萄为例，列出可食部分主要营养物质组成（来源：美国农业部 USDA 数据库）。每 100g 可食部分含水 80.5g，热量 288.9kJ，可溶性糖 18.1g，其中果糖 8.13g、葡萄糖 7.20g、蔗糖 0.15g。矿物质营养元素水平与其他水果相似，但维生素种类更丰富，特别是泛酸、叶酸和维生素 E 含量较其他水果高；含有 18 种氨基酸，其中精氨酸含量最为丰富。

表 4-1 每 100g 葡萄可食部分营养物质含量

营养成分	含量	营养成分	含量	营养成分	含量
碳水化合物	18.1g	苯丙氨酸	0.019g	铜	0.13mg
蛋白质	0.72g	甘氨酸	0.016g	胆碱	5.6mg
脂肪	0.16g	色氨酸	0.011g	叶黄素+玉米素	0.072mg
膳食纤维	0.9g	异亮氨酸	0.011g	β-胡萝卜素	0.039mg
精氨酸	0.130g	胱氨酸	0.010g	维生素 A	0.03mg
谷氨酸	0.081g	酪氨酸	0.010g	维生素 B_1	0.07mg
脯氨酸	0.080g	甲硫氨酸	0.009g	维生素 B_2	0.07mg
天冬氨酸	0.038g	钙	10mg	烟酸	0.19mg
赖氨酸	0.027g	铁	0.36mg	维生素 B_6	0.09mg
亮氨酸	0.022g	镁	7mg	泛酸	0.05mg
苏氨酸	0.022g	磷	20mg	叶酸	0.002mg
缬氨酸	0.022g	钾	191mg	维生素 C	3.20mg
组氨酸	0.022g	钠	2.0mg	维生素 E	1.90mg
丙氨酸	0.022g	锌	0.07mg	维生素 K	0.015mg
丝氨酸	0.022g	锰	0.07mg	植物固醇	4mg

2. 主要活性物质

随着生物科技的发展以及人类生活品质的提高，人们对具有活性成分的天然物质的关注越来越多。葡萄资源丰富，是当前营养与功能研究的热点果品。随着研究的不断深入，人们在葡萄中相继发现了许多具有抗氧化、抑癌、消炎等多种医疗保健功能的天然活性物质，如创造了"法兰西之谜"现象的白藜芦醇、具有超抗氧化能力的原花青素等。除了果肉外，葡萄果皮和种子中富含类黄酮等功能性营养成分（1.5%），是该水果的重要特色。葡萄果皮中富含花色苷、白藜芦醇、单宁、黄酮醇等生物活性成分，这也是当前提倡吃葡萄不吐葡萄皮的重要原因；葡萄种子中原花青素、单宁以及籽油等成分使种子极具开发利用价值。

（1）类黄酮 类黄酮是葡萄中含量最为丰富的一类次生代谢产物，影响果实着色和酿造葡萄酒的色泽、密度、口感、涩味和苦味等风味品质。葡萄中主要积累花色苷、黄酮醇和黄烷醇类物质，并且呈现出品种特异性、组织特异性和发育特异性的积累特点。花色苷是葡萄和葡萄酒的主要呈色物质，使其呈现粉色、红色、蓝色、紫色和黑色等。花色苷在葡萄酒的感官属性中发挥重要作用，但其稳定性较差，易在 pH 等环境因子的作用下降解。黄酮醇和黄烷醇可与花色苷形成稳定复合物，以发挥护色作用，使葡萄酒呈现更饱满的红紫色调。此外，黄酮醇是一种黄色色素，直接影响白葡萄酒的颜色；黄烷醇是葡萄酒中重要的苦味和涩味成分，赋予葡萄酒饱满度和骨架感。马瑟兰葡萄果皮中类黄酮的含量依次是黄烷醇 3764.5μg/g（FW），总花色苷 1380.0μg/g（FW），总黄酮醇 132.3μg/g（FW）。

黄酮醇只在葡萄浆果果皮中积累，尽管含量较少，但在陈酿过程中可以促进红酒的颜色演变。此外，黄酮醇还被认为是白葡萄酒中具有抗氧化活性的最佳酚类物质之一。葡萄中黄酮醇主要包括杨梅素、槲皮素、山奈酚、异鼠李素、丁香亭及其衍生物，其中槲皮素 3-O-葡萄糖苷含量最高。花色苷是花色素的糖苷化形式，主要存在于有色葡萄品种中，对葡萄和葡萄酒颜色起着决定性作用。据一些研究报道发现葡萄中花色苷以锦葵色素-3-O-单糖苷为主，但深红无核、红地球和克瑞森无核三个品种均以芍药色素-3-葡萄糖苷为主（表 4-2），可能存在品种的差异，与花色素形成糖苷的单糖通常为葡萄糖、乙酰葡萄糖和香豆酰葡萄糖。不同色系的葡萄果皮中的花色苷含量有很大差异，克瑞森无核仅 57μg/g（DW），浅红色的红地球果皮花色苷含量为 100μg/g（DW），而深红色的深红无核则高达 2400μg/g（DW）。

表 4-2　三个不同鲜食品种葡萄采收时果皮中花色苷含量　　　单位：μg/g（DW）

花色苷组分	红地球	深红无核	克瑞森无核
飞燕草素-3-O-葡萄糖苷	n.d.	12±3	n.d.
矢车菊素-3-O-葡萄糖苷	9±2	340±80	14±4
矮牵牛色素-3-O-葡萄糖苷	n.d.	33±4	n.d.
芍药色素-3-O-葡萄糖苷	72±20	1300±300	29±11
锦葵色素-3-O-葡萄糖苷	4.2±1.1	350±19	3.4±1.7
飞燕草素-3-O-t-p-香豆酰葡萄糖苷	n.d.	37±6	n.d.
锦葵色素-3-O-乙酰葡萄糖苷	2.4±0.4	46±9	n.d.
矮牵牛色素-3-c-p-香豆酰葡萄糖苷	2.8±0.7	35±6	n.d.
矢车菊素-3-O-p-香豆酰葡萄糖苷	n.d.	14±4	n.d.
矮牵牛色素-3-O-t-p-香豆酰葡萄糖苷	n.d.	10.5±1.8	n.d.
芍药色素-3-O-t-p-香豆酰葡萄糖苷	4.6±1.4	120±20	1.9±1.1
锦葵色素-3-O-t-p-香豆酰葡萄糖苷	n.d.	42±10	6±2
总花色苷	100±30	2400±400	57±19

注：n.d.表示未检出。

黄烷醇和原花青素是强抗氧化剂。葡萄果肉中能检测到少量的黄烷-3-醇及其聚合成的原花青素，种子中原花青素氧化后使种皮呈现棕褐色。葡萄果皮中常见的黄烷-3-醇结构单元有儿茶素、表儿茶素和表儿茶素没食子酸酯，而梧儿茶素和表梧儿茶素含量较低；常见的原花青素有原花青素 B_1、原花青素 B_2，其中含量最高的黄烷醇化合物为原花青素 B_1。深色葡萄的黄烷醇含量似乎高于未着色或浅色葡萄，但差异未达显著水平。

（2）白藜芦醇（resveratrol）　又称 3,5,4′-三羟基二苯乙烯，主要存在于葡萄、虎杖、花生等 12 科 31 属 70 余种植物中。口服容易吸收，代谢后通过尿液及粪便排出。体外实验及动物实验表明，白藜芦醇有抗氧化、抗炎、抗癌及心血管保护等作用。天然的白藜芦醇有顺、反两种结构，自然界中主要以反式构象存在，两种结构可以分别与葡萄糖结合，形成顺式和反式白藜芦醇糖苷。而顺式和反式的白藜芦醇糖苷在肠道中糖苷酶的作用下可以释放出白藜芦醇。在紫外线照射下，反式白藜芦醇能够转化为顺式异构体。白藜芦醇在葡萄中的含量因品种的不同而有差异，不同的部位含量也不同。葡萄中的白藜芦醇主要存在于葡萄藤、果皮与种子中，果肉中白藜芦醇含量很少或几乎没有。白藜芦醇及其糖苷的化学结构见图 4-1。

大多数葡萄品种的果皮和叶片中顺式白藜芦醇苷含量较高，而反式白藜芦醇及其糖苷含量相对较低，顺式白藜芦醇基本检测不到。种间杂交的砧木品种和野生品种的白藜芦醇含量显著高于栽培品种，其中砧木品种 Berlandier Resseguier No.2、植 168（V. monticule×V. riparia）和山河 2 号（V. riparia×V. lubrusca）果皮中的含量分别达到 365.98μg/g（FW）、344.68μg/g（FW）和 235.32μg/g（FW）。葡萄果皮成熟过程中，白藜芦醇含量随着果实的成熟逐渐增加，到成熟期达到最大值。

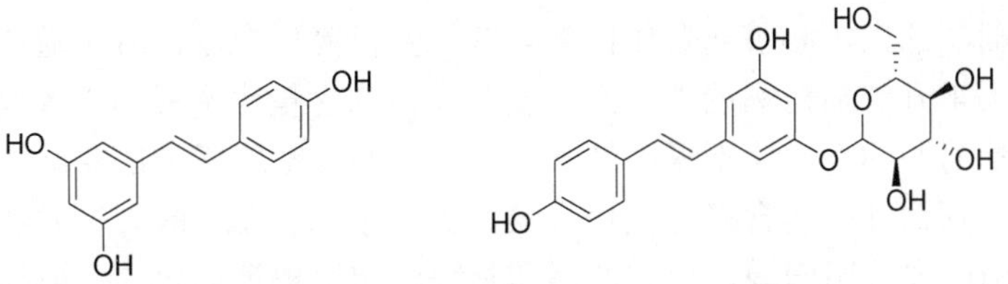

白藜芦醇   白藜芦醇苷

图 4-1 白藜芦醇及其糖苷的化学结构

（3）酒石酸 富含酒石酸是葡萄果实的重要特征之一，葡萄中的有机酸包括苹果酸、酒石酸、柠檬酸、富马酸等。研究者检测了 320 份的葡萄种质资源有机酸发现有 93.8% 的样品酒石酸的含量超过苹果酸。酒石酸是不可发酵可溶性酸，对葡萄酒的风味、口感和陈酿潜力有重要影响。与酒石酸相比，苹果酸则较为柔和，酸味爽口，给人以愉快的感觉，但高含量的苹果酸会造成葡萄酒中乳酸含量过高，影响葡萄酒品质。酿酒葡萄的有机酸含量明显高于其他用途葡萄种质，不同种群葡萄果实中有机酸含量有明显差异，东亚种群葡萄果实的有机酸含量均高于其他种群，尤其是酒石酸的含量（8.3mg/mL）显著高于其他种群。酒石酸具有抗氧化性，可以作为食品中添加的抗氧化剂，可以使食物具有酸味，是饮料的重要添加剂，也是药物工业原料。如酒石酸美托洛尔片是治疗冠心病和心绞痛的重要药物，酒石酸锑钾治疗血吸虫病。

（4）葡萄籽油 葡萄籽是葡萄酒和葡萄汁加工过程中的副产物，除了前面提到的多酚类色素，葡萄籽中含有丰富的油脂，称为葡萄籽油。葡萄籽油作为葡萄籽中最有益的成分，含有多种不饱和脂肪酸、多酚、植物甾醇以及维生素等物质，具有防辐射、抑菌、消炎、抗氧化以及降血糖等多种生理功能。葡萄籽油中不饱和脂肪酸占 86.16%，其中最丰富的为多不饱和脂肪酸，含量占 62.04%（表 4-3）。

表 4-3 葡萄籽油的脂肪酸组成

脂肪酸组分	百分比/%	脂肪酸组分	百分比/%	脂肪酸种类	百分比/%
葵酸	3.40	油酸	23.50	饱和脂肪酸	13.84
棕榈酸	6.59	亚油酸	62.04	单不饱和脂肪酸	23.64
棕榈油酸	0.14	亚麻酸	0.48	多不饱和脂肪酸	62.52
硬脂酸	3.54	山嵛酸	0.31	不饱和脂肪酸	86.16

3. 功能性产品开发

葡萄种植面积广，产量高。2014 年世界范围内葡萄栽培总面积约为 $7.6 \times 10^4 km^2$，产量 $7.5 \times 10^7 t$（来源：FAO）。葡萄营养价值丰富，除了富含碳水化合物、维生素、微量元素外，还含有能够抗氧化、抗衰老的白藜芦醇、花色苷、黄酮类、原花青素等功能性物质。除了鲜食外，葡萄还可用于生产葡萄酒、葡萄干、葡萄汁、葡萄醋、葡萄籽油、医药、化妆品等。世界范围内生产的葡萄约 71% 用于酿酒，27% 用作鲜食，2% 用于制干等其他方面。葡萄酒和葡萄汁生产过程中产生的大量种子和皮渣用于功能性产品加工与开发也备受关注。

（1）葡萄酒 葡萄酒是由酿酒葡萄酿造的果酒，酿酒葡萄常见的有赤霞珠、蛇龙珠、美乐、黑比诺、霞多丽和贵人香等，这些品种含糖量高，酸甜比例适中，单宁含量高。研究表明，适度喝些葡萄酒的人，心脏病发作概率较低，并可降低血压，减少冠状动脉疾病。法国研究表明，每天喝半升红葡萄酒的人，高密度脂蛋白的含量比不喝酒的人要高。美国研究表明，每天喝1杯葡萄酒的女性比不喝酒的女性，体内的高密度脂蛋白要高。

（2）葡萄汁　葡萄汁中包含多酚类化合物、类黄酮、白藜芦醇、鞣质和其他生理活性物质，具有利尿、消除血管胆固醇、分解油脂和延缓脂肪累积等功效，又被称为"植物牛奶"。目前，适合榨汁的葡萄品种有康贝尔、康太、康可、紫玫康、玫瑰露、黑贝蒂、玫瑰香、吉香、尼加拉和白香蕉等。葡萄汁酸甜可口，营养丰富，当前我国很多果茶店都推出以葡萄为原料制成的饮品，深受年轻人喜爱。

（3）葡萄干　与新鲜水果相比，葡萄干含有65%～77%的葡萄糖和果糖，矿物质元素特别是铁的含量也有显著提高。按颜色可分为绿葡萄干、红葡萄干和黑葡萄干。绿葡萄干又名"绿珍珠"，由无核白和无核白鸡心在晾房中阴干从而呈现出绿色或黄绿色而得名。其中无核白鸡心制干后有淡淡的青草香，被称作"香妃"；长粒无核白制干后果粒较长，形似香蕉，被取名为"白香蕉"。红葡萄干常见品种有雪莲果、和田红、红马奶和红香妃等。黑葡萄干俗称为"黑加仑"，是由果皮紫色或黑色的无核紫、夏黑等晾干或晒干制成。

（4）葡萄醋　研究发现，用葡萄代替传统的粮食或果粮混合发酵生产新型葡萄醋，可将白藜芦醇、原花青素、单宁、天然色素和多种有机酸引入醋中，使其具有独特的果味和营养价值。研究人员利用条山野生葡萄的2个株系制成葡萄醋，发现野生葡萄醋的香气成分中含有较高的硬脂酸和棕榈酸，使葡萄醋酸味更加柔和持久。葡萄醋具有消除疲劳、促进消化、利尿、降血糖、降血脂、抗氧化、延缓衰老等作用；能破坏亚硝酸盐，抑制碱性细菌的繁殖，起到抗癌作用。

（5）葡萄籽功能产品　近来，葡萄籽粉、葡萄籽含片、葡萄籽多酚口服液等便捷产品逐渐出现在市场上。利用超微粉碎技术制造的超级微型葡萄籽粉能作为营养强化剂添加到各种食物中，达到美味健康的效果。葡萄籽有10%～14%脂肪，葡萄籽油是以葡萄籽为原料提炼制成的油脂产品，具有抗氧化、扩张血管和降低胆固醇的作用，特别是维生素E的抗氧化作用显著。研究人员分别将葡萄籽油、猪油和大豆油投喂老鼠，观察血清胆固醇、低密度脂蛋白胆固醇和高密度脂蛋白胆固醇3个指标的变化，结果显示，葡萄籽油在改善血脂方面比猪油和大豆油更有效，说明葡萄籽油是一种优质的功能性食油。

葡萄籽富含多酚物质，将葡萄籽产品添加到面膜产品中，增强美白功效；研发人员特别配制了适合老人的葡萄籽化妆霜，有利于改善皮肤干燥、缺乏弹性、抵抗力差等问题。多种品牌的葡萄籽保湿喷雾、葡萄籽洁面乳和保湿柔肤水均是以葡萄籽为主要原料制成的护肤品，在女性消费群体中颇受欢迎。

4. 临床报道与食疗

（1）临床报道　葡萄不仅营养丰富，而且还具有广泛的药用价值。《神农本草经》曾记载，葡萄"主筋骨湿痹，益气，倍力，强志，令人肥健，耐饥，忍风寒。久食轻身，不老延年"。中医认为，葡萄味甘、酸，性平，入肺、脾、肾经，可补肝肾、益气血、生津液、利小便，主治肝肾虚弱、腰背酸痛、气血不足、头晕、心悸等。现代医学研究表明，葡萄可以预防并减轻多种慢性疾病包括癌症、心血管疾病、抑郁症、阿尔茨海默病等的症状。许多慢性病都与体内自由基积累导致的氧化应激（oxidative stress）相关。葡萄中的活性成分，尤其是类黄酮具有极强的抗氧化和清除自由基能力。

① 预防和治疗心血管疾病。葡萄富含黄酮醇，能够预防动脉彩样硬化、减少血栓形成以及由动脉变窄等引起的血管堵塞。葡萄中的儿茶素类化合物还能降血脂和降胆固醇，并且可以通过抑制血小板及血浆产生血栓素和阻碍血小板膜糖蛋白的表达，起到抗血栓的显著疗效。原花青素对心脑血管疾病及自发性高血压也有着良好的预防和治疗作用。白藜芦醇通过与人体内雌性激素结合来调节血液中的胆固醇水平，减少人患心血管病的风险。它还能通过螯合低价金属离子和消除自由基来抑制低密度脂蛋白的过氧化，起到预防动脉粥样硬化和冠心病的作用。研究还发现，白藜芦醇能降低血清和肝脏的脂质，减少脂质过氧化物在体内的积累，保护肝脏不受损害。另外，葡萄籽中还含有约 90% 的不饱和脂肪酸，其中亚油酸含量在 58%～78%。亚油酸是人体必需的脂肪酸，对于儿童大脑和神经发育，以及维持成年人的血脂平衡、降低胆固醇、预防动脉粥样硬化和高血压等疾病，都发挥着重要的作用。

② 防癌抗癌。葡萄中的黄酮醇可以减少胰腺癌的发病危险性。儿茶素类化合物在预防癌细胞的形成以及诱导癌细胞的凋亡方面有显著效果。此外，原花青素和白藜芦醇可以通过降低 DNA 的损伤，防止健康细胞癌变和抑制癌细胞扩散，起到预防和治疗癌症的作用。

③ 健脾养胃。葡萄含糖量高，而且大部分是容易被人体直接吸收的葡萄糖，葡萄中的酒石酸能够帮助消化，适当多吃能够健脾和胃；果酸还能帮助消化，清理肠胃垃圾，并对大肠杆菌、铜绿假单胞菌、枯草杆菌均有抗菌作用。

④ 利尿排毒。葡萄中的钾元素含量较高，能帮助人体积累钙质，促进肾脏功能，调节心搏次数；此外，高钾低钠以及高水分含量，使得葡萄还具有利尿作用，从而有助于排出毒素。

⑤ 补气血。葡萄是水果中含复合铁元素最多的水果，是贫血患者的营养食品；制干后，葡萄中糖和铁的含量均相对增加，是儿童、妇女和体虚贫血者的滋补佳品；葡萄中还含有蛋白质、氨基酸、卵磷脂、维生素及矿物质等多种营养成分，常食葡萄有助于防止身体虚弱、营养不良，同时对神经衰弱、疲劳过度大有裨益。

（2）食疗方剂

① 适用于声音嘶哑。葡萄 100g，甘蔗 2 节。将上两味挤汁，然后混合即可。以温开水送服，每日 3 次。

② 适用于血小板减少症。取葡萄若干，酒适量。将葡萄浸泡酒中备用。每次饮 10～15mL，每日 2～3 次。

③ 适用于盗汗。葡萄叶 15g，黑豆 30g。将两者入锅，加适量水煎汤，即可。每日 2～3 次。

④ 适用于神经衰弱。葡萄干 50g，枸杞子 30g。将上两味洗净后，加水 800mL，用武火煮沸，再以文火煎煮 30min，待温后饮汤食葡萄干及枸杞子。每日 2 次，早晨空腹和夜间临睡时各服用 1 次。

⑤ 适用于高血压。葡萄汁、芹菜汁各 1 盅。将上两味混匀。以开水冲服，每日 2 次。

⑥ 适用于慢性肾炎。桑椹 60g，薏苡仁 40g，葡萄 30g，大米适量。将前 3 味加适量水，煮粥即成。每日服食 1～2 次。

⑦ 适用于赤痢。鲜葡萄 250g，红糖适量。将鲜葡萄洗净，绞取汁，放入红糖调匀。1 次服下，每日 2～3 次。

⑧ 适用于大便干结。粳米、葡萄干各适量。将上两味加适量水，共煮粥即成。每日早、晚各服食 1 次。

⑨ 适用于呃逆。葡萄汁、枇杷汁各 300mL。将上两味混合调匀，即可。先含混合汁于口中，用手指塞闭鼻耳，咽下，憋气，放开手指。若 1 次无效，可行 2～3 次。

（3）饮食禁忌　葡萄尽管味道酸甜可口，具有很高的营养价值，但是吃葡萄有很多注意事项。

① 葡萄不能与牛奶同食。葡萄中含有丰富的维生素 C，而牛奶里的有些成分会和葡萄里含有的维生素 C 发生化学反应，对胃肠造成刺激，会出现腹泻，严重者还会呕吐。

② 葡萄不能与海鲜同食。葡萄中含有鞣酸，鞣酸遇到海鲜中的蛋白质会凝固沉淀，形成不易消化的物质，一旦同食，就会出现呕吐、腹胀、腹痛、腹泻等症状。

③ 食用葡萄后不能立刻喝水。葡萄本身有润肠通便之效，吃完葡萄立即喝水，葡萄与水、胃酸急剧氧化、发酵，加速了肠道蠕动，致腹泻。

④ 食用葡萄后一定要漱口。发酵糖类含有对牙齿有害的成分，而有些葡萄含有多种发酵糖类物质，对牙齿有较强的腐蚀性，如果吃完葡萄后不漱口，口腔中的葡萄残渣易造成龋齿。

第二节　香　蕉

香蕉（*Musa nana* Lour.）为芭蕉科芭蕉属多年生常绿草本植物。原产于印度及马来半岛，我国也是香蕉的原产地之一，有 2000 多年栽培香蕉的历史，《三辅黄图》记载有"汉武帝元鼎六年破南越，建扶荔宫，以植所得奇草异木，有甘蕉二本"，可见西汉时广东已经广泛栽培香蕉。香蕉主要分布于南北纬 30°之间的热带、亚热带地区，我国的主产省份（自治区）是广西、广东、福建、台湾、海南、云南等，海外以中美洲的产量最大，越南、泰国、马来西亚、印尼等东南亚国家也是香蕉的主产国。

芭蕉属真蕉组 *M. acuminate*（A 基因组） 和 *M. balbisiana*（B 基因组） 的种内或种间杂交，形成了现代丰富多样的可食香蕉类型。常见的是四种三倍体香蕉包括香芽蕉（AAA）、粉蕉（ABB）、大蕉（ABB）和龙牙蕉（AAB）以及二倍体的贡蕉（皇帝蕉 AA）。这几类香蕉是优良的鲜食水果，不同类型的香蕉口感和风味有一定差异，但营养和保健价值类似，还能制作成美味佳肴，深受人们喜欢。香蕉有"绿色象牙""智慧之果"和"快乐之果"等美誉。除上述类型的香蕉外，还有一类食用蕉类，生吃涩得难以下咽，但煮熟吃味道却像番薯，因此也能成为主食，称为煮食蕉，是东南亚、非洲和南美洲近 2 亿人的主食。

1. 营养物质

香蕉作为一种老少皆宜的水果，能为人体提供不同的营养元素，主要的营养成分见表 4-4。香蕉中蛋白质和脂肪含量较低，含有丰富的膳食纤维。香蕉钾含量高，钠含量低，是钾钠比最高的水果，含有较高含量的镁元素，也含有一定的硒元素。维生素方面香蕉果实中有包括核黄素（维生素 B_1）、硫胺素（维生素 B_2）、烟酸（维生素 B_3）、泛酸（维生素 B_5）、维生素 B_6、叶酸、维生素 C 等在内的多种水溶性维生素，其中维生素 B_6 的含量较为丰富，是人体补充维生素 B_6 的主要食物来源。香蕉果实中维生素 B_6 的含量是芒果的 2.6 倍，荔枝的 1.7 倍。此外，香蕉中还含有植物甲萘醌（维生素 K_1）和丰富的胆碱，是植物源食品中胆碱含量较高的食物。

表 4-4　每 100g 鲜重香蕉可食部分的营养成分含量（USDA 发布香蕉的食品营养成分）

营养成分	含量	营养成分	含量	营养成分	含量
碳水化合物	23.9g	钾	422.4mg	烟酸	0.8mg
蛋白质	1.3g	钠	1.2mg	泛酸	0.4mg
脂肪	0.4g	锌	0.2mg	维生素 B_6	0.4mg
膳食纤维	3.1g	锰	0.3mg	叶酸	0.02mg
钙	5.6mg	硒	1.2μg	维生素 C	10.3mg
铁	0.3mg	类胡萝卜素	0.06mg	维生素 E	0.1mg
镁	31.9mg	维生素 B_1	0.04mg	植物甲萘醌	0.6μg
磷	26.0mg	维生素 B_2	0.1mg	胆碱	11.6mg

2. 主要生物活性物质

香蕉不仅是优良的水果，还具有较高的药用价值，这与香蕉中多种生物活性物质密切相关。生香蕉和成熟香蕉中广受关注的主要生物活性成分包括多酚类物质、类胡萝卜素、黄酮类和生物胺类，香蕉果肉中还检测到一定含量的植物甾醇类物质。

（1）多酚和类黄酮　香蕉果肉中的总酚类物质含量约 7mg/100g（FW），不同品种和成熟阶段含量有一定的差异。香蕉果皮中的酚类物质含量介于 11.8～90.4mg/100g（FW）。在香蕉中检测到阿魏酸、芥子酸、水杨酸、没食子酸、对羟基苯甲酸、香草酸、丁香酸、龙胆酸、对香豆酸等酚酸，其中阿魏酸含量最高，占近 70%（按肉桂酸当量计）。在香蕉果肉中阿魏酸己糖苷的含量介于 4.4～85.1μg/100g（DW）。

香蕉中检测到的类黄酮主要是黄酮醇，包括槲皮素 [292μg/100g（FW）]、杨梅素 [143μg/100g（FW）]、山柰酚 [12μg/100g（FW）] 和矢车菊色素。芦丁是香蕉果皮中含量最丰富的黄酮醇，含量介于 242.2～618.7μg/100g（DW）。除了可提取的酚类和类黄酮外，香蕉中还有一些细胞结合的缩合单宁。

（2）类胡萝卜素　香蕉果肉含有丰富的类胡萝卜素，香蕉果肉中的类胡萝卜素含量介于 2.5～10.6mg/100g（FW），不同的种质资源含量有较大的差异，其中 60% 左右是 β-胡萝卜素，α-胡萝卜素含量占 30% 左右。α-胡萝卜素和 β-胡萝卜素在人体内可以转化为维生素 A，因此称为维生素 A 原。香蕉果肉中的这两种维生素 A 原物质的含量比玉米的还高，玉米中的类胡萝卜素主要是叶黄素和玉米黄质，只有 10%～20% 可转化为维生素 A 的类胡萝卜素。香蕉果皮中类胡萝卜素含量介于 300～400μg/100g（FW），主要有叶黄素、β-胡萝卜素、α-胡萝卜素、紫黄质、金黄质、新黄质、β-隐黄质、α-隐黄质。

（3）生物胺类　生物胺是一类具有生物活性含氮的低分子量有机化合物的总称，主要通过氨基酸脱羧或醛和酮胺化作用形成。香蕉的果肉和果皮含有 5-羟色胺（血清素）、多巴胺和去甲肾上腺素。香蕉果皮中的 5-羟色胺含量介于 8～50μg/g。在香蕉成熟的过程中，果皮中的酪氨酸可代谢为盐酸多巴胺，果肉中也鉴定到催化酪氨酸代谢为多巴胺的酶。研究者检测到香芽蕉、红香蕉和大蕉果肉中的多巴胺含量分别为 42μg/g、54μg/g 和 5.5μg/g。另外，研究者检测更多的香蕉种质资源，发现香蕉皮中的多巴胺含量介于 80～560mg/100g，果肉中的含量介于 2.5～10mg/100g。多巴胺的含量在香蕉成熟的过程中增加，但在过熟阶段含量下降，在果实成熟后多巴胺可能代谢成醌和黑色素。

（4）植物甾醇　许多研究结果表明香蕉含有较高含量的植物甾醇类化合物。在香蕉皮中

检测到了 β-谷固醇、豆固醇、菜油甾醇、环桉烯醇、环阿屯醇、24-亚甲基环阿屯醇等物质，其中环桉烯醇是最主要的植物甾醇类化合物。甾醇类物质大概占果皮总脂类物质的 12%～43%，在未成熟的香蕉中植物甾醇含量介于 2.8～12.4g/kg（DW），大蕉的甾醇含量较香芽蕉高。香蕉果肉也检测到植物甾醇，含量占脂类物质的 11.1%～28%。

（5）抗性淀粉　国内外研究者尝试从青香蕉中提取抗性淀粉。抗性淀粉又称抗酶解淀粉、难消化淀粉，在小肠中不能被酶解，但在人的胃肠道结肠中可以促进短的侧链脂肪酸的形成，可用于慢性腹泻的治疗。青香蕉中的抗性淀粉含量高达总碳水化合物的 60%，但是随着果实成熟抗性淀粉含量迅速下降，一般在成熟时抗性淀粉仅占总碳水化合物的 3%左右。

3. 功能性产品开发

香蕉中天然抗性淀粉热量低，又不能被消化吸收，食用后产生持续饱胀感，可以实现抑制过量饮食、减少热量摄入、抑制脂肪吸收等作用，不需要节食也可以达到合理控制体重的效果。同时香蕉抗性淀粉可被结肠细菌发酵，其代谢产物可以维持肠道酸性环境，促进毒素的分解与排除，发挥排毒的作用。香蕉抗性淀粉在小肠内不被消化吸收，到达大肠后成为大肠微生物的营养源，可产生短链脂肪酸代谢物，降低结肠 pH 值，促进大肠蠕动，具有便秘和腹泻双向调节作用，有效预防肠道疾病。虽然目前香蕉抗性淀粉尚未作为功能性食品开发利用，但越来越多的研究结果表明抗性淀粉的重要保健功能，青香蕉中高含量的抗性淀粉使其具有开发功能性产品的潜在价值。

4. 临床报道与食疗

（1）临床报道　中医认为香蕉性寒，味甘，入肺、大肠经。具有清热生津、润肠解毒等功效。主治热病伤津、烦渴喜饮、便秘、痔血等病症。据《本草求原》载："香蕉止咳润肺解酒，清脾滑肠，脾火盛者食之，反能止泻止痢。"现代医学根据香蕉中营养和生物活性成分的特点，把香蕉在临床上的主要作用归结成如下几个方面。

① 改善抑郁症。香蕉所含的 5-羟色胺可在人体内转化为血清素，有助于放松身体，改善情绪，缓解抑郁。此外香蕉中的多巴胺能改善不良情绪，愉悦身心。

② 肠胃保健。5-羟色胺可使胃酸降低，缓解对胃黏膜的刺激，因此，香蕉果肉有助于减轻胃溃疡引发的疼痛，修复受损的溃疡面。香蕉中植物甾醇和有机酸如苹果酸和琥珀酸等成分有明显的抗细菌感染的作用。青香蕉中的一种白矢车菊色素被发现具有抑制溃疡发生的作用。

③ 调控血压。香蕉高钾低钠含镁的特点，可很好地调控血压水平，使大脑血液凝块发生的概率降低，从而降低中风的风险。

④ 预防便秘。香蕉质润性软，富含可溶性膳食纤维，有助于恢复肠道功能，缓解和预防便秘，因此适合老年人以及有习惯性便秘、高血压者经常食用。

⑤ 缓解经前综合征。香蕉中的 5-羟色胺与 B 族维生素对神经系统有镇静作用，从而缓解经前期症状。

⑥ 抗衰老和防癌抗癌。香蕉含有酚类、类黄酮、维生素 C、维生素 E 以及类胡萝卜素等物质，使其表现出较强的抗氧化作用，具有明显的降低退行性病变如心脏病、动脉硬化、炎症、关节炎、癌症和脑功能障碍等疾病的风险。

⑦ 预防心血管疾病。香蕉中的植物甾醇、类黄酮等成分，具有明显抑制胆固醇吸收，降

低低密度脂蛋白的比例，预防高血脂、动脉粥样硬化等作用。

此外，现代医学研究以 200 名学生为调查对象，发现吃香蕉等含钾高的水果有助于增强学生的注意力，从而提高学习效率。日本研究者通过动物实验对香蕉、葡萄、苹果、西瓜、菠萝、梨和柿子等多种水果的免疫活性加以对比，确认香蕉效果最好，能增加白细胞，改善免疫系统功能，还能产生攻击异常细胞的物质——肿瘤坏死因子（TNF）。香蕉越成熟，即表皮上黑斑越多，所含 TNF 越多，其免疫活性就越高。

（2）食疗方剂

① 适用于燥热咳嗽。将香蕉去皮，加冰糖，隔水炖，每日 1～2 次，连服数日。

② 适用于肺热咳嗽。鲜香蕉根 120g 捣烂，绞汁，然后入锅，加适量水煮，加食盐调匀，每日服 2～3 次。

③ 适用于消化性溃疡。将香蕉去皮晒干，与贝壳共研末，每次饭前服 2～3g，每日 3 次。

④ 适用于便秘。将香蕉去皮食用，每次成人 150～200g，每日早晚空腹服用。

⑤ 适用于老年性便秘。先将粳米和菠菜洗净，一同下锅煮粥，待米开花时加入香蕉，稍煮即成，每日 1 剂，分 2～3 次食用，连服 3 日。

⑥ 适用于痔出血。香蕉剥皮食用，每日早餐空腹食 1～2 个。

⑦ 适用于妊娠高血压。将香蕉根洗净，入锅，加适量水煎煮，代茶饮用。

⑧ 适用于风火牙痛。将香蕉皮洗净，加冰糖入锅，加适量水煎炖，饮汤，每日 2 次。

⑨ 适用于烫伤。将香蕉捣烂，挤汁涂敷患处，每日 2 次。

⑩ 适用于高血压、动脉硬化、冠心病：每日香蕉 3～5 枚，或饮香蕉茶，将香蕉去皮捣碎，加入茶水，每次服一小杯，每日 3 次。

（3）饮食禁忌　香蕉性寒滑肠，脾胃虚寒、胃痛腹泻、食欲减退者应少食；胃酸过多的人，多吃香蕉会使糖分在胃液中发酵，胃酸更多，不宜多食。因为香蕉中含有大量的钾、磷、镁，大量摄入钾，有出现高钾血症的风险，有急慢性肾炎以及肾功能欠佳的不宜食用香蕉；香蕉含糖量较高，糖尿病患者不宜多吃；空腹食过多的香蕉，会使人体中的镁元素突然升高，破坏人体的钙、镁平衡，对心血管产生抑制作用，不利于身体健康。

第三节　石　榴

石榴（*Punica granatum* L.）为千屈菜科（Lythraceae）石榴属（*Punica*），灌木或小乔木。原产于中亚，现广泛种植于全世界温带和亚热带地区。中国栽培石榴的历史可上溯至汉代，据陆巩记载中国石榴是张骞出使西域引入国内，至今已有 2000 多年的栽培历史。唐朝李商隐在《石榴》中写道："榴枝婀娜榴实繁，榴膜轻明榴子鲜。可羡瑶池碧桃树，碧桃红颊一千年。"石榴因其独特的外形，被人们赋予"多子多福""团结"等独特的内涵，中国传统文化视石榴为吉祥物，是中国人民的吉祥果。石榴在中国南北都有栽培，以安徽、江苏、山东、陕西、四川、河南、云南等地种植面积较大，并培育出一些品质优异的地方品种。其中安徽怀远、陕西临潼、山东枣庄、河南开封、云南蒙自、新疆和田、四川会理等地是中国石榴之乡。

1. 营养物质

石榴果实营养丰富，每100g可食部分含碳水化合物18.7g，蛋白质1.4g，脂肪0.2g，膳食纤维4.9g，维生素C 9mg，维生素E 4.91mg，能量268kJ（表4-5）。石榴中的可溶性糖组分有葡萄糖、果糖、蔗糖。石榴总酸为0.32%～2.73%，以柠檬酸、苹果酸和草酸为主。石榴根据其含酸量和风味分为甜石榴、酸甜石榴和酸石榴三种，新疆的甜石榴有机酸含量为1.10%，酸甜石榴为1.66%，酸石榴为2.19%，不同类型石榴果实中有机酸含量差异明显，是影响石榴风味的主要因素之一。石榴果实除上述常见的营养元素外，还含有丰富的矿物质元素，特别是钾、磷、钙含量较高，风味可口，营养丰富。

表4-5　每100g可食部分石榴营养物质含量（杨月欣，2017）

营养成分	含量	营养成分	含量	营养成分	含量
碳水化合物	18.7g	磷	71mg	铁	0.2mg
蛋白质	1.4g	钾	231mg	维生素C	9mg
脂肪	0.2g	钠	0.9mg	维生素E	4.91mg
膳食纤维	4.9g	锌	0.19mg	维生素B$_1$	0.05mg
钙	16mg	镁	16mg	维生素B$_2$	0.03mg

2. 主要生物活性物质

石榴中的主要生物活性物质为糖类、有机酸等初级代谢产物，黄酮类化合物、鞣花单宁、鞣花酸、生物碱等次生代谢产物，不同部位生物活性物质含量差异很大（表4-6）。果实中糖类、有机酸、维生素及微量元素含量丰富，而果皮和根中黄酮类化合物、鞣花单宁、生物碱等次级代谢产物含量较高。

表4-6　石榴果实各部位的生物活性物质与功效（曹尚银，2019）

部位	化学成分	功效
果汁	糖类、有机酸、维生素C、B族维生素以及多种微量元素	抗氧化、消炎、延缓机体衰老
籽粒	石榴酸、鞣花酸	抗氧化、抗癌、降血糖、预防冠心病等
果皮	鞣质、石榴皮碱、异槲皮苷、没食子酸	抗氧化、抗诱变、抗菌、抗肿瘤、降血脂等
叶	黄酮苷、单宁、鞣花酸、没食子酸	调血脂、清除自由基、增强胃蛋白酶活性
根	多种生物碱、鞣质、甘露醇	驱虫、抗菌、抗病毒

（1）类黄酮化合物　石榴果汁和果皮中检测到的类黄酮化合物有100余种，主要包括槲皮素、杨梅酮、山奈素、木犀草素和芹菜素等多种组分，不同品种的类黄酮组分含量差异较大，一般以槲皮素和杨梅酮为主，且在果皮中的含量高于果汁。石榴叶中的黄酮类化合物主要为芹菜素葡萄糖苷和木犀草葡萄糖苷。

花色苷属于类黄酮物质，在不同的酸碱条件下呈现不同的颜色，是构成果实和花颜色（红色、紫色和蓝色）的主要物质。石榴果皮中的花色苷有矢车菊素-3-葡萄糖苷、飞燕草素-3-葡萄糖苷、天竺葵素-3-葡萄糖苷、飞燕草素-3,5-二葡萄糖苷、矢车菊素-3,5-二葡萄糖苷、天竺葵素-3,5-二葡萄糖苷。白色的石榴由于缺乏花色苷而显现为白色。

（2）生物碱　石榴中的生物碱主要为含哌啶类和吡咯烷类生物碱，具体内容见表4-7。根中的生物碱种类最丰富的含有12种，叶片中最少，其中 N-乙酰基石榴碱、2-（2′-羟丙基）-Δ^1-

哌啶、景天定（图4-2）、N-乙酰-景天定四种成分几乎在石榴各个部位都可检测到。

表4-7　石榴各部位中的生物碱（李庆鹏，2019）

部位	特有的化学成分	共有的化学成分
果皮	石榴碱、N-甲基石榴碱、伪石榴碱、降石榴碱	N-乙酰基石榴碱、2-（2'-羟丙基）-Δ¹-哌啶、景天定、N-乙酰-景天定
茎皮	石榴碱、N-甲基石榴碱、伪石榴碱	
叶	2-（2'-丙烯基）-Δ¹-哌啶	
根皮	石榴碱、N-甲基石榴碱、伪石榴碱、降石榴碱、古豆碱、降古豆碱、苦豆碱、去甲基豆碱	

（3）单宁　单宁又称鞣质，根据其化学结构可以分为三类，即水解单宁、缩合单宁和复杂单宁。石榴中的单宁主要是水解单宁，缩合单宁和复杂单宁含量较少。水解单宁在酶、酸或碱性条件下可以水解为鞣花单宁和没食子单宁。其中，水解单宁中鞣花单宁的生物活性较高，是石榴汁、果皮、种子中的重要抗氧化物质。

鞣花单宁（ellagitannin）是水解单宁的一种，其水解产物为鞣花酸（ellagic acid，分子式：$C_{14}H_6O_8$）和六羟基联苯二酸。鞣花酸是没食子酸的二聚衍生物，石榴皮和叶片中的鞣花酸含量达0.2%以上，花中含量也超过0.1%，能够抑制金色葡萄球菌、大肠杆菌和白色念珠菌荚膜的形成。

安石榴苷是鞣花单宁的一种，仅在石榴果实、使君子科榄仁树的叶、诃子等少数植物中分离得到，在其他植物中含量较少，是石榴中的特有成分。安石榴苷是已知分子量最大的多酚类物质，每个安石榴苷分子含有16个酚式羟基，是其他酚类物质的4~5倍，因此是已知抗氧化性最强的酚类物质。安石榴苷在光照、高温、酸或碱性条件下可以降解为鞣花酸等物质，其化学结构见图4-3。

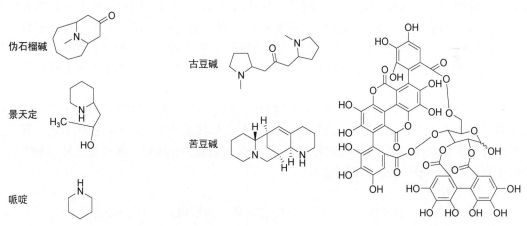

图4-2　几种石榴中检测到的生物碱的化学结构
图4-3　安石榴苷化学结构

3. 功能性产品开发

（1）石榴汁　石榴汁营养丰富，且含有黄酮类化合物、鞣花单宁、生物碱等多种生物活性成分。石榴汁还具有很多食疗功效，研究发现石榴汁的抗氧化能力强于苹果汁、绿茶和红酒，长期服用可以降低血压。石榴汁产品主要包括澄清型石榴汁、混浊型石榴汁、浓缩石榴汁等产品，未来的果汁市场将向浓缩汁、混浊汁、复合果汁等方向发展。

（2）石榴皮袋泡茶　石榴皮中富含黄酮类、鞣花单宁、多酚等多种次生代谢物质，是开发功能性食品的原料，以榨汁后的石榴皮为原料，添加红枣、金银花和蜂蜜等辅料，经过浸泡、干燥等工艺，制成石榴皮袋泡茶，具有广阔的市场前景。

（3）石榴籽油　石榴籽占果实总重量的 12.5%左右，其中含油率为 15%～20%。石榴籽油含有石榴酸、亚麻酸、油酸、亚油酸等多种不饱和脂肪酸，除此之外，还含有甾醇、生育酚、鱼鲨烯等生物活性成分，具有较高的营养价值和药用价值。研究表明，石榴籽油能够显著降低血糖并降低人类肿瘤细胞的繁殖能力。

（4）石榴果醋　石榴果醋含醋酸量为 5%～7%，兼具营养和保健功能。石榴由于果皮较硬，而内部籽粒柔软，因此石榴果醋发酵可以采用固态或液态发酵工艺。固态发酵工艺的优点为产品香气浓郁、色泽深、口味醇厚，缺点为生产周期长、效率低。液态发酵由于可以实现管道生产，效率高，成本低，适合大规模生产，但是产品的风味较固态发酵差。

4. 临床报道与食疗

（1）临床报道　石榴的果实、果皮、根和花皆可入药，具有多种医疗保健作用。石榴果实营养丰富，味甘、酸、涩，性温，具有生津止渴、杀虫、收敛、涩肠、止痢等功效，维生素 C 含量比苹果、梨要高出 1～2 倍。

石榴汁中具有丰富的花色素和有机酸，能抑制环氧化酶活性，起到抗癌、抗氧化的作用。石榴皮中含有儿茶素、槲皮素、安石榴苷等物质，在抗癌、抗氧化方面具有重要的作用。石榴果实中的果酸可以增进食欲，促进消化；丰富的单宁以及鞣酸等物质具有止血、保护肠道黏膜等作用。

石榴含有较高水平的抗氧化剂，其中高含量的安石榴苷和鞣花单宁是主要的抗氧化物质，有助于预防心血管疾病、2 型糖尿病、前列腺癌等疾病。研究表明鞣花单宁能够阻断前列腺癌关键因子（NF-κB）的活性，并能够抑制肾癌细胞的活性。因此石榴可以作为食疗辅助剂，预防前列腺癌的发生，减轻肾肿瘤的症状。安石榴苷可以抑制肺癌、乳腺癌和宫颈癌细胞的增殖，并且具有促进甲状腺乳头状癌细胞死亡的功效。安石榴苷和鞣花单宁可以抑制 α-葡萄糖苷酶活性，降低淀粉在肠道的消化速度，可以改善餐后血糖快速上升，缓解 2 型糖尿病症状。

鞣花单宁是石榴中含量最丰富的单宁类物质，鞣花单宁在结肠微生物作用下进一步代谢形成尿石素 A 和尿石素 B，这些代谢产物可以改善人体线粒体功能，预防肌肉衰老。鞣花酸可促进乳酸菌和双歧杆菌等益生菌的生长，同时抑制脆弱类杆菌群、梭状芽孢杆菌和大肠杆菌的生长，有利于维护肠道菌群的健康。

（2）食疗方剂

① 适用于腹泻。石榴皮、焦山楂、茶叶各适量，水煎服，每日 1～2 剂。

② 适用于脾虚腹泻。石榴皮 15～30g，水煎，加红糖调匀，每日 2 剂。

③ 适用于急性肠胃炎。石榴皮、车前子各 20g，干土豆 50g，研末，温开水冲服。每次 3～5g，每日 2～3 剂。

④ 适用于脱肛。石榴皮 30g，明矾 15g，适量水煎汤。清洗患处。

⑤ 适用于便血。石榴皮，炒干后研末，温水冲服。每日 3 剂，每次 9g。

⑥ 适用于肺结核咳喘。酸石榴 3g，取石榴籽捣碎。睡前服下。

⑦ 适用于胸痛。石榴花、山楂、陈皮各 15g，加适量水煎汤。每日 2 剂。

⑧ 适用于结肠炎。石榴皮 10g，大蒜 1 头。加适量水煎汤。每日 2 剂。

⑨ 适用于前列腺肥大。石榴花 18g，五倍子 12g，山药 18g。加适量水煎汤。每日 2 剂。

⑩ 适用于遗精。石榴皮 12g，五加皮 10g。加适量水煎汤。每日 1～2 剂。

（3）饮食注意事项

① 石榴果实含有大量的可溶性糖，容易造成血糖快速上升，糖尿病患者要注意少食。

② 石榴中有机酸、果胶含量较高，多食会损伤牙齿，还会助火生痰。

③ 石榴具有收敛作用，大便干燥、秘结者要慎食。

④ 石榴忌与螃蟹等海鲜食品同时食用。这是因为石榴富含鞣酸单宁等次生代谢物质，而鱼、虾、蟹类等海鲜食品含有丰富的蛋白质和钙元素等营养物质。同时食用，不仅会降低蛋白质的营养价值，还会使海鲜中的钙质与鞣酸结合成一种新的不易消化的物质，不利于营养吸收和身体健康。

第四节　猕猴桃

猕猴桃隶属猕猴桃科（Actinidiaceae）猕猴桃属（Actinidia），为落叶、半落叶、常绿木质藤本植物，攀援，有时呈灌木状。猕猴桃属有 54 种，21 个变种，共约 75 个分类单元。其中有食用价值的包括中华猕猴桃（Actinidia chinensis）、美味猕猴桃（A. deliciosa）、软枣猕猴桃（A. arguta）、狗枣猕猴桃（A. kolomikta）、阔叶猕猴桃（A. latifolia）、毛花猕猴桃（A. eriantha）、中越猕猴桃（A. indochinensis）等 10 余种，其中果型最大、产量最多、经济价值最高的是中华猕猴桃和美味猕猴桃两个种。猕猴桃鲜果不仅美味可口，并且有着丰富的营养和保健功效，被誉为"水果之王""维生素 C 之冠"等，西方人称之为"奇异果"。美国罗格斯大学保尔•拉切斯教授（美国宇航中心 NASA 第一位航天食品营养专家）的最新研究成果表明，目前在世界上消费量最大的前 28 种水果中，猕猴桃营养最为丰富全面。

1. 营养物质

（1）维生素　维生素 C 具有提高人体免疫力，预防癌症、心脏病和保护牙齿、减少黑斑等功效，是衡量水果营养价值高低的重要指标之一。每 100g 猕猴桃鲜果中，维生素 C 含量为 190～354mg，高的可达 495mg，是柑橘的 5～10 倍，苹果等水果的 5～30 倍。正常情况下，1 个成年人 1 天所需的维生素 C 量为 50～60mg，所以只要吃 1 个很小的猕猴桃鲜果或喝 1 杯猕猴桃果汁，便可满足人体对维生素 C 的日需。根据美国食品药物管理局（FDA）颁布的优良（>10%DV，人体每天需求量：Daily Value）、优秀（>20%DV）营养含量的定义，猕猴桃的维生素 C 的含量达到了优秀标准，居各种水果之首；同时，猕猴桃中的 B 族维生素和维生素 A 含量也被定为优良，每个猕猴桃可提供 8%DV 叶酸。

（2）氨基酸　猕猴桃果实中所含的 17 种氨基酸，包括天冬氨酸、苏氨酸、丝氨酸、谷氨酸、甘氨酸、丙氨酸、胱氨酸、缬氨酸、甲硫氨酸、异亮氨酸、亮氨酸、酪氨酸、苯丙氨酸、组氨酸、赖氨酸、精氨酸等，其中组氨酸、精氨酸、苏氨酸含量占总氨基酸含量的 60% 以上。猕猴桃中丰富的精氨酸是一种有效的血管扩张剂，能阻止血栓形成，降低冠心病、高血压、心肌梗死、动脉硬化等心血管疾病的发病率。

（3）矿物质　每 100g 猕猴桃果实中含有钾 320mg、钙 56.1mg、磷 42.2mg、氯 26.1mg、硫 25.5mg、镁 19.7mg、钠 3.3mg、铁 1.6mg。猕猴桃由于较香蕉及柑橘含有更多的钾而位居"低钠高钾"水果榜首，丰富的钾可以促进钠排出，软化血管、降低血压。同时低钠高钾的完美比例是熬夜的优选补品，可补充熬夜加班所失去的体力。猕猴桃的平均含钙量是苹果的 17 倍，香蕉的 4 倍，葡萄的 2.6 倍。在平常的生活饮食中，通过食用猕猴桃能够增加 Ca、Mg 元素的摄入，有利于保证骨骼发育，提高判断力，刺激抗毒素的生成，镇定中枢神经以及减轻心理压力。

（4）有机酸　猕猴桃果实中所含的有机酸主要是柠檬酸、苹果酸和奎尼酸，并且含有维生素 C、富马酸、草酰乙酸、对香豆酸及水杨酸等，柠檬酸的含量为 0.8%～1.8%，苹果酸含量为 0.1%～0.5%。值得注意的是，奎尼酸含量可高达 1%，几乎与柠檬酸含量相同，虽然奎尼酸也见于其他水果中，但通常只有少量。此外，在革叶猕猴桃果实中发现了咖啡酸、3,4-二羟基苯甲酸、对羟基苯甲酸；在狗枣猕猴桃果实中发现了琥珀酸。

（5）糖类　猕猴桃果实中所含糖主要是葡萄糖及果糖，二者之和占总糖量的 85%左右，另外还有少量蔗糖、山梨醇、肌醇及水溶性聚多糖，水溶性聚多糖中含 D-半乳糖醛酸、D-半乳糖、D-葡萄糖、L-阿拉伯糖、D-木糖和 L-鼠李糖。肌醇作为细胞信号传递过程中的第二信使，在细胞内对激素和神经的传导效应起调节作用，它可以有效地防治糖尿病、抑郁症的发生。

2. 主要生物活性物质

（1）膳食纤维　根据美国食品药品管理局颁布的营养含量定义，猕猴桃含有的膳食纤维含量达到优秀标准。猕猴桃果实平均膳食纤维含量（2.60±0.13）%，高出一般蔬菜和水果（1%左右），是菠萝的 1.5～2.0 倍。动物实验表明，猕猴桃中 80%的可溶性膳食纤维在前肠消化，95%的不溶性膳食纤维在后肠消化。

猕猴桃中的膳食纤维具有良好的水溶性，它不仅能帮助消化、防止便秘、快速清除并预防体内堆积的有害代谢物，而且可以降低胆固醇、促进心脏健康。研究表明，在连续 4 周每天食用猕猴桃后，54%的慢性便秘患者病症明显缓解，肠道蠕动速度加快，泻药服用也相应减少。用精制猕猴桃可溶性膳食纤维配制细胞悬浮液，对小鼠原代小肠平滑肌细胞、Caco-2 细胞和 DLD-1 细胞进行培养，研究其作用，研究结果从细胞水平证实猕猴桃可溶性膳食纤维具有增进肠平滑肌细胞收缩或上皮细胞运动的功能。以猕猴桃皮渣为原料，采用酶法制备猕猴桃可溶性膳食纤维进行抗氧化活性实验，结果表明，猕猴桃可溶性膳食纤维具有较强的自由基清除效果和还原能力，对 DPPH 和 $ABTS^+$ 自由基的 EC_{50} 分别为 4.68mg/mL 和 1.28mg/mL，说明其具有较强的抗氧化能力。

（2）超氧化物歧化酶（SOD）　猕猴桃的果实中含有非常珍贵的 SOD，该酶能消除生物体在新陈代谢过程中产生的有害物质。不同种类猕猴桃中 SOD 含量有所差异，研究者分析 12 个不同品种猕猴桃果实 SOD 含量发现，野生美味红肉猕猴桃果实中的 SOD 含量最高，其次是楚红和脐红猕猴桃果实，整体而言，红肉猕猴桃果实 SOD 含量较绿肉猕猴桃果实高一些。猕猴桃根、茎、叶等其他组织同样含有较高的 SOD 蛋白。

当肝细胞受到损伤时，血清谷丙转氨酶（SGPT）和血清谷草转氨酶（SOPT）会从细胞内逸出进入血液，使血清酶活力升高。这两种酶的活性可反映细胞损害的严重程度。猕猴桃果汁可以明显降低 SGPT 和 SOPT 的活性，表明其具有保肝作用。将阔叶猕猴桃、台湾猕猴桃、红茎猕猴桃、硬齿猕猴桃 4 种猕猴桃属药材茎的 50%乙醇提取物口服给予大鼠，1h 后，腹腔注射四氯化碳诱发大鼠急性肝损伤，24h 后测定大鼠颈动脉血谷丙转氨酶（ALT）、谷草转氨酶（AST），并观察肝损伤病理切片。结果显示，红茎猕猴桃及硬齿猕猴桃对大鼠的肝损伤具有保护作用，阔叶猕猴桃和台湾猕猴桃则不具有保护作用。猕猴桃的肝保护机制，可能与其可增加肝组织中 SOD 含量有关。SOD 具有抗辐射功效，可用来治疗因放疗而引起的膀胱炎、皮肌炎、红斑狼疮及白细胞减少等疾病。新西兰 Fruiting Male 和魁蜜两个猕猴桃品种的果汁对 ^{60}Co-C 射线照射后小鼠骨髓有核细胞数量、骨髓细胞 DNA 合成及染色体畸变的影响试验结果显示，两种猕猴桃果汁具有明显的抗辐射损伤作用，而且不同品种猕猴桃的抗辐射损伤的能力具有显著差异。

（3）多酚类化合物　猕猴桃含有多种酚类物质，主要包括酚酸、黄酮类以及花色苷等。研究发现，猕猴桃主要含有咖啡酸衍生物、绿原酸、原儿茶酸、儿茶素、表儿茶素、香豆素、原花青素等。也有研究发现，猕猴桃果实中含有咖啡酸、阿魏酸、紫丁香酸、鞣花酸、焦培酸、p-羟基苯甲酸、香草酸、p-香豆酸、没食子酸和槲皮素等多种酚类物质。中华猕猴桃果实中检测出 5 种黄酮苷类化合物，分别为：山奈酚-3-O-α-L-鼠李糖苷、山奈酚-3-O-β-D-葡萄糖苷、槲皮素-3-O-α-L-鼠李糖苷、槲皮素-3-O-β-D-葡萄糖苷及芦丁。类黄酮物质多数在红肉品种中含量较绿肉品种高，但其占总酚的比例仅为 0～4.76%。红肉猕猴桃果实中含有丰富的花色苷物质，主要种类有飞燕草素-3-O-半乳糖苷、矢车菊素-3-O-β-D-（2-O-β-D-木糖）-半乳糖苷、矢车菊素-3-O-β-D-半乳糖苷和矢车菊素-3-O-β-D-葡萄糖苷。其中，矢车菊素-3-O-β-D-（2-O-β-D-木糖）-半乳糖苷的含量占总花色苷的 64.6%～87.6%（图 4-4），是主要的花色苷成分。野生美味红心猕猴桃中，矢车菊素-3-O-β-D-半乳糖苷和矢车菊素-3-O-β-D-葡萄糖苷的含量基本持平，而在脐红和紫果果实中还检测到飞燕草素-3-O-β-D-葡萄糖苷的存在。

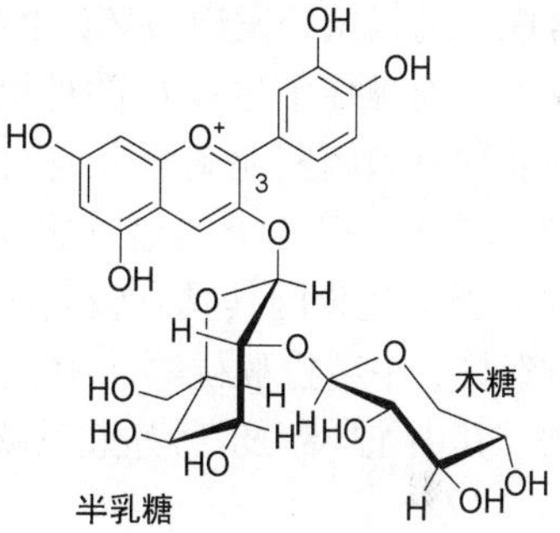

图 4-4　矢车菊素-3-O-β-D-（2-O-β-D-木糖）-半乳糖苷结构

猕猴桃含有的多酚类物质能够提高免疫力，具有很强的抗氧化、抗癌、抗衰老等功能，并且抗氧化能力与猕猴桃所含的多酚类化合物和维生素 C 的量成正相关。猕猴桃果实多酚提取物具有较强的 DPPH、ABTS、FRAP 和 ORAC 能力，可有效抑制 H_2O_2 对植物叶片的损伤程度。在医药、食品、化妆品等领域，猕猴桃多酚类物质具有广泛的应用前景。猕猴桃果实中的多酚类及维生素 C 可使 GSSG（glutathione disulfide）还原为 GSH（glutathione），后者与重金属离子结合排出体外，因此，猕猴桃具有解毒作用。

（4）叶黄素　猕猴桃中还有一种重要的植物化学成分——叶黄素。叶黄素属于类胡萝卜素，不同品种其含量稍有差异，成熟果实中含量较发育期果实低。对农大金猕、海沃德、脐红和红阳 4 个猕猴桃品种叶黄素含量检测发现，红阳和脐红猕猴桃果实中叶黄素含量相对较高；且中果皮（主要食用部位）含量高于内果皮。

猕猴桃果实中叶黄素可在人的视网膜上积累，能阻滞或缓解白内障的发展，并有预防白内障的作用。美国农业部研究指出，猕猴桃中所含的叶黄素还可以防止斑点恶化及其导致的永久失明。美国一家食品公司研制推出了以猕猴桃为基础的"超视力保健饮料"，一些研究也证明叶黄素可以预防肌肉退化症。

（5）猕猴桃素　猕猴桃果实中含有磷酸单酯酶及蛋白水解酶，其磷酸单酯酶的活性约是苹果中磷酸单酯酶活性的 10 倍。猕猴桃素是从猕猴桃果实中提纯出来的一种类似木瓜蛋白酶的水解酶，与木瓜蛋白酶、无花果蛋白酶、菠萝蛋白酶相似，分子量约为 26000，含 220 个氨基酸残基，大约一半氨基酸排列次序与木瓜蛋白酶相同，但其活性中心及作用机制更接近于无花果蛋白酶。

研究表明，猕猴桃素可以把肉类纤维蛋白质分解成氨基酸，能阻止蛋白质凝固，药理证明具有抗肿消炎功能。在老鼠和猪的体内试验表明，猕猴桃素提取物可以有效改善胃对蛋白质的消化，增加小肠对蛋白质的吸收；猕猴桃素会加速牛肉在人体胃中的消化速度，说明猕猴桃素对消化系统受损的动物有好处，有助于减轻高蛋白饮食中典型的胃部沉重与不适。

（6）猕猴桃碱　猕猴桃中存在一种不常见的单萜生物碱称为猕猴桃碱，其化合物的基本骨架是 3-氮杂双环［4.3.0］壬烷（Ⅰ）（图 4-5），该物质存在于猕猴桃科及败酱科植物，是某些蚁类的防御性分泌物的主要组分，且对猫科动物有兴奋作用。1959 年，首次从葛枣猕猴桃中分离出猕猴桃碱，随后中华猕猴桃和软枣称猴桃中也有发现。猕猴桃碱普遍存在于根、茎、叶等整个植株中。

动物实验显示，猕猴桃碱有镇静、降压、促唾液分泌作用。研究人员用猕猴桃汁、已破坏维生素 C 的猕猴桃汁、柠檬汁和已破坏维生素 C 的柠檬汁为材料，观察阻断致癌物质亚硝胺的合成效力，试验发现破坏维生素 C 的猕猴桃汁仍然对致癌物质亚硝胺的合成具有较强的阻断能力，而破坏维生素 C 的柠檬汁的阻断能力很弱，说明猕猴桃汁中除了维生素 C，还含有其他能够有效阻断亚硝胺合成的物质，可能与猕猴桃碱有关。

（7）皂苷　三萜类的皂苷物质在猕猴桃属植物中普遍存在，其中，齐墩果酸和乌苏酸（图 4-6）类衍生物因其具有较高的药理活性，因此为人们所重视。目前，已从软枣猕猴桃、毛花猕猴桃、中越猕猴桃等的根、茎、叶中分离得到 2 种齐墩果酸的衍生物和 15 种乌苏酸的衍生物，其中 12-烯-28-乌苏酸三萜类化合物最多。

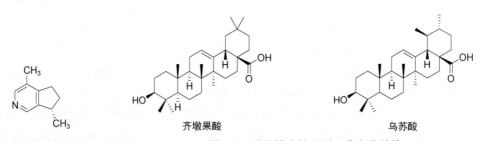

图 4-5　猕猴桃碱结构　　　　　　　图 4-6　猕猴桃中的主要三萜皂苷结构

猕猴桃根的提取液具有较高的抗肝损伤活性，以猕猴桃根为原料，研究其乙醇提取物、乙醇提取物的石油醚萃取物、乙酸乙酯萃取物、正丁醇萃取物和萃取后剩余水相 5 种溶液的抗肝损伤活性，并对 5 种溶液中活性最强的部分进一步分离，得到的主要活性成分为 5 个不同构型的乌苏酸型皂苷，表明猕猴桃根抗肝损伤的主要活性成分为乌苏酸型皂苷。

（8）其他生物活性物质　据研究，猕猴桃中含有较高的 5-羟色胺，该物质作为一种血管收缩剂对人体有镇静作用，能缓解紧张、疲劳，因此，在现代生活工作压力大的情况下，猕猴桃可以帮助人们缓解压力和紧张情绪。猕猴桃茎中分离的 β-谷甾醇有降血脂、降胆固醇、止咳、抗癌、抗炎、治疗慢性气管炎等作用。此外，猕猴桃还是少有的成熟时含有叶绿素的水果之一，许多研究指出叶绿素的衍生物是肝癌诱变的抑制剂。

3. 功能性产品开发

猕猴桃鲜果可制成果汁、果酱、果酒、果干、果脯、果粉等深加工产品，是航海、航空、高原、矿工的特殊营养品。

（1）猕猴桃汁和果脯　猕猴桃果汁是最简单的加工产品，对我国优秀足球运动员、田径运动员和业余体操运动员进行饮用猕猴桃保健饮料后的体能试验研究，结果表明：运动员饮用后体力增强，血细胞密度显著提高，饮用者在保持 2.5h 运动时血糖保持正常水平，对胰岛素和维生素 C 水平有所改善，更重要的是运动员认为这种饮料芳香、可口、解渴，而且它无任何副作用。猕猴桃果脯具有与猕猴桃鲜果同样的营养功能。

（2）猕猴桃超微粉和咀嚼片　猕猴桃超微粉是利用猕猴桃果皮、果肉、果心通过果实部分的微囊化和果渣的膳食纤维改性而制成的一种能够将猕猴桃所有的营养物质充分利用的功能性产品。高膳猕猴桃超微粉中充分保留了猕猴桃中的维生素、多酚类化合物、微量元素以及具有功能作用的膳食纤维，通过动物实验进行功效验证，高膳猕猴桃超微粉可有效改善小鼠便秘情况，维护肠道健康，以高膳猕猴桃超微粉为原料开发的食品能够较好地发挥改善肠胃的功效。高膳猕猴桃超微粉可制成高膳猕猴桃咀嚼片，口服咀嚼后易分散、易吸收，既具有通便作用，又具有质量稳定、服用方便、口感与风味突出的优点。

（3）猕猴桃复方吞咽片　猫人参复方吞咽片是由大籽猕猴桃根、茎提取的猕猴桃碱开发而成的猫人参的功能性产品，具有益气养血、提高机体免疫力的功能。适用于身体虚弱、久病痊愈、癌症康复的免疫功能低下人群。同时，对正常体质人群也起到提高免疫力的预防保健作用。

（4）护肤化妆品　猕猴桃提取物对胶原蛋白凝胶的收缩研究是对皮肤施用试验的模拟，数据显示猕猴桃提取物有良好的收缩作用，可用于加工紧肤化妆品；猕猴桃中含大量的果酸，果酸能抑制角质细胞内聚力以及黑色素，有效地祛除过度的角质层或淡化黑斑，在改善干性和油性肌肤组织上也有显著功效；同时能促进胆甾醇生物的合成，具有保湿功能；促进表皮细胞的增殖作用，也有消除自由基的作用，可用于抗衰化妆品。猕猴桃果实中含种子 0.8%～1.6%，种仁含油量丰富，且不饱和脂肪酸所占的比例很大，猕猴桃籽油中所含的亚麻酸、亚油酸是已知作物种中含量最高的，在医学、保健食品和美容护肤品领域具有非常广泛的用途。

4. 临床报道与食疗

（1）临床报道　中医认为，猕猴桃性寒，味甘、酸，归肾、胃经，具有调中理气、生津润燥、解热除烦、利尿通淋、和胃降逆的功效。现代医学表明，中华猕猴桃具有调中理气、解热除烦、生津润燥、消肿排瘀等功效，主治消化不良、食欲不振、呕吐、烧烫伤，对癌症也有良好的辅助治疗作用；葛枣猕猴桃理气止痛，主治腰痛、疝痛；红茎猕猴桃能够解热，主治脾肾病；狗枣猕猴桃、软枣猕猴桃为滋补强壮剂，主治维生素 C 缺乏症；紫果猕猴桃补虚益损，主治吐血、月经不调。近年来众多学者对猕猴桃属植物各部位的药理活性进行了研究，发现其具有降血脂、抗脂质过氧化、清除活性氧自由基、抑制肿瘤细胞、提高免疫功能等方面的药理活性。

① 提高免疫力。对服用猕猴桃中药复方制剂 1 个月前后的免疫学指标进行检测，结果证实服用该制剂后可显著提高吞噬功能低下者的吞噬率和吞噬指数，提高细胞免疫功能。健康青年在进行大强度运动前后补充猕猴桃果汁饮料对机体免疫功能有良好的调节作用。

② 改善人体代谢，预防心血管疾病。研究富含 SOD 的猕猴桃果汁对健康妇女血清及红细胞丙二醛（MDA）含量的影响发现，服用 SOD 猕猴桃果汁后，红细胞与血清 MDA 含量显著降低，红细胞 MDA 与血清 MDA 含量呈显著正相关，说明富含 SOD 的纯天然猕猴桃果汁具有抗脂质过氧化、降低血清和红细胞 MDA 含量的作用。通过测定 131 例（14～90 岁）正常人口服猕猴桃中药复方制剂前后血脂结果显示，该制剂在短期内能显著降低中老年人血脂。猕猴桃汁保健饮料可有效治疗老年心脑血管病，对降低胆固醇、β-脂蛋白和三酰甘油也有显著作用，还可提高血红蛋白的含量，对预防缺血性脑血管病、脑动脉粥样硬化及冠心病也有一定作用。

③ 预防肿瘤。藤梨（猕猴桃）根、壁虎等组成的昭黄散，在防治肿瘤进展、提高生存质量、延长生存期方面有明显效果且毒副作用较轻。猕猴桃中的维生素 C、多酚类化合物、皂苷、生物碱等生物活性物质均有预防肿瘤的药理学活性，说明猕猴桃在防癌抗癌中可发挥重要作用。

④ 治疗便秘。猕猴桃中高质量的膳食纤维有重要的生理学作用。研究发现在连续 4 周每天食用猕猴桃后，54%的慢性便秘患者病症明显缓解，肠道蠕动速度加快，泻药服用也相应减少。

⑤ 消炎。中华猕猴桃根注射液可以治疗小儿呼吸道感染，治疗有效率达 96.7%。

（2）食疗方剂

① 适用于食欲不振，消化不良。猕猴桃 250g，苹果 1 个，香蕉 1 个，白糖 30g，淀粉少许。该方剂称为三品羹。将猕猴桃洗净入碗内上笼蒸熟，取出晾凉后用净纱布挤出肉汁；苹果洗净去核、皮，切为小方丁，香蕉去皮切成小丁，备用。锅中加清水适量，入白糖、猕猴桃汁煮沸，将香蕉丁、苹果丁相继倒入锅中再煮沸后，用水调淀粉勾芡即成。

② 适用于胃癌、食管癌。新鲜猕猴桃 60g，藤梨根（猕猴桃树根）30g，半枝莲 30g。加水 1000mL 煎煮至 1 小碗，每日 1 剂，30 天为一疗程。

③ 适用于消化不良。猕猴桃干果 60g，加水 1000mL，煎煮至 1 小碗，每日 1 剂。

④ 适用于急性肝炎。鲜猕猴桃 60g，白马骨 60g，茵陈 15g，加水 1000mL，煎煮至 1 小碗，每日 1 剂。

⑤ 适用于高热烦渴。每次食用新鲜猕猴桃 3～5 个，每日吃 3～4 次。或取鲜猕猴桃，洗净，捣烂，用凉开水浸泡，然后慢饮。

（3）饮食禁忌

① 不宜与甲壳海鲜一起食用。多数海鲜中含有五价的砷成分，可与猕猴桃果实中的维生素 C 发生化学反应，生成具有毒性的化合物，量虽小，但是也会对肝脏造成一定损伤。

② 不宜与牛奶、豆制品等同食。猕猴桃果实中的维生素 C 可能与牛奶和豆制品中的蛋白发生反应，生成一种胃酸难以溶解的络合物，导致消化不良，降低食物营养价值，出现腹胀、腹泻等，严重时引起胃肠内结石。

③ 不宜与黄瓜、萝卜一起食用。猕猴桃的主要营养价值的体现就是补充维生素 C，而黄瓜和萝卜食物中含有大量的维生素 C 分解酶，可分解猕猴桃中的维生素 C，降低其营养价值。

第五节　柿

柿（*Diospyros kaki*）为柿科柿属落叶大乔木，俗名柿子。《礼记》中称柿为"朱果"。柿还有"凌霜侯"的美名。我国栽培柿树的历史悠久，据《尔雅》记载，早在 3000 年前我国已有柿属植物栽培。柿最初是作为观赏植物在庭院中栽培，到了南北朝时期，由庭院转向果树栽培，北魏贾思勰《齐民要术》中已有柿的嫁接及简易脱涩加工方法的记载。唐宋时期柿的栽培已非常广泛，唐代韩愈用"光华闪壁见神鬼，赫赫炎官张火伞。然云烧树火实骈，金乌下啄赪虬卵"的诗句，盛赞柿树。古语有云："七月枣，八月梨，九月柿子红透皮。"一过寒露，天高云淡，风清气爽，柿子开始变红，柿叶也逐渐泛红、飘落，以至于整个树冠像火一样。那漫山遍野的柿树林，挂满了"小红灯笼"，惹人喜，招人爱。清代诗人周景柱，曾在《蒲州柿林红叶》一诗中赞美深秋柿的壮观景色："尽把珊瑚映夕曛，瑶仙齐着石榴裙。无边红树多情思，遮断青山锁白云。"

柿是我国古代的宝贵木本粮食，由于树大强健，寿长果丰，旱涝保收，栽培花工少，收益大，又被称为"铁杆庄稼"。唐代段成式在《酉阳杂俎》中说，柿有七绝："一树多寿，二叶多荫，三无鸟巢，四少虫蠹，五霜叶可观，六嘉实可啖，七落叶大可以临书。"我国是世界上产柿最多的国家。柿树在我国分布极广，除了吉林、黑龙江、内蒙古、宁夏、青海、新疆、西藏等地区外，其余各地均有栽培。柿除了鲜食外，还可制成柿饼，加工成柿酒、柿醋、柿汁等，营养价值高，柿霜、柿蒂、柿叶等也是我国传统的中药，具有明显的药用功效。

1. 营养物质

柿是一种物美价廉的大众化果品，古人赞它"色胜金衣美，甘逾玉液清"。每 100g 鲜柿含可溶性碳水化合物 16.9g、蛋白质 0.6g、脂肪 0.2g、膳食纤维 2.0g；与其他水果一样柿含有多种矿物质和维生素，其中碘的含量较高达 6.3μg，是香蕉的 2.5 倍，橙子的 7 倍（表 4-8）。柿子果实成熟时呈现橙红色是类胡萝卜素积累的结果，每 100g 柿含有类胡萝卜素 0.12mg，人体摄入后可代谢为维生素 A，相当于 108μg 维生素 A，柿也含有丰富的 B 族维生素如维生素 B_2、维生素 B_1、烟酸、维生素 B_6、叶酸等，维生素 C 的含量约 8.0mg/100g（FW）。柿果是糖分含量较高的果品，主要的糖分是葡萄糖（7.0%）和果糖（7.5%），蔗糖的含量仅 0.2%，此外，还有 0.1% 的半乳糖和 0.2% 的阿拉伯糖和少量的甘露糖。

表 4-8　每百克鲜重柿可食部分的营养成分含量

营养成分	含量	营养成分	含量	营养成分	含量
碳水化合物	16.9g	钾	161mg	维生素 A	108μg
蛋白质	0.6g	钠	1.0mg	维生素 B_2	0.02mg
脂肪	0.2g	锌	0.08mg	维生素 B_1	0.03mg
膳食纤维	2.0g	锰	0.1mg	烟酸	0.1mg
钙	8.0mg	硒	1.0μg	维生素 B_6	0.02mg
铁	0.2mg	碘	6.3μg	叶酸	8.0μg
镁	9mg	类胡萝卜素	0.12mg	维生素 C	8.0mg
磷	17mg				

2. 主要生物活性物质

柿营养丰富，享有"果中圣品"之誉，对人体有重要的生理功能和保健作用。柿果和柿叶的药用价值从古沿用至今，掌握它们发挥药用功能的生物活性物质的详细信息对于理解其药理功能和作用机制有重要的作用。通过查阅国内外文献发现柿果和柿叶的生物活性成分主要是多酚类和类胡萝卜素，具体生物活性成分信息见表4-9，基于药理学研究手段对这些化合物治疗疾病的靶点进行分析，化合物的靶点越多说明对药学作用的贡献值越大。柿蒂也是我国传统的中药，主要含有三萜类化合物、黄酮类和单宁等物质。

表4-9　柿果中化合物信息

编号	化合物名称	degree 值	编号	化合物名称	degree 值
C1	紫云英苷（astragalin）	13	C9	异槲皮苷（isoquercitrin）	13
C2	咖啡酸（caffeic acid）	10	C10	番茄红素（lycopene）	13
C3	绿原酸（chlorogenic acid）	12	C11	槲皮素-3-O-β-D-吡喃葡萄糖基-(1-6)-β-D-吡喃葡萄糖[quercetin-3-O-β-D-glu-copyranosyl-(1-6)-β-D-glucopyranosid]	10
C4	黄姜素（chrysontemin）	11	C12	环酸（rotungenic acid）	10
C5	表儿茶素（epicatechin）	9	C13	三叶豆苷（trifolin）	14
C6	没食子儿茶素（epigallocatechin）	9	C14	β-胡萝卜素（β-carotene）	14
C7	表没食子酸（epigallocaric acid）	9	C15	letutin	11
C8	没食子酸（gallic acid）	10	C16	黄原黄素（xeaxanthin）	15

注：degree 值代表其作用强度。

（1）类胡萝卜素　通过化合物-靶点网络构建与分析，发现柿叶中的类胡萝卜素包括玉米黄质、β-胡萝卜素和番茄红素药学作用的强度高。柿叶中的类胡萝卜素主要是叶黄素类，成熟柿果呈现橙红色是类胡萝卜素积累的结果，从柿果鉴定出 9 种类胡萝卜素成分，分别是新黄质、堇菜黄质、9-顺-堇菜黄质、叶黄素、玉米黄质、β-隐黄质、α-胡萝卜素、β-胡萝卜素和番茄红素。β-隐黄质和玉米黄质是柿果肉中最主要的类胡萝卜素成分，占总有色类胡萝卜素的 37.8%～85.1%。类胡萝卜素有改善视力、强化骨质及抗癌、抗衰老、增强免疫力等功能，对人体健康有着十分重要的生理功能。

（2）多酚类和黄酮类　柿是富含多酚类和单宁物质的果树，特别是在叶片、果皮和柿蒂中含量更高。柿叶和柿蒂中的多酚类化合物包括酚酸、黄酮类和单宁，酚酸包括绿原酸、咖啡酸和没食子酸和环酸，黄酮类如三叶豆苷、槲皮素、紫云英苷、堪非酮、异槲皮素、芦丁、杨梅素、金丝桃苷等，是柿叶和柿蒂发挥药用功能的主要成分。柿特别是果皮含有多酚聚合物单宁，也是柿发挥药理作用的主要化学成分。

（3）三萜类化合物　柿蒂是传统的中药，具有抗心律失常作用、镇静作用及降逆止呕作用。现代临床用于治疗呃逆、反流性胃炎、遗尿等病症。除了前面提到的黄酮类和单宁物质外，柿蒂富含三萜类化合物如齐墩果酸、白桦脂酸、熊果酸、19α,24-二羟基乌苏酸和马尾柴酸等，这可能是柿蒂特有药理作用的生化成分基础。

（4）维生素 C　柿果的维生素 C 含量每百克约 10mg，属于维生素 C 含量低的水果，柿果较强的抗氧化功能主要来源于类胡萝卜素和多酚类物质。柿叶则含有丰富的维生素 C，在410 份柿叶样品中检测发现每 100g 鲜重平均含量在 1390mg，最高的可达 2500mg。柿叶中高的维生素 C 含量是其发挥药学作用的重要物质基础。

3. 功能性产品开发

我国柿资源丰富，柿叶和柿蒂入药方便，疗效确切，是常用的药材。目前以柿叶为原料提取制成的国家中药保护品种有"脑心清片"和"脑心清胶囊"，以柿叶为主药的中药复方制剂脑心宁胶囊，作为新型心血管疾病治疗用药已应用多年。此外，柿叶作为保健食品，几百年来被用作健康饮料的材料，由于柿叶茶在降血压、降胆固醇和抑制黑色素积累的显著作用，在中国、日本和韩国很受欢迎，在日本由于柿叶含有高含量的维生素 C，被广泛认为是抗衰老的良好饮品。柿叶不仅仅作为中药使用，其亮肤和美白功效，在化妆品和食品工业中也有广泛的应用。在日本柿叶提取物和茉莉花用于戒烟糖果中。柿制成柿饼、柿霜、柿漆等也具有一定的药用效能。柿饼即柿的干燥品。据《本草纲目》记载："生柿置器中自红者，谓之烘柿；日干者，谓之白柿；火干者，谓之乌柿。"柿霜是由柿果加工成柿饼时外表生成的粉霜，含甘露醇、葡萄糖、果糖、蔗糖，具有清热润燥、生津止渴、止咳利咽之功效。柿漆是榨取未成熟的柿果，加工制成的胶状液，主要含有单宁类物质，用作降压、止血药。

4. 临床报道与食疗

（1）临床报道

① 柿叶。柿叶是中国传统的中药，最早见于明代的《滇南本草》。霜后柿叶可以治疗慢性溃疡，也用于治疗脑卒中，改善心绞痛、内出血、瘫痪、冻伤、烧伤、出血症和便秘等。脑心清片（柿叶乙酸乙酯浸出物）具有活血化瘀、通络的功效，用于脉络瘀阻，眩晕头痛、肢体麻木、胸痹心痛、胸中憋闷、心悸气短；冠心病、脑动脉硬化等。柿叶有猝灭自由基、神经保护和抑制血栓形成、抑制动脉粥样硬化、抗诱变、拮抗组胺、抗过敏的特点。

类黄酮是柿叶中重要的活性化合物，柿叶中矢车菊色素-3-葡萄糖苷表现出对酪氨酸酶的抑制作用，抑制肿瘤的发生和转移。金丝桃苷和三叶草苷有明显的抗菌性，异槲皮素有抗炎作用。紫云英苷和异槲皮素均有抗过敏的作用。现代医学研究了 85 例血管性痴呆患者，随机分为观察组和对照组，观察组在常规治疗及基础疾病治疗的基础上再给予柿叶提取物治疗，结果表明柿叶提取物能够显著改善血管性痴呆患者认知功能，提高患者生存质量。

② 柿蒂。柿蒂含有三萜类化合物和丰富的单宁等活性成分，现代临床用于治疗呃逆、反流性胃炎、遗尿等病症。代表方剂主要有：柿钱散治呃逆（《洁古家珍》）、柿蒂散治血淋（《奇效良方》）、柿蒂汤治胸满咳逆不止（《严氏济生方》）和丁香柿蒂汤治咳逆（《妇人良方大全》）等。主要的药理学作用是抑制膈肌收缩。

③ 柿果。据《本草纲目》记载，柿乃脾、肺、血分之果也，其味甘而气平，性涩而收，有健脾、涩肠、止咳、止血等功效。柿汁清热润肺，具有止渴作用，主治火燥咳嗽、嘴干出血、胃热肠燥、痔出血等症。鲜柿生食，对肺痨咳嗽、虚热肺痿、咳嗽痰多、虚劳咯血等症有良效。柿霜具有清热、润燥、化痰功效，主治肺热燥咳、咽干喉痛、口舌生疮、吐血、咯血。柿果中较多的膳食纤维和果胶物质对促进人体消化、改善肠道功能具有很好的作用。此外，柿果中丰富的类胡萝卜素具有预防肿瘤和心血管疾病的作用。柿果中含有酚类、黄酮类

和单宁物质，可以防止动脉粥样化，避免患上心脏病和脑卒中。柿果实的提取物可抑制人淋巴细胞白血病 Molt4 细胞的生长，诱导细胞程序性死亡，可以抑制亚硝基甲胺等致癌物引起的基因突变。

（2）食疗方剂

① 适用于咳嗽。柿饼 6 个，茶叶 3g，冰糖 15g，放入瓦罐内炖烂，拌匀，即成。每日服用 2～3 次。治久咳不愈。小儿百日咳：柿饼 1 个，去皮生姜 3～5g。将柿饼掰成两半，生姜切碎夹在柿饼内，以文火焙熟，去姜吃柿饼，或用柿饼 15g，罗汉果 1 个，水煎服，每日 2～3 次。

② 适用于哮喘。柿叶 30g，蚕沙、炙甘草各 10g，入锅，加适量水煎汤，即可。每日 2 次饮汤。

③ 适用于呃逆。柿蒂、丁香各 3g，研细末，混匀，即可。每日 1 次，开水冲服。

④ 适用于寒湿腹泻。将适量柿蒂煅成炭，研为细末，装瓶备用。每日 3 次，成人每次服 1.5g，患儿减半，用温开水送服。

⑤ 适用于便血和脱肛。便血：丝瓜叶、柿叶各 50g，薄荷 10g，研末备用。每服 3g，每日 3 次，用温开水冲服。脱肛：柿叶 10g，藕节 30g，茶叶 6g，山楂 15g，入锅，加适量水，煎汤，饮汤，每日 1～2 次。痔肛裂：柿饼 3 个，地榆 9g，入锅，加适量水，煎汤，每日服 3 次。

⑥ 适用于结肠炎。柿蒂 6g，陈皮 15g，红糖 20～30g，入锅，加适量水，煎汤，每日 2～3 次，饮汤。

⑦ 适用于糖尿病和尿路感染。糖尿病：柿叶、绿豆各 30g，入锅，加适量水煎汤，即可。饮汤，吃豆，每日 2～3 次。治尿路感染：柿饼 2 个，灯心草 6g，白砂糖适量。将柿饼洗净，去柄，灯心草洗净，共放入锅内，加适量水用文火煎煮 20min，加白糖调味饮用。每日 1 剂，分 2 次服用，连服 3～7 日。

⑧ 适用于冠心病和高血压。冠心病：柿霜、西瓜霜各 30g，混合调匀，即可。每次服 3～5g，每次 2～3 次。高血压：柿叶、白茅根各 30g，入锅，加适量水煎汤，每日 2 次；或柿叶 10g 入锅，加适量水煎汤代茶饮。高血压，痔出血，慢性支气管炎干咳，咽痛：柿饼 3 个，洗净，加入少量清水及冰糖，放入碗中，隔水蒸至柿饼绵软后服用。每日 2 次。

⑨ 适用于神经衰弱。柿饼 500g，龙眼肉 20 个，党参、生黄芪各 15g，山药、莲子各 20g，蜂蜜、红糖各适量。将柿饼洗净，切瓣，龙眼肉剥皮去核，莲子剥皮去心，党参、生黄芪捣碎，鲜山药去皮，切块或片，加入瓷罐中，加蜂蜜和红糖，上锅蒸 2～3h 使汁液浓缩呈蜜饯状，凉后即可食用。每日 2～3 次，每次 1～2 匙，连服 10 日为 1 个疗程。

⑩ 适用于小儿腹泻。米糠 50g，柿干 50g，炒黄，研为细末，备用。以温开水冲服，每服 2～3g，每日 2～3 次。

⑪ 适用于口腔溃疡和声音嘶哑。口腔溃疡：柿霜 3g，冰糖 6g，研末，备用。1 次服下，每日 1～2 次。声音嘶哑：豆腐 200g，柿叶 15g，车前草 15g，入锅，加适量水煎汤，每日 2～3 次饮汤。

（3）饮食禁忌

① 柿子性寒，凡脾胃虚寒、脾虚泄泻、痰湿内盛、外感风寒及疟疾等症均不宜食用；胃酸过多、平素有嗳酸症状的人也不宜吃柿，溃疡患者，尤要注意。由于柿中含有较多的鞣酸、

柿胶酚、果胶等物质，这些物质会刺激胃壁分泌出更多的胃酸，会对胃壁溃疡面不断摩擦和刺激，造成胃部产生灼热感，可诱发胃出血或胃穿孔。

② 柿含单宁物质，具有较强的收敛作用，食之过量，易致口涩，舌麻，大便干燥；单宁酸可与体内的铁结合，妨碍对铁的吸收，故缺铁性贫血患者不宜多食。

③ 空腹不宜食柿，以防罹患胃柿石症，食柿后饮白酒、热水或菜汤更易发生本病。这是因为柿中含有一种可溶的鞣红质，在生柿中含量高，熟柿含量低，它在胃酸的作用下与蛋白质结合形成不溶解的鞣酸蛋白沉淀于胃内。另外柿中还含有柿胶酚和果胶以及可溶性的收敛物质，遇胃酸也会凝集黏合成块，便于食物残渣聚积，越积越大，成为巨大的团块，即胃柿石。又因柿有收敛作用，故便秘者忌食。

④ 柿不宜与螃蟹同食。因蟹肉含有大量的蛋白质遇柿里单宁会沉淀，凝结成不易消化的物质，它长时间滞留在肠道内会腐败发酵，导致呕吐、腹痛、腹泻等症。柿性寒，蟹性更寒，蟹、柿同食，两寒进腹会引起胃肠炎或诱发其他疾病。民间传说，一人食蟹，多食红柿，至夜大吐，继之以血，昏不省人，后以木香磨汁灌服方解之。

⑤ 柿不宜与红薯同食。吃柿四小时内忌食红薯，因为吃了红薯后，胃里会产生一些盐酸，加上红薯含有较多的淀粉，这些物质与柿胶酚、果胶结合后，更易凝结成柿石。

⑥ 食柿前后不宜食醋。由于柿子中物质会刺激胃酸分泌，醋和柿同食易胃酸过多。另外，柿皮不宜食用。柿未成熟时，鞣酸主要存在于柿肉中，而成熟后鞣酸则集中于柿皮中。

第六节　番木瓜

番木瓜（*Carica papaya*）属于番木瓜科（Caricaceae）番木瓜属（*Carica*）的热带常绿大型草本果树，又名木瓜、乳瓜、番瓜、万寿果，号称"百果之王"。番木瓜原产于墨西哥南部以及邻近的美洲总部地区，现广泛栽培于全世界的热带和亚热带地区。番木瓜自17世纪传入中国，主产于广东、海南、广西、云南、福建、台湾等地。

依据基本花型，番木瓜植物分为雌株（female trees）、两性株（bisexual type trees）和雄株（male trees）。雌株只开雌花；两性株既开两性花，也开雄花；雄株只开雄花，但在较冷的季节也开两性花。番木瓜果实性状与其花性别相关，一般雌花所结的果实为球形，果肉薄，果腔大；而两性花所结的果实为长圆形或梨形，果肉厚，果腔较小，品质好，因此两性株产生的果实备受市场的青睐。

番木瓜鲜食酸甜可口，还可加工成果汁、果酱、果脯等。其应用价值高，可作为膳食、药用和美容方面的原料，具有健胃消食、滋补催乳、舒筋通络等功效。

1. 营养物质

番木瓜营养价值高，含丰富的木瓜蛋白酶、凝乳蛋白酶等，并富含赖氨酸、缬氨酸、异亮氨酸等17种氨基酸及多种营养元素。且成熟番木瓜的果肉呈黄色或红色，黄色果肉主要含胡萝卜素，红色果肉主要含番茄红素，均具有很好的保健功效。

番木瓜每100g可食部分约占86%，约含水分92.2g，能量113kJ，蛋白质0.4g，脂肪0.1g，碳水化合物7.0g，膳食纤维0.8g，灰分0.3g，磷12mg，钾18mg，钙17mg，镁9mg，钠28mg，铁0.2mg，锌0.25mg，硒1.8μg，铜0.03mg，锰0.05mg，类胡萝卜素870μg，维生素A 145μg，

维生素 B_1 0.01mg，维生素 B_2 0.02mg，维生素 C 43mg，维生素 E 0.3mg，烟酸 0.3mg。还含多种有机酸，如苹果酸、酒石酸、柠檬酸、齐墩果酸等。番木瓜是水果中少见的钠含量高于钾含量的果品。

2. 主要生物活性物质

番木瓜含有番木瓜蛋白酶、番木瓜碱、异硫氰酸苄酯、类胡萝卜素等多种活性物质，相关化合物在肠胃保护、护肝、抗炎、镇痛、减肥美容、抗肿瘤、杀菌和抗氧化等方面表现出一定的生物活性（表 4-10）。

表 4-10　番木瓜各部位的主要生物活性物质（肖双灵和滕杰，2020）

部位	主要生物活性物质
果实	类胡萝卜素、挥发性化合物（芳樟醇、异硫氰酸苄酯、顺式和反式 2,6-二甲基-3,6 环氧-7 辛烯-2-醇）、生物碱、苄基-β-D-葡萄糖苷、2-苯基乙基-β-D-葡萄糖苷、4-羟基苯苄基-2 乙基-β-D-葡萄糖苷
叶	番木瓜碱、伪番木瓜碱、木瓜碱Ⅰ、木瓜碱Ⅱ、胆碱、番木瓜苷
籽（种子）	脂肪酸、木瓜油、酚类、番木瓜碱、异硫氰酸苄酯、苄基芥子油苷、苄基硫脲、β-谷甾醇、番木瓜苷、葡萄糖硫苷酶
根	番木瓜苷、葡萄糖硫苷酶
乳汁	蛋白水解酶、木瓜蛋白酶木瓜素、谷氨酰胺环转移酶、木瓜凝乳蛋白酶 A、木瓜凝乳蛋白酶 B、木瓜凝乳蛋白酶 C、肽酶 A 和肽酶 B、溶菌酶

（1）木瓜蛋白酶　番木瓜的根、茎、叶和果实中均含有木瓜蛋白酶，其中在未成熟果实的乳汁中含量最丰富。未成熟的番木瓜乳汁中至少含有 4 种蛋白酶：木瓜蛋白酶（papain）、木瓜肽酶 B（papain peptidase B）、木瓜凝乳蛋白酶 A（chymopapain A）、木瓜凝乳蛋白酶 B（chymopapain B）。木瓜蛋白酶具有耐高温、活性强、稳定性好、蛋白质水解能力强等特征。当前约有 70%的番木瓜生产用于获得木瓜蛋白酶制品，纯木瓜蛋白酶制品含有：①木瓜蛋白酶，分子量 21000，约占可溶性蛋白质的 10%；②木瓜凝乳蛋白酶，分子量 26000，约占可溶性蛋白质的 45%；③溶菌酶，分子量 25000，约占可溶性蛋白质的 20%；④纤维素酶等不同的酶。

木瓜蛋白酶是一种有用的消化酶，能帮助胃更好地分解蛋白质，并促进营养吸收，对于消化不良的人很有帮助。木瓜蛋白酶有溶解脂肪和软化皮肤作用，此外，还帮助清除死亡细胞并保持皮肤健康，因此广泛用于美容产品。木瓜蛋白酶能有效治疗胃溃疡，溶解白喉薄膜；能治疗烧伤和唇疱疹；治疗肿胀和擦伤，并能抑制手术后的肿胀和发热；能缓解不同的食物过敏，尤其对食物蛋白质不消化引起的问题；木瓜蛋白酶中的氨基酸能通过防止胃酸反流，帮助减轻肠易激综合征症状。此外，研究还发现木瓜蛋白酶还是很好的免疫刺激剂，有助于加强免疫系统功能，帮助应对肠道寄生虫。

（2）番木瓜碱　研究者检测到番木瓜叶中含有番木瓜碱（图 4-7）、伪番木瓜碱、去氢番木瓜碱Ⅰ、去氢番木瓜碱Ⅱ4 种生物碱，番木瓜果中含有番木瓜碱，以及另 2 种未知的生物碱。番木瓜碱具有抗淋巴性白血病细胞（L1210）的强烈抗癌活性和抗淋巴性白血病 P388 和 EA 肿瘤细胞的适度活性。在试管内番木瓜碱对结核杆菌（H37RV）稍

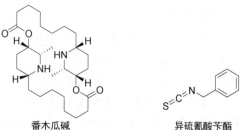

番木瓜碱　　　　　　　异硫氰酸苄酯

图 4-7　番木瓜碱和异硫氰酸苄酯的化学结构

有抑制作用。番木瓜碱有杀灭阿米巴原虫的作用，临床应用其盐酸盐皮下注射亦有效。番木瓜碱可引起家兔血压下降，对离体蛙心、兔心引起扩张期停止，使蛙后肢血管收缩，兔耳壳、肾脏、小肠及冠状血管舒张。番木瓜碱抑制肠管（猫、兔及鼠）及气管（豚鼠）平滑肌，对妊娠子宫（兔及豚鼠）及正常子宫（豚鼠），少量使之兴奋，大量使之麻痹，对骨骼肌则使之麻痹。番木瓜碱有醒脾和胃、驱虫清热的作用，食用后会缓解消化不良以及肺热等症状，能够舒筋活络，缓解湿痹引起的四肢疼痛。

番木瓜碱是番木瓜的重要生物活性成分，经过实验发现，这类物质通过大量提纯后服用，中枢神经有被麻痹的可能，人体会有轻微的中毒症状，但是需要很大的剂量和很高的纯度。因此，几个番木瓜中所含番木瓜碱的成分不至于让人中毒，只要保证每次食量不要过多即可。

（3）异硫氰酸苄酯　番木瓜种子的苄基硫代葡萄糖苷含量较高，这种葡萄糖苷可在其自身的芥子酶作用下水解生成异硫氰酸苄酯（图4-7），该成分具有防癌抗癌作用，但在番木瓜果肉中的含量很低，几乎检测不到。异硫氰酸苄酯可以引起多种癌细胞凋亡，使癌细胞周期阻滞于 G_2/M 期。番木瓜种子提取物（含异硫氰酸苄酯）在体外对人肝癌细胞 HepG2 等 6 种常见的癌细胞株的生长增殖具有较好的抑制作用，在较高剂量试验组，细胞增殖抑制率可以达到 80% 以上，显示出对癌细胞生长的活性有较好的抑制效果（表 4-11）。

表 4-11　番木瓜种子提取物体外抗癌试验结果（周骊等，2012）

| 提取物浓度 /(μmol/ L) | 生长抑制率/% | | | | | |
	人肝癌 HepG 细胞	人肺癌 A549 细胞	人乳腺癌 MCF-7 细胞	人宫颈癌 Hela 细胞	人前列腺癌 DU-145 细胞	人大肠癌 HCT-8 细胞
10	—	—	—	—	—	83.80
5.0	—	78.39	69.38	86.79	70.70	83.55
2.5	87.02	69.78	59.32	81.35	57.50	78.74
1.25	84.42	31.82	47.77	59.69	52.16	76.26
0.625	67.39	33.49	40.54	32.93	52.85	67.96
0.313	35.17	23.60	31.74	16.57	45.19	—
0.156	21.19	—	—	—	—	—

注："—"表示预实验时显示此浓度过高或过低，正式实验未做此浓度的试验。

（4）其他生物活性物质　番木瓜其他检测到的生物活性物质包括 5,7-二甲基香素、咖啡酸、绿原酸、阿魏酸、香豆酸、槲皮素、原儿茶酸和山奈酚等多酚类色素，β-胡萝卜素、β-隐黄质和番茄红素等类胡萝卜素。其中叶片中的咖啡酸、对香豆酸和儿茶素含量比较丰富，含量分别为每克干重 0.25mg、0.33mg 和 0.11mg。此外，报道指出番木瓜中含有番木瓜苷（carposide），未查到番木瓜苷的具体化学结构，但一枝黄花苷（leiocarposide）为一种多酚的糖苷，认为番木瓜苷为一种多酚类化合物。

3. 功能性产品开发

番木瓜主要以鲜果食用，食品加工产品包括饮料、果醋、果酒、果酱以及糖果等。在番木瓜饮料市场方面，发酵饮料尤其是添加乳酸菌进行发酵的方式效果最好，益生菌番木瓜饮料既保留了番木瓜原有的营养物质，又带来了乳酸菌丰富的代谢产物，同时还具有独特的风味和口感。

此外，番木瓜所含的木瓜蛋白酶在保健品、食品添加剂以及化妆品行业中均有应用。在保健品方面，木瓜蛋白酶具有抗癌、利胆、止痛、助消化等功效。以其制成肠溶片口服可达到消炎、消肿的目的，也可用于驱除肠道寄生虫或用木瓜蛋白酶水解动植物蛋白得到可供患者服用的水解蛋白，并且木瓜蛋白酶与其他药物配合使用，可以用于治疗骨外伤和痔瘘病患等，还可用于处理坏死组织，治疗湿疹等多种疾病。在食品添加剂方面，木瓜蛋白酶能够用于啤酒、果汁的澄清和防冻，阻止某些蛋白质在偏酸条件下沉淀，以及冷藏过程中冷浊的形成。木瓜蛋白酶在水解肉类和鱼类蛋白质方面效果显著，使肉质嫩化，改善口感并促进消化。此外，木瓜蛋白酶可增加豆类食品的蛋白质分解和氮溶解，生产出可溶性蛋白制品、氨基酸营养液、水解蛋白调味料以及含豆粉的谷类食物和饮料，如脱水豆类、果酱、水果色拉等。在美容化妆品方面，木瓜蛋白酶具有溶解死细胞的能力，且能区别地消化分解老皮肤而不伤害新皮肤，将其添加到化妆品中可消除黑斑、淡化雀斑，处理坏死组织和伤疤，增加皮肤弹性，可制成肥皂、洗涤剂、洗衣粉、洗手液等。在饲料添加剂方面，可开发蛋白源，有助于牲畜消化，加速生长，还可以作为蔬菜水果等高级复合肥料的添加剂。在纺织工业方面，利用木瓜蛋白酶制成脱毛剂来鞣制皮革，可使皮革毛孔细腻，皮纹光亮。还可用于处理羊毛、蚕蛹脱胶、蚕丝精炼，得到的纺织品能达到手感柔软、舒适、抗收缩等效果。

4. 临床报道与食疗

（1）临床报道　番木瓜性平，味甘。入脾经、胃经和肺经。中医认为，番木瓜有健脾消食、舒筋活络、和胃化湿、润肺止咳、消暑解渴、润滑肌肤等作用。成熟的番木瓜是一种比较理想的饭后水果，一般人群均可食用，尤其适宜慢性萎缩性胃炎、肾炎、高血压、便秘、产后缺乳、风湿筋骨痛、跌打扭挫伤、消化不良、肥胖等患者。番木瓜叶有强心、消肿作用。

① 抗肿瘤作用。番木瓜含有番木瓜碱。据报道番木瓜碱能抑制体内致癌物质亚硝酸胺的合成，具有抗肿瘤功效，对淋巴性白血病细胞（L1210）具有强烈抗癌活性和抗淋巴性白血病 P388 和 EA 肿瘤细胞的适度活性。

② 抗菌和抗寄生虫作用。番木瓜碱有杀灭阿米巴原虫的作用，临床应用其盐酸盐皮下注射亦有效。浆汁及木瓜蛋白酶用于驱除绦虫、蛔虫及鞭虫等有效，后者的杀蛔虫作用已经实验证明。从种子中分离出的异硫氰酸苄酯有驱蛔作用，番木瓜苷也曾用作驱虫剂。

③ 助消化、清创和消炎作用。番木瓜中丰富的蛋白酶类，能帮助蛋白消化，可用于慢性消化不良及胃炎等。亦可用于腹腔注射防治粘连，动物试验证明其防治粘连再发的效果比胰蛋白酶好。未成熟果实的浆汁在炭疽病灶中能消化损坏的组织，而健康的组织不受影响。木瓜蛋白酶能溶解黏稠的脓，因此木瓜蛋白酶可用于有坏死组织的创伤、慢性中耳炎，用作溶解白喉伪膜以及烧伤时的酶性清创。

④ 抗凝血作用。静脉注射木瓜蛋白酶可引起组胺释放，延长血凝时间，防止发生休克。从浆汁中获得的蛋白性物质无论试管试验或整体试验均有显著的抗凝作用，在以狗为试验对象时，2mg/kg 抗凝剂量，对心血管及呼吸系统无明显作用，大剂量对心脏有直接抑制作用。由于过敏及引起回肠痉挛，其治疗应用仍受限制。

⑤ 降血压和防治心血管疾病。番木瓜中的番木瓜碱和黄酮类物质舒张血管，具有稳定血管和毛细血管弹性、降低血压、增加动脉流量、抗心律不齐、抗溃疡等作用。

⑥ 减肥和催乳作用。木瓜蛋白酶能消化蛋白质、分解脂肪，有利于人体对食物进行消化吸收和减肥。木瓜凝乳酶对乳腺发育和催乳有益，能刺激卵巢分泌雌激素等女性激素，使乳腺通畅，达到丰胸、增白、美容和通乳的目的，尤其适宜女性食用。

（2）食疗方剂

① 健脾开胃，帮助消化。番木瓜生吃或煮食，或用干粉，每次 3～6g，每日 2 次。素丝木瓜：鲜木瓜 300g，豆百叶 200g，茭白 100g，青椒 40g，调味料适量。做法：将番木瓜削去外皮，茭白刨去外皮，与豆百叶一起切成细丝。青椒去蒂，姜去皮，洗净，与葱白一起切成细丝；炒锅置火上，倒入花生油，烧热，投姜丝、青椒丝、葱白丝翻炒几下，再倒入木瓜丝、茭白丝、豆百叶丝，调入精盐、白糖、香醋，加适量清水，焖 10min，淋上麻油，调入味精，装盘即成。

② 清热润肺。冰糖炖木瓜：新鲜番木瓜 250g，冰糖 25g。做法：将新鲜番木瓜削去外皮，切成小块。将番木瓜块和冰糖同时放入瓦罐中，加入适量清水（或者牛奶），以文火炖 30min，待温服食，每日 1 次。

③ 适用于乳汁稀少（理气通乳）。鲜番木瓜、韭菜各适量，煮服。木瓜猪手汤：半熟新鲜番木瓜 200g，猪手 1 只，黄豆 100g，调味料适量。做法：将半熟新鲜番木瓜削去外皮，切成小块，猪手洗净切块，黄豆浸泡 3h 后洗净沥干。将猪手块和黄豆同时放入瓦罐中，加入适量清水，以小火慢炖至黄豆八分熟，然后加入番木瓜块煮至熟烂，加入调味料即可。每天 1 次，连服 3 天。

④ 适用于婴儿湿疹。干燥未成熟的番木瓜研细粉，撒布患部，每日 2～3 次。

⑤ 适用于绦虫、蛔虫等肠寄生虫病。番木瓜（未熟果）干粉，每次 9g，早晨空腹服。

（3）饮食禁忌　番木瓜在食用过程中，也存在一些禁忌，在食用时要谨慎，具体总结如下。

① 番木瓜中的番木瓜碱和木瓜蛋白酶对人体有微毒，因此每次食量不宜过多。微量毒素是可以被人体化解的，不过如果是过敏体质或者肠胃功能比较弱的群体，还是慎食番木瓜，可能会造成腹泻、肿胀等变态反应。

② 妊娠时不宜吃番木瓜，特别是没有熟透的番木瓜，因为番木瓜中含有增强子宫收缩的番木瓜碱，容易引起腹痛、流产或早产。

③ 炖煮番木瓜不要使用含铁的容器，以免营养成分丢失。

第七节　蓝　　莓

蓝莓（*Vaccinium* Spp.），指杜鹃花科（Ericaceae）越橘属（*Vaccinium*）植物中的蓝果类型。蓝莓的驯化、育种历史相对较短，现有的栽培品种绝大部分来自于青液果组（Sect. *Cyanococcus*）。目前，蓝莓栽培品种主要分为 3 个品种群，包括矮丛蓝莓（lowbush blueberries）品种群、高丛蓝莓（highbush blueberries）品种群和兔眼蓝莓（rabbiteye blueberries）品种群。根据正常开花的需冷量和越冬抗寒力的不同，高丛蓝莓品种群又细划为北高丛蓝莓（northern highbush blueberries）、半高丛蓝莓（half-highbush blueberries）和南高丛蓝莓（southern highbush blueberries）。蓝莓叶片落叶或常绿，细长或卵圆形。蓝莓花为钟状或坛状，白、黄、粉红或红色。蓝莓果为假果，尾端有外展喇叭状的冠，果色先浅绿色，再粉色，最后转为蓝色，味酸甜或甜酸。在北半球的露地生产中，五月至十月为结果期，七月为结果高峰期，被美国、加拿大定为国家蓝莓月。蓝莓果实中含有花色苷、原花青素、黄酮类成分、超氧化物歧化酶（SOD）、熊果酸、糖、酸、脂类、蛋白质、维生素和矿物质元素等丰富的营养和生物活性成分，被认为是具有功能性的"超级水果"，有"浆果之王"的美誉。因此，蓝莓鲜果和相关加工产品在全世界范围内极受欢迎。

1. 营养物质

蓝莓果实酸甜适口，风味独特，营养丰富。据美国国家营养数据库 2002 年 8 月公布的数据显示，每百克蓝莓鲜果含有蛋白质 0.67g，脂肪 0.38g，碳水化合物 14.13g，膳食纤维 2.7g，热量 234.4kJ。此外，蓝莓含有丰富的矿物质、维生素和氨基酸（表 4-12）。

表 4-12　每百克鲜重蓝莓可食部分的营养成分含量

营养成分	含量	营养成分	含量	营养成分	含量
碳水化合物	14.13g	镁	5.00mg	维生素 B_1	0.05mg
蛋白质	0.67g	锰	0.78mg	维生素 B_2	0.05mg
脂肪	0.38g	磷	10.0mg	烟酸	0.36mg
膳食纤维	2.7g	钾	89.0mg	泛酸	0.09mg
灰分	0.21g	硒	0.60μg	维生素 B_6	0.04mg
钙	6.00mg	钠	6.00mg	叶酸	6.00μg
铜	0.66mg	锌	0.11mg	维生素 E	1.00mg
铁	0.17mg	视黄醇类	30.0μg		

（1）蛋白质和氨基酸　采用凯氏定氮法测定蛋白质含量，刘军波等发现除"杰兔"的果实蛋白质含量较低外，其他 3 个品种无显著差异；韩斯等发现 14 个供试品种的果实蛋白质含量均高于美国国家营养数据库的公布值，其中"奥尼尔"含量最低，"H34"含量最高，品种之间的蛋白质含量差异显著（$p<0.05$）。因此，不同蓝莓品种果实的蛋白质含量是有一定差异的。周笑犁等研究显示蓝莓果皮的蛋白质含量显著高于全果和果肉，全果和果肉之间差异不显著。蓝莓果实中含有 18 种氨基酸，包括天冬氨酸、苏氨酸、丝氨酸、谷氨酸、甘氨酸、缬氨酸、甲硫氨酸、异亮氨酸、亮氨酸、络氨酸、苯丙氨酸、赖氨酸、组氨酸、精氨酸、脯氨酸等，其中包括人体必需的 8 种氨基酸。栽培蓝莓的氨基酸种类和含量高于野生蓝莓。

（2）脂肪　蓝莓果实富含人体必需的脂肪酸，种类和含量均比较丰富。据报道，每 100g 蓝莓果实中含有 500～750mg 脂肪，饱和脂肪酸 28mg，单不饱和脂肪 47mg，多不饱和脂肪 146mg。周倩等采用气相色谱法在蓝莓果实检测出 8 种脂肪酸，分别为亚油酸、棕榈酸、亚麻酸、油酸、花生酸、13-十八碳烯酸、十六碳烯酸和硬脂酸，尤其以亚油酸含量最高（41.9%）。周笑犁等研究显示蓝莓全果、果皮和果肉的脂肪含量差异不显著。

（3）膳食纤维　蓝莓果实中含有大量果胶成分，鲜果中果胶含量每 100g 达 0.41g，是苹果和香蕉的 1.4～3 倍。蓝莓鲜果中存在大量的纤维素，纤维素含量占鲜果总重的 4.5%，是猕猴桃纤维素含量的 1.5 倍，并且蓝莓果皮中的纤维素含量是果肉的 11 倍。

（4）糖类　采用高效液相色谱法在蓝莓成熟果实中检测到过 6 种糖，包括葡萄糖、果糖、蔗糖、麦芽糖、木糖和山梨醇。刘岩采用离子色谱法对 111 个蓝莓品种的果实进行检测，发现蓝莓果实中以葡萄糖和果糖为主，葡萄糖占可溶性糖含量的 50.0%～56.1%；其次为果糖；最低的是蔗糖，仅占可溶性糖含量的 0.39%～5.35%。

（5）有机酸　在蓝莓果实中检测到过柠檬酸、酒石酸、草酸、奎宁酸、甲酸、乳酸、苹果酸、乙酸、莽草酸成分。胡秋丽采用 HPLC 法对 5 个蓝莓品种群的 20 个蓝莓品种的成熟果实进行有机酸测定，共检测出 5 种有机酸，包括草酸、奎宁酸、苹果酸、莽草酸、柠檬酸；在兔眼蓝莓和矮丛蓝莓品种群中以奎宁酸为主，在北高丛、南高丛和半高丛蓝莓品种群中以柠檬酸为主。刘岩采用 HPLC 法对 110 个高丛蓝莓品种和 1 个兔眼蓝莓品种进行有机酸组分分析，结果显示蓝莓果实的有机酸组分以柠檬酸为主，占总量的 50.5%～95.4%，奎尼酸占总量的 4.7%～64.5%，苹果酸占总量的 1.2%～17.5%，莽草酸占总量的 0.06%～0.94%。

（6）矿质元素　蓝莓果实中的矿物质元素种类多样，含量较高的有钠 1.6～3.3mg/kg、钾 466～826mg/kg、钙 76～174mg/kg、镁 56.8～87.5mg/kg、锌 0.42～1.10mg/kg、铁 1.5～6.5mg/kg、锰 2.9～6.5mg/kg，微量的有铜 0.45～2.40mg/kg、钒 0.68～0.89mg/kg、钴 0.008～0.042mg/kg、镍 0.013～0.053mg/kg、锗 0.008～0.012mg/kg。可见，蓝莓含有人体必需的常量元素和微量元素，有益于人体健康。

（7）维生素　蓝莓果实含有多种维生素，包括维生素 A、维生素 C、维生素 E、B 族维生素和维生素 D。每 100g 蓝莓鲜果中含有视黄醇类（维生素 A）2～72μg，不同蓝莓品种的维生素 A 含量差异较大，野生蓝莓和栽培蓝莓没有显著性差异。蓝莓果实的维生素 C 含量为 2～16.4mg/100g，不同种类和品种的蓝莓维生素 C 含量不同，8 种高丛蓝莓品种的维生素 C 含量范围是 5～15mg/100g，矮丛蓝莓为 16.4mg/100g。蓝莓的生育酚（维生素 E）含量比较丰富，范围是 0.27～1.70mg/100g。值得注意的是，蓝莓果实含有种类多样的 B 族维生素，包括核黄素（维生素 B_2）、泛酸（维生素 B_5）、叶酸（维生素 B_9）、硫胺素（维生素 B_1）、烟酸（维生素 B_3）、吡哆醇类（维生素 B_6）。

2. 主要生物活性物质

蓝莓果实中含有多酚类、紫檀芪等生物活性物质，蓝莓的生物活性主要归因于花色苷、原花青素、酚酸等酚类物质，在消炎、增强免疫力、延缓衰老、增强记忆力、预防癌症、清除体内有害物质、改善微循环等方面均有作用，因此蓝莓是对人体健康十分有益的水果。

植物多酚是一类广泛存在于植物体内的具有多元酚结构的次生代谢物，主要存在于植物的皮、根、叶、果中。蓝莓中含有丰富的多酚类物质，有研究表明，每 100g 野生蓝莓中多酚总含量高达 459mg。蓝莓多酚包括类黄酮、酚酸以及可水解的单宁。

（1）花色苷　蓝莓中主要有含矢车菊素（cyanidin）、飞燕草素（delphinidin）、锦花葵素（malvidin）、芍药素（peonidin）、矮牵牛素（petunidin）5 大类花色素，键合半乳糖苷、葡萄糖苷和阿拉伯糖苷后形成不同种类的花色苷。

Moze 等通过 HPLC-MS/MS 技术从不同蓝莓产区鉴定出 15 种花色苷，其中锦花葵素与飞燕草素含量较多，芍药素与矢车菊素含量较少，主要成分为锦花葵素-3-*O*-半乳糖苷。Brambilla 等采用 HPLC 在不同蓝莓品种的果汁制品中检测出 15 种花色苷，其中锦葵花素-3-*O*-半乳糖苷含量最高。刘彩芬等采用 UPLC-MS/MS 技术在 12 个蓝莓品种中检测 20～23 种花青苷，锦花葵素与飞燕草素含量较多。

蓝莓花色苷含量因不同品种而异，高丛蓝莓花色苷含量是 25～495mg/100g，矮丛蓝莓花色苷含量是 336～613mg/100g，兔眼蓝莓花色苷含量是 210～272mg/100g，欧洲蓝莓花色苷含量是 300～698mg/100g。蓝莓花色苷主要存在于果皮中，Riihinen 等采用 HPLC 技术测定蓝莓不同部位的花色苷含量，发现蓝莓果皮花色苷含量为 622mg/100g，其他部位含量很少。吕春茂等的研究表明蓝莓花色苷含量随着果实成熟度增加而增加，在蓝果期达到最高。此外，蓝莓花青苷含量也受海拔、季节性差异、温度等环境因素影响，花色苷种类则受外界环境影响较小。Burdulis 等研究立陶宛、俄罗斯和瑞典等国蓝莓的花色苷含量与成分，结果显示不同地区的蓝莓中花青素含量有差异，但花青苷种类没有差异。

（2）黄酮醇及其糖苷　黄酮醇通常以糖苷的形式存在，是蓝莓中主要的活性成分之一（表4-13）。蓝莓中主要的黄酮醇类成分为杨梅酮、槲皮素和山柰酚，分布于蓝莓的叶、茎、根、花和果实中，各部位含量差异显著，以叶中含量最高。Riihinen 等通过 HPLC 仅在越橘花、果皮和叶中检测出黄酮醇，果肉和根茎中未发现黄酮醇，此外，槲皮素和山柰酚在叶中含量最高，红叶含量远高于绿叶。Cory 等通过 HPLC-MS 检测出矮丛越橘叶、茎和果中 8 种黄酮醇类成分，根中未检测出，叶中含量最高，果实中含有微量槲皮素-3-O-阿拉伯糖苷和槲皮素-3-O-鼠李糖苷。赵丹等通过微乳 HPLC 测定出越橘叶中含有 4 种黄酮醇类物质，其中山柰酚含量最多，儿茶素最少。Wan 等通过 HPLC 测定出越橘花中含有 8 种黄酮醇的糖苷，叶中仅含有槲皮素-3-O-葡萄糖苷。蓝莓中黄酮醇及其糖苷母核结构见图 4-8。

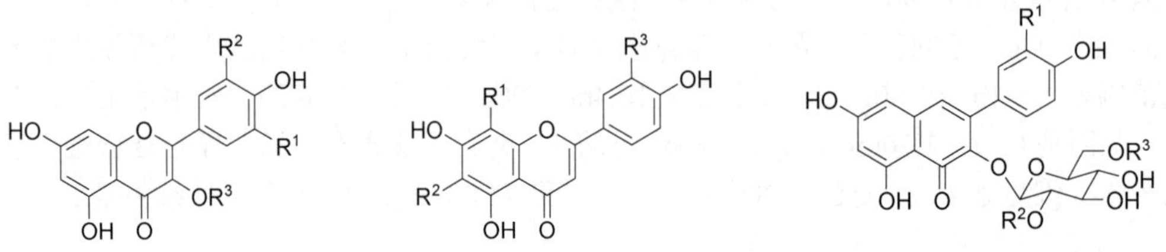

（Ⅰ）黄酮类　　　　　　　（Ⅱ）二氢黄酮类　　　　　（Ⅲ）槲皮素-葡萄糖苷类

图 4-8　蓝莓中黄酮醇及其糖苷母核结构

表 4-13　蓝莓中不同部位黄酮醇及其糖苷成分

编号	黄酮醇及其糖苷	母核	R¹	R²	R³
1	芦丁（rutin）	I	OH	H	rutinose
2	金丝桃苷（quercetin 3-O-β-D-galactopyranoside）	I	OH	H	（3-D）galactoside
3	异荭草素（isoorientin）	II	glucose	H	OH
4	荭草素（orientine）	II	H	glucose	OH
5	牡荆素（vitexin）	II	glucose	H	H
6	异牡荆素（isovitexin）	II	H	glucose	H
7	槲皮素（quercetin）	I	OH	H	H
8	山柰酚（kaempferol）	I	H	H	H
9	山柰酚-3-O-葡糖苷（kaempferol 3-rutinoside）	I	H	H	glucose
10	杨梅酮（myricetin）	I	OH	OH	H
11	杨梅酮-3-O-半乳糖苷（myricetin 3-galactoside）	I	OH	OH	galactose

编号	黄酮醇及其糖苷	母核	R¹	R²	R³
12	杨梅酮-3-O-葡萄糖苷 （myricetin 3-glucoside）	I	OH	OH	glucose
13	杨梅酮-3-O-阿拉伯糖苷 （myricetin 3-arabinosid）	I	OH	OH	arabinose
14	槲皮素-3-O-半乳糖苷 （quercetin 3-galactoside）	I	OH	H	galactose
15	槲皮素-3-O-葡萄糖苷 （quercetin 3-glucoside）	I	OH	H	glucose
16	槲皮素-3-O-阿拉伯糖苷 （quercetin 3-arabinosid）	I	OH	H	arabinose
17	槲皮素-3-O-鼠李糖苷 （quercetin 3-rhamnoside）	I	OH	H	rhamnose
18	槲皮素-3-O-（6″-O-肉桂酰）-β-D-葡萄糖苷 [quercetin-3-O-（6″-O-coumaroyl）-β-D-glucoside]	III	OH	H	cinnamoyl

注：glucose 为葡萄糖；galactoside 为半乳糖苷；galactose 为半乳糖；arabinose 为阿拉伯糖；rhamnose 为鼠李糖；cinnamoyl 为肉桂酰。

蓝莓果实黄酮类成分在浆果中表现不是特别突出，且不同产地，不同品种对蓝莓果实中黄酮醇的种类影响不大。陈亮等用亚硝酸钠-硝酸铝法测定的 8 种小浆果中的总黄酮含量，越橘处中等偏下水平。Moze 等通过 HPLC-MS 检测出产于不同种植区域的越橘中 3 种黄酮醇类成分。Dastmalchi 等采用反相 HPLC 对 6 个热带越橘品种进行酚类物质定性，有金丝桃苷（hyperoside）等 6 种黄酮醇类物质。

（3）酚酸　Ayaz 等采用高效液相色谱-质谱联用（HPLC-MS）法在蓝莓果实中鉴定出没食子酸、原儿茶酸、对羟基苯甲酸、间羟基苯甲酸、绿原酸、对香豆酸、咖啡酸、阿魏酸、丁香酸等 13 个化合物。蓝莓中的酚酸广泛分布于蓝莓的花、果实、叶、根和茎中，主要为绿原酸、没食子酸和丁香酸。张宇放等采用超高效液相色谱串联质谱法（UPLC-MS/MS）在蓝莓果实中检测到新绿原酸、绿原酸、隐绿原酸、异绿原酸 A、异绿原酸 B 5 种绿原酸类物质，发现蓝莓的酚酸中以绿原酸最为丰富，不同蓝莓品种的绿原酸含量有显著性差异。

（4）紫檀芪　紫檀芪（pterostilbene）因最早在紫檀植物中被发现而得名（图 4-9），2004 年才首次在蓝莓和葡萄等浆果类果实中检测到紫檀芪。紫檀芪有抗癌、抗炎、抗氧化、镇痛、降血脂等作用。大量研究表明紫檀芪在皮肤疾病的治疗和防护中有较好的作用，特别是在抗氧化等领域。Rodríguez-Bonilla 等采用反式高效液相色谱发现 100g 蓝莓果实干样中含 11μg 紫檀芪。

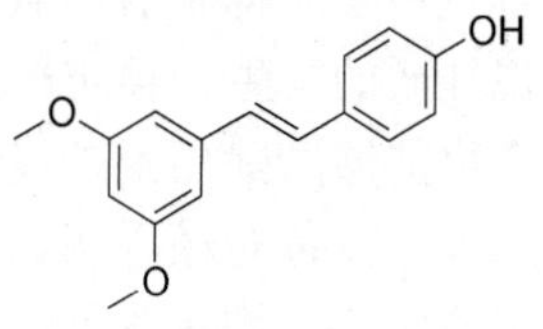

图 4-9　紫檀芪的分子结构

3. 功能性产品开发

蓝莓的食用形式主要为鲜食和冻果，加工制品更是种类多样，包括果酱、果汁、果干、果酒、果冻、果啤、果醋、罐头、果泥，也可以作为辅料做成蓝莓乳饮料、蓝莓乳酸菌饮料、蓝莓酸奶、蓝莓豆乳、蓝莓酵素、蓝莓夹心饼、蓝莓派、蓝莓奶酪棒等。目前关于蓝莓的功能性产品开发主要在蓝莓花色苷、多糖、叶黄素等酚类物质方面，很多产品主要具有改善和保护视力的作用。

4. 临床报道与食疗

（1）临床报道 欧洲越橘很早就是常用草药和果酱食品。第二次世界大战期间，蓝莓用于增强飞行员的夜视能力，之后引起了广泛关注。蓝莓的叶和果皆可入药。夏季采收叶片，夏末至秋季采收果实。鲜食或晒干备用。

① 抗氧化和消炎作用。Ronald 等测定 18 种水果、蔬菜的抗氧化能力（表 4-14），发现蓝莓的抗氧化能力最强，是极好的天然自由基清除剂。李颖畅等研究表明，蓝莓花色苷可以抑制脂质体过氧化反应，具有很强的还原能力和清除羟基自由基、超氧阴离子自由基的能力。已有研究表明，蓝莓提取物可以改变高氧所引起的抗氧化力及毛细血管通透性，蓝莓可以改善氧化压力引起的中枢神经细胞膜及接收器的改变。同时研究证明蓝莓具抗炎及止痛作用。蓝莓叶用于治疗泌尿系统疾患，如尿道炎、膀胱炎以及治疗肾结石。笃斯越橘叶和果可入药，主治腹泻、痢疾、胃炎、膀胱炎等。

表 4-14　果蔬的抗氧化能力

新鲜水果	抗氧化能力/（U/100g）	新鲜蔬菜	抗氧化能力/（U/100g）
蓝莓	2400	卷心菜	1770
黑莓	2036	菠菜	1260
草莓	1540	抱子甘蓝	980
树莓	1220	紫花苜蓿芽	930
李	949	西蓝花	890
橙子	750	红甜菜根	840
紫葡萄	739	红辣椒	710
樱桃	670	洋葱	450
		玉米	400
		紫茄子	390

② 保护视力。药理研究表明，蓝莓果实能帮助眼睛适应暗淡和黑暗的环境，用于矫正近视，有保护外周循环和毛细管的作用，促进眼内微循环，改善视力。临床医学研究证实，蓝莓花色素能抑制活性氧物质，阻止光诱导的光感受器细胞死亡，能够激活并加快视网膜细胞视红质的再生，预防严重近视和视网膜脱离，提高视力。Sunkireddy 等研究表明，黄酮类化合物能够清除由紫外线辐射和外部污染导致的眼内白内障晶状体，有助于保护眼睛。临床应用证实蓝莓对糖尿病、高血压引起的视网膜损伤有治疗和保护作用，对眼出血、痛经、手术出血等症状均有改善作用，也用于治疗间歇性跛行、雷诺病（坏疽）、脉管炎、青肿（碰伤）等病症。

③ 抗癌作用。花色苷、黄酮类、酚酸、紫檀茋均有强的抗氧化活性，有重要的防癌抗癌作用。Bomser 等认为蓝莓的前花色苷部分，具最强抗癌活性。Matchett 等发现矮丛蓝莓的黄酮类物质可以抑制前列腺癌细胞基质金属蛋白酶。现有研究证实，蓝莓或蓝莓提取物对血管癌、乳癌、子宫颈癌、前列腺癌、血癌、直肠癌、口腔癌、胃癌有抑制作用。紫檀茋通过改变细胞周期来抑制癌细胞的生长，诱导细胞凋亡，在体内抑制肿瘤生长和转移。根据统计，连续服食含有紫檀茋的蓝莓或葡萄 8 周之后，结肠中的癌症前期病变情况减轻了 57%，减少

了肠癌细胞扩散，而且能够抑制引发炎症的某些确定的基因，这两者都被认为是结肠癌的风险因素。经对动物多年实验，美国科学家发现，从蓝莓和葡萄中提取紫檀芪能抑制一种名为"P450 细胞色素"（激活化学致癌物质的酶），且能降低低密度脂蛋白胆固醇，因此其具有预防癌症和心脏病功能。

④ 保护心血管。现有实验表明，蓝莓或蓝莓饮料可抑制血管收缩，降低氨基葡聚糖及蛋白多糖，防止冠状动脉病及脑卒中，抑制血管加压素转换酶活性，起到降血压作用。临床评估实验表明，蓝莓具有降胆固醇，降血脂，减肥作用。

⑤ 其他。蓝莓花色苷可以对抗老年痴呆，增强记忆力，增加神经细胞活动，降低脑缺血引起的神经退化及伤害。蓝莓也可以抑制骨质疏松。蓝莓叶有抗菌作用，有改善早期糖尿病患者血糖的作用。

（2）食疗方剂　蓝莓属于新兴水果，关于利用蓝莓进行养生保健的方剂较少。

（3）饮食禁忌　蓝莓属于寒性食物，它不宜与寒性的食材一起食用，对于体虚胃寒的朋友，如果同时食用蓝莓和其他寒性食材，易导致体内寒气加重、四肢发冷和引起慢性肠胃疾病，严重的甚至会引起腹泻、腹胀等症状。蓝莓中含有一定量的草酸盐成分，它会影响人体对钙的吸收，所以建议将蓝莓和牛奶等高钙食物间隔 2h 以上食用。蓝莓营养丰富，抗氧化能力强，老少皆宜，一般人群都可以吃，但对于一些疾病患者也存在一些禁忌，具体总结如下。

① 腹泻患者慎吃。蓝莓含有钾离子和膳食纤维，具有不错的通便功效。如果腹泻患者吃蓝莓，很有可能会加重症状，因此，不建议腹泻患者食用蓝莓。

② 糖尿病患者慎吃。蓝莓本身含有一定的糖分，所以糖尿病患者不适合多吃蓝莓。

③ 肾脏或胆囊疾病患者慎吃。蓝莓含有草酸盐，当草酸盐在体液内积聚过多时，会产生结晶，对身体有害。因此肾脏或胆囊未治愈的患者应避免摄入太多蓝莓。

第八节　枸　杞

枸杞（*Lycium barbarum* L.）为茄科（Solanaceae）枸杞属多年生落叶灌木，是我国传统名贵中药材和重要经济作物。枸杞属植物全球有 80 余种，我国有 7 个种和 3 个变种，主要分布在宁夏、新疆、河北、青海和内蒙古等地，其中，宁夏枸杞被列入《中华人民共和国药典》，以宁夏中宁县枸杞质量最好，常作为一种温和的滋补品，其果实甘润性平，有补肾养肝、益精明目、生精润燥的功能，具有较高的营养学和药理学价值，在食品和中医药领域受到高度重视。

1. 营养物质

枸杞营养成分非常丰富，据测定，每百克枸杞果中含维生素 C 19.8mg，类胡萝卜素 96mg，维生素 B_1 0.053mg，维生素 B_2 0.137mg，粗蛋白 4.49g，粗脂肪 2.33g，碳水化合物 9.12g，甜菜碱 0.26mg，还含有丰富的 K、Na、Ca、Mg、Fe、Cu、Mn、Zn 等元素和多种氨基酸。氨基酸种类齐全，含量丰富，鲜果中氨基酸总量为 3.54%，其中必需氨基酸占 23.67%；干果中氨基酸总量为 9.5%，其中必需氨基酸占总量的 24.74%。

此外，枸杞叶同样含有丰富的维生素和矿物质、蛋白质、氨基酸，嫩叶可作为蔬菜食用。风干的枸杞叶中蛋白质、脂肪、总糖的含量分别是 14%、3.1%和 4.3%。蛋白质的含量比玉米、水稻、小麦高 60%以上；脂肪含量除比玉米低以外，比水稻高 4%，比小麦高出 1 倍；糖分含量和一般叶菜相近。每百克鲜枸杞叶中含维生素 C 35.16mg，维生素 B$_1$ 0.27mg，维生素 B$_2$ 0.8mg，烟酸 10.58mg，类胡萝卜素 4.29mg，氨基酸的总量 11.04mg，尤以人体必需的天冬氨酸和谷氨酸含量最高，分别为 1.25mg 和 1.39mg。对人体有益的矿物质元素含量也很丰富，含 K、Mg、Ca、P、Fe、Cu、Na、Zn、Mn 等。

2. 主要生物活性物质

枸杞中的主要活性物质包括枸杞多糖（Lycium barbarum polysaccharide，LBP）、黄酮类化合物、甜菜碱以及类胡萝卜素。枸杞作为一种药食兼用的功能性保健食品，始载于《神农本草经》，被列为上品，具有很好的药理作用，在现在物质条件丰富的情况下，枸杞被加工成各式各样的营养保健品为人们所青睐。

（1）枸杞多糖　枸杞多糖是研究较多的植物有效成分之一，近年来，从宁夏枸杞中分离出了多个不同分子量的相对均一多糖，并对分离出多糖的组分结构、分子量和单糖组成进行了深入的研究。研究表明枸杞多糖是一种水溶性复合多糖，主要由鼠李糖、半乳糖、葡萄糖、甘露糖、木糖、半乳糖醛酸与多种氨基酸或脂质构成，具体成分见表 4-15，结构见图 4-10。

表 4-15　枸杞糖脂类化合物（Yao et al，2011）

编号	化合物
1	(2S)-2-O-亚麻酰基-3-O-［(3″-O-亚麻酰基-α-D-吡喃半乳糖)-（1″→6′)-β-D-吡喃半乳糖]-1-O-棕榈酰甘油
2	(2S)-2-O-亚麻酰基-3-O-［(3″-O-亚油酰基-α-D-吡喃半乳糖)-（1″→6′)-β-D-吡喃半乳糖]-1-O-棕榈酰甘油
3	(2S)-2-O-亚麻酰基-1-O-棕榈酰基-3-O-［(3″-O-棕榈酰基-α-D-吡喃半乳糖)-（1″→6′)-β-D-吡喃半乳糖]甘油
4	(2S)-2-O-亚油酰基-1-O-棕榈酰基-3-O-［(3″-O-棕榈酰基-α-D-吡喃半乳糖)-（1″→6′)-β-D-吡喃半乳糖]甘油
5	(2S)-1,2-O-二棕榈酰基-3-O-［(3″-O-棕榈酰基-α-D-吡喃半乳糖)-（1″→6′)-β-D-吡喃半乳糖]甘油
6	(2S)-1,2-O-二棕榈酰基-3-O-［α-D-吡喃半乳糖-（1″→6′)-β-D-吡喃半乳糖]甘油
7	(2S)-1,2-O-二亚麻酰基-3-O-［α-D-吡喃半乳糖-（1″→6′)-β-D-吡喃半乳糖]甘油
8	(2S)-3-O-［α-D-吡喃半乳糖-（1″→6′)-β-D-吡喃半乳糖]-1-O-亚麻酰基-2-O-亚油酰甘油
9	(2S)-3-O-［α-D-吡喃半乳糖-（1″→6′)-β-D-吡喃半乳糖]-2-O-亚麻酰基-1-O-棕榈酰甘油
10	(2S)-3-O-［α-D-吡喃半乳糖-（1″→6′)-β-D-吡喃半乳糖]-2-O-亚油酰基-1-O-棕榈酰甘油
11	(2S)-3-O-［α-D-吡喃半乳糖-（1″→6′)-β-D-吡喃半乳糖]-2-O-油酰基-1-O-棕榈酰甘油
12	(2S)-1-O-硬脂酰基-2-O-亚油酰基-3-O-［α-D-吡喃半乳糖-（1″→6′)-β-D-吡喃半乳糖]甘油
13	(2S)-3-O-β-D-吡喃半乳糖-2-O-亚麻酰基-1-O-棕榈酰甘油
14	(2S)-3-O-β-D-吡喃半乳糖-2-O-亚油酰基-1-O-棕榈酰甘油
15	(2S)-3-O-β-D-吡喃半乳糖-2-O-油酰基-1-O-棕榈酰甘油

除糖脂类化合物之外，其余研究报道发现的枸杞多糖还有 20 多种，包括 LbGp1～LbGp5、LBPF1～LBPF5、LBPA$_3$、LBPB$_1$、LBPC$_2$、LBPC$_4$、LBNP、LBP-Ⅰ～LBP-Ⅳ、LBP$_{3p}$ 等。其中 LbGp1～LbGp5 以（1→6)-β-半乳糖为主链，分子质量在 23.7～214.8kDa，其糖链除了包含阿拉伯糖、半乳糖、木糖、鼠李糖和葡萄糖外，还含有三半乳糖醛酸。LBPF1～LBPF5的分子质量在 150～293kDa，其碳水化合物含量分别是 48.2%、30.5%、34.5%、20.3%、23.5%。LBPA$_3$、LBPB$_1$、LBPC$_2$ 均以 β（1→4）（1→6)肽聚糖为主链，其分子质量分别是 66kDa、18kDa、12kDa。LBPC$_4$ 以 α（1→4）（1→6)肽聚糖为主链，其主要成分为葡聚糖，分子质量为 10kDa。LBNP 是 1 种中性多糖，具有丰富的支链，其主链主要包括 1,4-连接的葡萄糖、

1,6-连接的半乳糖、1,4-或 1,5-连接的木糖，LBNP 糖链主要包含 8 种单糖，分别为木糖、阿拉伯糖、甘露糖、半乳糖、葡萄糖、赤藓糖、岩藻糖、山梨糖。LBP-Ⅰ～LBP-Ⅳ主要由阿拉伯糖、鼠李糖、木糖、甘露糖、葡萄糖、三半乳糖醛酸、多肽、蛋白质构成。LBP$_{3p}$分子质量为157kDa，其化学组成包括 63.56%中性糖、24.80%酸性糖、7.63%蛋白质。

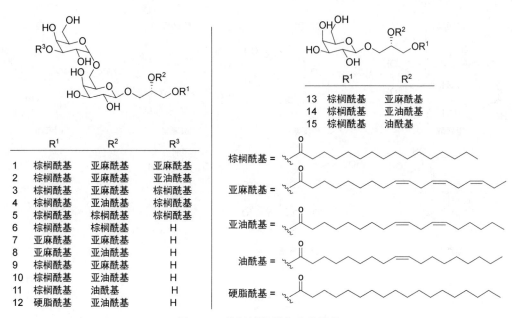

图 4-10　枸杞糖脂类化合物结构

枸杞多糖在不同种和不同产地之间含量有差异。不同种枸杞子中多糖含量高低顺序是：云南枸杞>宁夏枸杞>柱筒枸杞>枸杞>新疆枸杞>截萼枸杞>北方枸杞>黄果枸杞>黑果枸杞>红枝枸杞。不同产地枸杞子样品多糖含量顺序是：宁夏>新疆>内蒙古>青海>河北>陕西>山西>甘肃。栽培枸杞子样品枸杞多糖含量大于野生样品。不同采收期枸杞干果多糖含量依次为转色期>头茬果>普通夏果>青果>秋季果，脱蛋白后各采收期多糖含量占干果重的比例依次为转色期>头茬果>普通夏果>秋季果>青果。

（2）多酚类化合物　枸杞的果实、叶子、根皮中均含有丰富的多酚类化合物。目前果实中检测到的有龙胆酸、对香豆酸、阿魏酸、香草酸、绿原酸、槲皮素、咖啡酸、山奈酚、杨梅素、藤菊黄素、蒙花苷、熊果苷、槲皮苷、异槲皮苷、芸香苷、异鼠李素-3-*O*-芸香糖苷、1,5-二咖啡酰奎宁酸、槲皮素-3-*O*-芸香糖苷和山奈酚-3-*O*-芸香糖苷等成分，其中主要包括黄酮醇类和黄酮苷类，具体见图 4-11。

通过高效液相色谱与质谱联用（HPLC-DAD-ESI-MS）从宁夏枸杞果实中分离出多种酚酸和黄酮类化合物。其中槲皮素-鼠李糖-二己糖苷的含量最高（438.6μg/g），其次是槲皮素-3-*O*-芸香糖苷（281.3μg/g）、二咖啡酰奎宁酸及其异构体（250.1μg/g）、绿原酸（237.0μg/g）、芸香糖苷（97.7μg/g）、异鼠李素-3-*O*-芸香糖苷（72.1μg/g）、对香豆酸（64μg/g）、咖啡酸（23.7μg/g）、香草酸（22.8μg/g）。Forino 等从宁夏枸杞果实中分离出 1 种新的多酚二聚体——*N*-阿魏酸酪胺二聚体，并且发现以二聚体形式存在的多酚与相应的单体相比具有更高的生物活性。不同产区（宁夏，内蒙古，甘肃，新疆，青海）的宁夏枸杞"宁杞 1 号"果实总黄酮含量进行对比，不同产区间差异显著，其中宁夏枸杞总黄酮平均含量为 0.56%，高于其他产区，显著高于甘肃和青海地区。

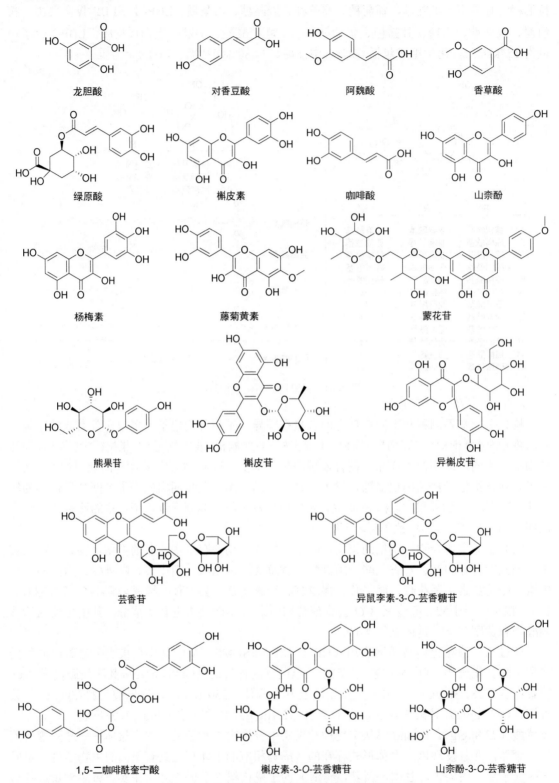

图 4-11　枸杞果实中多酚类化合物的分子结构

此外，宁夏枸杞叶子中也含有丰富的黄酮类化合物。其中最主要黄酮类化合物为芦丁，且研究表明，人工栽培的宁夏枸杞叶中总黄酮含量（21.25mg/g）远高于野生枸杞叶（17.86mg/g）。研究者对我国产枸杞属 11 种枸杞叶中总黄酮含量进行检测，结果显示枸杞属 11 种枸杞叶中总黄酮含量存在显著差异，各种枸杞叶中总黄酮含量为：宁杞菜 1 号＞黄果枸杞＞宁夏枸杞＞北方枸杞＞新疆枸杞＞截萼枸杞＞黑果枸杞＞云南枸杞＞红枝枸杞＞柱筒枸杞＞枸杞。不同枸杞部位都含有黄酮，且含量各异，其中，枸杞叶中含量最高，果实次之，果实渣最低。

（3）类胡萝卜素　枸杞中类胡萝卜素含量较高，宁夏枸杞果实中类胡萝卜素含量为 20.36～89.92mg/100g（FW），其中主要包括 β-胡萝卜素、β-隐黄质、玉米黄质以及各种类胡萝卜素脂肪酸酯如玉米黄质单豆蔻酸酯、玉米黄质单棕榈酸酯、玉米黄质二棕榈酸酯、β-隐黄素单棕榈酸酯、紫黄素二棕榈酸酯、花药黄素二棕榈酸酯。

通过高效液相色谱与质谱联用（HPLC-DAD-MS）分析宁夏枸杞中类胡萝卜素和类胡萝卜素酯类化合物，发现其中含量最高的是玉米黄质二棕榈酸酯（1143.7μg/g），其次是 β-隐黄素单棕榈酸酯和其 2 个异构体（32.9～68.5μg/g）、玉米黄质单棕榈酸酯和其 2 个异构体（11.3～62.8μg/g）、全反式 β-胡萝卜素（23.7μg/g）和全反式玉米黄质（1.4μg/g）。

对果实颜色不同品种宁杞 1 号、宁夏黄果和黑果枸杞进行检测发现，宁杞 1 号和宁夏黄果果实类胡萝卜素总量随着果实颜色加深逐渐增加，而黑果枸杞则逐渐减低。枸杞果实 5 个发育阶段均含有类胡萝卜素 5 个主要成分，即新黄质、叶黄素、玉米黄质、β-胡萝卜素和 β-隐黄质，其中宁杞 1 号和宁夏黄果以玉米黄质所占比例最大，而黑果枸杞以新黄质所占比例最大。宁杞 1 号和宁夏黄果果实中玉米黄质、β-隐黄质和 β-胡萝卜素随着果实发育逐渐增加，黑果枸杞果实中新黄质随着果实发育逐渐增加。不同产地的枸杞中类胡萝卜的含量差异很大，含量由高到低依次为：青海＞中宁＞固原＞内蒙古＞南梁＞新疆＞甘肃＞惠农，青海枸杞的类胡萝卜素含量最高，可达 2.10mg/g，惠农枸杞的类胡萝卜素含量最低，为 0.41mg/g，两者之间差了 5 倍。

（4）生物碱　枸杞中的生物碱类物质主要有阿托品、莨菪碱、东莨菪碱、α-茄碱、α-卡茄碱、茄啶、lycioside A、lycioside B、N^a-［（E）-肉桂酰基］组胺、N-乙酰基-5-甲氧基色胺和甜菜碱（图 4-12）。酰胺类生物碱是枸杞中研究最多，含量最高的一类生物碱，具有显著的抗氧化活性。

Wang 等（2011）从宁夏枸杞果实中分离出 2 种新的生物碱苷类化合物 lycioside A 和 lycioside B，且实验表明这 2 种生物碱苷对于小鼠的肠蔗糖酶和麦芽糖酶活性具有一定的抑制作用。此外，枸杞中的甜菜碱含量也是判断宁夏枸杞质量的重要标准之一，含量在 0.6%～1.1%。枸杞中甜菜碱的含量与其采收时间存在一定关系，7 月下旬采收含量最高达 1.02%，随着时间的推迟甜菜碱含量有所降低，到 10 月下旬采收枸杞子中甜菜碱含量只有 0.76%。不同品种枸杞果实甜菜碱含量有差异，研究人员测定了 22 种不同品种枸杞果实甜菜碱，含量在 0.12%～0.74%，均值为 0.32%，变异系数 45.5%。三个不同地区枸杞中的甜菜碱含量由大到小排序为：甘肃枸杞（9.26%）＞青海枸杞（8.73%）＞宁夏中宁枸杞（8.71%）。

3. 功能性产品开发

枸杞是我国传统的药食同源的名贵植物，全身是宝，不仅枸杞果具有很高的药用和食用价值，根、茎、叶、籽等都具有丰富的营养保健价值和药用价值。枸杞果又叫"仙地果"，味甘，性平，归肝、肾经，有滋补肝肾、益精明目的功效，可入药或泡茶、泡酒、炖汤。枸杞叶叫"天精草"，性凉，解渴生津，养阴清火，可用于炒菜、熬汤、包饺子、蒸包子等，也可采制枸杞茶饮用。枸杞花叫"长生草"，富含多种氨基酸。根叫"地骨皮"，可用于治疗虚热、肺热、潮热、盗汗等。枸杞的果实开发的保健产品主要有枸杞色素、枸杞多糖、枸杞浓缩汁，其他的有果酒、果醋、饮料、果酱、果脯、果丹皮、冻干粉、膨化枸杞等。下面列举近年研发的几种枸杞保健食品。

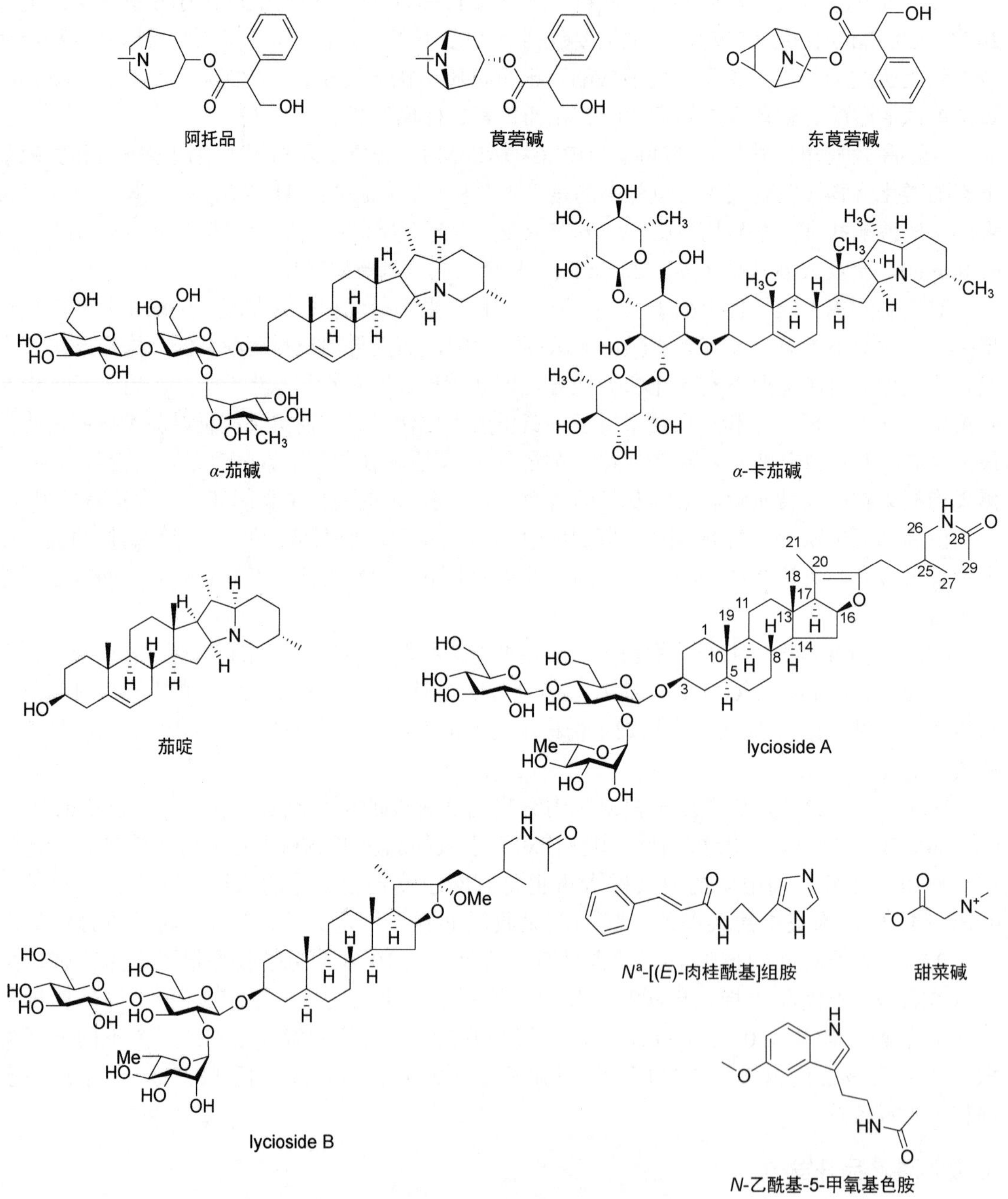

图 4-12　枸杞中生物碱类化合物分子结构

（1）枸杞发酵饮料　保加利亚乳杆菌与嗜热链球菌组合发酵枸杞，最佳工艺参数为：以保加利亚乳杆菌、嗜热链球菌（1∶1）组合发酵，料水比 8∶100（g/mL）、接种量 4%、发酵时间 24h。该发酵条件下饮料酸度为 73.2°T，感官评分 81。饮料最佳复合配方为：蜂蜜 2%、白砂糖 0.6%、柠檬酸 0.3%。饮料最佳复合稳定剂配方为：羧甲基纤维素钠 0.06%、卡拉胶 0.06%、瓜尔胶 0.06%。调配后饮料最适的保藏方法为：加入 2g/kg 乳酸链球菌素，20℃下可保存 45 天。枸杞发酵饮料对羟基自由基、超氧自由基、DPPH 自由基具有一定的清除能力，清除能力随着浓度的增加而增强，发酵后的枸杞饮料的抗氧化活性明显增强。

（2）枸杞保健酒　以松针、枸杞为主要原料，经微生物发酵研制保健型松针酒，最佳发酵工艺条件为：主发酵时间 8 天，酵母接种量 0.4%，初始糖度 17.5°Brix，枸杞汁∶松针汁 = 1∶0.5（体积比）。成品酒色泽橙红、澄清透明，具有枸杞果香和松针特有的清香，且抗氧化性物质含量高，具有较好的保健价值。

（3）黑枸杞怀山药营养饼干　以黑枸杞浆、怀山药粉以及低筋面粉为主要原料，通过单因素试验确定各因素对产品品质的影响，通过正交试验确定出黑枸杞怀山药饼干的最佳配方为：黑枸杞浆的添加量为 10g，怀山药粉的添加量为 12g，黄油添加量为 34g（以小麦粉 100g 为基准）；最佳烘烤条件为烘烤温度 185℃、烘烤时间为 12min。在这种条件下得到的黑枸杞怀山药饼干的感官品质最佳，风味独特，口感酥脆，并且具有良好的营养和保健功能。

（4）山药枸杞保健面包　将枸杞和山药打成浆添加到面包中，制成营养保健面包，采用正交试验确定了最优化配方为：面包粉 250g，山药浆 70g，枸杞浆 80g，白砂糖 50g，水 90g，食盐 4g，干酵母 5g，面包改良剂 3g。按此优化配方开发的山药枸杞保健面包，棕黄色外观，切面组织细腻、均匀，气孔均匀细密，口感香甜、松软，不黏牙，且富含多种功能性成分，具有营养保健特性，能满足消费者营养需求。

4. 临床报道与食疗

（1）临床报道　枸杞作为一种药食兼用的食品，自古就有药用的记载，我国早在 2000 多年前就已经开始了对枸杞药物价值的开发和利用，枸杞全身各部分均可药食两用，作为日常蔬菜使用的是枸杞头，枸杞的果实则既可食用亦可入药，枸杞根也可入药，枸杞可谓全身是宝。现代医学研究也发现枸杞子能促进免疫系统功能，提高人体白细胞的作用，还有降血糖、保护视力、降血脂、保肝、抗衰老、抗肿瘤、抗突变、降血压等作用。

① 降血糖。研究人员观察枸杞降糖膏联合二甲双胍治疗气阴两虚型 2 型糖尿病的临床疗效，将 60 例 2 型糖尿病患者随机分为对照组与治疗组，各 30 例。治疗组采用枸杞降糖膏联合二甲双胍治疗，对照组单独采用二甲双胍治疗，以 1 个月为 1 个疗程，观察 3 个疗程内空腹血糖（FPG）、餐后 2h 血糖（2hPG）、糖化血红蛋白（HbA1c）和 C-反应蛋白（CRP）变化及肝肾功情况。结果表明，治疗组所有参数降低均比对照组更为明显（表 4-16），且无肝肾功能异常。结论为枸杞降糖膏联合二甲双胍治疗气阴两虚型 2 型糖尿病能显著提高临床疗效，提高患者生活质量，比单用二甲双胍治疗见效更快，疗效更好，值得临床推广。

枸杞的降血糖作用可能与枸杞中的多糖物质密切相关，据研究枸杞多糖能促进大鼠胰岛瘤细胞 RIN-m5f 和小鼠 β-TC6 胰岛 B 细胞系的胰岛素分泌，并且能够在 HepG2 和 3T3-L1 细胞系中促进葡萄糖的消耗。这些结果提示枸杞多糖的降血糖作用是通过促进胰岛 B 细胞增殖和增加葡萄糖吸收来实现的。高脂饮食加链脲霉素诱导的 2 型糖尿病大鼠模型中，口服枸杞多糖 4 周后，大鼠血糖水平明显降低，并且血清中胰岛素水平升高，MDA 和 NO 水平降低，SOD 水平升高，说明枸杞多糖很可能是通过抑制氧化损伤来改善葡萄糖代谢。有关分子机制方面，目前对于枸杞提取物降血糖功效的解释包括以下三个方面：（a）枸杞多糖可以通过 PI3K/AKT 途径磷酸化激活 Nrf2，增加抗氧化酶的表达，降低 ROS 水平，减少氧化应激损伤从而发挥细胞保护作用；（b）枸杞多糖通过激活 Nrf2 可以逆转糖酵解和糖异生相关基因的表达，从而改善葡萄糖代谢；（c）枸杞多糖通过促使葡萄糖转运载体 GLUT4 转移到细胞表面，增加葡萄糖的吸收，明显改善糖尿病大鼠的胰岛素抵抗状态，发挥良好的降糖作用。

表 4-16　两组患者枸杞降糖膏联合二甲双胍治疗前后血糖参数比较

组别	n	FPG/（mmol/L）	2hPG/（mmol/L）	HbA1c/%	CRP/（mg/L）
治疗组	30				
治疗前		9.83±1.78	13.98±1.36	8.56±0.64	14.26±3.56
治疗后		7.54±0.62	9.15±0.65	6.11±0.25	4.46±2.84
对照组	30				
治疗前		9.67±1.62	13.64±1.34	8.39±0.98	13.96±0.84
治疗后		8.16±0.65	10.21±1.17	7.28±0.59	6.76±0.76

注：表中数据为平均值±标准误；FPG（餐前血糖），2hPG（餐后 2h 血糖），HbA1c（糖化血红蛋白），CRP（C-反应蛋白）。

②　降血脂和保肝作用。选取 60 例非酒精性脂肪肝（NAFLD）患者，随机分为对照组和试验组，其中对照组 30 例，给予常规综合护理；试验组 30 例，在对照组基础上采用枸杞茶饮口服干预。比较两组患者的治疗效果，观察两组患者干预前后肝功能、血脂、胰岛素抵抗、脂联素、TNF-α 的指标。结果表明实施干预后，试验组治疗总有效率高于对照组（$p<0.05$），两组患者 ALT（谷丙转氨酶）、AST（谷草转氨酶）、GGT（γ-谷氨酰转肽酶）、CHOL（胆固醇）、TG（三酰甘油）、LP（脂蛋白）、HOMA-IR（胰岛素抵抗指数）水平均有所下降，脂联素、TNF-α 均有所升高，但试验组改善更明显，与对照组比较，差异有统计学意义（$p<0.01$）。结论：枸杞茶饮联合综合护理能较好地改善 NAFLD 患者的生化指标，起到较好的治疗作用。

枸杞的上述临床疗效可能与多糖相关，枸杞多糖的保肝作用主要通过减少氧化应激损伤，抑制炎症反应，抑制肝细胞凋亡来保护肝脏免受各种损伤。连续 30 天枸杞摄入可以显著逆转酒精引起的各种疾病指标的变化，提高抗氧化功能，从而抑制脂肪肝发病进程。研究显示用枸杞多糖喂食高脂诱导的大鼠，发现枸杞多糖可以提高游离脂肪酸水平，通过 TGF-β_1/Smad 通路下调促纤维生成因子的表达，通过 p53 依赖的信号通路抑制肝细胞凋亡。在分子机制方面，枸杞主要通过介导 p53、AMPK 和 NF-κB 信号通路减少氧化损伤、减少炎症反应和抑制凋亡。此外，进一步研究发现枸杞多糖还可以通过下调肝中硫氧还蛋白的表达来抑制细胞凋亡、氧化应激损伤和 NLRP3 炎症小体介导的炎症反应。而在非酒精性脂肪肝中，枸杞多糖可以选择性激活 AMPKα2，增强线粒体生物合成，增强线粒体自噬，从而抑制脂肪肝的形成。此外，枸杞多糖还有明显的降血脂作用，研究人员采用高脂饲料喂养法建立大鼠高脂血症模型，分别灌胃给予枸杞多糖（LBP）60mg/kg、30mg/kg 及辛伐他汀 2mg/kg。4 周后发现与高脂血症模型组比较，LBP 高、低剂量组大鼠血清 TC、TG、LDL-C 均显著下降（$p<0.05$ 或 $p<0.01$），而 HDL-C 则显著升高（$p<0.05$），结果表明 LBP 能调节高脂血症模型大鼠血脂代谢

水平，延缓动脉粥样硬化形成。

类胡萝卜素在保肝中也有重要作用，枸杞类胡萝卜素能够通过调控 MAPK 通路显著改善肝脏损伤。临床上，在干细胞培养基中预处理 0.5mol/L 枸杞类胡萝卜素 2h 可以显著提高人源脂肪间充质干细胞在体外抵抗氧化应激/炎症损伤的能力以及治疗急性肝衰竭细胞移植的效率，其主要分子机制是通过 Raf1/MAPK 通路精确调控 microRNA-210 的表达水平。若 microRNA-210 的表达过低或过高，均会影响干细胞抵抗逆境的能力和移植治疗肝病的效率。

③ 增强免疫能力。机体免疫功能会随衰老而改变，某些感染和自身免疫性疾病发病率较高，均与免疫系统的变化有关。研究报道了 60 例恶性肿瘤放疗患者服用枸杞多糖后，放疗后 T_3、T_4 细胞比例、T_4/T_8 比值、淋巴细胞转化率及巨噬细胞吞噬率均较放疗前明显提高（$p<0.05$）。放疗结束时，白细胞总数、淋巴细胞绝对值、T 细胞绝对值及 T_3、T_4 细胞比例、T_4/T_8 比值均较单纯放疗组显著提高（$p<0.01$）。提示枸杞多糖可以提高放疗患者的免疫功能，对治疗肿瘤有较好的辅助作用。

枸杞多糖不仅对机体细胞有较强的保护作用，能够使受损细胞恢复正常功能，而且具有明显的抗肿瘤作用。枸杞多糖的抗肿瘤作用主要是通过抑制肿瘤细胞的生长、增强宿主细胞的免疫功能、与化疗药物联合的增效减毒等途径实现的。研究表明枸杞多糖的抗肿瘤机制与肝癌细胞血管内皮生长因子（VEGF）有关。枸杞多糖能有效抑制小鼠肝癌模型 H22 细胞的生长，并能改善机体免疫水平。枸杞多糖对术后进行放射治疗（放疗）和化学药物治疗（化疗）的脑胶质瘤患者外周血中单核细胞活力影响实验，结果表明，枸杞多糖能增强脑胶质瘤患者外周血中单核细胞的活力，从而增强机体免疫功能。

枸杞多糖可以增强免疫力，对机体非特异性免疫功能、细胞免疫功能、体液免疫功能均具有显著的调节作用。在体外细胞水平，枸杞多糖可以促进 T 细胞、B 细胞、巨噬细胞、自然杀伤细胞（NK 细胞）和树突细胞（DC 细胞）的增殖和活化。另外，枸杞多糖还可以在人外周血单核细胞中促进 IL-2 和 TNF-α 的上调从而诱导免疫反应。相反地，在 LPS 诱导的炎症反应中，枸杞多糖具有一定的抑制免疫反应的作用。因此，枸杞多糖在免疫炎症反应中发挥着重要的调节功能。在分子机制水平，研究显示枸杞多糖主要通过激活免疫反应中重要的转录因子（如 NF-κB、AP-1、NFAT 等）上调细胞因子来调控各种免疫细胞的活化、增殖和成熟。至于枸杞的直接效应分子或受体，目前还没有明确的报道。但是有研究发现枸杞多糖是 TLR4/p38 MAPK 信号通路的激活剂。而且枸杞多糖对于 LPS 诱导的炎症反应的抑制作用也是通过抑制 TLR4/NFκB 信号通路来实现的。这些结果提示着 TLR4 可能是枸杞多糖的受体。

④ 改善视力。研究者观察 18 岁以下（6～18 岁）经确诊的 50～600 度近视青少年256 例，随机分为治疗组和对照组。治疗组予以口服黑果枸杞胶囊每日 1 粒（含花青素300mg），对照组则每日口服安慰剂（淀粉 300mg）。6 个月后观察视力、屈光度及眼部症状的变化，结果表明：与对照组比较，治疗组的青少年口服黑果枸杞胶囊 6 个月后视力、屈光度改善明显，可有效控制青少年轻中度近视的进展，有效率达 81.7%；减少屈光度数有效率达 72.9%，表明黑果枸杞胶囊能有效控制青少年轻中度近视的发展，并改善其远视力，减少青少年轻中度近视的屈光度数。枸杞果含丰富的与眼睛保护作用有关的类胡萝卜素，即 β-胡萝卜素和玉米黄质。营养学研究发现，枸杞的护眼功效依赖其中的玉米黄质。枸杞提取物具有延迟人类视网膜上皮细胞病变的作用，每日饮食补充枸杞

浆果 90 天可以增加血浆玉米黄质和抗氧化水平，并可使老年人黄斑中色素沉着减少和软性玻璃疣累积。

现代病理学研究发现枸杞多糖在保护视力方面也有突出作用。在体外细胞水平，枸杞对视网膜色素上皮细胞 ARPE-19 具有保护作用。研究显示枸杞提取物或枸杞的一个重要组成成分牛磺酸可以通过抑制半胱氨酸蛋白酶（caspase）依赖的凋亡在高糖诱导下对 ARPE-19 细胞起保护作用。另外，枸杞还可以通过上调 PPAR-γ 在糖尿病视网膜病变中发挥重要作用。在整体动物水平，AOH（急性高眼压，acute ocular hypertension）小鼠中枸杞多糖对视网膜神经节细胞（RGCs）和视网膜血管具有保护作用。枸杞多糖通过下调晶状体中的 RAGE、ET-1（内皮素-1）、拮抗 β-淀粉样蛋白（β-amyloid，Aβ）和 AGE 以及与此相关的信号通路实现对视网膜神经的保护。进一步探索枸杞多糖发挥保护作用的机制发现，枸杞多糖处理可以显著增加核中 Nrf2 的积累同时上调血红素氧合酶（HO-1）的表达，从而降低 ROS 水平减少细胞凋亡。在青光眼大鼠的 COH 模型中，枸杞多糖的视神经保护作用有一部分是通过激活小神经胶质细胞来降低内皮素 ET-1 的表达以及调控其受体（ETA 和 ETB）的表达量来实现的。研究发现枸杞多糖无法延缓突发性退化，却可以延缓继发性退化，是通过抑制氧化应激、JNK信号通路、瞬时增加 IGF-1 的含量来发挥保护作用的。总之，枸杞多糖对视网膜神经节细胞具有保护作用，可能为青光眼的治疗提供一定的帮助。

⑤ 抗氧化和抗肿瘤作用。枸杞中的黄酮类、类胡萝卜素、多糖等成分均有明显的抗氧化作用。与过氧化氢（H$_2$O$_2$）诱导人内皮样细胞 EA. hy926 氧化损伤模型组比较，枸杞多糖（LBP）预处理可提高 EA.hy926 细胞的活力，减少细胞凋亡，并促进细胞迁移；上清液中 VEGF 和 NO 水平升高；Bcl-2/Bax 比率明显升高，下调 cleaved caspase-3 蛋白水平，并上调 eNOS 和 p-eNOS 蛋白水平。此外，加入磷脂酰肌醇 3-激酶（phosphatidylinositol-3-kinase，PI3K）抑制剂 LY294002 后，LBP 对 H$_2$O$_2$ 损伤的 EA.hy926 细胞的保护作用减弱，表现为 NO 水平和 p-Akt 蛋白水平降低。结果说明 LBP 能减轻 H$_2$O$_2$ 对 EA.hy926 细胞的损伤作用，缓解 H$_2$O$_2$ 诱导的凋亡，其机制与激活 PI3K/Akt/eNOS 信号通路密切相关。将新生昆明种小鼠躯干皮肤在体外分离培养成纤维细胞，再用枸杞多糖进行处理。实验分为高、中、低浓度枸杞多糖组和对照组，通过四甲基偶氮唑蓝法检测细胞增殖情况，结果表明，枸杞多糖对成纤维细胞的衰老具有拮抗作用，能延迟细胞衰老和凋亡。

利用体外培养的人肝癌细胞 HepG2 为研究对象，发现枸杞黄酮作用于 HepG2 时，可明显抑制 HepG2 的增殖，且在作用时间和剂量方面呈现出显著的依赖性。此外，随着作用时间的延长，枸杞黄酮在作用一定时间时，可促进 HepG2 中 Bax 和 Caspase-3 的表达，这两种蛋白正是促进 HepG2 凋亡的蛋白。所以，枸杞黄酮抗肿瘤活性的作用机制为抑制肿瘤细胞增殖或者是诱导癌细胞凋亡，在有效上调促凋亡蛋白表达的同时还会破坏癌细胞的内稳态环境，继而再激活主导癌细胞凋亡的蛋白表达，最终引发肿瘤细胞凋亡。研究人员探究枸杞总黄酮（TFLb）对乳腺癌细胞 MCF-7 和三阴乳腺癌细胞 MDA-MB-231 增殖、迁移、侵袭等能力的影响，并探讨其相关分子机制。实验表明，TFLb 呈剂量依赖性抑制乳腺癌细胞增殖，能抑制乳腺癌细胞的迁移与侵袭能力，一定浓度的 TFLb 作用于乳腺癌细胞时能促进细胞凋亡，分别用 45μg/mL，90μg/mL，135μg/mL TFLb 作用于 MCF-7 和 30μg/mL，60μg/mL，90μg/mL TFLb 作用于 MDA-MB-231 细胞 48h 后，两株细胞内 Akt1 的磷酸化水平降低，Akt 和 β-catenin 蛋白减少，Akt 和 β-catenin 是 TFLb 作用于癌细胞的效应位点。

⑥ 神经保护作用。枸杞多糖在多种体外体内模型中都具有神经保护功能。例如在体

外细胞水平，枸杞多糖可以在 PC12 神经细胞中抑制 6-羟基多巴胺（6-OHDA）诱导的细胞凋亡。枸杞提取物预处理可以通过调控 JNK-11 或 PKR 的磷酸化显著抑制 Aβ 诱导的凋亡和坏死。在整体动物水平，脑缺血引起的兴奋性中毒、氧化应激和炎症反应会导致神经细胞死亡。枸杞多糖对于大脑中动脉闭塞（MCAO）诱导的神经损伤具有保护作用，一方面枸杞多糖通过上调超氧化物歧化酶（SOD）、谷胱甘肽过氧化物酶（GPx）、过氧化氢酶（CAT）和乳酸脱氢酶（LDH）的活性，下调丙二醛（MDA）水平来降低氧化应激损伤，另一方面通过下调细胞色素 C、caspase-9、caspase-3 和 Bax，上调 Bcl-2 的表达来抑制细胞凋亡。另外枸杞多糖还可以通过上调闭合蛋白，下调 MMP-9 和 AQP4 的表达增加血脑屏障的完整性。

⑦ 其他。240mg/kg 的枸杞黄酮就能让前列腺增生大鼠的前列腺体积减小，对良性前列腺增生有明显的抑制作用。枸杞黄酮可以抑制炎症因子比如细胞黏附分子的表达，从而发挥良好的抗炎作用。枸杞黄酮对 H_2O_2 损伤的人血管内皮细胞有保护作用，且保护效果与枸杞黄酮呈一定的剂量依赖性。

（2）食疗方剂

① 适用于风湿。枸杞子 250g，天麻、党参、当归、黄芪各 50g，高度纯白酒 2500mL，诸药与白酒密封浸泡 15 天后早晚饮 3～5 杯，常年坚持饮用，对风湿性关节炎有特效。

② 适用于肥胖。枸杞子 30g，洗净，用开水冲泡当茶饮服，早晚各 1 次，连服 4 个月可以取得较好的降脂减肥效果，且无副作用。

③ 适用于糖尿病。枸杞子 100g，洗净，蒸熟后嚼食，每次 10g，每日 3 次，可长期服用，能起辅助降血糖和止渴之功效。

④ 补肾。枸杞子 30g，羊肾 1 对，加水及调料后熬顿，喝汤吃肾。枸杞子的补虚作用重点在补肾，治疗肾虚腰痛疗效显著，宜佐餐常用。

⑤ 安神。取枸杞子 10g，龙眼肉 15g，红枣 4 枚，粳米 100g，洗净加水熬粥食用。此方对血虚失眠效果良好，宜常食。

（3）饮食禁忌

① 阴虚者少食用，在夏季的时候，还有阴虚体质的人应该注意枸杞子的用量，因为枸杞子滋补肝肾用量过度能造成上火，尤其是生吃时更应减少用量。

② 正在感冒发热、身体有炎症、腹泻的人尽量别吃。

③ 枸杞有温热身体的效果，故性情太急躁、患有高血压的人尽量少吃。

第九节　沙　　棘

沙棘（*Hippophae rhamnoides*）是胡颓子科（Elaeagnaceae）沙棘属（*Hippophae*）的落叶灌木或小乔木，又名醋柳、酸刺，主要分布于我国西北、华北和西南地区。沙棘耐旱、抗风沙，生存能力超强，是防风、固沙、改善生态环境的首选植物。由于长期逆境的生理适应，使沙棘果实营养丰富，现代科学研究表明，沙棘的根、茎、叶、花和果，特别是沙棘果实的营养特别丰富，以富含维生素 C、有机酸、黄酮类等物质著称，是饮料、食品、化妆品、医药的重要原料。

1. 营养物质

（1）维生素　沙棘有维生素宝库之称。沙棘中维生素 C 的含量非常丰富，每 100g 沙棘果中含有 850～1500mg 维生素 C。沙棘果实维生素 C 含量不仅高，而且相当稳定。其原因是沙棘果实中没有可使抗坏血酸氧化的抗坏血酸氧化酶成分。所以，即使在加工好的沙棘系列食品中，维生素 C 也保存得相当好。维生素 C 在人体中既不能合成，也不能积累，只能从体外吸收。它和黄酮类化合物具有很好的配伍增效作用，能提高血管壁的弹性，而且能和维生素 K_1 一起，防治内外皮下出血，缓解动脉硬化，防治心肌梗死。每 100g 沙棘果中还含维生素 E 120mg、类胡萝卜素 200mg。研究发现，与其他果树植物相比，沙棘果实中的维生素 E 含量较高。在食用植物油中，沙棘种子油中的维生素 E 含量也是遥遥领先的。另外，沙棘中还含有维生素 B_1（硫胺素）、维生素 B_2（核黄素）、维生素 B_6（吡哆素）、维生素 B_{12}（钴胺素）、维生素 K、维生素 D 及叶酸和烟酸（VPP）。因此，沙棘可以为人类提供丰富的维生素的种类和数量。

（2）沙棘油　沙棘油提取自沙棘果实或种子，含有多不饱和脂肪酸和其他生物活性成分。因此，沙棘油作为特种功能性油脂，在食品、医药保健品、化妆品等领域有广泛的应用前景。沙棘果油主要含棕榈油酸（35.9%）、棕榈酸（34.1%）、油酸（18.4%）和亚油酸（6.2%），不饱和脂肪酸含量为 62.5%。沙棘籽油主要含亚油酸（39.0%）、亚麻酸（29.3%）、油酸（20.9%）和棕榈酸（7.7%），不饱和脂肪酸含量为 74.2%～90.7%。按不饱和脂肪酸来看，沙棘油优于其他植物油；就亚油酸的含量来看，沙棘籽油含量也不亚于橄榄油。而且沙棘油所含的 1% 的磷脂，其中脑磷脂占 68%，卵磷脂占 32%，优于亚麻油和向日葵油。另外，沙棘油还含有掬酸（在显微镜下为细针状）、六羟基硬脂酸（在显微镜下为菱形晶体）、花生酸和花生四烯酸（在显微镜下为薄片状）。有些专家认为，掬酸、花生酸和花生四烯酸是沙棘油特有的成分，特别是在中纬度地区，沙棘是唯一能够积累花生四烯酸的植物。

此外，鲜果中可溶性总糖含量为 5.44%～12.5%；果胶和矿物质元素也较丰富，果胶主要由半乳糖醛酸、木胶糖、阿拉伯糖和鼠李糖等组成，从沙棘果汁或油中检出的元素有钾、钙、钠、镁、铜、锌、铁、锰、硒、磷、氮等多种常量元素或微量元素，且含量较高，能为人体提供充足的相关营养。

2. 主要生物活性物质

沙棘中的主要生物活性物质包括多酚类化合物特别是黄酮类、多糖、萜类、甾体类化合物、有机酸类及多种挥发性成分。沙棘所含成分的多样性决定了沙棘产品的多品种性和多功能性，而它所含各种成分在含量上的丰富性决定了它在食品营养和医疗保健上的优异性，因此，沙棘在药品、食品、饮料及化妆品领域里都有广泛的用途，展示着巨大的开发利用价值，已引起了国内外药品界和食品界的极大关注。

（1）黄酮类化合物　沙棘中的黄酮类化合物含量较高，广泛存在于沙棘的果实和叶中，主要配基有 3 种：槲皮素、异鼠李素和杨梅黄素。根据化学结构将沙棘中黄酮类化合物分为 6 类：黄酮醇（Ⅰ）、二氢黄酮醇（Ⅱ）、黄烷醇（Ⅲ）、白花青素类（Ⅳ）、查耳酮（Ⅴ）和花色素类（Ⅵ）（图 4-13）。以槲皮素和异鼠素黄酮醇及其苷为优势活性成分，有 20 多个（表 4-17）。沙棘中花色素较少，果实着色以类胡萝卜素和黄酮醇为主。

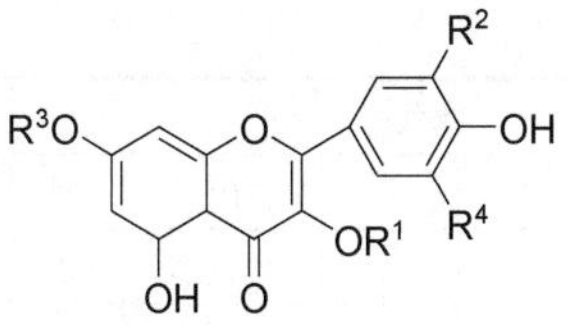

图 4-13 沙棘主要黄酮类的分子结构

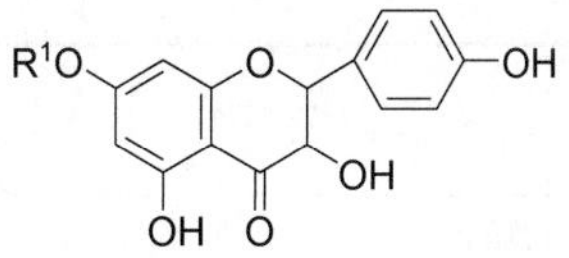

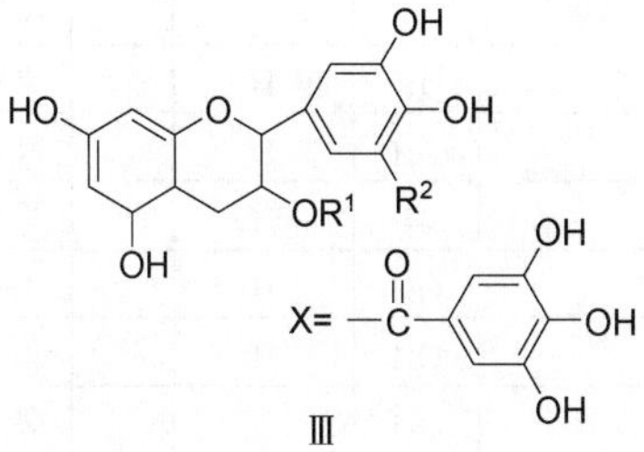

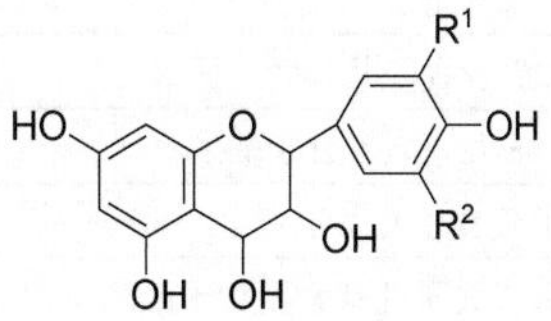

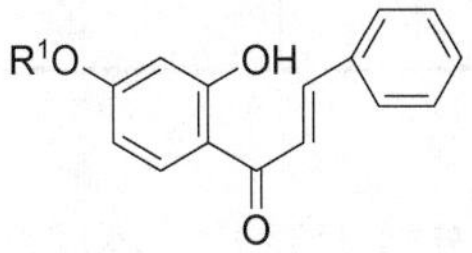

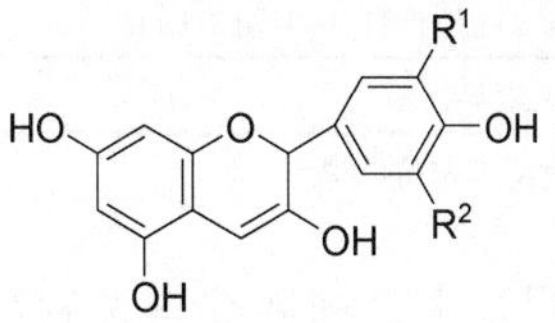

表 4-17 沙棘中黄酮类化合物

序号	类型	化合物名称	取代基				来源
			R^1	R^2	R^3	R^4	
1	I	异鼠李素	H	OMe	H	H	果实、叶
2	I	异鼠李素-3-葡萄糖苷	葡萄糖	OMe	H	H	果实、叶
3	I	异鼠李素-3-芸香糖苷	芸香糖	OMe	H	H	果实、叶、果肉粕
4	I	异鼠李素-3-葡萄糖葡萄糖苷	葡萄糖-葡萄糖	OMe	H	H	果实
5	I	异鼠李素-3-鼠李糖半乳糖苷	鼠李半乳糖	OMe	H	H	果实
6	I	异鼠李素-3-巢菜糖苷	巢菜糖	OMe	H	H	果实
7	I	异鼠李素-3-葡萄糖-7-鼠李糖苷	葡萄糖	OMe	鼠李糖	H	果实、叶
8	I	异鼠李素-3-槐二糖-7-鼠李糖苷	槐二糖	OMe	鼠李糖	H	果实
9	I	异鼠李素-3-鼠李糖苷	鼠李糖	OMe	H	H	果实、叶
10	I	异鼠李素-7-鼠李糖苷	H	OMe	鼠李糖	H	果实
11	I	异鼠李素四糖苷*		OMe	H	H	果实
12	I	槲皮素	H	OH	H	H	果实、叶、果肉粕
13	I	槲皮素-3-葡萄糖苷	葡萄糖	OH	H	H	叶
14	I	芦丁（芸香苷）	芸香糖	OH	H	H	果实、果肉粕
15	I	槲皮素-3-鼠李糖苷（槲皮苷）	鼠李糖	OH	H	H	果实
16	I	槲皮素-7-鼠李糖苷	H	OH	鼠李糖	H	果肉粕
17	I	槲皮素-3-甲醚	Me	OH	H	H	果肉粕
18	I	槲皮素-3-半乳葡萄糖苷	半乳葡萄糖	OH	H	H	叶
19	I	槲皮素-3-巢菜糖苷	巢菜糖	OH	H	H	果实
20	I	山柰酚	H	H	H	H	果实、叶
21	I	山柰酚-3-葡萄糖苷	葡萄糖	H	H	H	叶

序号	类型	化合物名称	取代基				来源
			R¹	R²	R³	R⁴	
22	Ⅰ	杨梅黄酮	H	OH	H	OH	叶
23	Ⅱ	柚皮素	H				果实
24	Ⅱ	柚皮苷	葡萄糖-鼠李糖				果实
25	Ⅲ	(-) 表儿茶素	H	H	H		果实、叶
26	Ⅲ	(-) 表没食子儿茶素	H	OH	H		果实、叶
27	Ⅲ	(-) 表儿茶素没食子酸酯	X	H	H		果实、叶
28	Ⅲ	(+) 没食子儿茶素	H	OH	H		果实、叶
29	Ⅲ	(+) 没食子儿茶素没食子酸酯	X	OH	H		果实、叶
30	Ⅳ	白花飞燕草素	OH	OH			果实
31	Ⅴ	2,4-二羟基查耳酮-4-葡萄糖苷	葡萄糖				果实
32	Ⅵ	花色素类					果实

注：*表示糖类型及连接位次未定。

沙棘中黄酮类化合物种类与含量在不同器官之间有较大差异。不同产地的沙棘品种（品系、优系）的叶片、果肉和种子中黄酮类成分的组成和含量均存在明显差异，但主要黄酮类成分均为芦丁、槲皮素、表没食子儿茶素、异鼠李素。叶片中普遍含有异鼠李素、槲皮素、山奈酚、表没食子儿茶素、芦丁、没食子儿茶素没食子酸酯、木犀草素和柚皮苷 8 个黄酮类成分，果肉和种子中黄酮类成分组成存在差异；除山奈酚外，其余 7 个成分均可从果肉中检出，但部分样本果肉仅含其中的 3～6 个成分，且大多数样本果肉不含没食子儿茶素没食子酸酯；从种子中虽然检出 8 个黄酮类成分，但所有样本种子仅含有其中的 3～7 个成分，且大多数样本种子不含山奈酚和木犀草素。叶片的黄酮类成分的总含量明显高于果肉和种子中，分别为 105.4～341.7μg/g、16.3～152.1μg/g 和 8.8～73.4μg/g。不同产地相比，蒙古沙棘品种（品系、优系）叶片、果肉和种子中黄酮类成分的总含量之和显著高于中国沙棘与蒙古沙棘的杂交品系（优系），这可能与供试实验材料大多为蒙古沙棘有关，蒙古沙棘分布于气候较寒冷的地区，其叶片中黄酮类成分含量的增加，有利于其在极端环境下的生长发育。

（2）沙棘多糖　沙棘多糖是由葡萄糖、果糖、半乳糖、阿拉伯糖、甘露糖和鼠李糖组成的中性多糖，其中含可溶性糖 8%～15%，葡萄糖和果糖占总糖量的 80%。另外沙棘不同部位多糖含量不同，其顺序依次为：沙棘果＞沙棘果皮＞沙棘叶。对沙棘果而言，多糖含量高峰期出现在果实成熟期，而沙棘叶则出现在展叶期和果实成熟期。不同品种相比，多糖在中国沙棘果实中含量最高，其次为俄罗斯沙棘，蒙古沙棘最低。

（3）脂肪酸类和植物甾醇　沙棘不同部位中均含有丰富的脂肪油、脂肪酸及挥发油类成分，通常沙棘油是指种子油和果肉油，其脂肪酸组成具有较大差异。沙棘籽油富含不饱和脂肪酸（74.2%～90.7%），其中亚油酸含量最高（30.2%～36.3%），亚麻酸含量也较为理想（24.9%～38.5%），还含有棕榈油酸（0.948%～4.4%）、油酸（12.6%～23.4%），饱和脂肪酸中棕榈酸含量为 3.3%～11.3%，硬脂酸含量为 2.6%～4.7%。沙棘果油也富含不饱和脂肪酸含量，含量达到 60% 以上，以单不饱和的油酸为主，多不饱和脂肪酸主要有亚油酸和亚麻酸，含量相对较低，饱和脂肪酸以棕榈酸为主，含量占总油脂的 30% 左右，也有 0.9%～3.5% 的硬脂酸。沙棘果油中含有目前研究中较为关注的 ω-7 脂肪酸（最高达 7.5%），而沙棘籽油中含有较高含量的亚麻酸，对于 ω-6、ω-3 脂肪酸摄入比例具有重要意义。因此，沙棘油是不饱和脂肪酸的优良来源。

沙棘籽油和沙棘果油中的甾醇含量分别为 1%～2%、1%～3%，其中谷甾醇占沙棘籽油总甾醇含量的 60%～70%，占沙棘果油总甾醇含量的 80%。不同品种、不同工艺制取的沙棘油中甾醇含量也不尽相同。使用超临界二氧化碳萃取和气质联用的方法对沙棘籽油中甾醇类成分进行了分析，检出菜油甾醇、豆甾醇、β-谷甾醇、Δ_5-燕麦甾醇、24-甲烯基环阿屯醇，其中 β-谷甾醇含量最多，为沙棘油中的主要甾醇类物质；其次为 Δ_5-燕麦甾醇，且沙棘籽油中甾醇种类较沙棘果油中的丰富。

（4）其他　沙棘果中含有苹果酸、柠檬酸、草酸、酒石酸及琥珀酸等天然有机酸。总含量为 3.06%～4.52%。沙棘其他的多酚类化合物主要包括乌索酸、β-香豆素、酚酸等。沙棘果实中挥发性成分羟基香豆素能降低血液凝固性、阻碍血凝块的形成，在某种程度上预防血栓性静脉炎和血栓形成。沙棘中的三萜烯酸和三萜烯醇能够刺激心脏的活动，甾醇能把胆固醇同食物结合在一起，阻止静脉粥样硬化的发生。

此外，沙棘中还含有 5-羟色胺，是一种神经递质，对人体的激素、体温、内环境有重要的调节作用，能加速纤维蛋白原转化为纤维蛋白，有助于血液凝固。

3. 功能性产品开发

沙棘是极为珍贵的药食两用植物，现代研究证实，沙棘的根、茎、叶、花、果中都含有多种生物活性物质，可以广泛地用于医疗、食品、化妆品等轻工行业；其产品是航天、矿山井下、野外勘探和强辐射条件下工作时的必备品，也是受广大消费者欢迎的绿色食品、药品和保健品。目前国内外已开发的沙棘主要功能性产品有沙棘饮料、沙棘果酒、沙棘果酱以及沙棘化妆品和日化类。沙棘的萃取物已广泛用于医药和保健化妆品上，开发的化妆品有乳霜、香波及一些特种化妆品如沙棘卸妆乳液、眼用润滑霜。

4. 临床报道与食疗

（1）临床报道　沙棘是珍贵的药食两用植物资源。沙棘主要有止咳祛痰、消食化滞、活血散瘀等药理作用，用于咳嗽痰多、消化不良、食积腹痛、跌打瘀肿、瘀血经闭。而现代医学研究中也有关于沙棘及其制品在心脑血管系统疾病、新陈代谢及免疫系统疾病、呼吸系统疾病、消化系统疾病、烧伤、烫伤等病症中的临床应用的报道。

① 治疗心血管疾病和降血糖作用。以沙棘果实为原料，提取沙棘黄酮，其具有加强心肌收缩力、降低心肌耗氧量、提高心肌供血量的作用，并有降低胆固醇和三酰甘油的功效。临床用其治疗心血管疾病疗效显著。研究人员比较了醋柳（沙棘）黄酮与丹参治疗高脂、高黏血症患者的疗效，治疗组 35 例用醋柳黄酮 20mg，对照组 34 例用丹参 10mL。疗程均为 6 周。结果表明治疗组血胆固醇（TC）、三酰甘油（TG）、载脂蛋白 B100（Apo B100）、血浆凝血因子Ⅰ、血液黏度、血小板聚集率和血栓指数均较治疗前有显著（$p<0.05$）或极显著（$p<0.01$）下降，并且大部分指标优于丹参。对照组在切变率为 10/s 时血液黏度较治疗前有极显著下降（$p<0.01$），在切变率为 100/s 时血液黏度和血栓指数较治疗前有显著下降（$p<0.05$）。

在药理学研究方面，发现沙棘黄酮提取物可使大鼠颈总动脉血栓形成的时间、血栓长度显著缩短，血栓减少，血小板聚集率降低，红细胞比容以及血液黏度降低。此外沙棘黄酮提取物可减轻 H_2O_2 对人脐静脉血管内皮细胞的损伤作用，其作用机制与调节组织型纤溶酶原激活物（t-PA）和纤溶酶原激活物抑制剂（PAI-1）的比例失衡，降低血管性假血友病因子（vWF）和血栓调节蛋白（TM）的活性有关，此研究结果为深入了解沙棘黄酮防止血栓形成，治疗动脉粥样硬化等作用机制提供了理论依据。

沙棘总黄酮可以有效地控制四氧嘧啶诱导的糖尿病小鼠的血糖和血脂水平，明显地降低糖尿病小鼠血清的三酰甘油、总胆固醇和低密度脂蛋白水平，并提高高密度脂蛋白的水平（表4-18），说明沙棘总黄酮对四氧嘧啶诱导的糖尿病小鼠并发症具有一定调节作用。

表4-18 沙棘总黄酮对糖尿病小鼠血糖和血脂水平的影响　　　　　单位：mmol/L

分组	血糖水平			
	第一周	第二周	第三周	第四周
对照组	4.90±0.141[②]	6.96±0.18[②]	6.53±0.271[②]	5.67±0.159[②]
模型组	14.97±0.485	11.49±0.487	12.84±0.683	11.74±0.585
低剂量组	7.41±0.331[②③]	5.99±0.389[②]	6.19±0.223[②]	5.46±0.188[②]
中剂量组	6.31±0.207[②③]	6.26±0.511[②]	5.81±0.114[②]	5.26±0.142[②]
高剂量组	6.59±0.165[②③]	5.76±0.367[②]	5.46±0.193[②]	4.89±0.149[②]
分组	三酰甘油	总胆固醇	高密度脂蛋白	低密度脂蛋白
对照组	0.52±0.027[②]	2.53±0.095[②]	1.06±0.017[②]	1.05±0.110[①]
模型组	1.64±0.034	3.13±0.124	0.50±0.012	1.36±0.084
低剂量组	0.76±0.038[②③]	2.77±0.110	1.17±0.031[②]	1.09±0.077[①]
中剂量组	0.71±0.039[②③]	2.54±0.108[①]	1.25±0.022[②]	0.81±0.094[②]
高剂量组	0.64±0.036[②③]	2.24±0.068[②]	1.22±0.027[②③]	0.79±0.049[②③]

①与模型组比较，$p<0.05$。

②与模型组比较，$p<0.01$。

③与对照组比较，$p<0.05$。

④与对照组比较，$p<0.01$。

除了黄酮外，沙棘粗多糖对由四氧嘧啶和链脲佐菌素所导致的高血糖小鼠有良好的降血糖作用（表4-19）。沙棘多糖是一种高活性的竞争可逆性 α-葡萄糖苷酶抑制剂。

表4-19 沙棘粗多糖对四氧嘧啶造模小鼠血糖的影响

组别	剂量/（g/kg）	小鼠/只	造模前血糖/（mmol/L）	造模后血糖/（mmol/L）	给药2周血糖/（mmol/L）	2周后降糖率/%	给药4周血糖/（mmol/L）	4周后降糖率/%
对照组	—	10	6.48±1.02	6.59±0.83	6.19±0.74	6.01	6.45±0.74	2.13
模型组	—	10	6.56±1.45	21.20±5.32	18.56±5.74	12.45	16.40±4.54	22.64
二甲双胍	0.08	10	6.37±1.04	20.76±4.63	13.07±3.68[②]	37.04	9.78±2.39[②]	52.89
参芪降糖胶囊	0.30	10	6.23±1.24	20.44±4.89	15.42±4.87[①]	24.56	12.42±3.97[①]	39.27
粗多糖高剂量	0.40	10	6.41±1.46	20.68±5.21	14.12±4.82[②]	31.72	12.31±3.20[①]	45.70
粗多糖低剂量	0.20	10	6.65±0.98	21.13±4.96	15.21±3.75[①]	28.02	12.81±3.20[①]	39.38

①与对照组比较 $p<0.05$。

②$p<0.01$。

近年来，一系列关于沙棘油的研究表明其具有显著的保护心脑血管作用，物质基础主要是亚麻酸、生育酚和植物甾醇。通过动物实验，小鼠口服和局部施用沙棘籽油和沙棘果油，每天1~2次，持续3天，沙棘籽油和沙棘果油均表现出改善血管微循环的作用。选取12位血脂正常男性，随机选择，每天摄入沙棘果油、椰子油 5g，持续 4 周，结果表明摄入沙棘果油能够降低腺苷二磷酸导致的血小板凝聚，证明沙棘果油对缓解血栓具有一定作用。沙棘籽油对动脉粥样硬化的作用研究结果显示服用了沙棘籽油的对照组的血浆胆固醇、动脉粥样硬化指数以及 LDL-C/HDL-C 比值明显降低。通过高脂饲料建立大鼠高脂模型，同时给予不同剂量的沙棘油胶囊，结果表明喂饲沙棘油软胶囊的低、中、高剂量组大鼠 TG、TC 水平显著低于高脂模型对照组（$p<0.05$），这表明沙棘油能够通过降血脂、抑制血小板凝聚、改善血管微循环等对心脑血管具有一定保健作用。

② 治疗肝病。通过高科技手段从沙棘籽中萃取出的沙棘籽油对四氯化碳、乙醇、对乙酰氨基酚所致肝损伤的丙谷转氨酶和谷草转氨酶的升高均有明显抑制作用，并能对抗肝丙二醛含量的升高，保护肝细胞膜。临床有许多用沙棘制剂治疗急慢性肝炎的报道，将 86 例非酒精性脂肪肝患者随机分为治疗组 44 例和对照组 42 例，2 组均予以控制饮食和体育锻炼等基础治疗，治疗组同时口服沙棘胶囊，每次 1.5g，3 次/天，连服 90 天；对照组给予淀粉胶囊口服。方法和疗程同治疗组。观察 2 组治疗前、治疗 3 个月后的血脂、肝功能、肝脾 CT 比值等指标。结果表明治疗组总胆固醇、三酰甘油、高密度脂蛋白胆固醇、低密度脂蛋白胆固醇、丙氨酸氨基转移酶、透明质酸、肝脾 CT 比值改善情况均优于对照组，而血糖、血尿素氮、血肌酐 2 组比较无显著性差异，说明中药沙棘胶囊可改善非酒精性脂肪肝患者的血脂、谷丙转氨酶（ALT）和肝脾 CT 比值水平，且不会导致肾功能和血糖代谢异常。

③ 治疗消化系统疾病。我国民间早已用沙棘治疗消化系统疾病，包括胃及十二指肠溃疡、胃炎、消化不良等疾病。研究发现沙棘籽油治疗反流性食管炎 100 例，总有效率 92%，表明该药具有和胃降逆，消炎止痛功效，实验室显示有加速食管黏膜修复，促进溃疡面愈合作用。沙棘多糖有治疗便秘的功效，将 81 例患者随机分成两组，治疗组 41 例，采用沙棘干乳剂联合乳果糖治疗；对照组 40 例，单用乳果糖治疗。结果治疗 4 周后治疗组有效率为 97.6%，对照组为 88.0%，两组比较差异有统计学意义（$p<0.05$）。说明沙棘干乳剂联合乳果糖治疗青少年功能便秘安全有效，把沙棘多糖和沙棘油结合使用，可以解决青少年便秘问题。

药理学研究表明，沙棘油对多种实验性胃溃疡如幽门结扎型、应激型和利血平型胃溃疡均有明显的预防和治疗作用，其表现是溃疡发生率降低，溃疡发生指数减少，胃液分泌下降。选取 20 只成年狗，建立胃溃疡模型，将其分为 5 组，分别使用兰素拉唑、硫糖铝、米索前列醇、法莫替丁和沙棘籽油进行口服治疗，结果表明沙棘籽油具有最好的治疗效果。另外的研究发现沙棘籽油与沙棘果油可以缓解溃疡性结肠炎大鼠临床症状，改善结肠黏膜组织损伤，明显减轻炎症作用，同时沙棘籽油对葡聚糖硫酸钠诱导大鼠溃疡性结肠炎有明显保护作用。以上研究表明沙棘果油和沙棘籽油对胃肠道具有一定的保护作用同时能够缓解胃肠溃疡的症状，其主要原因之一可能是由于沙棘油中含有丰富的 β-谷甾醇。

④ 治疗呼吸系统疾病。沙棘有祛痰、止咳、平喘的作用，可用于防治急慢性气管炎的咳喘等呼吸道症状。将收治的 80 例毛细支气管炎患儿随机分为对照组和观察组各 40 例，对照组给予雾化吸入，吸入布地奈德混悬液，观察组在对照组的基础上给予口服沙棘糖浆，两组患儿治疗疗程均为 1 周。结果表明：经治疗 1 周后，观察组的总有效率（97.5%）明显高于对照组（85.0%）。观察组的咳嗽、咳痰、喘息和哮鸣音的缓解时间显著短于对照组（$p<0.05$），沙棘糖浆联合布地奈德雾化吸入治疗小儿毛细支气管炎可显著提高临床疗效，迅速控制临床症状。

⑤ 抑菌作用。沙棘黄酮提取物对金黄色葡萄球菌、大肠埃希菌和枯草芽孢杆菌均有抑制

效果，抑菌作用大小为大肠埃希菌＞枯草芽孢杆菌＞金黄色葡萄球菌。此外，沙棘黄酮提取物对白色念珠菌、光滑念珠菌、热带念珠菌和其他念珠菌等真菌也具有较好的抑制效果。沙棘多糖组分 HRP Ⅰa 的抑菌效果比沙棘多糖（HRP）好。结合其他多糖抑菌作用机制，再考虑到 HRP Ⅰa 对革兰氏阳性菌的抑制作用要强于革兰氏阴性菌，而革兰氏阳性菌与革兰氏阴性菌的主要区别是细胞壁，可以推测 HRP Ⅰa 抑菌原理主要是改变了细菌细胞壁的通透性。

⑥ 免疫调节作用。沙棘黄酮干预 D-半乳糖致衰老大鼠免疫功能的研究发现，沙棘黄酮能提高大鼠巨噬细胞吞噬率，对单核巨噬细胞免疫系统有促进作用，可以增强机体的非特异性免疫功能。沙棘叶提取物给小鼠连续灌喂 10 天，结果显示沙棘叶提取物能明显增加小鼠体内的白细胞指数，增加小鼠胸腺指数和脾指数，增强小鼠巨噬细胞的吞噬功能。沙棘多糖也具有免疫调节活性，将小鼠巨噬细胞株 RAW264.7 培养于含 10%胎牛血清的 DMEM 培养基中，通过 MTT 法检测，在一定细胞数范围内，随着多糖浓度的增加，活细胞的数量亦增加，MTT 结晶形成的量与细胞数成正比。

⑦ 抗氧化和抗肿瘤作用。沙棘油和多糖均有明显的抗氧化活性。研究人员测定了三种沙棘油的体外抗氧化活性，并且通过小鼠快速衰老模型来评判其体内抗氧化活性。在动物实验中，体重和脏器指标表明沙棘油不会对小鼠造成损伤；行为学实验表明沙棘油可以缓解氧化应激造成的损伤；血清、肝组织和脑组织中的相关抗氧化指标测定表明，三种沙棘油能不同程度地缓解衰老症状，具有较强的抗氧化性活力。沙棘多糖对自由基有显著的清除作用，体外抗氧化性活性研究表明沙棘多糖对超氧阴离子清除能力强，体内抗氧化性活性试验表明，沙棘多糖可使小鼠的 SOD、GSH-Px 活力明显增强，使小鼠组织中的 MDA 含量明显降低。

沙棘总黄酮包括槲皮素、异鼠李素及山奈酚等活性成分，具有明显的抗癌活性及抗肿瘤作用。槲皮素和相关的衍生物是沙棘黄酮的主要有效成分，槲皮素是目前抑制癌细胞最有效的成分之一，沙棘总黄酮可以抑制人肝癌细胞 HepG2 的增殖。采用小鼠肺癌模型判断沙棘多糖的抗肿瘤活性，结果发现在第 16 天时，200mg/kg 的沙棘多糖具有显著的肿瘤生长抑制作用，且同环磷酰胺（CTX）作用相当。免疫活性结果表明，沙棘多糖诱导抗肿瘤作用可能是通过免疫学活动进行的。沙棘多糖抗肿瘤的优越性体现在只对癌细胞起作用，对正常细胞无杀伤力。沙棘多糖抗肿瘤机制的一个重要方面是某些活性多糖杀死癌细胞。

⑧ 修复损伤的皮肤。沙棘油中富含的棕榈油酸是皮肤中的一种脂肪酸，能够有效治疗局部烧伤和烫伤，口服足够量的棕榈油酸能够滋润皮肤。研究表明，沙棘油具有促进组织再生和上皮组织愈合的作用，使用 20%的碱液造成小鼠轻度烧伤，观察结果表明局部用药（沙棘油）后愈合速度明显提高。研究人员探讨口服、外用沙棘籽油对小鼠烧伤创伤愈合速度、程度的影响，对小鼠使用灌胃方式摄入 2.5mL/kg 沙棘籽油，局部用 200μL 沙棘籽油，持续 7 天，结果表明沙棘籽油能够加速创伤愈合速度，并且没有任何毒副作用。

（2）食疗方剂

① 适用于咽喉干燥、疼痛。新鲜沙棘 100g，白糖 20g。将新鲜沙棘洗净，以杵捣烂如泥，并用干净消毒纱布绞取果汁。在果汁中加入白糖，适量温开水，搅匀饮用。生津止渴，利咽化痰。

② 适用于咳嗽痰多。沙棘、甘草、栀子、广木香各等份。上药共研为末，加冰片少许。每次 1.5g，温开水送服。

③ 适用于久咳虚喘。沙棘果、白果各 10g。水煎服。

④ 适用于食积停滞、消化不良。沙棘果 10g，山楂 10g，麦芽 15g，水煎服。

⑤ 适用于月经不调、痛经等症。沙棘 9g，丹参 9g，香附 6g，水煎服。

（3）食用宜忌

① 适宜人群：沙棘果实含有 30 多种生物活性成分，适宜肠胃炎、胃溃疡及冠心病等人群食用，并能显著提高人体免疫功能。

② 不适宜人群。小孩不宜食用，过敏人群、糖尿病患者不宜食用。高血压、心脏病患者和肝病等慢性病患者宜少吃，体温热甚者不宜食用沙棘。

③ 沙棘不应该和其他滋补性中药一起服用，否则会产生不同程度的副作用。

第十节　蓝果忍冬

蓝果忍冬（*Lonicera caerulea*）俗称蓝靛果、黑瞎子果、羊奶子、山茄子等，属于忍冬科（Caprifoliaceae）忍冬属（*Lonicera*）多年生落叶小灌木，主要分布于欧洲、美洲及亚洲，属于一个多变异的种，其原种产于欧洲，我国的东北和华北等地区主要分布其变种。现有的研究表明我国的大小兴安岭、俄罗斯远东地区、朝鲜及日本等地为世界蓝果忍冬的起源中心。蓝果忍冬具有较强的抗寒性，且适应性强，生命力旺盛，果实蓝紫色，富含大量的维生素、花色素、矿物质等，营养和医疗保健价值可与蓝莓相媲美，2019 年蓝靛果被欧盟列为新型食品，由其加工制成果汁、果酒、饮料、果酱、罐头等食品颇受市场欢迎。我国蓝靛果的栽培仅有 40 多年的历史，但经过东北农业大学 20 多年的努力，从选育品种到栽培技术，从繁殖技术到机械采收，从贮藏保鲜到产品加工，全产业链解决了生产中的诸多关键技术问题，目前中国栽种蓝果忍冬面积达 9 万亩（1 亩 = 667m²），成为世界栽培蓝果忍冬面积最大的国家。

1. 营养物质

（1）糖类　蓝果忍冬果实干物质含量为 10%～17%，其中糖含量为 5%～10%，葡萄糖含量最高，大约占总糖量的 75%，其他为果糖、半乳糖、蔗糖及鼠李糖。

笔者课题组采用高效液相色谱法对 42 个蓝果忍冬资源的果实中主要糖酸组分及其含量进行了测定。表 4-20 列出了部分可溶性糖含量的数据，在检测的蓝果忍冬资源中，共检测出 3 种单糖分别为果糖、山梨醇、葡萄糖，其中葡萄糖含量最高，表明葡萄糖为其主要的单糖。果实中葡萄糖含量平均值为 341.3mg/100g，其中海参崴 17（HSY-17）含量最高为 558.3mg/100g，日大（RD）含量最低仅 122.2mg/100g，果糖含量在 79.3（RD）～332.5（HSY-17）mg/100g 之间，平均值为 212.1mg/100g，山梨醇含量为 0.71（RD）～107.0（HSY-26）mg/100g，平均值为 37.3mg/100g。总糖含量在 202.2mg/100g（RD）～953.7mg/100g（HSY-17），平均值为 590.6mg/100g，其中有 20 个品种的总糖含量超过平均值，且超出量很高。主要的 2 种单糖果糖、葡萄糖的比为 1∶1.61，两种糖在果实中的比重相同。

表 4-20　蓝果忍冬不同品种资源糖含量　　　　　　　　单位：mg/100g

品种	糖				
	果糖	山梨醇	葡萄糖	总糖	糖酸比
05-13	294.66±8.54	76.83±2.25	468.00±16.19	839.46	3.43
A₁₀	142.99±5.90	19.59±0.56	234.61±6.25	397.18	0.88

品种	糖				
	果糖	山梨醇	葡萄糖	总糖	糖酸比
BL1	100.22±4.14	17.11±0.36	161.26±6.27	278.75	0.68
BL2	248.36±11.11	27.51±0.68	418.44±13.77	694.30	1.80
HSW	120.67±5.03	29.56±1.13	186.82±6.20	337.07	0.95
HSY-10	235.29±10.00	73.65±2.20	351.46±11.69	660.43	1.77
HSY-17	332.51±12.51	63.04±2.00	558.31±23.98	953.75	2.65
HSY-26	279.46±11.89	107.05±3.94	449.71±11.54	836.08	3.88
LFC	181.11±6.51	33.03±1.07	321.72±14.30	535.89	3.70
RD	79.29±3.02	0.70±0.02	122.15±5.18	202.17	0.61
SZ1	184.41±8.89	26.59±0.85	283.00±10.78	493.95	1.09

（2）有机酸 据国外报道，蓝果忍冬果实有机酸的含量为 1.5%～4.5%，其中柠檬酸 103.0～332.5mg/100g，平均值为 196.0mg/100g，占总酸量的 62.2%，其他酸还有奎尼酸、苹果酸、草酸、绿原酸等有机酸。

笔者课题组对 42 个蓝果忍冬种质资源有机酸进行了测定，共检测出 4 种有机酸，分别为草酸、酒石酸、苹果酸和柠檬酸，部分品种有机酸的数据见表 4-21，其中柠檬酸含量最高占总酸含量的 62.2%，其次是苹果酸占 26.2%。柠檬酸含量为 103.1（LFC）～321.9（SZ1）mg/100g，平均值为 196.0mg/100g，苹果酸含量为 43.4（05-13）～161.7（A_{10}）mg/100g，平均值为 82.8mg/100g，其他有机酸含量较低。总酸含量为 144.7（LFC）～452.1（SZ1）mg/100g，平均值为 315.0mg/100g。

表 4-21 蓝果忍冬不同品种资源果实有机酸含量　　　　单位：mg/100g

品种	草酸	酒石酸	苹果酸	柠檬酸	总酸
05-13	4.37±0.12	19.10±0.69	43.45±1.70	175.65±5.27	244.69
A_{10}	4.57±0.19	37.69±1.55	161.70±6.03	240.72±5.65	449.30
BL1	2.95±0.11	23.42±0.90	84.07±3.64	298.37±10.63	412.62
BL2	5.07±0.16	18.76±0.35	68.86±1.24	290.38±7.20	385.85
HSW	4.28±0.18	17.64±0.55	133.61±4.96	198.70±7.33	355.48
HSY-10	6.92±0.11	36.87±1.27	128.82±4.36	196.65±6.01	372.98
HSY-17	7.04±0.22	21.77±0.82	129.20±5.76	198.92±5.88	359.61
HSY-26	7.23±0.27	32.10±1.03	57.70±2.03	116.56±3.39	215.25
LFC	9.38±0.35	25.98±0.95	6.07±0.58	103.11±2.95	144.74
RD	3.20±0.12	21.35±0.70	125.86±3.42	180.87±5.64	333.28
SZ1	2.92±0.17	21.16±0.49	101.40±3.98	321.89±12.34	452.05

（3）氨基酸 蓝果忍冬中所含氨基酸种类较多，主要包括缬氨酸、亮氨酸、苯丙氨酸、异亮氨酸、组氨酸、甘氨酸、谷氨酸、天冬氨酸、丝氨酸、酪氨酸、脯氨酸、苏氨酸等。部分品种蓝果忍冬中氨基酸的组成及其含量如表 4-22 所示。不同品种蓝果忍冬中的氨基酸含量略有差异，但基本一致，其中谷氨酸、脯氨酸、缬氨酸、丝氨酸和天冬氨酸的含量均较高。

表 4-22　蓝果忍冬氨基酸种类及含量　　　　　　　　　　单位：g/100g

氨基酸	含量	氨基酸	含量
谷氨酸（Glu）	0.08～0.35	缬氨酸（Val）	0.02～0.07
天冬氨酸（Asp）	0.04～0.12	异亮氨酸（Ile）	0.02～0.05
苏氨酸（Thr）	0.01～0.03	亮氨酸（Leu）	0.05～0.12
甘氨酸（Gly）	0.04～0.09	丝氨酸（Ser）	0.02～0.05
丙氨酸（Ala）	0.05～0.07	脯氨酸（Pro）	0.02～0.06
苯丙氨酸（Phe）	0.01～0.03		

（4）矿物质　蓝果忍冬果实中富含人体所必需的镁、钾、磷、钙等矿物质元素，且不同种类的蓝果忍冬果实之间、同一果实的不同部位之间，矿质元素的含量和比例都有一定差异。研究者比较了五常、勃力、东宁、伊春、大兴安岭和温哥华 6 个不同产地的蓝果忍冬矿物质元素含量，发现钾含量介于 157～192mg/100g，磷含量介于 75.1～124mg/100g，钙含量介于 28.3～47.2mg/100g，镁含量介于 16.1～19.0mg/100g，钠含量介于 0.80～1.2mg/100g，铁含量介于 0.51～1.93mg/100g。说明蓝果忍冬是磷和钙元素含量丰富的果品，也有较高含量的铁元素。

（5）维生素　蓝果忍冬果实中的维生素种类和含量均很丰富。主要含维生素 C、烟酸、硫胺素（维生素 B_1）、核黄素（维生素 B_2）、吡哆素（维生素 B_6）、叶酸（维生素 B_9）和维生素 A。维生素 C 的含量在小浆果中处于中等水平，而且因不同种类和生态环境而有较大的差异，大致为 7～75mg/100g，但也有达到 200mg/100g 以上的报道。国内研究者对黑龙江省勃利县境内的蓝靛果忍冬果实的维生素含量进行了分析，发现每 100g 鲜果中含维生素 C 为 67.6mg，维生素 B_1 为 0.26mg，维生素 B_2 为 0.72mg，维生素 B_6 为 1.91mg，维生素 B_3 为 130mg。与其他水果、蔬菜相比，维生素 B_1 和维生素 B_2 比多数果蔬高数倍，尤其维生素 B_3 高出其他水果近百倍。

2. 主要生物活性物质

蓝果忍冬果实内富含多种生物活性物质，如花色苷、黄酮类化合物、芸香苷、儿茶素及其他多酚化合物等，因此具有较高的营养和医疗保健价值。现有研究表明，蓝果忍冬果实中生物活性物质的种类和数量受种类、品种、果实的生长发育期、环境因子和采后运输、储存、加工及食用方法等许多因素的影响。

（1）酚酸类　蓝果忍冬中的多酚类物质主要包括酚酸、类黄酮化合物以及花色苷等。蓝果忍冬中的酚酸主要有龙胆酸、没食子酸、邻焦儿茶酚酸、原儿茶酸、沙梨酸、香草酸、咖啡酸、m-香豆酸、对香豆酸、二甲氧肉桂酸、阿魏酸、羟基咖啡因酸、对羟基乙烯酸、对羟基酸、绿原酸、新绿原酸、咖啡酰奎宁酸、二咖啡酰奎宁酸异构体和 3,5-二苯奎宁酸等（表 4-23）。其中，蓝果忍冬中绿原酸、m-香豆酸、对香豆酸等的含量相对较高。

表 4-23　蓝果忍冬酚酸种类及含量　　　　　　　　　　单位：mg/100g

酚酸	含量	酚酸	含量
龙胆酸	15.35	原儿茶酸	14.4
没食子酸	4.43	沙梨酸	12.35
邻焦儿茶酚酸	2.86	咖啡酸	59.82
m-香豆酸	201.45	对香豆酸	98.71

酚酸	含量	酚酸	含量
二甲氧肉桂酸	4.42	香草酸	2.11
阿魏酸	3.69	羟基咖啡因酸	5.19
对羟基乙烯酸	1.03	对羟基酸	4.83
绿原酸	52.77	二咖啡酰奎宁酸异构体	37.39

（2）黄酮类　蓝果忍冬果实最珍贵的化学成分是含有丰富的黄酮类物质，比其他许多小浆果的含量都高。蓝果忍冬中的类黄酮含量较高，包括木犀草素、原花青素、游离儿茶素、黄酮醇、芸香苷、异槲皮素以及槲皮黄酮等（表 4-24）。其中槲皮素主要包括槲皮素-O-巢菜糖苷、槲皮素-O-鼠李糖苷-O-己糖苷、槲皮素-3-O-糖苷、紫杉叶素-3-O-己糖苷、毛地黄黄酮-3-己糖苷、儿茶素、原花青素二聚体等。紫杉叶素-3-O-己糖苷和槲皮素-O-鼠李糖苷-O-己糖苷两种槲皮素含量较为丰富。

表 4-24　蓝果忍冬类黄酮种类及含量　　　　单位：mg/100g

类黄酮	含量	类黄酮	含量
木犀草素	13.6	游离儿茶素	429.0
原花青素	536.0	黄酮醇	139.0
芸香苷	48.6	异槲皮素	11.10
槲皮黄酮	28.0	槲皮素-O-巢菜糖苷	3.29
儿茶素	2.1	槲皮素-3-O-糖苷	4.19
紫杉叶素-3-O-己糖苷	6.94	毛地黄黄酮-3-己糖苷	0.19
原花青素二聚体Ⅰ	0.89	原花青素二聚体Ⅱ	1.55

（3）花色苷　蓝果忍冬中的花色苷含量高于其他已知的浆果。已报道的蓝果忍冬中花色苷有 8 种，分别为矢车菊素-3-O-葡萄糖苷（400.1mg/100g）、矢车菊素-3,5-O-二葡萄糖苷（27.4mg/100g）、矢车菊素-3-O-芸香糖苷（27.7mg/100g）、天竺葵素-3-O-葡萄糖苷（2.2mg/100g）、芍药色素-3-O-葡萄糖苷（12.3mg/100g）、芍药色素-3-O-芸香糖苷（1.7mg/100g）、飞燕草素-3-O-芸香糖苷、飞燕草素-3-O-芸香糖苷。其中矢车菊素-3-O-葡萄糖苷含量最为丰富，其含量一般为107～450mg/100g，远高于蓝莓中矢车菊素-3-O-葡萄糖苷的含量。

（4）萜类物质　蓝果忍冬中存在较多的单萜类物质——环烯醚萜类化合物，目前已经鉴定出 13 种环烯醚萜类化合物及其衍生物，其中番木鳖酸（182.3mg/100g）、番木鳖酸-7-O-戊糖苷（50.3mg/100g）、7-异龙脑酸（45.1mg/100g）等含量较高。环烯醚萜类化合物的主要临床作用为神经系统保护、抗肿瘤和保肝作用等。

3. 功能产品开发

由于蓝果忍冬含有丰富的酚酸、花色苷素、黄酮类等生物活性物质，目前蓝果忍冬的产品非常丰富，已有蓝果忍冬的酵素、花色素口服液、脆片、叶黄素微胶囊、冻干粉泡腾片等新型功能产品的研发。

（1）抗氧化作用　蓝果忍冬是一种营养价值极高的水果，具有独特的化学成分，可以作为增强人体免疫系统功能的膳食补充品。周丽萍等研究品种蓓蕾蓝果忍冬发现，花色苷可以极显著降低小鼠体内丙二醛（MDA）和羰基含量（$p<0.01$），提高体内超氧化物歧化酶（SOD）、

谷胱甘肽过氧化物酶（GPX）的活力，对乙醇诱导的小鼠氧化损伤具有保护作用。

（2）抗肿瘤　纯化后的蓝果忍冬提取液能杀死肿瘤细胞，抑制肿瘤继续生长，改善 H22 荷瘤小鼠的生存状态；在这一过程中，SOD 和 GPX 活力增强，MDA 含量减少，免疫因子白细胞介素（IL）2 和干扰素-γ 表达下调，肿瘤坏死因子（TNF-α）表达上调。蓝果忍冬中的矢车菊素-3-O-葡萄糖苷热降解产物对乳腺癌 MDA-MB-231 细胞具有细胞毒性，从而达到防治乳腺癌的效果。

蓝果忍冬在抗肝癌方面也表现出巨大的优势。从蓓蕾蓝果忍冬中提取的花色素经纯化后作用于肝癌细胞，能够显著抑制肝癌细胞生长，阻断肝癌细胞生长 G_2/M 期，提高小鼠免疫调节功能，改善小鼠生存状态，具有有效的抗肿瘤作用。蓝果忍冬中的矢车菊素-3-O-葡萄糖苷热降解产物对肝癌 HepG2 细胞也具有毒性，且呈剂量效应。

（3）消炎和免疫调节作用　蓝果忍冬提取物可以减轻二氧化硅颗粒诱导的小鼠肺部炎症，减少巨噬细胞向肺募集，降低巨噬细胞中的促炎细胞因子分泌，减少细胞凋亡。蓝果忍冬 25 种多酚类生物活性物质可通过调节炎症介质和抗氧化介质表达，抑制脂多糖（lipopolysaccharide，LPS）诱导的巨噬细胞炎症反应。

（4）降血脂和抗肥胖　蓝果忍冬中丰富的花色苷对于抗肥胖具有显著作用，研究发现每公斤体重给予 100mg 或 200mg 蓝果忍冬花色苷能够抑制高脂饮食小鼠体质量增加，降低血清以及肝脏脂质水平，改善肝功能损伤，提高血清脂联素含量，降低血清胰岛素和瘦素水平，说明蓝果忍冬花色苷主要是通过降低脂质在体内的积累发挥抗肥胖作用。蓝果忍冬提取物能够促进代谢，研究结果证明蓝果忍冬中富含的矢车菊素-3-O-葡萄糖苷在肥胖者代谢过程中具有一定的益处，如减少体重增加和缓解肥胖期间的代谢失调。

第十一节　黑穗醋栗

黑穗醋栗（*Ribes nigrum*）俗称黑加仑（black currant）、黑豆果，属虎耳草科（Saxifragaceae）茶藨子属（*Ribes*）多年生落叶灌木果树，果实近圆球形，呈紫黑色，果肉多汁，果皮较厚，风味独特，可加工制成饮料、果酱、果酒、软糖、香精等产品。黑穗醋栗主要分布在北半球气候冷凉的地方，以北纬 45° 左右为适宜地区。全球有 40 余个国家和地区栽培黑穗醋栗，主要栽培地区是欧洲、北美洲、中国的东北和新疆。我国种植黑穗醋栗已有百年的历史，大小兴安岭、长白山山区蕴含着丰富的野生资源。黑穗醋栗果实具有重要的营养、医学、健康和美容价值，不仅能为人体提供氨基酸，还能降低血脂、抑制血小板聚集、减少血栓形成、强化人体免疫系统、抑制肿瘤生长，对哮喘、心脑血管疾病、心脏病和高血压有预防和医治作用。

1. 营养物质

黑穗醋栗果实中含有大量的营养和功能成分，富含多糖、有机酸、花色素、黄酮类、矿物质、维生素、氨基酸、脂肪酸等多种营养成分，具有很高的营养价值和药用价值，与越橘、沙棘等一起被称为"第三代"水果。早在 20 世纪 80 年代，黑穗醋栗果实的主要成分就被测定，100g 果实主要含有水分 83～87g、蛋白质 1.4～1.8g、脂肪 0.1～2.0g、果胶 1.1～2.8g，还含有柠檬酸、苹果酸、单宁、烟酸、类胡萝卜素等物质（表 4-25）。

表 4-25　黑穗醋栗每百克果实中的成分

成分	含量	成分	含量
水分	83～87g	丹宁	0.24～0.36g
蛋白质	1.4～1.8g	果胶	1.1～2.8g
脂肪	0.1～2.0g	维生素 C	100～400mg
还原糖	3.5～4.1g	烟酸	20～94mg
总糖①	4.2～5.0g	类胡萝卜素	2.0～7.5mg
总酸②	2.4～3.7g	维生素 E	0.68mg
柠檬酸	1.2～1.6g	灰分	0.4～0.8g
苹果酸	53～240mg	提取 pH 值	2.8～2.9
乌头酸	105～140mg	出汁率	70～86g

①以葡萄糖计。

②以苹果酸计。

黑穗醋栗中的糖主要是葡萄糖和果糖，除此之外也含有半乳糖、鼠李糖、阿拉伯糖等多种糖成分，在果实中，糖类物质的含量为 7%～13%。李贺等对 5 个黑穗醋栗品种的果实进行了定性和定量分析，发现黑穗醋栗中的糖类物质包括果糖、葡萄糖和蔗糖，其中以果糖和葡萄糖为主，果糖含量为 19.0～32.7mg/g，葡萄糖含量为 17.5～23.2mg/g，两者含量平均约占总糖含量的 86.1%。黑穗醋栗果实中含有多种有机酸，如苹果酸、柠檬酸、草酸、奎宁酸、琥珀酸、水杨酸等，其中以柠檬酸为主，平均约占总酸含量的 74.5%，因此，黑穗醋栗的果实大多口感偏酸。

氨基酸是合成蛋白质的必要成分，也是生物体不可缺少的重要营养成分之一，黑穗醋栗的果实中含有多种氨基酸种类，其总量约为 1.63%。其中，组氨酸和赖氨酸的含量相对较高，分别为 108.2mg/kg 和 64.6mg/kg。辛微等研究发现，在黑穗醋栗的 3 个不同品种中，均含有 7 种人体必需氨基酸，而非必需氨基酸则有 10 种。测得的氨基酸总量为 534.3～734.8mg/100g，其中谷氨酸的含量最高，占氨基酸总含量的 16.0%～18.8%，其次是亮氨酸和精氨酸（表 4-26）。

表 4-26　黑穗醋栗中的氨基酸含量　　　　　　　单位：mg/100g

氨基酸	含量	氨基酸	含量
谷氨酸（Glu）	100.57～117.89	缬氨酸（Val）	25.52～36.53
天冬氨酸（Asp）	50.78～66.67	异亮氨酸（Ile）	28.04～40.41
苏氨酸（Thr）	23.58～31.72	亮氨酸（Leu）	36.53～53.48
甘氨酸（Gly）	32.93～43.05	丝氨酸（Ser）	25.62～33.60
丙氨酸（Ala）	27.36～37.39	精氨酸（Arg）	36.16～47.82
半胱氨酸（Cys）	3.47～4.65	甲硫氨酸（Met）	3.48～17.62
酪氨酸（Tyr）	12.01～21.59	苯丙氨酸（Phe）	23.13～36.50
组氨酸（His）	15.27～21.83	赖氨酸（Lys）	35.56～48.42
鸟氨酸（Orn）	0.00～3.75	氨基丁酸（GABA）	0.60～8.18

黑穗醋栗中含有多种无机元素，包括许多对人体有益的大量元素，如 P、K、Ca、N、Mg、Na、Cu、Fe 等，还包括 B、Sr、Ba、Rb、Ni 等微量元素。维生素方面主要是维生素 C 和烟酸（维生素 B_3），每 100g 鲜黑穗醋栗含有 100～400mg 的维生素 C，烟酸的含量更是高达 20～94mg。

2. 生物活性物质

（1）多酚类物质　黑穗醋栗果实中存在丰富的多酚化合物，包括酚酸类、黄酮醇类、儿茶素和鞣质等。酚酸类主要有 6 种：对羟基苯丙烯酸、3,4-二羟基肉桂酸（咖啡酸）、4-羟基-3-甲氧肉酸、对羟基苯甲酸、没食子酸和鞣花酸。黄酮醇类主要包括杨梅黄酮、槲皮素和山奈黄素，其中杨梅黄酮的含量最丰富，三者在黑穗醋栗不同栽培品种的含量变化范围分别为 8.9～24.5mg/100g（FW）、5.2～12.2mg/100g（FW）、0.9～2.3mg/100g（FW）。

① 花色苷。黑穗醋栗果实中含有丰富的花色苷，鲜果果实中花色苷的含量约为 300mg/100g，90%～95%的花色苷存在于黑穗醋栗果皮中。研究表明在黑穗醋栗的果皮和果浆中，花色苷的含量可以达到总花色苷含量的 91%左右，并且榨汁后，其剩余残渣中的花色苷含量还可达到近 75%。黑穗醋栗果皮中含有 39 种花色素，其中包括 22 种单糖苷、6 种二糖、4 种呋喃花色素、3 种乙酰化花色素、2 种香豆素花色素和 2 种丙二酰花色素。不同黑穗醋栗品种含有的花色苷种类明显不同，黑穗醋栗果皮中的花色苷主要以锦葵素花色苷种类最多，天竺葵素花色苷种类最少，矢车菊素和飞燕草素的含量在总量中占有绝对优势，两种花色苷的含量占花色苷总量的 70%以上。大多数品种的黑穗醋栗果皮中都含有矢车菊素-3-*O*-己糖苷、锦葵素-3-*O*-（6-*O*-乙酰基）葡萄糖苷和飞燕草素-3-*O*-阿拉伯糖苷。Rune 和 Haavard 从黑穗醋栗中分离出的 4 种花色苷主要成分是矢车菊素-3-*O*-葡萄糖苷、矢车菊素-3-*O*-芦丁糖苷、飞燕草素-3-*O*-葡萄糖苷和飞燕草素-3-*O*-芦丁糖苷，这 4 种主要成分占花色苷总量的比例大于 97%。王晓天等（2021）在 19 个黑穗醋栗品种（系）中共鉴定出了矢车菊素-3-*O*-芸香糖苷、芍药素、飞燕草素-3-*O*-葡萄糖苷等 26 种花色苷，其中单糖苷 15 种，二糖苷 6 种。飞燕草素单糖苷和矢车菊素单糖苷是黑穗醋栗中主要的单糖苷，飞燕草素二糖苷和矢车菊素二糖苷是黑穗醋栗中主要的二糖苷，不同品种果皮中矢车菊素二糖苷的含量均处于较高水平。

正常情况下，花色苷储存于植物体内的液泡中，绝大多数以溶解的形式存于液泡，少数则在液泡中形成颗粒。黑穗醋栗果皮中的花色苷积累在果实生长初期含量很低，随后迅速增加，同时与果实着色进程同步，在采收前一周花色苷含量达到最高值。在花色苷尚未合成时，果皮中叶绿素含量增高并达到最高值，随后叶绿素开始降解，在叶绿素含量开始下降的同时花色苷迅速合成且不断积累，使果皮颜色由绿色转为紫红色。

② 其他多酚类。黑穗醋栗果皮中其他多酚主要以单糖苷的形式存在，主要由黄酮醇构成。在黑穗醋栗果皮中其他多酚种类非常丰富，但不同品种果皮中所含有多酚在数目上存在一定差异，研究发现，黑穗醋栗各品种大致可鉴定出 24 种以上，但不同品种中含量差异较大。Agnieszka 和 Borowska 在成熟黑穗醋栗果实中鉴定出了肉桂酸衍生物、水杨酸、没食子酸和鞣花酸，以及 3 种苯甲酸衍生物、7 种多酚化合物。目前从黑穗醋栗果皮中已检测到近 50 余种其他多酚化合物（表 4-27）。

表 4-27　黑穗醋栗果皮中非花色苷多酚种类

种类	非花色苷
黄酮醇类	杨梅酮-3-*O*-芸香糖苷、杨梅酮-*O*-戊糖苷、山奈酚-3-*O*-半乳糖苷、槲皮素-3-*O*-葡萄糖苷、山异鼠李素-*O*-芸香糖苷、槲皮素-*O*-木糖苷、山奈酚-3-*O*-（6-乙酰基）己糖苷、槲皮素-3-*O*-（6-丙二酰基）葡萄糖苷、槲皮素-3-*O*-葡萄糖醛酸苷、异鼠李素-*O*-鼠李糖苷等 27 种
黄烷-3-醇类	棓儿茶素、儿茶素、表儿茶素等 6 种
苯甲酸类	丁香亭-3-*O*-葡萄糖苷、香草酸己糖酯、原儿茶酸己糖酯
羟基肉桂酸类	对香豆酰奎尼酸、阿魏酸己糖酯
缩合单宁类	原花青素 B_2

（2）脂肪酸　黑穗醋栗果实和种子中含有丰富的不饱和脂肪酸，具有降血压、降血脂和抗动脉粥样硬化功能。黑穗醋栗种子含油 16.0%～21.3%，不饱和脂肪酸约占总脂肪酸的 2/3，不仅含有 ω-3 和 ω-6 两个系列的多种不饱和脂肪酸，更是富含人体必需脂肪酸 γ-亚麻酸。其中的营养成分及所占的比例分别为：亚油酸 43.3%～47.2%、α-亚麻酸 15.7%、γ-亚麻酸 15.1%、油酸 13.1%、棕榈酸 6.4%、十八碳四烯酸 4.2%、硬脂酸 1.6%（表 4-28）。

表 4-28　黑穗醋栗中的氨基酸含量　　　　　　单位：mg/100g

脂肪酸	含量	氨基酸	含量
亚油酸	48.27	油酸	16.01
亚麻酸	13.00	反式亚麻酸	12.10
十八碳四烯酸	13.10	棕榈酸	6.82
硬脂酸	1.58	顺-11-二十烯酸	1.00
花生酸	0.30	顺-11,14-二十碳二烯酸	0.20
二十二烷酸	0.22	肉豆蔻酸	0.10
棕榈酸	0.10	二十四烷酸	0.10
十七烷酸	0.10	神经酸	0.10

（3）维生素 C　黑穗醋栗以富含维生素 C 而著称，鲜果中维生素 C 含量高达 144.79～329.71mg/100g（FW），是苹果的几十倍，但不同品种又有很大的差异，笔者课题组曾对不同品种资源果实维生素 C 含量进行测定，可根据含量多少，人为分成高含量品种、中含量品种和低含量品种（表 4-29）。

表 4-29　不同黑穗醋栗品种及维生素 C 含量　　　　单位：mg/100g（FW）

类别	样品材料	原产地	维生素 C 含量
高含量 [>270mg/100g（FW）]	路德克	俄罗斯	329.71±19.56
	巴基拉	俄罗斯	315.25±10.47
	早生黑	波兰	311.38±14.61
	黑珍珠	波兰	308.66±18.74
	寒丰	中国	288.38±18.33
	乌苏里	中国	283.16±13.82
	索菲亚	俄罗斯	281.93±17.13
	门地克	波兰	281.05±15.21
	亚德	俄罗斯	274.15±9.49
	滨海明珠	俄罗斯	271.46±16.54
中含量 [220～270mg/100g（FW）]	拜尔温	波兰	261.19±20.07
	纪念	俄罗斯	254.36±23.02
	黑斯密	波兰	249.28±19.53
	巴格达	俄罗斯	248.54±12.45
	黛莎	中国	244.63±22.78
	戈鲁布基	俄罗斯	243.88±16.12
	金大粒	俄罗斯	239.59±18.91
	基可文卡	俄罗斯	239.54±16.79
	亮叶	中国	235.19±14.09
	伟大	俄罗斯	229.51±12.53
	布劳德	波兰	225.07±14.91

类别	样品材料	原产地	维生素 C 含量
低含量 [<220mg/100g（FW）]	黑金星	波兰	196.54±15.48
	戈金	俄罗斯	196.54±16.02
	大粒	俄罗斯	193.56±23.13
	奥依宾	波兰	192.46±25.69
	白俄	俄罗斯	186.35±10.90
	雌鸽	俄罗斯	186.34±14.05
	利桑佳	波兰	172.55±11.58
	拉玛	俄罗斯	163.59±17.87
	黑丰	中国	144.79±15.09

3. 功能产品开发

黑穗醋栗果实除直接鲜食外，新鲜的果实还可加工成各种产品，如果酒、果汁、果糖等。除此之外，黑穗醋栗的果皮、果肉、种子等也可作为食品、医药、化工原料用于提取营养与活性物质。

（1）果酒 黑穗醋栗果酒在世界上尤其是在欧洲的各类果酒中名列前茅。黑龙江省一面坡果酒厂生产的紫梅酒、哈尔滨秋林公司生产的"黑豆蜜"酒、佳木斯浓缩果汁厂生产的黑加仑果酒等都是以黑穗醋栗为原料酿制而成的。

（2）果汁 黑穗醋栗的果汁紫红色，清澈透明，可以饮用原汁，也可兑水后饮用，是制作清凉饮料的重要原料。

（3）果糖 黑穗醋栗也是制糖的原料。黑龙江省阿城糖果厂生产的黑加仑卷糖，哈尔滨秋林公司生产的黑加仑酒糖等已出口国外。

（4）果酱 用黑穗醋栗熬制的果酱紫红黏稠，甜酸适口，别具风味。

（5）提取色素 提取黑穗醋栗果皮中含有的色素可作为天然的食品添加剂。

（6）叶片制茶 黑穗醋栗的叶片中也含有丰富的营养物质，烘烤后可制成黑加仑果茶；利用黑穗醋栗叶片中的挥发香味，做酸渍黄瓜的调味剂，能使酸黄瓜具有独特的清香风味。

（7）种子油深加工 黑穗醋栗的种子油中含有15%的 γ-亚麻酸和17%的 γ-亚油酸，提取后制成的中药"天赐康"具有降血压、降血脂、降低胆固醇、软化血管等医治和预防心脑血管疾病的医疗保健作用。种子油还可以提取其中的有效成分制成美容化妆品。

4. 临床报道

黑穗醋栗的果实、茎叶、种子均可入药，能益气提神、舒筋活血、滋阴补脾等。如中药"天赐康"就是提取了黑穗醋栗种子中的活性物质——γ-亚麻酸而制，用于医治心脑血管疾病。

（1）眼健康维持功能 对小鼠和家兔通过口服、静脉、腹腔内途径给入黑穗醋栗的花色素（BCAs）后发现在血浆和整个眼组织中均存在 BCAs，其存在于眼组织中的量大于血浆中的量，结构也相当完整，还可以通过血-房水（blood-aqueous）屏障和血-视网膜（blood-retinal）屏障，花色素中的飞燕草-3-芦丁糖苷（delphinidin-3-rutinoside，D3R）是黑穗醋栗花色素的主要成分，可以刺激由 ETB 受体产生或释放一氧化氮从而抑制肌球蛋白氢链的磷酸化或加速脱磷酸作用表现出对由 EF-1 诱导产生的牛睫状平滑肌痉挛性收缩起到了持久的、渐进性的舒张作用。黑穗醋栗的花色素对视觉功能有良好的作用，可以作为治疗近视和青光眼的有效药物。

（2）心血管疾病防治　黑穗醋栗中生物类黄酮能降低血清胆固醇、软化血管，保持血管良好的通透性，降低心脑血管系统疾病的发病率，并能预防血管内血小板凝固引起的血栓。黑穗醋栗种子中所含的 γ-亚麻酸可以抑制原发性高血压的形成，其抗高血压作用与增加机体对去甲肾上腺素（norepinephrine）及血管紧张素Ⅱ（angiotensinⅡ）的应答性不同，也与细胞内钙离子机制引起的加压反应的改变不同。

（3）其他的功能　黑穗醋栗籽油中的 γ-亚麻酸可以抑制淋巴细胞的活化因而对类风湿关节炎也有治疗作用，它可以缓解患者晨间出现的僵直、关节痛，以及关节肿胀。

参 考 文 献

[1] 包怡红, 秦蕾. 沙棘叶多糖的超声波辅助提取及抑菌作用研究[J]. 食品与发酵工业, 2010（5）: 161-166.

[2] 薄海波, 秦榕. 沙棘果油与沙棘籽油脂肪酸成分对比研究[J]. 食品科学, 2008, 29（5）: 378-381.

[3] 蔡慧珍, 刘福康, 孙桂菊. 枸杞多糖对 β-TC6 细胞胰岛素分泌及相关基因的影响[J]. 江苏医药, 2013, 39（4）: 391.

[4] 蔡爽, 阮成江, 杜维, 等. 沙棘叶片、果肉和种子中黄酮类成分的差异[J]. 植物资源与环境学报, 2019, 28（4）: 58-67.

[5] 陈介甫, 李亚东, 徐哲. 蓝莓的主要化学成分及生物活性. 药学学报, 2012, 45（4）: 422-429.

[6] 陈巧鸿, 杨培全. 猕猴桃碱类的化学研究进展[J]. 华西药学杂志, 2000（6）: 445-447.

[7] 崔晓燕, 罗琼, 杨明亮. 枸杞多糖对人宫颈癌细胞生长及细胞凋亡影响[J]. 中国公共卫生, 2006, 22（12）: 1411-1412.

[8] 冯欣欣, 于文会, 柏慧敏, 等. 沙棘黄酮抗衰老作用及对大鼠非特异性免疫功能的影响研究[J]. 中兽医医药杂志, 2015, 34（5）: 5-9.

[9] 高晓娟, 邹慧, 张霞, 等. 枸杞属不同品种枸杞叶总黄酮含量及抗氧化能力的比较研究[J]. 时珍国医国药, 2018, 29（2）: 311-313.

[10] 关奇, 杨万政, 温中平. 沙棘果皮、叶中多糖的提取及其抑菌作用研究[J]. 水资源开发与管理, 2005, 3（2）: 17-20.

[11] 郭凤霞, 曾阳, 马继雄. 沙棘粗多糖对正常和造模糖尿病小鼠血糖影响的研究[J]. 中国药物警戒, 2012, 9（11）: 647-651.

[12] 胡秋丽. 不同越橘品种果实有机酸和香气成分差异性研究[D]. 长春: 吉林农业大学, 2017.

[13] 黄燕, 郭淑玉, 周力音, 等. 中华猕猴桃根注射液治疗小儿反复呼吸道感染临床与免疫学研究[J]. 中国中西医结合杂志, 1994（S1）: 258.

[14] 霍俊伟, 杨国慧, 睢薇, 等. 蓝靛果忍冬（Lonicera caerulea）种质资源研究进展[J]. 园艺学报, 2005, 32(1): 159-164.

[15] 霍俊伟, 李著花, 秦栋. 黑穗醋栗营养成分和保健功能及产业发展前景[J]. 东北农业大学学报, 2011, 42（2）: 139-144.

[16] 霍俊伟, 张妍. 小浆果果品营养学[M]. 北京: 科学出版社, 2020.

[17] 焦岩, 常影, 余世锋, 等. 大果沙棘总黄酮体外抗氧化和抑菌作用研究[J]. 食品研究与开发, 2015, 36（19）: 12-15.

[18] 康迎春, 尹跃, 赵建华, 等. HPLC 法测定枸杞鲜果中主要类胡萝卜素组成[J]. 食品工业, 2014, 35（12）: 270-273.

[19] 雷蕾，袁国强，刘健锋，等. 枸杞叶总黄酮对人肝癌细胞 HepG2 增殖与凋亡的影响[J]. 宁夏大学学报（自然科学版），2014（3）：255-260.

[20] 李兵. 枸杞多糖对高脂血症大鼠血脂代谢的影响[J]. 航空航天医学杂志，2013，24（10）：1187-1188.

[21] 李国武，姚斌，雷鸣. 枸杞降糖膏联合二甲双胍治疗阴虚型 2 型糖尿病临床观察[J]. 宁夏医学杂志，2016，38（11）：1083-1085.

[22] 李贺，李歆昕，陆璐，等. 5 种黑穗醋栗果实中糖酸组成与含量分析[J]. 食品工业科技，2016，37(5)：137-147.

[23] 李路平，岳海涛，李天舒，等. 沙棘提取物对急性血瘀模型大鼠血液流变学及血栓形成的影响[J]. 中草药，2010，41（2）：272-274.

[24] 李玺，王进海，乔成林，等. 沙棘油口服液治疗返流性食管炎 100 例[J]. 陕西中医，1996，17（6）：252.

[25] 李新平，郝亚楠，刘宁，等. 沙棘籽油对大鼠溃疡性结肠炎组织的保护作用及其机制[J]. 营养学报，2012，34（4）：349-352.

[26] 李迎春，高泽立，张成，等. 中药沙棘治疗非酒精性脂肪肝的临床研究[J]. 现代中西医结合杂志，2012，21（14）：1485-1486，1494.

[27] 廖国玲，杨风琴，王伟. 宁夏枸杞总黄酮对 H_2O_2 损伤人脐静脉内皮细胞的保护作用[J]. 中国实验方剂学杂志，2014，20（24）：139-142.

[28] 廖容君，郑皓元，林昆宏，等. 猕猴桃属植物对四氯化碳诱发大鼠急性肝损伤之保护作用[J]. 台湾医学科学杂志，2005，10（4）：189-195.

[29] 刘兵，苑博，宁天一，等. 沙棘总黄酮对过氧化氢损伤人血管内皮细胞的保护作用[J]. 中华中医药学刊，2017，35（8）：2158-2160.

[30] 刘洪章，文连奎，郝瑞，等. 黑穗醋栗果实营养成分研究[J]. 吉林农业大学学报，1998，20（3）：1-4.

[31] 刘菊年，程炳权，张建荣，等. 枸杞多糖对恶性肿瘤放疗患者免疫功能的影响[J]. 中华放射医学与防护杂志，1996（1）：18-20.

[32] 刘丽. 黑加仑籽油中脂肪酸成分的研究[J]. 分析化学，1993，21(3)：339-341.

[33] 刘岩. 越橘果实不同品种糖酸组分水平分析与分布特性研究[D]. 长春：吉林农业大学，2018.

[34] 卢素文，郑暄昂，王佳洋，等. 葡萄类黄酮代谢研究进展. 园艺学报，2021，48（12）：2506-2524.

[35] 罗俊容，刘诗雨，佘赛澜，等. 枸杞多糖延缓细胞衰老作用研究[J]. 亚太传统医药，2017，13（6）：3-4.

[36] 庞白冰. 枸杞总黄酮对乳腺癌细胞增殖、迁移、侵袭的影响及机制探讨[D]. 银川：宁夏医科大学，2018.

[37] 裴轶琨. 沙棘油软胶囊辅助降血脂功能研究[J]. 中国油脂，2011，36（9）：48-50.

[38] 齐越，秦杰，邱坤鹏，等. 枸杞茶饮联合综合护理对非酒精性脂肪肝临床研究[J]. 现代生物医学进展，2014，14（3）：560-563.

[39] 乔锦莉，秦栋，郭良川，等. 蓝果忍冬的生物活性物质及其功效研究进展[J]. 食品科学，2020，41(9)：276-284.

[40] 屈长青，丁计银，王新鲁，等. 沙棘叶水提物对小鼠非特异免疫功能的影响及抗凝血作用[J]. 中国老年学杂志，2013，33（11）：2562-2563.

[41] 申却骄. 中华猕猴桃种仁的化学成分研究[J]. 华西药学杂志，1986（2）：106-107.

[42] 石文堂. 沙棘的营养与药用研究[J]. 科技情报开发与经济，2003，13（9）：166-167.

[43] 舒思洁，李立中，明章银，等. 猕猴桃果汁对实验性肝损伤大鼠血清转氨酶活性的影响[J]. 咸宁医学院学报，1997，11（2）：61.

[44] 宋亮，张威，董仕超，等. 沙棘多糖的提取纯化及其对巨噬细胞的作用研究[J]. 内蒙古农业大学学报（自然科学版），2013，34（5）：87-92.

[45] 宋明洲. 蓝靛果花色苷对小鼠酒精性肝损伤的影响[D]. 延吉：延边大学，2017.

[46] 汪修意，胡长鹰，虞兵，等. 番木瓜中生物活性成分的研究进展. 食品工业科技，2013，34（18）：394-398.

[47] 王宏涛. 蓝靛果提取物抗溃疡活性部位筛选及药理探讨[D]. 延吉：延边大学，2005.

[48] 王银龙，单铁强，单铁英，等. 枸杞多糖对脑胶质瘤患者单核细胞活力的影响[J]. 职业与健康，2017，33（10）：1324-1331.

[49] 王玉林，吕林林，王霞，等. 枸杞多糖减轻过氧化氢诱导的人内皮样细胞 EA.hy926 氧化损伤[J]. 中国病理生理杂志，2018，34（6）：975-981.

[50] 王振宇，刘瑜，周丽萍. 大果沙棘黄酮对糖尿病小鼠血脂与抗氧化水平的影响[J]. 食品科学，2010，31（7）：297-301.

[51] 韦小雪，马蕊，刘慧，等. 柿蒂药学研究概况[J]. 安徽农业科学，2013，41（10）：4329-4330.

[52] 魏超，李永慧，程文红，等. 柿叶提取物治疗血管性痴呆的疗效观察[J]. 广西医学，2016，38（4）：567-568.

[53] 相坛坛，王明月，吕岱竹，等. 香蕉果实中 VB_2、VB_6、叶酸含量测定及营养价值分析[J]. 热带作物学报，2021，42（6）：1745-1749.

[54] 肖健，谭恩灵. 番木瓜叶总黄酮的生物活性研究[J]. 现代食品科技，2012，28（5）：508-512.

[55] 肖双灵，滕杰. 番木瓜不同部位活性成分及抗癌功能研究进展[J]. 食品与机械，2020，36（5）：221-226.

[56] 忻伟钧，陈萍，华福元，等. 醋柳黄酮治疗高脂血症和高黏血症[J]. 新药与临床，1997，16（1）：17-18.

[57] 徐一新，项昭保，陈海生. 猕猴桃属植物化学成分和生物活性研究进展[J]. 解放军药学学报，2011（2）：164-170.

[58] 许伟，麻华伟，许婷婷，等. 黑果枸杞胶囊对青少年轻中度近视控制的临床观察[J]. 中国中医药现代远程教育，2015，13（14）：29-30.

[59] 杨丽，黄存，郎多勇，等. 枸杞黄酮对良性前列腺增生大鼠血清性激素的影响[J]. 黑龙江畜牧兽医，2015（19）：240-241，244.

[60] 杨业鹏，高广花，薛宏伟，等. 两种猕猴桃果汁对 Co-C 照射小鼠骨髓细胞的保护作用[J]. 卫生研究，1999，28（6）：361-362.

[61] 于伟，张桂芳，甄井龙，等. 蓝靛果花色苷对高脂血症大鼠肝脏内与胆固醇代谢相关基因的作用[J]. 食品科学，2018，39(17): 171-176.

[62] 张芙蓉，谢志春. 枸杞多糖对肝癌细胞中 VEGF 表达的影响[J]. 现代医药卫生，2010，26(22)：3401-3403.

[63] 张立明，杨凤琴，袁本香，等. 沙棘总黄酮对 4 种念珠菌的体外抑菌作用[J]. 中国医院药学杂志，2010，30（16）：1355-1357.

[64] 张小蕾，唐筑灵，单拓生，等. 猕猴桃中药复方制剂对 131 例正常人血脂水平的影响[J]. 贵阳医学院学报，1994（1）：22-23.

[65] 赵毅，霍俊伟，辛秀兰，等.蓝果忍冬果实中主要糖酸组分的高效液相色谱法测定[J]. 安徽农业大学学报，2015，42(6): 937-942.

[66] 周骊，李泽友，沈文涛，等. 番木瓜种子中异硫氰酸苄酯（BITC）的抑癌试验. 热带生物学报，2012，3（3）：130-134.

[67] 周丽萍，张悦，王化，等. 蓓蕾蓝靛果花色苷对乙醇诱导小鼠氧化损伤的保护作用[J]. 食品工业科技，2017，38(19): 293-297.

[68] 朱丹荣，钱娟，董娜. 沙棘糖浆联合布地奈德雾化吸入治疗小儿毛细支气管炎的临床研究[J]. 内蒙古医科大学学报，2020，42（2）：153-155.

[69] 朱秀山，许继平，黄德辉，等. 壁虎藤梨根治疗胃癌临床及实验研究[J]. 中国民间疗法，1999（3）：43-44.

[70] Adams M, Wiedenmann M, Tittel G, et al. HPLC-MS trace analysis of atropine in *Lycium barbarum* berries[J]. Phytochem Anal, 2006, 17(5):279-283.

[71] Aviram M, Rosenblat M, Gaitini D, et al. Pomegranate juice consumption for 3 years by patients with carotid artery stenosis reduces common carotid intima-media thickness, blood pressure and LDL oxidation[J]. Clin Nutr, 2004, 23(3):423-433.

[72] Ayaz F A, Hayirlioglu-Ayaz S, Gruz J, et al. Separation, characterization, and quantitation of phenolic acids in a little-known blueberry (*Vaccinium arctostaphylos* L.) fruit by HPLC-MS. J Agric Food Chem, 2005, 53(21):8116-8122.

[73] Biswas, Sarkar S, De Silva A, et al. Cyanidin-3-*O*-glucoside rich extract from haskap berry improves glucose homeostasis and insulin sensitivity in diet-induced obese mice[J]. Can J Diabetes, 2018, 42(5): S55.

[74] Burdulis D, Ivanauskas L, Dirse V, et al. Study of diversity of anthocyanin composition in bilberry (*Vaccinium myrtillus* L.) fruits[J]. Medicina, 2007, 43(12):971-977.

[75] Caprioli G, Iannarelli R, Innocenti, et al. Blue honeysuckle fruit (*Lonicera caerulea* L.) from Eastern Russia: phenolic composition, nutritional value and biological activities of its polar extracts[J]. Food Funct, 2016, 7(4): 1892-1903.

[76] Montoya C A, Saigeman S, Rutherfurd S M, et al. The digestion of kiwifruit (*Actinidia deliciosa*) fibre and the effect of kiwifruit on the digestibility of other dietary nutrients[J]. Food Chem, 2016, 97:536-545.

[77] Cheng D, Kong H. The effect of *Lycium barbarum* polysaccharide on alcohol-induced oxidative stress in rats[J]. Molecules, 2011, 16(3):2542.

[78] Chiu K, Chan H C, Yeung S C, et al. Modulation of microglia by Wolfberry on the survival of retinal ganglion cells in a rat ocular hypertension model[J]. J Ocul Biol Dis Infor, 2009, 2(2):47.

[79] Dogra R, Tyagi S, Kumar A. Efficacy of sea buck-thorn (*Hippophae rhamnoides*) oil vis-a-vis other standard drugs for management of gastric ulceration and erosions in dogs[J]. Vet Med Int, 2013, 8(13):11-22.

[80] Dong J Z, Lu D Y, Wang Y. Analysis of flavonoids from leaves of cultivated *Lycium barbarum* L.[J]. Plant Foods Hum Nutr, 2009, 64(3):199-204.

[81] Falcomer A L, Riquette R F R, de Lima B R, et al. Health benefits of green banana consumption: a systematic review[J]. Nutrients, 2019, 11:1222.

[82] Finegold S M, Summanen P H, Corbett K, et al. Pomegranate extract exhibits in vitro activity against Clostridium dicile[J]. Nutrition, 2014, 30:1210-1212.

[83] Forino M, Tartaglione L, Dell'Aversano C, et al. NMR-based identification of the phenolic profile of fruits of *Lycium barbarum* (goji berries) isolation and structural determination of a novel *N*-feruloyl tyramine dimer as the most abundant antioxidant polyphenol of goji berries[J]. Food Chem, 2016, 194:1254-1259.

[84] Gan L, Zhang S H, Yang X L, et al. Immunomodulation and antitumor activity by a polysaccharide-protein complex from *Lycium barbarum*[J]. Int Immunopharmacol, 2004, 4(4):563-569.

[85] Gao K, Liu M, Cao J, et al. Protective effects of *Lycium barbarum* polysaccharide on 6-OHDA-induced apoptosis in PC12 cells through the ROS-NO pathway[J]. Molecules, 2014, 20(1):293.

[86] Guo R, Guo X, Li T, et al. Comparative assessment of phytochemical profiles, antioxidant and antiproliferative activities of Sea buckthorn (*Hippopha rhamnoides* L.) berries[J]. Food Chem, 2017, 221:997-1003.

[87] He M, Pan H, Chang R C, et al. Activation of the Nrf2/HO-1 antioxidant pathway contributes to the protective effects of *Lycium barbarum* polysaccharides in the rodent retina after ischemia-eperfusion-induced damage[J]. PLos One, 2014, 9(1):e84800.

[88] Hora J J, Maydew E R, Lansky E P. Chemopreventive effects of pomegranate seed oil on skin tumor development in CD1 Mice[J]. J Medicinal Food, 2003, 6(3):157-161.

[89] Jin X, Ohgami K, Hiratori K, et al. Effects of blue honeysuckle (*Lonicera caerulea* L.) extract on lipopolysaccharideinduced inflammation in vitro and in vivo[J]. Exp Eye Res, 2006, 82(5): 860-867.

[90] Jurikova T, Ropo O, Micek J, et al. Phenolic profile of edible honeysuckle berries (genus *Lonicera*) and their biological effects[J]. Molecules, 2012, 17(1): 61-79.

[91] Khattab R, Brooks M S L, Ghanem A. Phenolic analyses of haskap berries (*Lonicera caerulea* L.): spectrophotometry versus high performance liquid chromatography[J]. Int J Food Prop, 2016, 19(8): 1708-1725.

[92] Kim J, Lee S, Seol D, et al. Anti-obesity and fatty liver preventing activities of *Lonicera caerulea* in high-fat diet-fed mice[J]. Int J Mol Med, 2018, 42(6): 3047-3064.

[93] Kucharska A, Sokol A, Oszmianski J, et al. Iridoids, phenolic compounds and antioxidant activity of edible honeysuckle berries (*Lonicera caerulea* var. *kamtschatica* Sevast.)[J]. Molecules, 2017, 22(3): 405.

[94] Li Z, Summanen P H, Komoriya T, et al. Pomegranate ellagitannins stimulate growth of gut bacteria in vitro: implications for prebiotic and metaboliceects[J]. Anaerobe, 2015, 34:64-168.

[95] Lin D, He H, Ji H, et al. Wolfberries potentiate mitophagy and enhance mitochondrial biogenesis leading to prevention of hepatic steatosis in obese mice: the role of AMP-activated protein kinase alpha2 subunit[J]. Mol Nutr Food Res, 2014, 58(5):1005.

[96] Liu M, Tan J, He Z, et al. Inhibitory effect of blue honeysuckle extract on high-fat-diet-induced fatty liver in mice[J]. Anim Nutr, 2018, 4(3): 288-293.

[97] Matchett M D, MacKinnon S L, Sweeney M I, et al. Blueberry flavonoids inhibit matrix metalloproteinase activity in DU145 human prostate cancer cells[J]. Biochem Cell Biol, 2005, 83(5):637-643.

[98] Moze S, Polak T, Gasperlin L, et al. Phenolics in slovenian bilberries (*Vaccinium myrtillus* L.) and blueberries (*Vaccinium corymbosum* L.)[J]. J Agric Food Chem, 2011, 59(13):6998-7004.

[99] Pace E, Jiang Y, Clemens A, et al. Impact of thermal degradation of cyanidin-3-*O*-glucoside of haskap berry on cytotoxicity of hepatocellular carcinoma HepG2 and breast cancer MDA-MB-231cells[J]. Antioxidants, 2018, 7(2): 24.

[100] Peng Q, Liu H, Shi S, et al. *Lycium ruthenicum* polysaccharide attenuates inflammation through inhibiting TL R4/NF-kappaB signaling pathway[J]. Int J Biol Macromol, 2014, 67:330.

[101] Singh B, Singh J P, Kaur A, et al. Bioactive compounds in banana and their associated health benefits-A review[J]. Food Chem, 2016, 206:1-11.

[102] Sochor J, Jurikova T, Pohanka M, et al. Evaluation of antioxidant activity, polyphenolic compounds, amino acids and mineral elements of representative genotypes of *Lonicera edulis*[J]. Molecules, 2014, 19(5): 6504-6523.

[103] Song M K, Roufogalis B D, Huang T H W. Reversal of the caspase-dependent apoptotic cytotoxicity pathway by taurine from *Lycium barbarum* (Goji Berry) in human retinal pigment epithelial cells: potential benefit in diabetic retinopathy[J]. Evidence-Based Complementary and Alter Med, 2012(2):1-10.

[104] Velagapudi R, Baco G, Khela S, et al. Pomegranate inhibits neuroinflammation and amyloidogenesis in IL-1-stimulated SK-N-SH cells[J]. Eur J Nutr, 2016, 55:1653-1660.

[105] Wang H, Gao T, Du Y, et al. Anticancer and immunostimulating activities of a novel homogalacturonan from *Hippophae rhamnoides* L. berry[J]. Carbohyd Polym, 2015, 131:288-296.

[106] Wang K, Sasaki T, Li W, et al. Two novel steroidal alkaloid glycosides from the seeds of *Lycium barbarum*[J]. Chem Biodivers, 2011, 8(12):2277-2284.

[107] Wu S, Yano S, Hisanaga A, et al. Polyphenols from *Lonicera caerulea* L. berry attenuate experimental nonalcoholic steatohepatitis by inhibiting proinflammatory cytokines productions and lipid peroxidation[J]. Mol Nutr Food Res, 2017, 61(4):1600858.

[108] Wu T, Yu Z, Tang Q, et al. Honeysuckle anthocyanin supplementation prevents diet-induced obesity in C57BL/6 mice[J]. Food Funct, 2013, 4(11):1654-1661.

[109] Liu Y, Qi Y, Chen X, et al. Phenolic compounds and antioxidant activity in red- and in green-fleshed kiwifruits[J]. Food Res Inte, 2019, 116:291-301.

[110] Yang B, Kalimo K O, Tahvonen R L, et al. Effect of dietary supplementation with sea buckthorn (*Hippophae rhamnoides*) seed and pulp oils on the fatty acid composition of skin glycerophospholipids of patients with atopic dermatitis[J]. J Nutr Biochem, 2000, 11(6):338-340.

[111] Yang D, Li S Y, Yeung C M, et al. *Lycium barbarum* extracts protect the brain from blood-brain barrier disruption and cerebral edema in experimental stroke[J]. PLos One, 2012, 7(3):e33596.

[112] Yang Y, Li W, Li Y, et al. Dietary *Lycium barbarum* polysaccharide induces Nrf2/ARE pathway and ameliorates insulin resistance induced by high-fat via activation of PI3K/AKT signaling[J]. Oxid Med Cell Longev, 2014:1-10.

[113] Yao X, Cheng X, Zhang L, et al. Punicalagin from pomegranate promotes human papillary thyroid carcinoma BCPAP cell death by triggering ATM-mediated DNA damage response. Nutr Res, 2017, 47: 63-71.

[114] Wang Y, Li L, Liu H, et al. Bioactive compounds and in vitro antioxidant activities of peel, flesh and seed powder of kiwi fruit. Int J Food Sci Techn, 2018, 53:2239-2245.

[115] Zhang X R, Qi C H, Cheng J P, et al. *Lycium barbarum* polysaccharide LBPF4-OL may be a new Toll-like receptor 4/MD2-MAPK signaling pathway activator and inducer[J]. Int immunopharmacol, 2014, 19(1):132.

[116] Zhao J, Lin Y, Zhao Y, et al. Polyphenol-rich blue honeysuckle extract alleviates silica particle-induced inflammatory responses and macrophage apoptosis via Nrf2/HO-1 and MAPK signaling[J]. J Funct Foods, 2018, 46: 463-474.

[117] Zhu J, Liu W, Yu J, et al. Characterization and hypoglycemic effect of a polysaccharide extracted from the fruit of *Lycium barbarum* L.[J].Carbohydr Polym, 2013, 98(1):8.

[118] Zhuang Z, Chen M, Niu J, et al. The manufacturing process of kiwifruit fruit powder with high dietary fiber and its laxative effect[J]. Molecules, 2019, 24:3813.

第五章
柑橘类

　　芸香科（Rutaceae）果树植物中，柑橘属（*Citrus*）、枳属（*Poncirus*）和金橘属（*Fortunella*）是在生产中常见的三个属，一般学界把这三个属的果品统称为柑橘类。枳属只有一个种即枳，主要功用为作为砧木和药用。金橘属有园金柑、山金柑和金枣等种，可鲜食、加工或用作观赏园艺植物。柑橘属包括许多不同的种，根据林奈的分析系统一般又分为大翼橙类、宜昌橙类、柚类、橙类、宽皮橘类、枸橼类六大类，其中后四类是重要的商品栽培种类，每一类包含不同的种或品种，此外还有许多种间杂种如贡柑、沃柑、茂谷柑、丑柑、爱媛系列等，不属于六大类，一般统称为杂柑（图5-1）。柑橘是世界第一大水果，我国柑橘资源丰富，具有重要的国民经济价值。柑橘果实由果皮、果肉和种子组成。果皮包括外果皮和中果皮，外果皮又称色素层，布满油胞。中果皮称白色层或海绵层，也有红色（如柚子）或淡黄色（如红橘）。柑橘的果肉相当于果实的内果皮，由瓤囊、汁胞和果心组成，瓤囊由心皮发育而成，汁胞由心室内壁细胞凸起后发育而成，汁胞为最重要的食用部分。种子由胚珠经授粉受精发育而成，种子有单胚与多胚之分，单胚系有性胚，多胚种子由一个有性胚和多个无性胚组成，目前商业栽培的品种许多为无籽果。

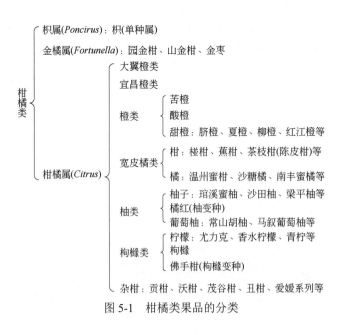

图5-1　柑橘类果品的分类

第一节 概 述

我国柑橘栽培历史悠久，可追溯至 4000 多年前，很早就有对柑橘种类的相关记载，《吕氏春秋》有过"果之美者……江浦之橘，云梦之柚"描述。一般认为，我国是柑橘的原产地之一，柑橘类的橘、柑和宜昌橙为我国原产，而枸橼、柚、甜橙、酸橙起源于东南亚地区，但是我国有野生种分布。我国长江以南地区大部分都种植有柑橘，现有柑橘产量、面积居世界第一。柑橘营养丰富，加工制品多达 1000 种，橙汁、罐头、蜜饯和果酒是最常见的制品，还有柑橘精油、种子油、果胶、类胡萝卜素和柠檬苦素等副产品，柑橘皮渣还可发酵制成饲料。柑橘类果品在营养与功能有一些共有的特点，同时不同的柑橘品种也有各自的营养与保健特点。

1. 营养物质

柑橘每百克果肉含水量高达 85% 以上，果肉中糖主要以蔗糖、葡萄糖和果糖为主，维生素 C 含量较高，矿物质元素以钾、钙含量最为丰富，类胡萝卜素含量较为丰富（表 5-1）。

表 5-1　主要柑橘类营养素成分（每 100g 含量）

种类	宽皮柑橘	甜橙	柚子	柠檬	西柚
水/g	85.2	86.7	89.1	89	88.1
能量/kJ	223	218	159	121	175.8
蛋白质/g	0.81	0.91	0.76	1.1	0.77
总脂质/g	0.31	0.15	0.04	0.3	0.14
碳水化合物/g	13.34	11.8	9.62	9.32	10.7
总膳食纤维/g	1.8	2.0	1.0	2.8	1.6
总糖/g	10.6	8.57	6.12	2.5	6.89
蔗糖/g	6.05	4.19	3.35	1.03	5.09
葡萄糖/g	2.13	2.02	1.65	1.07	2.51
果糖/g	2.4	2.36	1.7	1.01	2.64
Ca/mg	37	43	4	26	22
Fe/mg	0.15	0.33	0.11	0.6	0.08
Mg/mg	12	10.7	6	8	9
P/mg	20	23	17	16	18
K/mg	166	166	216	138	135
Na/mg	2	9	1	2	0
Zn/mg	0.07	0.11	0.08	0.06	0.07
维生素 C/mg	26.7	59.1	61	53	31.2
维生素 B_1/mg	0.058	0.068	0.034	0.04	0.043
维生素 B_2/mg	0.036	0.051	0.027	0.02	0.031
烟酸/mg	0.376	0.261	0.22	0.1	0.204
维生素 B_6/mg	0.078	0.079	0.036	0.08	0.053
叶酸/μg	16	25	—	11	13
胆碱/mg	10.2	—	—	5.1	7.7

种类	宽皮柑橘	甜橙	柚子	柠檬	西柚
维生素 A/IU	681	—		1	58
维生素 E/mg	0.20	—		0.15	0.13
α-胡萝卜素/μg	101	—		1	3
β-胡萝卜素/μg	155	—		3	68
β-隐黄质/μg	407	—	10	20	6
叶黄素+玉米黄质/μg	138	—	—	11	5

2. 主要生物活性物质

柑橘果实中已检测出的生物活性物质主要有类黄酮、类胡萝卜素、香豆素、酚酸、生物碱类和柠檬苦素等几大类，部分物质在果皮中含量较果肉中更为丰富。

（1）类黄酮化合物　柑橘类黄酮种类繁多，已鉴定出的类黄酮多达 250 种，这是因为不同数量的羟基、糖苷、甲氧基和异戊烯基等官能团在类黄酮基本骨架上不同位点的取代，构成了类黄酮结构的多样性。依据取代位点和基团不同，柑橘中的类黄酮主要有：黄酮、异黄酮、黄烷酮、多甲氧基黄酮、黄酮醇、二氢黄酮醇和花色苷等。柑橘类黄酮具有较强的组织特异性，通常果皮油胞层类黄酮的含量高于果实其他组织。不同柑橘品种中的类黄酮种类和含量也存在差异，其中黄烷酮、多甲氧基黄酮是柑橘最重要的类黄酮（图 5-2）。

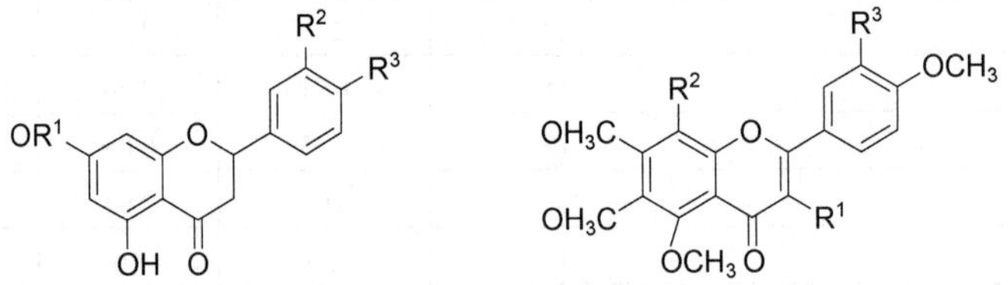

图 5-2　黄烷酮和多甲氧基黄酮基本结构

黄烷酮是柑橘中含量最丰富的类黄酮，分布在果肉、果皮、种子中。柑橘中黄烷酮主要以糖苷即黄烷酮上的羟基与葡萄糖、芸香糖、新橙皮糖、鼠李糖等缩水形成橙皮苷、柚皮苷、芸香柚皮苷等，很少以苷元游离态形式存在。宽皮柑橘中黄烷酮以橙皮苷为主，橙皮苷含量远高于柚皮芸香苷和香风草苷；瓯柑较特别，新橙皮苷是其主要的黄烷酮。甜橙黄烷酮主要是橙皮苷、芸香柚皮苷和香风草苷，橙皮苷含量最高，依次是芸香柚皮苷和香风草苷；酸橙黄烷酮则是以柚皮苷和新橙皮苷为主。柚果中的柚皮苷含量最为丰富；葡萄柚除了柚皮苷外，还有橙皮苷、新橙皮苷、圣草次苷、新圣草次苷等。柠檬中橙皮苷与圣草次苷含量要高于其他黄烷酮。

多甲氧基黄酮（polymethoxylated flavones，PMFS）是一大类含有多个甲氧基、低极性、具有平面结构的黄酮类物质，为柑橘属植物特有的黄酮类化合物，有抗癌、抗氧化、抗诱变和维持心血管功能等作用。因甲氧基或羟基可取代碳骨架多个位点，多甲氧基黄酮的数量在类黄酮中相对较多，主要有甜橙黄酮、橘皮素、川皮苷等。橘皮素是第一个被发现的柑橘多甲氧基黄酮，分子式为 $C_{20}H_{20}O_7$，分子量为 372.4，弱极性，不溶于水，易溶于甲醇、乙醇、乙醚、乙酸乙酯、石油醚和苯等有机试剂。橘皮素具有较强的疏水性和渗透性，易穿过磷脂双分子层进入胞内发挥作用，有良好的口服吸收利用率以及实验室动物口服安全性，具有极强的应用价值。

多甲氧基黄酮在柑橘皮的油层中分布，含量较多的是橘皮素和川皮苷，果肉等其他果实组织中含量极低。柑橘中，宽皮柑橘类多甲氧基黄酮的种类以及含量最为丰富，以甜橙黄酮、橘皮素、川皮苷和 5-羟基-6,7,8,3′,4′-五甲氧基黄酮为主，含量分别为：9.10～16.70mg/100g、19.96～49.01mg/100g、123.83～176.54mg/100g、10.15～23.42mg/100g；橙类多甲氧基黄酮的种类和含量次之，以川皮苷、3,5,6,7,8,3′,4′-七甲氧基黄酮和甜橙黄酮为主，含量分别为：14.25～23.57mg/100g、3.76～5.59mg/100g、5.88～13.64mg/100g；柠檬类多甲氧基黄酮以川皮苷和橘皮素为主，含量分别为：13.47～42.11mg/100g、6.93～21.48mg/100g；柚类多甲氧基黄酮种类与含量相对较少，以异橙黄酮和川陈皮素为主，含量分别为：0.29～1.79mg/100g、0.50～0.51mg/100g。

（2）酚酸类　因碳骨架结构的差异，酚酸分为具有 C_6—C_3 骨架的肉桂酸型酚酸和具有 C_6—C_1 骨架的苯甲酸型酚酸。苯甲酸型酚酸有对羟基苯甲酸、没食子酸、香草酸等，肉桂酸型酚酸有咖啡酸、阿魏酸、对香豆酸、芥子酸等，绿原酸则是咖啡酸和奎宁酸的酯化物（表5-2）。柑橘果实中的酚酸主要以酯化形式存在，糖苷化和自由态酚酸含量很少，以橙汁为例，酯化酚酸含量比自由态酚酸含量高达 100 倍。柑橘中，肉桂酸型酚酸是主要的酚酸形式，苯甲酸型酚酸含量要明显低于肉桂酸型酚酸，这可能与肉桂酸型酚酸生物合成途径依赖苯丙烷代谢有关。苯丙氨酸通过解氨酶作用脱去氨基，转化为反式肉桂酸；接着在羟化酶的作用下形成对香豆酸、芥子酸和阿魏酸等酚酸，进一步在连接酶、甲基转移酶等酶的催化下，生成咖啡酸和绿原酸等。

柑橘果皮和果肉中酚酸均以肉桂酸型酚酸为主，果皮中酚酸含量高于果肉中酚酸含量。柑橘肉桂酸型酚酸中，阿魏酸含量最高，是其他酚酸含量的 5～20 倍；咖啡酸、对香豆酸因品种不同差异比较大，在宽皮柑橘类水果中咖啡酸含量高于对香豆酸，在甜橙中对香豆酸含量高于咖啡酸。柑橘苯甲酸型酚酸中，香草酸含量最高，对羟基苯甲酸次之，没食子酸比前两者要低。宽皮柑橘类水果的肉桂酸型酚酸和苯甲酸型酚酸含量均高于其他柑橘类水果，柚类含量相对较低。

表 5-2　柑橘中常见的酚酸类化合物（何雅静，2020）

骨架类型	名称	分子式	结构式
肉桂酸型	咖啡酸	$C_9H_8O_4$	$R^3=R^4=OH$
肉桂酸型	阿魏酸	$C_{10}H_{10}O_4$	$R^2=R^4=OCH_3$，$R^3=OH$
肉桂酸型	p-香豆酸	$C_6H_6O_4$	$R^3=OH$
肉桂酸型	o-香豆酸	$C_6H_6O_4$	$R^1=OH$
肉桂酸型	芥子酸	$C_{11}H_{12}O_5$	$R^2=R^4=OCH_3$，$R^3=OH$
苯甲酸型	对羟基苯甲酸	$C_7H_6O_3$	$R^3=OH$
苯甲酸型	没食子酸	$C_7H_6O_5$	$R^1=R^2=R^3=OH$
苯甲酸型	原儿茶酸	$C_7H_6O_4$	$R^2=R^3=OH$
苯甲酸型	香草酸	$C_8H_8O_4$	$R^2=OCH_3$，$R^3=OH$
苯甲酸型	黎芦酸	$C_9H_{10}O_4$	$R^2=R^3=—OCH_3$
苯甲酸型	龙胆酸	$C_7H_6O_4$	$R^1=R^4=OH$
苯甲酸型	丁香酸	$C_9H_{10}O_5$	$R^2=R^4=OCH_3$，$R^3=OH$
苯甲酸型	5-磺基水杨酸	$C_7H_6O_6S$	$R^1=OH$，$R^4=HSO_4$
	绿原酸	$C_{16}H_{18}O_9$	

（3）苦味物质　柑橘果实中的苦味物质主要分布在果皮、种子和囊膜中，果肉中含量较少。常见柑橘的苦味物质主要是黄烷糖苷类化合物（柚苷、新陈皮苷和枸橘苷）和萜烯类化合物（柠檬苦素和诺米林，图 5-3）。柚苷、新陈皮苷和枸橘苷三者苦味依次是柚苷＝枸橘苷>新陈皮苷，其中柚苷、枸橘苷二者的苦味约是新陈皮苷的 10 倍，在水中苦味阈值约为20mg/L。柠檬苦素和诺米林苦味远超柚苷，在 6mg/L 时大多数人就难以接受，柑橘果汁中柠檬苦素超过 6mg/L 时就失去了商品性。不同品种、果实成熟度和果实部位的苦味物质种类与含量不同。种子、瓤囊和橘络中以柠檬苦素和诺米林为主；果皮主要含有黄烷糖苷类和柠檬苦素；果肉中几种苦味物质都含有，但含量都很低。柚类苦味物质含量最丰富，是橙类 1～3倍，宽皮柑橘的 3～5 倍，其中凤凰柚、高班柚果实含量最高。柚果的白皮层和囊衣中苦味物质含量高于其他组织。柑橘随着果实生长发育成熟，果肉中的苦味物质含量呈明显下降趋势；但柚类中琯溪蜜柚和沙田柚贮藏 30～40 天后，苦味物质含量达到峰值后开始下降。

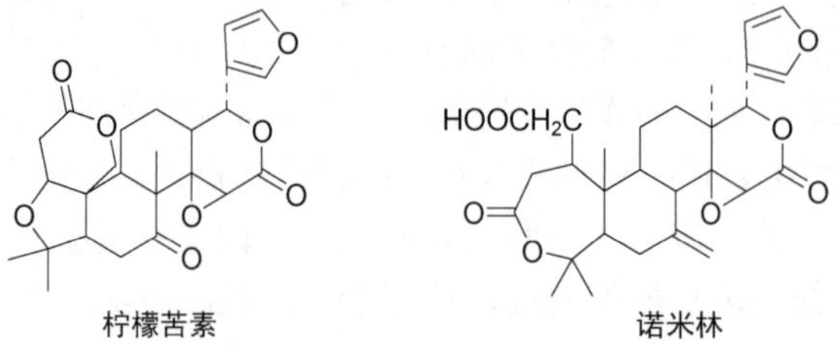

图 5-3　柠檬苦素类化合物结构

柠檬苦素是一类四环三萜类化合物，是柑橘的主要次生代谢产物，在芸香科和楝科（Meliaceae）的果实中含量丰富，茎、叶中含量较小。柠檬苦素类物质主要以苷元或糖苷的形式存在，已经在柑橘中分离出超过 40 种柠檬苦素苷元和 20 种葡萄糖配糖体，柠檬苦素和诺米林是两类主要的柠檬苦素类化合物。柠檬苦素苷元水溶性差，苦味明显，柠檬苦素配糖体水溶性良好，无苦味。柑橘果实成熟过程中，柠檬苦素类物质由苷元形式逐步转化成配糖体，贮存在成熟果实里。柑橘果汁的"后苦味"现象也与柠檬苦素有关。成熟的柑橘果肉中的柠檬苦素转化成配糖体-柠檬苦素-A-环内脂（limonoate-A-ring lactone，LARL）形式，LARL无苦味；但榨汁后的果汁 pH 值会降低至 6.5 以下，LARL 在水解酶的作用下迅速转变成柠檬苦素，果汁苦味成倍增加。机械损伤、加热、冷害等情况下，pH 值降低、水解酶活性增加，柑橘果肉中 LARL 也会分解成柠檬苦素，增加苦味，失去商品性。

苦味是影响果汁品质的重要因素，因此生产上常采用吸附脱苦法、添加苦味抑制剂法和酶脱苦法来对果汁进行脱苦处理。吸附脱苦法主要采用活性炭、硅胶、活化硅酸镁和离子交换树脂等吸附剂有选择地吸附除去柑橘果汁中的苦味物质以达到脱苦目的，此法脱苦的同时也会造成果汁内其他营养成分的不同程度损失。因其可在常温下操作，处理简便、设备技术要求低、用时短、成本低等特点，是果汁工业常用的脱苦方法。添加苦味抑制剂法是添加蔗糖、新地奥明（neodiosmin，香叶木素-7-新橙皮糖苷）、β-环糊精等抑制剂来抑制苦味，蔗糖和新地奥明主要是提高苦味阈值达到脱苦，β-环糊精是与柠檬苦素结合达到脱苦。该种方法相对简单，生产也常使用。酶脱苦法是利用脱氢酶、脱氧酶、裂解酶或者葡萄糖基转移酶将柠檬苦素转变成不苦的物质，以达到脱苦目的。该方法优点是不破坏果汁中的营养成分和风味，效果好，是较理想的脱苦方法。

（4）生物碱　柑橘中的生物碱类以吖啶酮生物碱和苯乙胺生物碱为主。吖啶酮生物碱是一类弱碱性的黄色化合物，其 N 端被甲基化，在 C_1 和 C_3 的位点连接氧功能团（羟基、甲氧基等）。按照所连接基团，可将吖啶酮分为简单吖啶酮、呋喃吖啶酮、吡喃吖啶酮、C-异戊二烯基吖啶酮和二聚吖啶酮生物碱及其衍生物。芸香科植物是天然吖啶酮的主要来源，在芸香的根、茎、叶及果实中检测到大量吖啶酮生物碱，根中吖啶酮含量显著高于其他组织。柑橘根中的吖啶酮含量较高，但在果实中暂未发现吖啶酮。苯乙胺生物碱主要有辛弗林（synephrine，图 5-4）、酪胺（tyramine）、N-甲基酪胺（N-methyltyramine）、羟苯乙醇胺（octopamine）等，其中以辛弗林含量为最高。酸橙幼果苯乙胺生物碱最为丰富，有辛弗林、酪胺、章鱼胺、N-甲基酪胺和大麦芽碱，辛弗林含量约为 10mg/g，远高于其他苯乙胺生物碱。

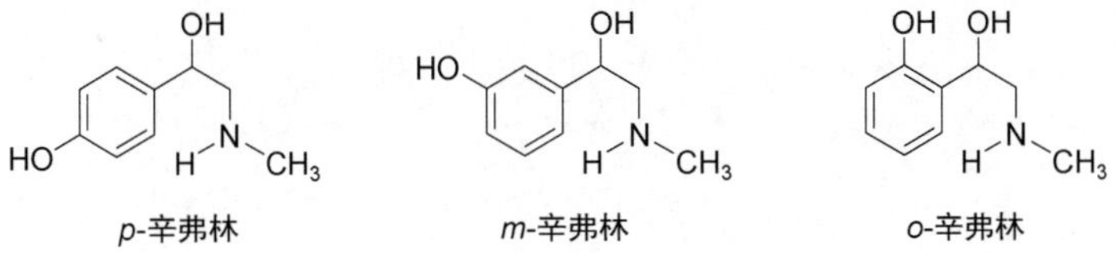

图 5-4　辛弗林结构

辛弗林是拟交感神经类生物碱，分子式 $C_9H_{13}NO_2$。因辛弗林化学结构与肾上腺素和去甲肾上腺素及内源性神经递质相似，具有收缩血管、升高血压、扩张气管和支气管等作用，广泛应用于医药、食品、饮料等行业。辛弗林有三种同分异构体，分别为 p-辛弗林、m-辛弗林和 o-辛弗林。p-辛弗林是最广的天然辛弗林，主要来源于芸香科柑橘属植物。p-辛弗林分子结构中同时存在酚羟基和氨基，可分别与酸、碱结合成盐。p-辛弗林有一个手性碳原子，存在 2 个对映异构体，即左旋辛弗林（R）和右旋辛弗林（S）。天然植物体中主要以左旋辛弗林的形式存在，是生物活性的有效形式；但在强酸碱等提取条件下易发生外消旋作用，影响药效。

p-辛弗林因发育阶段不同含量有差异，在柑橘幼果中含量较高，随着果实成熟含量有所下降。柑橘幼果中 p-辛弗林含量为 7.2～9.6mg/g，果肉中 p-辛弗林含量为 0.20～0.27mg/g，柑橘汁中 p-辛弗林含量范围在 53.6～158.1mg/L，干燥橘皮（陈皮）中 p-辛弗林最为丰富，含量为 1.2～19.8mg/g。

（5）柑橘精油　柑橘果皮、枝叶等组织含有丰富的精油，是由单萜和倍半萜烯碳氢化合物及其含氧衍生物构成的高级醇类、酚类、醛类、酸类和酯类等物质。柑橘精油主要有柠檬烯（limonene）、α-蒎烯（α-pinene）、β-蒎烯（β-pinene）、γ-蒎烯（γ-pinene）、γ-松油烯（γ-terpinene）、桧烯（sabinene）、β-月桂烯（β-myrcene）和芳樟醇（linalool）等（图 5-5）。单萜烯是柑橘精油最主要的挥发性化合物，主要由 2 个异戊二烯组成，其中柠檬烯是柑橘精油主要活性成分，占柑橘精油的 30%～90%，但不是柑橘类水果的特征香气成分。柠檬烯在佛手柑精油、柠檬精油和甜橙精油中含量分别为 32%～45%、45%～76%、68%～98%。甜橙精油有甜橙香味，是少数有镇静作用的精油之一。柠檬精油为淡黄色液体，具有柑橘类的香气。葡萄柚精油气味清新、香甜，有柑橘的果香味，具有清热、止渴之效。佛手柑精油呈翠绿色，味道类似甜橙和柠檬。橘子精油除有独特的柑橘皮味之外，还带有少许幽幽花香。

柑橘精油的提取方法主要有蒸馏法、压榨法、有机溶剂萃取、超临界 CO_2 萃取、水酶法、亚临界萃取、微胶囊技术和双水相萃取、超声波辅助提取法、微波提取等。蒸馏法使萜类及含氧衍生物损失严重，香气不完整；压榨法可避免精油因受热导致的化学成分和功能的改变，但会有组织残留；有机溶剂萃取工序复杂得油率低而且会有溶剂残留；超临界 CO_2 萃取得到的精油香气更全面，得到的精油成分更接近植物内原有的芳香物质组成，是最理想的精油提取方法，但工艺复杂和加工成本高。

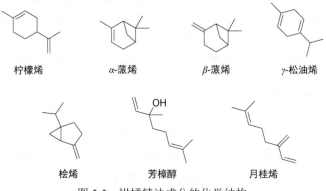

图 5-5　柑橘精油成分的化学结构

（6）类胡萝卜素　柑橘是类胡萝卜素含量最为丰富的水果之一，主要含有叶黄素、玉米黄质、β-隐黄质、α-胡萝卜素、β-胡萝卜素和番茄红素等。柑橘果肉类胡萝卜素主要成分是 β-隐黄质、叶黄素、玉米黄质，β-胡萝卜素和 α-胡萝卜素在柑橘中含量相对最少，含量依次为 β-隐黄质>叶黄素>玉米黄质>β-胡萝卜素>α-胡萝卜素，但不同柑橘品种类胡萝卜素的组成特点存在明显差别。宽皮柑橘中各种类胡萝卜素组分含量都很高，其次分别为杂柑、酸橙、甜橙，柚类最低。其中 β-隐黄质含量最高，是橙、柠檬的 10 倍以上，柚的 25 倍。杂柑类和金柑与宽皮柑橘一样，以 β-隐黄质为主，其含量超过其他色素成分总和；叶黄质是甜橙的主要色素成分。

果皮中，类胡萝卜素以叶黄素、β-隐黄质、玉米黄质为主，含量次为叶黄素>β-隐黄质>玉米黄质>β-胡萝卜素>α-胡萝卜素。宽皮柑橘果皮中的 β-隐黄质含量约为杂柑的 2 倍、酸橙的 5 倍、甜橙的 10 倍、柠檬的 15 倍和柚的 200 倍。宽皮柑橘果皮中 β-隐黄质与叶黄素含量接近，高于玉米黄质；甜橙、酸橙果皮中叶黄素含量最高，β-隐黄质与玉米黄质均较低，β-胡萝卜素和 α-胡萝卜素未检测出。

（7）香豆素　香豆素（coumarin）又称双呋喃环和氧杂萘邻酮，是一类具有苯并-α-吡喃酮（benzo-α-pyrone）母核的肉桂酸衍生物（图 5-6）。香豆精母核上的异戊烯基，与相邻的酚羟基环化形成呋喃环称呋喃香豆素（furocoumarin），与相邻的酚羟基环化形成吡喃环称吡喃香豆素（pyranocoumarin）。柑橘中已经分离到 57 种香豆素，主要以简单香豆素和呋喃香豆素为主。柑橘中的呋喃香豆素为直线型的烃氧基衍生物，是在呋喃香豆素环 5 位和 8 位上连有烃氧基，通过抑制细胞色素氧化酶家族 P450，进而抑制肠道对药物的吸收，使血液中的药物浓度增加，实现"西柚汁效应"。不同柑橘果皮的香豆素类物质的种类和含量各异。柚类果皮中呋喃香豆素含量最高，葡萄柚类次之，甜橙、柠檬、宽皮橘中含量最少。柚果中呋喃香豆素以 6′,7′-二羟基香柠檬素（DHB）、香柠檬素和以环氧香柠檬素为主，葡萄柚中呋喃香豆素以 DHB、香柠檬素为主；其他柑橘品种中，只有少量的佛手苷、DHB，未检测到环氧香柠檬素、香柠檬素等物质。

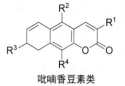

简单香豆素类　　　　　　呋喃香豆素类　　　　　　吡喃香豆素类

图 5-6　香豆素类的化学结构

3. 临床报道

中医认为柑橘浑身都是宝，橘子肉、皮、络、核、叶均有较好的药用价值。橘皮，又名红皮、陈皮，以色红日久的为佳，性温，味苦、辛，具有健脾理气的功效；橘肉又称橘瓣，性温，味甘、酸，具有润肺降脂、开胃理气的功效；刮去白色内层的橘皮表皮称为橘红，具有理肺气、祛痰、止咳的作用；橘瓤上的筋膜称为橘络，具有通络化痰的功效；橘核具有止痛散结的功效；橘叶具有疏肝作用。其中以橘皮的应用最为广泛，也最被人们所知晓。药理学研究证明，橘皮作为中药具有调节代谢综合征（脂肪肝、糖尿病、肥胖症），降低心脑血管疾病发生（心肌梗死、阿尔茨海默病、帕金森病），抗过敏，以及拮抗肿瘤细胞（乳腺癌、肝癌、胃癌、胰腺癌、宫颈癌、结肠癌）增殖的作用。

（1）抗氧化作用　柑橘中黄酮类、酚酸类、多糖类、挥发油类、类胡萝卜素等成分具有较好的抗氧化活性。黄酮中橙皮苷、新橙皮苷、柚皮苷、川陈皮素、橘皮素和橙黄酮，具有较强的抗氧化能力。酚酸中咖啡酸、阿魏酸和绿原酸对 DPPH、ABTS、超氧阴离子自由基清除能力较强。多糖抗氧化虽然不及黄酮类物质，但在柑橘中含量较高，其中，陈皮多糖和柑橘皮多糖对 DPPH 和·OH 清除能力显著。精油中单萜对 DPPH 自由基清除有一定作用，但随精油贮藏时间延长而下降。类胡萝卜素能提高肝脏中抗氧化酶 SOD 和 CAT 活性，抑制肝线粒体脂质过氧化。

黄酮类物质抗氧化主要体现在直接清除自由基、促进其他抗氧化物的再生、螯合变价金属离子三个方面。黄酮类物质可直接清除自由基或破坏自由基连锁反应，对 O_2^-·、DPPH·自由基和 H_2O_2 清除效果显著。柑橘黄酮能够上调生育酚、谷胱甘肽（GSH）等抗氧化物质含量以及 SOD、CAT 抗氧化酶活性，增强机体抗氧化作用。柚皮黄酮能明显提高小鼠非酒精性脂肪性肝炎肝组织中总 SOD、MnSOD 的水平，降低氧化应激，减少脂质过氧化，保护和修复肝细胞。变价金属离子可诱导体内许多氧化过程，黄酮类化合物能与变价金属离子络合，间接抑制脂质过氧化反应的进一步发生。橙皮素能够抑制 Fe^{2+} 诱导的脂质过氧化反应；橙皮苷因酚羟基含量少，不能有效清除自由基，但能与 Cu（Ⅱ）反应生成橙皮苷-Cu（Ⅱ）的配合物，从而抑制过氧化物分解。

酚酸类物质体外抗氧化活性普遍高于黄酮类化合物。酚酸中的酚羟基有较强的供氢能力，对氧自由基、氢自由基等有明显的清除作用；酚酸脱氢反应会产生苯氧自由基，苯氧自由基越稳定，抗氧化效果越好；但酚羟基的糖基化或甲基化都会降低柑橘酚类物质的自由基清除能力。酚酸的抗氧化活性由强到弱依次为：没食子酸>咖啡酸>绿原酸>阿魏酸>芥子酸>原儿茶酸>p-香豆酸>2,4 二氢基苯甲酸>龙胆酸>香草酸>丁香酸>水杨酸。没食子酸、咖啡酸、绿原酸、阿魏酸能有效清除 DPPH·自由基，加速 Fe^{2+} 还原反应。绿原酸能改善体外血管功能，保护细胞免受氧化损伤，提高 NO 的产生。

（2）抗癌作用　柑橘类黄酮类、萜类、类胡萝卜素类、生物碱等生物活性物质抗癌主要是抑制增殖、诱导凋亡和癌细胞选择性细胞毒作用。

柑橘川陈皮黄素通过抑制丝裂原活化蛋白/细胞外信号调节激酶（MEK/ERK），减少基质金属蛋白酶（MMP）在癌细胞中的表达，抑制人纤维肉瘤 HT-1080 细胞转移。橘皮素和川陈皮黄素将人乳腺癌细胞 MDA-MB-435 和人结肠癌细胞 HT-29 阻滞在细胞周期 G_1 期，实现对癌细胞增殖的抑制。柑橘的柠檬苦素显著诱导谷胱甘肽-S-转移酶和醌还原酶活性，抑制小鼠肝癌细胞增殖。柠檬苦素还能降低细胞周期蛋白 D3 和 CDK 抑制剂的表达，抑制人的结肠癌 SW480 细胞增殖，抑制结肠癌的发生。柑橘多聚甲氧基黄酮对卵巢癌、乳腺癌有抑制作用，对 4 种肿瘤细胞（A549、HL-60、MCF-7 和 H08910）的抗增殖活性明显。柑橘酚酸通过 VCAM-1 因子、MMP-2/9 因子抑制肿瘤细胞转移达到抗癌目的；还可以调节致癌物解毒 Ⅱ 期酶、含血红素的 Ⅰ 期酶活性，阻止 DNA 合成达到抗癌作用。柑橘植物吖啶酮提取物 12-O-十四烷酰佛波醇-13 抗原（12-O-tetradecanonylphorbol-13-antigen，TPA）抑制对肿瘤细胞后期增殖有加速作用的早期 EB 病毒活性，抑制皮肤肿瘤细胞增殖。β-隐黄质下调细胞周期蛋白 D1、E 水平，上调细胞周期抑制剂 P21 的表达，抑制非小细胞肺癌细胞 A549 和人支气管上皮永生细胞 BEAS-2 的增殖。

柚皮苷在不影响香烟中致癌物质 NNK 代谢的情况下，可显著抑制其对 DNA 双链的破坏，降低对细胞毒害。橙皮苷可诱导癌细胞凋亡，来抑制小鼠的口腔癌、食管癌和膀胱癌发生。柚提取物能抑制人颈部肿瘤细胞增殖，还对 5 种人类肿瘤细胞有细胞毒性。柠檬烯通过提高 Bax 蛋白表达，释放线粒体细胞色素 C，增强 caspase-9 和 caspase-3 的活性，诱导人白血病细胞 K562 及 HL-60 凋亡。β-胡萝卜素和番茄红素可下调多种抗凋亡基因表达，抑制细胞信号转导和蛋白翻译合成基因的表达，阻断细胞信号传递及蛋白翻译合成等途径，实现对乳腺癌细胞 MCF-7 的细胞周期阻滞。

此外，柑橘果皮提取物和阿霉素的联合治疗使血清白细胞介素 6（IL-6）、肿瘤坏死因子 α（TNF-α）、白细胞介素 1β（IL-1β）水平降低，并显著地降低了血清 MDA 水平。柑橘果皮提取物作为纯疗法和辅助疗法对 C26 腺癌小鼠有高的安全性和有效性，作为单独或与化学疗法联合使用的天然抗癌剂，可用于进一步的人体研究。

（3）抑菌作用　柑橘类水果提取物对革兰氏阴性菌和革兰氏阳性菌显示出抗菌活性。因此，它们被推荐作为饲料添加剂以改善动物健康、控制食源性病原体、对抗蠕虫、作为表面清洁剂，甚至抗植物害虫。柑橘类水果提取物抗菌机制是引起细菌包膜的渗透性、结构、组成和形态变化。膜通透性的改变随着柑橘类水果提取物浓度的增加而增加，但并不影响细胞的活力。BIOCITRO®是一种商业化柑橘类水果提取物，是一种强大的抗菌剂，可以抗猪痢疾短螺旋体（brachyspira-hyodysenteriae）和一些食源性病原体。BIOCITRO®液体添加饲料，可以减少猪、反刍动物和家禽消化系统疾病并有助于控制梭状芽孢杆菌、大肠杆菌和沙门氏菌的感染。来檬的乙醇果皮提取物，对虾中存在的溶血性弧菌（VP）具有更强的抑制作用，可降低人类食源性胃肠炎发生风险。

柑橘精油因其显著的广谱抑菌活性以及残留毒性小，近年来受到广泛关注。柑橘精油具有选择性抗菌活性，可以抑制病原菌活性（如李斯特菌、沙门氏菌、大肠杆菌、金黄色葡萄球菌和蜡样芽孢杆菌），同时刺激有益微生物发挥作用。在猪肠道中对大肠杆菌具有较高的抑菌活性，可提高乳酸杆菌活性，是因为柑橘精油的高度疏水性能够与细菌脂质双分子层紧密互作，精油能在脂质双分子层中大量积累，从而影响细胞膜的结构完整性和功能，最终导致细胞破裂，使细菌凋亡。

酚酸中甲氧基和羟基官能团的数量不同直接影响抗菌性。羟基肉桂酸的抗菌能力优于羟基苯甲酸，羟基数目越多，会削弱苯甲酸型酚酸抗菌效力，而对肉桂酸型酚酸影响不大；但羟基肉桂酸双键减少会显著降低其抗菌活性。甲氧基取代氢原子后，苯甲酸型酚酸抗菌作用会增强。相同含量条件下，酚酸类化合物比黄烷醇抗菌效果更高。酚酸主要通过破坏细胞壁及细胞膜、抑制细菌新陈代谢、与遗传物质结合、细胞质的酸化引起蛋白质变性等方面达到抑菌作用。

简单氮甲基吖啶酮生物碱能够抑制植物病原菌（真菌）的生长，这是根通过大量合成吖啶酮生物碱抵抗土壤中的真菌侵染的一种自我保护。呋喃吖啶酮具有特定的平面结构，容易插入 DNA 序列发生码组移动，达到抗菌作用，效果比同浓度黄酮类化合物要好。吖啶酮生物碱通过抑制病毒防护壳形成、病毒 DNA 的卵裂与包装、拓扑异构酶Ⅱ活性三种方式，对人类免疫缺陷病毒Ⅰ型（HIV-1）、EB 病毒（EBV）、单纯疱疹病毒（HSV）、巨细胞病毒（HCMV）、腺病毒 6 型（Adv6）等不同病毒有很强的抵抗作用。

（4）降血脂　柑橘果实的果皮、果肉、果汁、种子等不同部位均含有降血脂的活性成分。橘、甜橙、柚、来檬果皮的提取物能显著降低雄性大鼠的胆固醇、三酰甘油。连续 12 月饮用橙汁的高血脂志愿者脂质水平会逐渐降低至正常水平，血清中总胆固醇、低密度脂蛋白胆固醇、载脂蛋白 B 显著降低。雌性 C57BL/6 小鼠饲喂甜橙能降低肥胖小鼠血清中总胆固醇、三酰甘油、LDL-C 以及鼠肝脏中总胆固醇和三酰甘油水平，控制小鼠体重增加。

类黄酮、柠檬烯、柠檬苦素、果胶等物质是柑橘降血脂的主要活性物质。多甲氧基黄酮能降低血清中的总胆固醇、三酰甘油和低密度脂蛋白胆固醇；多甲氧基黄酮喂养的高脂大鼠体内天冬氨酸转氨酶和碱性磷酸酶活性降低，对高胆固醇血症引发的器官损伤有预防作用。橙皮苷和川皮苷能抑制高脂小鼠硬脂酰基辅酶 A 脱氢酶活性，降低高血脂，改善肥胖。柠檬烯能够改善高脂模型小鼠血脂、血糖代谢异常。低分子柑橘果胶粉饲喂 SD 大鼠 6 周后，血清三酰甘油、总胆固醇显著降低，但对低密度脂蛋白含量影响不大，对降低大鼠高血脂水平和改善肥胖有作用。这是因为胆汁与果胶结合，抑制脂肪酶的活性，增加饱腹感，减少能量的摄入，达到降血脂的功效。

柑橘果实及提取物主要通过以下一种或几种途径来实现降血脂机制：①抑制 3-羟基-3-甲基戊二酰辅酶 A 还原酶（HMGCR）和胆固醇酯化酶（ACAT）活性；3-羟基-3-甲基戊二酰辅酶 A 是内源性胆固醇合成的限速酶，多甲氧基黄酮通过抑制 3-羟基-3-甲基戊二酰辅酶 A 酶活，减少胆固醇的吸收。②抑制 TG 转运蛋白 MTP 表达；柚皮素抑制 MTP 表达，减少肝脏类固醇、TG，防止炎症和动脉硬化发生。③抑制载脂蛋白、降低极低密度脂蛋白；纯度 90% 橙皮苷能显著降低小鼠血清极低密度脂蛋白，抑制载脂蛋白活性。④肝激酶通路；香橙汁通过抑制腺苷酸活化蛋白激酶（AMPK）活性，改变其代谢通路，降低高脂小鼠肝脏中三酰甘油的含量和脂肪生成量。

（5）其他功能　柑橘果皮具有理气祛痰的药用功能，是临床上长期用于治疗肺部相关疾病的中药。通过动物试验表明口服柑橘碱性提取物可显著增加大鼠体重，改善肺泡炎和肺纤维化程度，降低血清和肺组织中羟脯氨酸含量，抑制胶原沉积，包括胶原Ⅰ和Ⅲ的表达，以减轻博来霉素诱导的小鼠模型肺纤维化。

动物肌内注射柑橘多甲氧基化黄酮提取物，在辐射损伤条件下，依赖剂量效应，可激活体内内源性非酶抗氧化系统［过氧化氢酶（CAT）和超氧化物歧化酶（SOD）］，有助于有效抑制链式过氧化反应，降低死亡率和增加动物的预期寿命。

柑橘皮提取物通过减少黑色素含量、抑制黑色素体转运和消除细胞内 ROS 等多种机制抑制黑色素的生成。因此，作为功能性成分的混合物，柑橘皮提取物在生物体内强的提亮肤色能力有望应用到化妆品产业。柑橘皮提取物对黑色素合成的抑制作用大于维生素 C。豚鼠长期补充柑橘皮提取物，改善了紫外线引起的皮肤色素沉着的影响。亮肤功能性食品 AP-BF02（包括 100mg 柑橘皮提取物、125mg 维生素 C、60mg L-胱氨酸）使用 2 月后与安慰剂组相比，试验组的黑色素指数 MI 值在 4 周后显著降低。

柑橘果皮中的黄酮类化合物如橙皮苷、柚皮素和川陈皮素具有神经保护作用。柑橘皮提取物中的柚皮素对 PC12 细胞的氧化损伤具有神经保护作用，并增强东莨菪碱诱导的记忆障碍大鼠的认知能力。橙皮苷在动物模型中部分保护局部脑缺血后垂死的神经元。连续 14 天每天口服柑橘果皮提取物，可显著减轻地塞米松诱导的小鼠抑郁行为，并以浓度依赖性方式降低了神经毒性。

第二节　宽皮橘

宽皮橘（*Citrus reticulata*）是一类果皮宽松、易剥皮的柑橘品种群，分柑类和橘类，是我国柑橘类水果最重要的栽培品种，占全国柑橘总产量的 70% 左右。柑类果实较橘类果型偏大，圆中带扁，皮偏厚，但没有橘类果实易剥离。柑类果实花型大，种子以白色为主，胚多为白色或浅绿色。宽皮柑橘主要由南丰蜜橘、温州蜜柑、椪柑、沙糖橘、本地早橘、红橘组成，常见的部分杂柑如沃柑、春见、不知火、爱媛 38 等在营养特征上也与宽皮橘相似。宽皮橘果实富含维生素、氨基酸、有机酸等营养物质，以及多种生物活性成分，具有抗炎、抗癌、抗氧化、抗过敏等重要功能。

1. 营养物质

宽皮橘每百克果肉含水量高达 85%，果肉中糖以蔗糖、葡萄糖和果糖为主，蔗糖含量约是葡萄糖、果糖的 3 倍，矿物质元素、类胡萝卜素含量较为丰富，含有 8 种必需氨基酸和 10 种非必需氨基酸。

2. 主要生物活性物质

宽皮橘果实中已检测出的生物活性物质主要有类黄酮、类胡萝卜素、香豆素、酚酸、生物碱类和柠檬苦素等几大类，部分物质在果皮中含量较果肉更为丰富。

（1）类黄酮类化合物　宽皮橘中黄烷酮以橙皮苷为主，橙皮苷是一种二氢黄酮衍生物，由橙皮素与芸香糖形成的糖苷，分子式为 $C_{28}H_{34}O_{15}$，分子量为 610.5。橙皮苷是以类黄酮的基本结构为骨架，两个芳香环 A 和 B 相互连接一个杂环 C 形成 C6—C3—C6 基本黄烷核骨架，B 环上的 C_3 羟基负责清除胞内 H_2O_2，C_4 上的甲氧基团消除胞内自由基。在体内橙皮苷通过消化系统分解代谢为橙皮素。果皮中类黄酮含量要远高于果肉含量，果皮中橙皮苷含量为 27～39g/kg，而果肉含量仅为 0.3～0.6g/kg。柚皮苷是宽皮橘中的另一黄烷酮，含量在 1～5g/kg。在宽皮橘中，爱媛系列杂柑类黄酮和黄烷酮含量最高；早橘类（本地早）橙皮苷含量最高，温州蜜柑次之。果皮中类黄酮含量最高是柑类，其次为杂柑类。

宽皮橘中多甲氧基黄酮以甜橙黄酮和川皮苷为主，比橙类含量丰富。在宽皮柑橘中，红橘、椪柑、野生宽皮柑橘及其衍化种的川皮苷含量最丰富，多甲氧基黄酮多存在于野生及古老原始宽皮柑橘品种。

（2）酚酸类　宽皮柑橘果肉中酚酸含量为 0.3～2g/kg，以野生、古老原始宽皮柑橘品种最为丰富，肉桂酸型酚酸占总酚酸含量 90%以上。阿魏酸是主要的肉桂酸型酚酸，占总酚酸含量 70%以上，其次是咖啡酸、芥子酸。广西红皮酸橘的阿魏酸、咖啡酸在宽皮柑橘中含量最高，早橘类（本地早）果肉中芥子酸含量最高。苯甲酸型酚酸约占总酚酸的比例为 4%以上，其中香草酸是主要苯甲酸型酚酸。宽皮柑橘果皮中酚酸含量为 0.6～6g/kg，同果肉一样，以野生椪柑品种最为丰富。

（3）类柠檬苦素化合物　宽皮柑橘果肉中类柠檬苦素含量为 2～220mg/kg，不同品种间含量相差 100～200 倍，其中柠檬苦素含量（32.12mg/kg）要高于诺米林（18.22mg/kg）。果皮中类柠檬苦素、诺米林含量均高于果肉，两者含量平均为 920.21mg/kg、236.62mg/kg。宽皮柑橘中，诺米林含量最高是蕉柑果皮，柠檬苦素含量最高是本地早果皮。类柠檬苦素总含量以陈皮、橘络、橘核顺序增加，柠檬苦素含量与总含量多少的规律一致，而诺米林含量则依橘络、橘核、陈皮顺序降低。

（4）生物碱　宽皮柑橘果皮中的辛弗林含量较果肉高，果皮、果肉平均含量分别为 2.6g/kg、0.95g/kg。早橘类、广西红皮酸橘和椪柑等柑橘中含量最为丰富。随着果实逐步成熟，辛弗林的含量逐渐下降。

（5）柑橘精油　沙糖橘、红橘、瓯橘、温州蜜柑和椪柑的皮中共鉴定测定出 152 种成分。单萜烯类含量最高，占香气物质的 72%～93%，D-柠檬烯是单萜烯类中主要成分，占单萜烯类的 77%～91%，沙糖橘中 D-柠檬烯含量最高。芳樟醇和松油醇是单萜主要成分，含量占比为 23%～63%和 10%～21%。倍半萜类在温州蜜柑中含量最高，种类也最丰富，而在椪柑、红橘和瓯橘中只有 1 种倍半萜。辛醛是醛类物质中含量最高的，但不同品种差异较大，红橘中含量最高，沙糖橘和椪柑中未检测到。醇类物质含量较高的是 1-辛醇，沙糖橘中含量最高。沙糖橘中酯类含量较其他宽皮柑橘要高，但种类要少于其他香气成分。酮类物质是含量最低的香气成分，在沙糖橘和温州蜜柑中极少量存在。

3. 功能性产品开发

宽皮柑橘品种繁多，为生物活性成分的提取、功能性食品、医药、功能性饲料的开发提供良好的资源。主要产品有橘瓣糖水果罐、橘子汁、橘子晶、橘花啤酒、橘子干黄酒和橘子酱。近年来，围绕生物活性物质的综合开发，研发了诸如精油、膳食纤维胶囊、柑橘色素类食品添加剂等。

4. 临床报道与食疗

（1）临床报道　宽皮柑橘中含有丰富的类黄酮、酚酸、生物碱、类柠檬苦素等生物活性成分，具有抗氧化、调节免疫、抗菌、抗癌、降脂减肥等生理活性功能。

① 抗氧化作用。宽皮柑橘中的生物活性物质基本都具有一定的抗氧化作用，其抗氧化机制可能从以下三个方面实现：直接清除自由基、抑制氧化酶系、激活抗氧化酶系。宽皮柑橘皮的抗氧化效果要好于果肉，皮的甲醇提取物抗氧化活性能力高于胡柚、化橘红和柠檬，这可能与宽皮柑橘中酚类物质要高于其他柑橘品种有关。

② 抗癌作用。宽皮柑橘中柠檬苦素、类黄酮、酚酸、生物碱等生物活性物质具有抗癌作

用。宽皮柑橘中提取物可以抑制小鼠口腔癌、食管癌、膀胱癌的发生。从皮中分离的多聚甲氧基黄酮粗提物对肿瘤细胞（A549、HL-60、MCF-7和HO8910）有抗增殖活性，对乳腺癌、卵巢癌有良好的抑制作用。

③ 抑菌作用。宽皮柑橘精油广谱抗菌，能抑制大肠杆菌、金黄色葡萄球菌、枯草芽孢杆菌（*Bacillus subtilis*）和铜绿假单胞菌（*Pseudomonas aeruginosa*）等细菌生长以及黄曲霉、链格孢菌（*Alternaria alternata*）和意大利青霉（*Penicillium italicum*）等真菌增殖。精油处理会导致细菌细胞膜相对电导率升高、细胞膜电位下降、细胞膜结构破坏，从而实现抑菌作用。

④ 降血脂。宽皮柑橘皮中乙醇提取物可减轻高脂肪饮食条件下白化大鼠体重、肝重以及血清胆固醇、三酰甘油的含量，可能是提取物中类黄酮和生物碱通过与胆汁酸相互作用，阻止胆汁酸的重吸收，降低HMG-CoA还原酶和酰基辅酶A、胆固醇酰基转移酶活性，抑制胆固醇和三酰甘油的合成。

（2）食疗方剂

① 橘红。为芸香科植物橘及其栽培变种的干燥外层果皮。秋末冬初果实成熟后采收，用刀削下外果皮，晒干或阴干。主治：用于咳嗽痰多，食积伤酒，呕恶痞闷。小儿吐泻：丁香、橘红等份，炼蜜丸黄豆大。米汤化下。定嗽化痰：百药煎、片黄芩、橘红、甘草各等份，共为细末，蒸饼丸绿豆大。时时干咽数丸。

② 橘红糕。橘红50g，黏米粉500g，白糖200g。将橘红洗净，烘干研为细末，与白糖和匀备用。黏米粉适量，用水和匀，放蒸笼上蒸熟，待冷后，卷入橘红糖粉，切为夹心方块米糕。慢性支气管炎属痰湿所致，症见咳嗽痰多，色白清，胸脘痞闷，对食欲不振者有疗效。

③ 橘核。为芸香科植物橘及其栽培变种的干燥成熟种子。具有理气，散结，止痛的功效。主治：咳嗽痰多，食积伤酒，呕恶痞闷。治妇女乳房起核，乳癌初起：青橘叶、青橘皮、橘核各15g，以黄酒与水合煎，每日2次温服。治腰痛：杜仲（炒）、橘核（炒）。等分为细末。每服二钱，不拘时，用盐酒调服。治腰痛经久不瘥：橘核（炒）、茴香（炒）、胡芦巴（炒）、菴䕡子（炒）、补骨脂（炒）、附子（炮），各等分。上为细末，酒煮麸糊和丸，如梧子大。每服30~40丸，食前用盐汤送下。治打扑腰痛、瘀血积蓄，痛不可忍：用橘核炒，去皮，研细，每服二钱，酒调下。或用猪腰子一枚，去筋膜，破开入药，同葱白、茴香、盐，以湿纸包，煨熟，嚼下，温酒送之。

④ 橘络。为芸香科植物橘及其栽培变种的果皮内层筋络。具有通络，化痰止咳的功效。用于咳嗽痰多，胸胁作痛。橘络治口渴吐酒，煎汤饮甚效，以其能行胸中之饮，而行于皮肤也。

（3）饮食禁忌　橘红：阴虚燥咳及久嗽气虚者不宜服。橘核：体虚患者慎服。

第三节　甜　橙

甜橙（*Citrus sinensis*）是栽培柑橘中重要的一类。甜橙在我国栽培大部分集中在四川、广东、广西、福建、湖南、湖北、江西等地，是我国原产果品。我国甜橙不仅种植面积大，其栽培历史也十分悠久。北宋末期词人周邦彦曾写道："并刀如水，吴盐胜雪，纤手破新橙"。甜橙除了风味极佳以外，还具有一定的药用价值。《本草纲目》中记载道："洗去酸汁，切和盐、蜜，煎成贮食，止恶心，去胃中浮风恶气。"甜橙口感酸甜适中，风味独特、肉质细嫩、汁液充足。果肉含有丰富的糖类、有机酸、维生素 C、类胡萝卜素、膳食纤维、类黄酮、果胶、酚类等营养和生物活性物质。甜橙可降低血脂、维持血管渗透压平衡、防治高血压、提高免疫力、保护神经、降低人体罹患癌症风险，是公认的保健类水果，用于加工果汁、果酒等，具有广阔发展前景。

1. 营养物质

甜橙每百克果肉含水量高达 86%，果肉中糖以蔗糖、葡萄糖和果糖为主，蔗糖含量约是葡萄糖、果糖的 2 倍，维生素 C 在柑橘中含量最高，矿物质元素较为丰富。甜橙果实可食部中氨基酸种类齐全，含量丰富，仅次于金橘，远高于其他柑橘品种。甜橙果肉氨基酸总量为 236mg/kg，其中必需氨基酸占氨基酸总量的 41%，必需氨基酸与非必需氨基酸比值高达 0.7，在柑橘类水果中必需氨基酸/总氨基酸、必需氨基酸/非必需氨基酸两项比值最高，说明甜橙较其他柑橘类水果营养更均衡。

2. 主要生物活性物质

（1）类黄酮类化合物 甜橙中类黄酮总量最高的是脐橙类，其后依次是普通甜橙和血橙。橙皮苷、芸香柚皮苷和香风草苷是甜橙果肉主要的类黄酮类物质，三者占黄烷酮类总量的 90%以上。橙皮苷含量最为丰富，其次是芸香柚皮苷，再次为香风草苷，含量分别为 1.2～1.5g/kg、0.28～0.45g/kg、0.09～0.17g/kg，黄烷酮类总量和橙皮苷、芸香柚皮苷和香风草苷含量不及宽皮橘。果皮中黄烷酮类总量要高于果肉，橙皮苷、芸香柚皮苷和香风草苷含量分别为 11.7～28.2g/kg、0.5～1.3g/kg、0.07～0.25g/kg。多甲氧基黄酮类化合物以甜橙黄酮和川皮苷为主，川皮苷含量高于甜橙黄酮，分别为 0.4～3mg/kg、0.2～1.4mg/kg。果皮中甜橙黄酮和川皮苷含量为 0.3～4mg/kg、0.25～1.8mg/kg。

（2）酚酸类 甜橙中酚酸类总量最高的是血橙，其后依次是普通甜橙和脐橙。甜橙果肉中肉桂酸型酚酸比苯甲酸型酚酸含量要高。肉桂酸型酚酸中阿魏酸最高，平均占总酚酸含量75%以上，其次是对香豆酸、芥子酸，三者含量分别是 55～65mg/kg、9～15mg/kg、7.5～13mg/kg。果皮中阿魏酸最高，对香豆酸、芥子酸次之，三者含量分别是 175～410mg/kg、65～115mg/kg、15～55mg/kg。

（3）精油 脐橙精油共鉴定出 72 种化合物，包含单萜烯、倍半萜烯、单萜氧化物、倍半萜氧化物等物质成分，其中柠檬烯是脐橙精油的主要成分，在皮中含量高达 80%。叶中桧烯、香茅醛和香茅醇含量较高，三者含量占 30%以上。纽荷尔脐橙花中含量较多的是桧烯、柠檬烯、芳樟醇、反式-橙花叔醇，总含量达 60%；赣南脐橙花中含量最多的是芳樟醇，与桧烯、柠檬烯、反式-橙花叔醇一起构成了主要精油物质。纽荷尔脐橙皮、花、叶精油的提取率分别为 0.89%、0.19%、0.14%；赣南脐橙皮、花、叶精油的提取率分别为 0.97%、0.24%、0.16%，两个品种均为果皮中精油含量最高。

3. 功能性产品开发

甜橙营养丰富，含有维生素、有机酸、类黄酮、矿物质、类胡萝卜素等多种人体所必需的营养和健康功能成分，可以制成多种副产品，深受消费者青睐。橙汁是甜橙加工的主要产品，有鲜榨、浓缩、灌装、冷冻和脱水粉状等多种形式，可作成碳酸饮料或其他饮料的原料。甜橙果酒呈金黄色，清亮透明，具有醇和适口的特点，有柑橘酒特有的优雅苦感。甜橙的果肉深加工产品还有甜橙果冻和果酱、甜橙蜜饯、甜橙果醋等。

橙皮渣含有丰富的膳食纤维可应用于肉制品、乳制品、焙烤食品等。甜橙膳食纤维用于发酵型乳制品中，可促进双歧杆菌、干酪乳杆菌和嗜酸乳杆菌等益生菌的生长，可提高乳制品的观感，提升乳制品可接受度。橙皮果胶在食品加工业中作为胶凝剂和稳定剂使用，具有抗腹泻、抗癌、减肥、降低胆固醇和血糖等作用。橙皮色素作为植物源食用色素，安全可靠、性能稳定，可代替合成色素。

4．临床报道与食疗

（1）临床报道

① 抗氧化作用。甜橙抗氧化作用主要依靠黄酮、多酚、类柠檬苦素和维生素 C 来实现，含量越高，其抗氧化作用越强。多酚类对总抗氧化活性的贡献率最大，是甜橙品种中主导的抗氧化活性成分，维生素 C 次之；黄酮、类柠檬苦素抗氧化活性的贡献率最小。血橙类抗氧化能力最强，其后依次是脐橙类和普通甜橙类。

② 抗癌作用。赣南脐橙精油对 HepG2 肝癌细胞和 HCT116 结肠癌细胞的体外增殖和迁移有良好的抑制作用，抑制活性比柠檬烯要好，但有很强的剂量依赖性。

③ 抑菌作用。甜橙果皮精油对空肠弯曲杆菌（*Campylobacter jejuni*）和单增李斯特菌（*Listeria monocytogenes*）有较强的抑菌作用，对肉毒杆菌和蜡状芽孢杆菌有杀灭孢子的作用，但对常见的肠炎沙门氏菌和铜绿假单胞菌抑制作用较差。甜橙精油能完全抑制黑曲霉生长，降低黄曲霉毒素 B 产生。

④ 降血压。甜橙乙醇提取物可显著提升高血压大鼠血清、心、肝、肾组织中降钙素基因相关肽（CGRP）、NO 水平，降低丙二醛（MDA）、血管内皮生长因子（VEGF）、内皮素-1（ET-1）水平，舒张血管，防止体内氧化损伤。甜橙冷榨精油可上调在心肌中血红素氧合酶-1（HO-1）、诱导型一氧化氮合酶（nNOS）的转录水平，下调肾上腺髓质素（ADM）、受体活性修饰蛋白 2（RAMP2）mRNA 表达，促进心血管松弛以及对心肌细胞的保护，达到降血压作用。

（2）食疗方剂

① 果实。为芸香科植物甜橙的果实。具有疏肝行气，散结通乳，解酒的功效。主治肝气郁滞所致胁肋疼痛，脘腹胀满，产妇乳汁不通，乳房结块肿痛，醉酒。治妇人乳结不通，红肿结硬疼痛，恶寒发热：干橙子细末二钱，有新鲜者捣汁，点水酒服。

② 橙叶。为芸香科植物甜橙的叶。具有散瘀止痛的功效。主治疮疡肿痛。捣烂敷疮，能止痛散瘀。

③ 橙皮。为芸香科植物甜橙的果皮。具有理气，化痰，健脾，导滞的功效。主治感冒咳嗽，食欲不振，胸腹胀痛，肠鸣腹泻，乳痈。治感冒咳嗽有痰：橙皮、法半夏、茯苓、木香、紫菀、前胡。煎服。治痰结于咽喉，咳吐不出，咽之不下，因肝气不舒，忧思气郁结成梅核气者：理陈皮 5g（去白），土白芍 10g，苏子 10g，桔梗 5g。引用竹叶煎汤服。脾胃不和，口干欲饮：沉香、白术各 15g，木瓜（干者，去皮）、乌梅肉各一两（30g），橙皮（去白，焙干）15g，白茯苓（去皮）、糖霜各 60g，干生姜 7.5g。上为细末，用甘草膏子和成剂，每两作二

十五丸。欲作渴，用水化开，寒热温凉任意饮之；欲嚼化亦得。

第四节　柚　　子

柚（*Citrus grandis*）又称文旦，是柑橘属的三个基本种之一，原产于我国，已有 3000 余年的栽培历史，现主要在福建、江西、湖北、湖南、广东、广西等南方地区栽培。柚子的"柚"和庇佑的"佑"同音，柚子即"佑子"，被人们认为有吉祥的含义。

1. 营养成分

柚果实中含有丰富的营养物质，柚皮占整个柚子的 43%～48%，其含有的氨基酸多达 17 种，必需氨基酸占总氨基酸含量约 50%。柚皮中含量最高的天冬氨酸，含量占 40%，谷氨酸含量占 9%。柚子籽油中含有丰富的脂肪酸，不饱和脂肪酸占 66.95%，其中亚油酸占 35.4%，油酸占 26.38%，α-亚麻酸占 3.92%；饱和脂肪酸仅占 33.02%，其中棕榈酸占 29.60%，硬脂酸占 2.86%。

2. 主要生物活性物质

柚果实中生物活性物质主要有黄酮类化合物、柠檬苦素、精油等，这些活性物质含量受品种和果实不同部位的影响，柚皮中的活性物质含量要高于果肉。

通过微波辅助萃取法可从柚皮中提取到多达 2.308mg/g 黄酮类化合物，柚中的黄酮类化合物主要为柚皮苷、橙皮苷、新橙皮苷等黄烷酮类。柚皮苷是柚皮中主要的黄酮类化合物，在果皮中含量大约占全果柚皮苷含量的 70%，中果皮的柚皮苷含量最高，果汁中的柚皮苷含量最低，中果皮中的柚皮苷含量是果汁中柚皮苷含量的 26～40 倍。柚皮苷是柚子产生苦味的来源物质之一，柚皮苷全称为柚皮素 7-*O*-新橙皮糖苷，又称柚苷、柑橘苷、异橙皮苷，是一种双氢黄酮类化合物，化学式为 4,5,7-三羟基黄烷酮-7-鼠李糖苷。

柚中类柠檬苦素含量为 0.05%～0.2%，在种子中的浓度最高，可达 327.61μg/g。GC-MS 分析表明柚皮精油主要成分为 D-柠檬烯，占精油含量的 46.29%，其次为蛇麻烯（7.61%）、β-月桂烯（5.34%）、香叶醇（3.64%）。

3. 功能性产品开发

柚子全身都是宝，有效部位主要包括花、果实、种子及果皮。目前柚子的深加工方式主要是果酒、果醋、果汁、果胶和色素等，可用于食品、工业和医疗。另外柚皮可制备活性炭，还可将柚子皮制备成柚子皮衍生多孔氮掺杂碳基氧还原催化剂（专利号：CN202110729363.9），可以用于空气和水源的净化。还可用作水果的抗菌保鲜剂（专利号：CN201711469620.X）。

4. 临床报道与食疗

（1）临床报道　中医认为，柚子果肉味甘酸、性寒，具有止咳化痰、健脾清肠、解酒镇定等功效。柚皮又名橘红，有理气化痰、健脾消食、散寒燥湿的功效。现代医药学研究发现，柚肉中丰富的维生素 C、类胰岛素、果胶及活性成分柚皮苷、柠檬苦素、香豆素等，具有降血糖血脂、减肥、护肤养容、预防心血管、抗肿瘤等功效。

① 抗氧化作用。柚皮苷的抗氧化效果主要是通过消除过氧化物、作为供氢体与自由基结合清除羟自由基、抗脂质过氧化活性、与金属离子络合终止自由基链式反应来实现。通过涂抹柚皮苷提高小鼠皮肤组织的抗氧化酶活性，启动皮肤屏障蛋白的表达，应对紫外线诱导的皮肤损伤。柚皮苷可以通过提高抗氧化活性，降低氧化应激反应，进而保护神经元，并最终改善学习记忆力。

② 抗肿瘤。柚皮苷抗肿瘤的活性与其苯环取代基有关，A酚环上的糖结合物的类型不同，抗肿瘤的活性不同。柚皮苷A酚环上连接葡萄糖，具有抗肿瘤活性，连接鼠李糖或芦丁糖苷就无抗肿瘤活性。

③ 抗心血管疾病。柚皮苷具有调节血糖血脂代谢、保护血管内皮等作用。柚皮苷可以降低糖尿病小鼠血清中总胆固醇、三酰甘油和低密度脂蛋白胆固醇的水平，并升高高密度脂蛋白胆固醇水平，改善肝脏和肾脏的肿大。柚皮苷还可通过下调脂肪细胞分化相关基因（PPARγ和C/EBPα）的表达，抑制脂肪细胞的增殖和分化，从而减少脂肪细胞内的脂质积聚。

④ 抗菌。柚皮苷能够抑制主要致龋细菌浮游状态下的生长量、产酸、产糖和黏附力，有效抑制细菌生物膜产酸过程，达到防龋的功效。柚皮苷可以抑制大鼠牙周主要致病菌的生长，减少牙周炎导致的破骨细胞数目，降低大鼠血清中炎症因子水平。柚皮苷还具有成骨作用，能够修复牙槽骨缺失，为牙周炎的治疗提供新策略。

（2）食疗方剂

① 适用于肺热咳嗽。柚子100g，大生梨100g，蜂蜜少许。将上述用料一同洗净后煮烂，加蜂蜜或冰糖调服。

② 适用于痰气咳嗽。将柚子去皮除核，切成片放入酒内浸泡一夜。煮烂，拌蜂蜜，时时含咽。

③ 适用于关节痛。柚叶、生姜、桐油各20g，将其一同捣烂后敷于疼痛处。

④ 适用于消化不良。柚子皮15g，鸡内金、山楂各10g，砂仁5g，水煎服。

⑤ 适用于急性乳腺炎。柚果肉200g，青皮50g，蒲公英30g，水煎服。

（3）饮食禁忌

① 身体虚寒的人不宜多吃。柚子性寒，脾虚泄泻的人吃了柚子会腹泻，故身体虚寒的人不宜多吃。

② 不能与部分药同服。与柚子产生不良作用的药物：降脂药、降压药、抗过敏药特非那定、环孢素等免疫抑制剂、咖啡因、钙拮抗剂、抗精神病药、胃肠药等。轻则出现头昏、心悸、心律失常等，严重的可能猝死。

③ 服避孕药的女性应忌食。有研究显示，柚子能阻碍女性对避孕药的吸收。

第五节　柠　檬

柠檬（*Citrus limon*）为芸香科柑橘属药食同源芳香植物，因其味极酸，孕妇最喜食，故称益母果或益母子。清代《本草纲目拾遗》中记载了柠檬的食疗作用，称其"腌食，下气和胃，怀孕不安食之良"。《陆川本草》说柠檬具有"疏滞、健胃、止痛"等功效。柠檬主要种植在长江以南，四川、福建、广东等省份，尤以四川省安岳县种植量最大，占全国种植柠檬的 80%以上。近年来，柠檬的营养、美容和预防疾病等作用引起了消费者和研究者的关注。

1. 营养物质

柠檬营养价值高，含有多种维生素、有机酸、矿物质等人体所需的营养物质。其中含有丰富的柠檬酸，高达 6.4%，被誉为"柠檬酸仓库"，因此其味道比其他柑橘类更酸。

柠檬中糖组分主要是 D-塔罗糖、D-甘露糖、Myo-肌醇、蔗糖、果糖等，但不同品种间差异较大。柠檬果肉含量最高的必需氨基酸依次是赖氨酸（2.71mg/kg）、亮氨酸（1.82mg/kg）、苏氨酸（1.46mg/kg）、缬氨酸（1.44mg/kg）、苯丙氨酸（1.23mg/kg）和异亮氨酸（0.97mg/kg）；果皮中依次为赖氨酸（5.15mg/kg）、亮氨酸（4.12mg/kg）、缬氨酸（2.97mg/kg）、苯丙氨酸（2.62mg/kg）、苏氨酸（2.61mg/kg）和异亮氨酸（2.22mg/kg）。组氨酸是婴儿必需氨基酸，其在柠檬果肉和果皮中分别为 0.93mg/kg、1.89mg/kg。柠檬籽含油量高达 20%～40%，含有丰富的不饱和脂肪酸（油酸、亚油酸、亚麻酸）以及饱和脂肪酸（棕榈酸），其中亚油酸含量高达 33.7%、亚麻酸达 8.64%。柠檬籽油中饱和脂肪酸含量为 25.70%、不饱和脂肪酸含量为31.71%、多不饱和脂肪酸含量为 42.34%，饱和脂肪酸：不饱和脂肪酸：多不饱和脂肪酸的质量之比为 0.8：1：1.3，非常接近联合国粮农组织推荐标准 1：1：1，因此柠檬籽油作为非常理想的植物油源，具有广大的前景。

2. 主要生物活性物质

柠檬中还含有丰富的活性成分，包括类黄酮、柠檬苦素和酚酸等（表 5-3）。柠檬的类黄酮主要是橙皮苷，果皮含量为 14.42～27.37mg/g，明显高于果汁（6.64～7.42mg/g）。其次是圣草枸橼苷，果皮、果汁含量分别为 0.10～9.38mg/g、0.03～0.17mg/g。柚皮苷仅在果皮中检测出少量，果汁中未检测出。柠檬精油中主要成分均为 D-柠檬烯、γ-松油烯、β-蒎烯和对伞花烃，分别占精油总量的 69.48%、10.48%、5.28%和 1.87%。

表 5-3　柠檬果实主要的功能成分（陈晓晶等，2021）　　　　单位：mg/g

成分	果皮含量	果汁含量
圣草枸橼苷	0.1～9.38	0.03～0.17
芦丁	0.08～0.31	0.08～0.13
柚皮苷	0.1～0.2	—
橙皮苷	14.42～27.37	6.64～7.42
新橙皮苷	0.27～0.39	—
甜橙黄酮	0.67～7.05	0.67～7.05
川皮苷	5.63～7.67	5.63～7.67
柠檬苦素	38.3～105.5	38.3～105.5
异樱花亭	0.073～6.975	0.073～6.975
木犀草素	0.05～0.35	—
川陈皮素	0.05～0.23	0.05～0.06
圣草素	0.05～0.41	—
芸香柚皮苷	0.18～0.35	0.03～0.15

3. 功能性产品开发

国内外的柠檬消费仍然以鲜果消费为主，次生代谢产物为人体提供健康功效的作用逐渐被人们认识到。市场上主要销售的柠檬产品为柠檬油、柠檬发酵果酒、柠檬饮料、柠檬茶、柠檬洗手液、柠檬冻干片等系列产品。

（1）食物利用　柠檬片在日常生活中可代醋使用或泡茶等，可以促进消化、祛痰、美容和预防疾病。市面上销售的柠檬片多为烘干或晒干品，易出现干缩及褐变现象，其所含的热敏性营养素如维生素、天然色素及生物活性成分等损失较大。真空冷冻干燥则是能最大限度地保持食品的营养成分和原味的最佳加工方法。目前已研究出冷冻浓缩、膜浓缩等柠檬汁的提取工艺来替代传统工艺以减少柠檬营养成分的损失，更好地保护营养物质和风味。

（2）药物利用　柠檬汁可以作为饮料的添加剂，也可用于医疗。柠檬汁已经被广泛用作利尿药、抗坏血病剂、收敛剂、解热镇痛药。柠檬根的煎煮汁用于治疗发热、淋病，还可以替代奎宁治疗疟疾。柠檬树皮和果皮的煎煮汁可以减轻绞痛。柠檬汁氧气雾化吸入能促进麻醉后胃肠功能恢复，且使用简单、快捷。柠檬中丰富的维生素、果胶和膳食纤维等还可以强化皮肤代谢、降低胆固醇、增强血管韧性、降血脂、排出胆结石。圣草枸橼苷是柠檬中的特有成分，可预防糖尿病并发症。柠檬中的柠檬苦素、香豆素、D-柠檬烯等均对抑制肿瘤有效。

4. 临床报道与食疗

（1）临床报道　柠檬，以果与根入药，根全年可采，果秋冬采。果：化痰止咳，健胃生津；用于支气管炎，百日咳，食欲不振，维生素 C 缺乏症，中暑烦渴。根：行气止痛，止咳平喘；用于胃痛，疝气痛，睾丸炎，咳嗽，支气管哮喘。

现代医学认为柠檬是预防心血管病的药食。由于柠檬酸在人体内与钙离子结合成一种可溶性络合物，从而缓解钙离子促进血液凝固的作用。柠檬汁中富含柠檬酸盐，与柠檬酸钾降低尿液中草酸钙和磷酸钙的饱和度功效相同，从而减少尿结石的发生。因此，高血压、心肌梗死患者常饮柠檬水，对改善症状大有裨益。在 18 世纪的欧洲，柠檬果实治疗坏血病挽救众多船员生命的历史是人们重视柠檬果实医药价值的充分证明。

（2）食疗方剂

① 适用于脘腹气滞痞胀，噫气少食。柠檬 10g，香附 10g，厚朴 10g。水煎服。

② 适用于妊娠呕吐。鲜柠檬 500g，去皮、核后切块，加白糖 250g，渍 1 天，再放锅内用小火熬至汁快干时，拌少许白糖，随意食用。

③ 适用于美容，活血，舒筋。柠檬 4 个去皮切片，苹果 1 个去心切片，用米酒 1 瓶浸 3 个月以上饮。

④ 适用于乳腺炎。取柠檬汁湿敷于患处。

⑤ 适用于高血压，咽痛口干。柠檬 1 个，荸荠 10 个，切片，水煎服，每日 1 次。

⑥ 适用于冠心病。柠檬、红枣、山楂各 30g，加水共煎，饮服，一日 2 剂。

⑦ 适用于动脉粥样硬化。柠檬 1 个、蜂蜜 3 匙，柠檬洗净切成厚片，用蜂蜜渍透，每日取 5 片，加入玉米粥中服食。

⑧ 适用于日久体虚、食欲不振。柠檬 3 个去皮、核，红枣 10 枚，加水煎后，加适量冰糖、蜂蜜搅匀，每日服 1 剂，连食数日。

⑨ 适用于痔。柠檬切片晒干，然后用白糖一层一层隔开装瓶。封闭 2 周以上即可食用。每天饭后嚼食，连食数日。

（3）食用禁忌

① 柠檬不能和海味一起吃。海味食品比如海虾、蟹、海参、海蜇等海产品中含有非常丰富的蛋白质和钙等营养物质，而柠檬中的果酸含量比较多。如果柠檬和海味食品同时食用，柠檬中的果酸会使蛋白质凝固，同时也会与钙结合生成不易于消化的物质，不仅降低食物的营养价值，同时还会导致胃肠不适，所以尽量避免柠檬和海味食品同食。

② 柠檬和牛奶相克。同样，牛奶中也含有丰富的蛋白质和钙质，柠檬和牛奶同食也会影响肠的消化。

第六节　茶枝柑（广陈皮）

茶枝柑（*Citrus reticulata* cv. 'chachi'）别名大红柑、新会柑，陈皮柑，属于宽皮橘类。由于茶枝柑具有重要的药用功效，也有较多的研究报道，因此本书单列一节进行详细的介绍。茶枝柑是广东新会的传统栽培宽皮橘品种。茶枝柑于 2006 年 10 月被国家质量监督检验检疫总局批准为国家地理标志保护产品。围绕茶枝柑的相关产品，已经由原来的陈皮，扩展成新会柑柑胎、柑普茶、茶枝柑果酒、果醋、收藏品等 35 大类 100 多个品种的一系列产品共同发展的全产业链条。而由茶枝柑的成熟果皮加工制成的陈皮具有"广东三宝"之首的美称，同时是"广东十大中药材"之一。2016 年，广陈皮被《广东省岭南中药材保护条例》列为首批保护的八种岭南中药材之一，具有较高的营养价值和药用功效。

广陈皮是主产于广东新会、四会一带的芸香科植物茶枝柑的干燥成熟果皮，又以新会所产最优。广陈皮味稍辛，其果实在每年 5～12 月分期采收，并根据采收的时间不同剥取的果皮分为青皮、微红皮、大红皮，果皮常开成 3 瓣并与果蒂相连、向外反卷且形状整齐。陈皮入药历史悠久，东汉时期的《神农本草经》中就有关于陈皮入药的记载。《雷公炮炙论》谓其"年久者最妙"；《日用本草》载"陈皮多年者更妙"等。《雷公炮制药性解》云其"收藏又复陈久，则多历梅夏而烈气全消，温中而无燥热之患，行气而无峻削之虞"。故陈皮具有"陈久者良"的说法。最新研究表明不同陈化年限广陈皮共有 219 种黄酮类代谢物被检测到，其中有 8 种类黄酮可作为区分未陈化新皮与陈化皮的标志性成分，主成分分析显示 3、4 年广陈皮总抗氧化活性强于其他年份，而分子对接分析显示广陈皮新皮中抗新冠病毒的潜在成分含量显著高于陈化的老皮。此外，广陈皮还含有多种活性成分，包括挥发油、生物碱、多糖、微量元素和其他功能成分。作为药食同源的食品，不仅仅应用于临床医学，而且还可以作为保健品使用，用来作为烹饪调味添加物，用来制作陈皮酒、陈皮柑饼、陈皮梅等产品。

1. 营养价值

茶枝柑柑肉也有丰富的有机酸、维生素 C、钾、类黄酮、B 族维生素、多酚、类胡萝卜素等多种营养物质。研究者通过 ICP-MS 测定了陈皮中钾、镁等 38 种元素的含量，发现 K、Ca、Mg、Fe 这 4 种元素的含量最高，分别为 8.51g/kg、3.48g/kg、6.11g/kg、1.45g/kg，而 Be、Eu、Dy、Ho 和 Er 等元素平均含量较低。

2. 主要活性物质

（1）黄酮类化合物　黄酮类化合物是陈皮中含量最多的一类化合物，主要为多甲氧基黄酮类和黄酮苷类。多甲氧基黄酮类包括川陈皮素、橘皮素和去甲基川陈皮素，黄酮苷类主要有橙皮苷、新陈皮苷、柚皮苷等，陈皮中橙皮苷的含量是黄酮类化合物中最高的，因此橙皮苷成为《中国药典》评价陈皮质量的唯一一化合物。根据文献报道，陈皮的产地和采收期对陈皮中橙皮苷有很大的影响。来自江门市新会区天马村金稻田基地的陈皮，10月份采摘期陈皮的橙皮苷含量在1~3年贮藏期中随贮藏年限增加而降低，11月采摘期陈皮的橙皮苷含量在1~4年贮藏期中随贮藏年限先增加后出现反复。通过将黑曲霉菌接种到陈皮中培养发现，橙皮苷呈现出先增加后降低的趋势，显然真菌在陈皮的储藏期内引起黄酮类化合物的变化。

（2）挥发油　挥发油是作为陈皮的主要成分之一，也是陈皮活性的主要来源，对于不同品种和产地的陈皮，挥发油的含量在0.17%~8.95%。分别对贮藏5年以上的陈皮的挥发油进行提取发现挥发油得率远远小于贮藏2年以内的陈皮的挥发油得率。利用气质联用分析法对11种不同产地的广陈皮挥发油进行检测，共鉴定出124种挥发性物质，主要为烯烃类、醇类、醛类、酚类、脂类等。D-柠檬烯一直是陈皮挥发油中的最主要化合物，其次是 γ-萜品烯、β-月桂烯，具有抗炎、抗菌、抗氧化等功效。且有研究表明，新会陈皮所含挥发油中富有独有成分2-甲氨基-苯甲酸甲酯。陈皮挥发油在医学上有重要的作用，随着陈皮储存时间的延长抗氧化能力增强，并且对革兰氏阳性菌产生较强的抗菌活性。此外研究证实了陈皮挥发油可以抑制卵巢癌HO-8910PM细胞的增殖，同时可以活化caspase-3酶，通过改变细胞膜的通透性导致卵巢癌细胞的凋亡。

（3）多糖　广陈皮中含有丰富的多糖成分，多糖的含量随果皮成熟度的增加而增加，与其他植物多糖一样，陈皮多糖具有降血糖，免疫调节以及抗肿瘤等作用。广陈皮多糖为杂多糖，单糖组成以鼠李糖、阿拉伯糖、葡萄糖和半乳糖为主，陈皮多糖主组分的分子量在 10^4~ 10^5 之间，主链由(1→4)-α-D-半乳糖醛酸构成，部分羧酸甲酯化。当病原体被激活的巨噬细胞消化时，NO信号作为免疫反应中的一个重要信号而产生。因此，NO的产生通常用于评价生物活性化合物的免疫调节活性，细胞实验表明，陈皮多糖对于巨噬细胞没有毒性，并能以剂量依赖性方式显著促进NO信号的产生。同时研究发现，陈皮多糖的含量与具体的产地及采收期有关，从9月到12月陈皮多糖的含量呈现先增加后降低的趋势，10月、11月采收期的陈皮多糖含量最高，部分产区12月份的含量较高。

（4）生物碱类　陈皮中含有的主要的生物碱是辛弗林和 N-甲基酪胺，其中辛弗林具有收缩血管、扩张气管和支气管、提高新陈代谢、增加热量消耗等功能。研究表明，广陈皮中的总生物碱的含量随着果皮成熟度的提高而增加，并在10月份达到最大值后逐渐下降，并且随着储藏年限的增加而升高，对辛弗林含量进行动态变化研究发现随着储藏时间的增加有逐渐降低的趋势。

（5）其他　广陈皮除了含有黄酮类化合物、挥发油、多糖、生物碱类等活性物质外，还含有柠檬苦素类、果胶、多酚类等物质。广陈皮为药食同源物质，具有重要的药用、食用价值，但研究发现，储存过程中黑曲霉等真菌的存在会导致其霉变，主要表现为陈皮内囊、边缘出现白色的毛球，出现灰绿色或有明显霉味，同时发现陈皮中的活性物质随着储藏年限的增加出现先增加后降低的趋势。

3. 功能性产品开发

截至2021年，广东省新会区的茶枝柑的栽植面积约为10万亩，围绕茶枝柑的产业从单一的陈皮发展到柑普茶、小青柑、新会柑柑胎、陈皮酒、果醋、收藏品等 35 大类 100 多个品种的一系列产品共同发展的全产业链条，行业产值约 100 亿元。新会柑柑胎，是新会茶枝柑树谢花后的幼果，经过清洗晾干晒干等工艺步骤后，柑胎果的颜色逐渐由青色变成褐色或者深褐色。其一般用来泡茶和煲汤，香味和口感俱佳。柑普茶是一种新兴的养生保健茶，是将新会柑的果肉掏空，往内塞入普洱茶，然后盖上新会柑盖子，在不加任何添加剂的情况下，通过特殊加工工艺制作而成的新茶。此茶既有新会柑的果香味，又有普洱茶的醇香味，其滋味独特奇妙、茶味醇厚、柑香温和、老少皆宜，有普洱茶功效的同时，也兼具陈皮的药理作用。

4. 临床报道与食疗

（1）临床报道　广陈皮作为陈皮中的佳品，有其独特的药效及作用特点，其味苦、辛，性温，无毒，归脾、肺二经，具理气健脾、燥湿化痰、消食之功。张明等发现复方新会陈皮含片用药后咳嗽潜伏期的小鼠数量减少，能显著减少小鼠的咳嗽次数。同时发现药用后的大鼠毛细管排痰量增加，肺部屏障蛋白 MLCK 表达增加，因此复方新会陈皮含片通过调节肺部肌动蛋白、抗凋亡等改善屏障功能起到止咳化痰的作用。《太平惠民和剂局方》中记载，陈皮与半夏配伍组成祛痰药方"二陈汤"，用来治疗脾失健运，湿聚成痰症状。

通过网络药理学和实验验证的方法探讨陈皮治疗肺纤维化的作用机制发现，陈皮中的柚皮素、川陈皮素、谷甾醇、橙皮汀以及双氢川陈皮素 5 个活性成分，作用靶点为 PINK1、TNF-α、p-p38 MAPK 等 15 个靶点。涉及甲状腺激素信号通路、p53 信号通路以及 MAPK 信号通路等信号通路。此外钟南山院士研究表明，新会陈皮能有效减轻因空气污染引起的肺部炎症，在治疗肺部疾病上有显著的作用，陈皮煎剂与维生素 C、维生素 K 并用，能增强消炎作用，另外陈皮中的橙皮苷、柚皮苷等在低浓度下有抑制真菌的作用。

陈皮中的黄酮类化合物具有抗氧化、抗炎等活性，橙皮苷可以增加毛细血管的坚韧性、维持血管的正常渗透压，以此减少心血管疾病的发生，具有良好的药用价值。从陈皮中提取的多糖物质能增强或激活巨噬细胞的能力，调控 T 细胞、B 细胞功能发挥免疫调节作用，此外研究发现陈皮中的多糖物质还具有抗肿瘤、降血脂、抗辐射等功能。

（2）食疗方剂

① 适用于胃痛。橘络 3g，生姜 6g，水煎后加入少量的红糖服用。

② 适用于感冒咳嗽痰多。陈皮 9g，核桃 1 个，生姜 3 片，水煎后服用。

③ 适用于食欲不振，消化不良。陈皮 3g，大红枣 10 个，用开水浸泡 10min，饭前代茶饮用。

④ 适用于声音嘶哑。陈皮 20g，梨 2 个，将梨洗净后榨汁，陈皮水煎，将梨汁与陈皮汁混合后同饮。

⑤ 陈皮粥。陈皮 10g，大米 50g，将陈皮洗净，切细，水煎取汁；大米洗净，放入锅中，以陈皮汁及适量清水煮粥，稀粥服食。可以行气健脾，化痰止咳。适于脾胃气滞、食欲不振、消化不良、恶心呕吐、咳嗽痰多、胸膈满闷等。

⑥ 陈皮鲫鱼。鲫鱼 250g，陈皮 10g，调味品适量。做法：将陈皮泡开，洗净，切丝；生姜切片；胡椒研细；葱切段；鲫鱼去鳞杂，洗净；将陈皮丝、生姜片、胡椒、葱段等放入鱼腹内，而后将鲫鱼放碗中，上面摆上生姜片，再加入黄酒、食醋、食盐、味精及清水各适量，

隔水炖熟后服食。可健脾暖胃。适用于虚寒胃痛、慢性腹泻、慢性痢疾、腹痛等。

⑦ 适用于胸痹，胸中气塞短气。《金匮要略》中记载：陈皮 250g，枳实 47g，生姜 125g。上三味，以水 1000mL，煮取 400mL。分温再服。

⑧ 降脂茶。取陈皮 25g、山楂 15g、甘草 5g、丹参 10g，以水 1.5L 煮沸，小火再煮 20min，过滤即可，主要有降低胆固醇及血脂之作用，适宜体质壮实之高血脂患者，经常腹泻或有消化性溃疡者不宜饮用。

（3）食疗配伍及禁忌　陈皮有理气健脾，燥湿化痰，导胸中寒邪这三大类作用。其中理气健脾是最主要的，陈皮入脾经，有温通枯燥之功。对于脾胃气滞、寒湿阻滞脾胃者，食积气滞，脘腹胀痛，脾虚气滞者分别配伍不同的中药有行气、除胀、燥湿之功。此外陈皮有苦降之性，药性温通，入肺走胸，对于呕哕反胃嘈杂、痰气交阻之胸痹者分别配伍不同的中药有行气通痹、下气止呕之功效。同时陈皮也善于燥湿化痰，对于湿痰咳嗽，寒痰咳嗽分别配伍不同中药有祛湿化痰之功效。但陈皮在食用中还有很多禁忌，《本草汇言》："亡液之证不可用，因其辛以散之也……元虚之人不可用，因其辛不能守也；吐血之证不可用，因其辛散微燥，恐有错经妄行也。"而《本草经疏》同样记载："中气虚，气不归元者，忌与耗气药同用；胃虚有火呕吐，不宜与温热香燥药通用；阴虚咳嗽生痰，不宜与半夏、南星同用；疟非寒甚者，亦勿施。"对于发热、口干、便秘等症状者不适宜饮用陈皮水；陈皮枯燥性温，服用不当或者过量服用容易上火，对于气虚体燥、吐血或者内有实热者慎用。此外，陈皮不宜与半夏、天南星同用；不宜与温热香燥药通用，而且正在服用药物的人不适宜多吃陈皮，否则影响药酶的作用。

第七节　化橘红

化橘红为芸香科植物化州柚（*Citrus grandis*）或柚［*Citrus grandis* (L.) Osbeck］的未成熟或近成熟的干燥外层果皮，又称化州橘红、化皮，是产于广东化州的珍稀名贵特产，历史悠久，为"中国四大南药"和"十大广药"之一。自古以来就有使用化橘红治病的记载，化橘红作药用最早记载于《广东通志》中，而在《本草纲目拾遗》一书中正式单独立目分出，其具有理气宽中、燥湿化痰的功效，主要用于咳嗽痰多、食积伤酒、呕恶痞闷、风寒咳嗽等的治疗。化橘红多在夏季采摘，此时化果实尚未成熟，是最佳的采集时间，将采摘后的果实置沸水中略烫，用切刀在果顶端开刀，往下行半径切 3/4 收刀，共切 5～7 刀，将果剥开去掉心室，对折，压结，碾压数次，烘至六成干后，再碾压数次，阴干或者烘干，干燥后即可使用。橘红通常分为两类，即"毛橘红"和"光橘红"，其来源不同。毛橘红主产于广东化州，为道地药材，根据果皮上柔毛的密集程度及加工方法分为正毛七爪、副毛七爪等。毛橘红柔毛密集，果皮青绿，是化橘红中最为优质的一种；光橘红是用柚皮加工的橘红，外表面呈黄绿色、黄棕色，无毛，根据切的刀数不同称为光七爪或光五爪。而毛愈多，祛痰止咳的效力愈大，所以一般认为"毛七爪"的质量较好，功效亦比光七爪或光五爪要好。因为中医药在治疗方面有着纯天然、低毒性等优点，近年来化橘红这种药用植物产品逐渐受到了人们的重视。

化橘红味辛苦、性温。《岭南采药录》中对其记载："味苦辛，性温平，无毒。"适用于寒性疾病，理气宽中，燥湿化痰，用于治疗风寒咳嗽、痰多、久咳、食积伤酒和呕恶痞闷等。清朝的《本草纲目拾遗》中记载："治痰症，消油腻、谷食积，醒酒，宽中，解蟹毒。"在现代医学中，化橘红还有抗氧化、抗炎和增强免疫力等作用。化橘红中具有多种药理活性成分，主要成分为黄酮类化合物、挥发油、多糖和香豆素类化合物等。黄酮类化合物可以提高抗氧化能力，清除自由基，抗菌抗炎；香豆素类化合物在抗菌、抗肿瘤等方面有着良好的效果；而化橘红挥发油也有降血脂、镇静等作用；多糖还可参与细胞的多种活动，调节机体免疫、抗肿瘤、抗病毒、抗凝血和降血糖等。

1. 营养物质

化橘红主要用于入药，对果实中的营养成分研究较少，仅有矿质元素的分析报道。化橘红鲜果中氮、磷、钾的含量分别是 2.44g/kg、0.28g/kg、2.83g/kg，钙、镁、硫的含量分别是 1.07g/kg、0.29g/kg、0.13g/kg，锌和硼的含量分别是 0.92mg/kg 和 4.65mg/kg。

2. 活性物质

（1）黄酮类化合物　黄酮类化合物是化橘红的主要有效成分之一，具有消炎、止咳、平喘、降血糖等作用。化橘红总黄酮在 50mg/kg 时便有止咳作用。而每天对肉芽肿小鼠以 45mg/kg 柚皮苷给药，能有效抑制其炎症应答，有着明显的抗炎作用。化橘红总黄酮 600μg/mL 时，总还原力约为 80%，羟自由基的清除力接近 80%；在 400μg/mL 时 DPPH 自由基清除率约为 95%。清除羟自由基和 DPPH 自由基的 IC_{50} 分别为：49μg/mL 和 220μg/mL，体现出明显的抗氧化能力。同时化橘红总黄酮对亚硝酸盐都有较好的清除作用，其酯溶性和水溶性成分均能阻断亚硝胺的合成及清除亚硝酸盐。化橘红的黄酮类化合物主要含有柚皮苷、野漆树苷、枳属苷、新陈皮苷等。其中柚皮苷是 4 个主要成分中抑制作用最强的，在浓度为 1.0mg/mL 时，对亚硝胺合成的最大阻断率和亚硝酸盐的最大清除率分别可达 94.7%和 92.3%，且其清除亚硝酸盐作用效果随总黄酮含量增加而增大。柚皮苷通过抑制 α-葡萄糖苷酶和 α-淀粉酶来阻碍和延缓葡萄糖的吸收，从而达到降血糖、血脂作用，进而抵抗糖尿病，其 IC_{50} 为 741μg/mL 和 888μg/mL，抑制作用随浓度增加而增大。化橘红黄酮对大鼠 PRP 或洗涤血小板聚集均有明显抑制作用，其抑制血小板聚集的活性与其结构密切相关，甲氧基和酚羟基数目以及 A 环 C_7 羟基可能影响黄酮抑制血小板聚集的生物活性。

化橘红总黄酮的含量以及柚皮苷含量普遍高于一般柚皮，其中又以广东化州出产的最高，总黄酮的含量平均达到 9.68%。在不同储藏年份的化橘红样品的总黄酮含量差异较大，储藏年份长的总黄酮含量较高，最高能达到 12.1%，比最低的增长了 8.3%。而不同产地的化橘红也呈现出不同的活性物质含量。广东的化州、广西的横县和宜山这三个地方产的化橘红较为著名，广东化州所产的毛橘红柚皮苷含量达到 7.13%，广西产地的光橘红柚皮苷含量也有 5.61%。因此黄酮类化合物是化橘红具有消炎、止咳、平喘、降血糖等作用的主要影响物质之一。

（2）香豆素　采用硅胶、Sephadex LH-20 柱色谱和制备型 HPLC 等色谱方法从化橘红中可以分离得到 12 个香豆素类化合物，分别为 6-异丙氧基-7-甲氧基香豆素、5-羟基-8-（3′-甲基-2′-丁烯基）呋喃香豆素、紫花前胡苷、甲基蛇床子苷 A（methylcnidioside A）、methylpicraquassioside A、蛇床子苷 A（cnidioside A）、佛手酚、异欧前胡素、6′,7′-二羟基香柠檬素、马尔敏、橙皮内酯和异橙皮内酯。

而用硅胶柱色谱对化橘红药材进行分离纯化，再用光谱分析鉴定其结构，从非挥发性部位分离得到了异欧前胡素和佛手内酯两个香豆素类化合物。再采用薄层扫描法用石油醚和乙酸乙酯对化橘红进行洗脱，分离得到了两个新香豆酸，分别为5-异戊烯基线型呋喃香豆素和5-甲氧基线型呋喃香豆素。测定结果表明，毛橘红中佛手内酯含量在 43.8～54.5μg/g 之间。而对毛橘红和光橘红的提取液用薄层色谱分离后发现，光橘红中没有佛手内酯，而毛橘红中则有，这可能是导致它们功效差别的原因之一。

（3）多糖　化橘红多糖易溶于水，不溶于乙醇等有机溶剂，呈灰白色粉末，化橘红多糖是一个由 D-木糖、D-葡萄糖、D-半乳糖、D-甘露糖、L-阿拉伯糖和一个未知物等组成的杂多糖。

化橘红酸性多糖浓度在 200mg/kg 时明显降低糖尿病小鼠血清中 TC、TG 和 LDL-C 的含量，分别降低了 34.62%、43.56% 和 44.76%。而化橘红酸性多糖 100mg/kg 治疗四周后，小鼠血清中胰岛素含量也显著增加。可见化橘红多糖有着明显的降血糖、降血脂作用。

不同产区和不同规格的化橘红药材的多糖含量存在差异，含量范围大致在 4%～14% 之间。从总体来看，副毛橘红中的多糖含量比正毛橘红高。同时加工方法对于化橘红药材的多糖含量也有较大的影响，从而也影响了化橘红药材的止咳化痰疗效。化橘红多糖还可以显著提高小鼠脾脏中 SOD 和 GSH 的活力，降低小鼠血清中丙二醛（MDA）的含量，对环磷酰胺所致小鼠免疫损伤产生抗氧化保护作用。以上都很好地证明了化橘红多糖降血糖、血脂以及对免疫损伤的保护作用。

（4）挥发油　经 GC-MS 分析发现，不同储藏年份的化橘红中挥发油的主要成分基本相同，但含量有所差别。其中共有 29 种成分，烷烃类 16 种，醇类 4 种，酚类 1 种，醛类 3 种，酯类 3 种，酮类 2 种。烷烃类的主要成分是萜烯类化合物，占 87.5%，其中 D-柠檬烯的含量为 57.9%～71.7%，其次 α-蒎烯、β-蒎烯、佛术烯和 γ-松油烯也有一定的含量。而且随着储藏时间的增加，化橘红中挥发性成分减少，D-柠檬烯含量也逐渐降低。化橘红中的 D-柠檬烯有一定的抗癌作用。在 102mg/L 的 D-柠檬烯的 24h 作用后，肺癌细胞 A549 的增殖受到了明显的抑制；同时 D-柠檬烯能够抑制肺癌细胞 A549 克隆形成，促进其细胞自噬，诱导其凋亡，具有显著的抗肺癌活性。除此之外，化橘红中的挥发油成分对胃肠平滑肌收缩有一定的抑制作用，可以调节胃肠运动。

3. 功能性产品开发

目前市场上主要的化橘红产品有：化橘红切片、化橘红果、化橘红凉茶、化橘红工艺品和化橘红固体饮料等。以化橘红为原料研发的产品已有上百种，取得国家专利技术 30 多项，橘红痰咳液、化橘红痰咳煎膏、化橘红梨膏和化橘红固体饮料等药品或功能饮料已经逐步形成产业链；食品方向的糖果、代用茶、调味茶、饮料和干片等也在逐步开发；还有佩珠、项链、烟斗和茶叶缸等相关工艺品。

4. 临床报道与药食疗

（1）临床报道　化橘红有多种加工形式，加工成颗粒冲剂对治疗慢性阻塞性肺气肿、慢性支气管炎十分有效。选取 100 位呼吸道疾病患者作为临床病例，临床研究结果显示，总有效率达到了 81%。化橘红多糖治疗慢性肺气肿也具有良好的效果，选取 78 人作为病例进行观察，有效率也达到了 81%。化橘红对幻听症、肠僻、梅核气等"痰症"相关疾患的临床治疗有着较好的疗效。目前，化橘红产品主要还是在化痰止咳这一方面进行开发，如苏桑止咳颗粒剂、止咳橘红口服液、橘红痰咳液、咽炎橘红化痰胶囊、止咳定喘丸等，产品类型包括冲剂、膏剂、胶囊和糖浆等。

（2）药食疗方剂

① 对阻塞性呼吸道疾病的预防和治疗。化橘红 15g，桔梗 10g，甘草 10g，可以作为化痰止咳的日常饮料。

② 缓解咳嗽，止咳化痰。橘红 12g，栀子 9g，罗汉果 6g，胖大海 1 个，甘草 3g。煎汤代茶饮，7 天为 1 个疗程。

③ 保童化痰丸。黄芩 15g，黄连 9g，胆南星（酒炙）12g，天竺黄 9g，前胡 15g，浙贝母 12g，桔梗 15g，苦杏仁（炒）5g，陈皮 15g，化橘红 15g，法半夏 15g，茯苓 15g，甘草 12g，紫苏叶 15g，木香 12g，葛根 15g，枳壳（麸炒）15g，冰片 2.4g，党参 12g，朱砂 12g，羌活 12g。口服，一次 1 丸，一日 2 次；周岁以内小儿酌减。

④ 心肌炎药方。茯神 12g，甘草 9g，黄芩炭 9g，炒杭芍 9g，北沙参 12～15g，广橘红 9g，炒杏仁 9g，法半夏 9g，广郁金 9g，白茅根 15～20g，柏子仁 9g，熟地黄 9g，龙眼肉 12g，豆蔻 6g，山茱萸 15～30g。水煎温服。

⑤ 化湿开胃。炙半夏 10g，化橘红 15g，茯苓 15g，甘草 5g，水煎温服。

⑥ 痛经方剂。茯苓 9g，甘草 6g，炒杭芍 12g，粉牡丹皮 9g，肉桂 5g，广橘红 9g，炒桃仁 12g，法半夏 9g，泽兰 30g，延胡索 9g，草豆蔻 6g，丹参 12g，水煎温服。

⑦ 健胃茶。徐长卿 4.5g，北沙参、化橘红、白芍各 3g，生甘草 2g，玫瑰花、红茶各 1.5g。制为粗末，沸水冲泡，代茶频饮，每日 1 剂，连服 3 个月为 1 个疗程。可以健胃止痛。适用于虚寒型浅表性胃炎，症见胃脘隐痛。

⑧ 茯神枣仁汤。茯神 4.5g，酸枣仁 12g，炙远志 6g，龙眼肉 9g，大枣 5 枚，橘红 1 个。水煎代茶饮。功效养心安神。主治心悸。

⑨ 健脾补气粥。猪脾 1 具，党参 15g，橘红 6g，粳米 100g，生姜、葱白、食盐各适量。功效健脾开胃。主治脾胃气弱所致倦怠、食欲不振、消化不良、脘腹胀满等。

⑩ 清肺定咳汤。金荞麦、白花蛇舌草各 20g，鱼腥草 15g（后下），苍耳子 12g，橘红 6g，枇杷叶 10g（去毛包煎），甘草 5g。清肺泄热，化痰定咳。主治支气管炎中医辨证属肺热燥咳，痰少而黏者。每日 1 剂，水煎，分 3 次服。

（3）饮食禁忌

① 化橘红在使用的过程中最禁忌的就是不能够给体虚的人食用，很多人因为元气不足，会有体虚的症状，喝了化橘红水，体虚的问题不仅不会被改善，反而还会加重，所以医生在使用这味药材的时候一定要先对病情做好判断，否则可能会对患者的身体健康造成更加严重的影响。

② 化橘红虽然在治疗咳嗽、哮喘等疾患上有着非常好的效果，但是很多人为了病情恢复得更快，他们会自己对药物进行随意加减，以致过量使用化橘红，这样会产生毒副作用，大家应该格外注意，无论什么药物都应该根据医生的医嘱进行服用，不得擅自改变。

③ 化橘红性温，吃多了会上火，对于喉咙痛、热咳，若要使用化橘红进行治疗，就要配合凉性的食物例如罗汉果、菊花之类的混合泡饮。同时在使用化橘红时应注意忌辛辣、油炸食品。

第八节　广佛手

广佛手（*Citrus medica* L. var. *sarcodactylis* Swingle）或称佛手、佛手果、佛手柑、五指柑、福寿柑和密罗柑，是枸橼的变种，果实在成熟时各心皮分离，形成细长弯曲的果瓣，状如手指，故名佛手。通常应用为中药或园艺观果植物。果皮和叶中含有芳香油。佛手果药性温，味辛、苦、酸，有疏肝理气、健胃止呕、化痰止咳之效，可防治咳嗽、胸闷、食欲不振等身体不适。

1. 营养物质

新鲜的广佛手水分含量约为84.2%，蛋白质和脂肪含量分别为1.02%和0.37%，略高于其他水果种类，可溶性糖含量约4.37%。广佛手中的Ca、Mg元素含量特别高，Fe、Zn、Mn元素含量也比较高，而Cd、Co、As等有害元素含量都很低，与川佛手的微量元素在含量上有较大差别。川佛手的Se、Cu元素含量高，Fe元素两者相差无几，而Al、Zn、Mn等元素含量差别较大（表5-4）。近代研究表明，中药的药理作用及临床疗效不仅与其有机成分有关，而且与其所含的微量元素的种类及含量的多少有关。微量元素是中药归经和药性物质基础的重要组成部分，对许多生物分子（蛋白质、酶、激素等）的活性往往起关键调控作用。不同的炮炙方法、不同的用药部位、不同的产地及生长环境对中药中的微量元素的种类及含量都将起一定作用。广佛手中镁含量较高，镁是人体内的常量元素，主要以无机盐形式存在，参与人体的多种生理活动；镁离子能激活糖、蛋白质代谢中的多种酶。据报道，镁与心血管疾病、糖尿病、胆囊炎等有关。广佛手对防治心血管疾病具有一定作用，可能与广佛手中含有的常量元素Mg有关。

表5-4　中药广佛手和川佛手中矿物质含量比较　　　　单位：mg/100g（DW）

元素	广佛手	川佛手	元素	广佛手	川佛手
Ca	478.1	—	Cu	0.25	3.36
Mg	86.4	1.20	Cr	0.24	0.017
Fe	8.56	8.73	Ni	0.24	0.009
Al	4.48	0.13	Cd	<0.001	0.012
Zn	1.04	2.41	Co	<0.001	—
Mn	0.92	1.69	Mo	<0.001	—

2. 主要生物活性物质

佛手果中具有多糖、黄酮类、多酚、香豆素等多种生物活性成分。大量科学研究证明，多糖类物质具有抗肿瘤、抗病毒、抗凝血和降血糖等生物活性功能。佛手具有抗氧化、降血糖、降血脂、调节免疫能力和抗肿瘤等多种药理活性，发挥这些药理活性的物质除与其所含的多糖有关外，还可能与其富含的具有广泛生理活性作用的黄酮类化合物有关。

（1）黄酮类化合物　黄酮是佛手的主要活性成分，佛手黄酮具有清除自由基、抗氧化、抗动脉硬化、降血脂等多种药用保健功能，如橙皮苷具有心血管保护、防辐射、神经保护等功效。佛手含有丰富的黄酮类化合物，除橙皮苷外，佛手果中还分离、鉴定出橙皮素、新橙皮苷、3-羟基-6-甲氧基黄酮、甲基橙皮苷、柚皮苷、香叶木素、槲皮素、木犀草素、香叶木苷、金丝桃苷、原花色素、芦丁、槲皮苷和柚皮素等黄酮类化合物。据测定新鲜佛手的多酚含量为2.65%，总黄酮含量为1.45%。

（2）香豆素类　5,7-二甲氧基香豆素（5,7-dimethoxycoumarin），药理实验表明，佛手醇提取液具有明显镇咳、平喘、祛痰作用和提高抗应激能力，佛手醇提取液中的化学成分主要为香豆素类和黄酮类，其中以5,7-二甲氧基香豆素的含量最高。

此外广佛手中还含有7-羟基-6-甲氧基香豆素（7-hydroxy-6-methoxycoumarin chrysatropic acid）、7-羟基香豆素（7-hydroxycoumarin）、7-羟基-5-甲氧基香豆素、6,7-二甲氧基香豆素和5,7-二甲氧基香豆素等香豆素类成分。

3. 功能性产品开发

广佛手果味辛、酸、苦，性温，除药用外，还可提取香精，加工成佛手糖、果脯蜜饯、佛手酒、佛手酥、佛手酸奶、佛手解酒茶和佛手戒烟糖等保健食品。目前，用佛手果、皮、花和叶提取的芳香油，已被国际上作为高级烟用香精的重要原料。

（1）佛手酒　佛手洗净，用清水润透回软后切约1cm方小块，待风吹略收水气后下入坛内，注入白酒，封闭浸泡，每隔5天搅拌一次，10天后开坛滤去药渣饮用，具有疏肝理脾，消食化痰之功。用于肝气郁滞、脾胃不运之情志抑郁、食欲不振、胸胁胀痛、恶心呕吐以及咳嗽、痰多等，佛手还能醒脾解酒，故佛手制酒，既能借酒之力而推行药势，又可降酒之醉。佛手用白酒封闭浸泡，可将佛手水溶性物和醇溶性物均溶解出，佛手醇提取物中含有柠檬油素、香叶木苷、橙皮苷、香豆素、黄酮等20多种药用成分，具有理气化痰、舒肠胃、促进睡眠、增强体质的功效，其中橙皮苷具有维持血管正常渗透压、降低血管脆性、缩短出血时间的作用。

（2）佛手露　取香气浓郁的佛手放入烧瓶内，加水适量，盖上瓶塞后接好冷凝管；用酒精炉给烧瓶加热，待烧开后收取蒸馏液。具理气舒肝，悦脾开胃功效，作食品和化工产品的原料。

（3）佛手油　从佛手提取的挥发油，可作为香水与空气清新剂的原料，可提神振奋，使头脑清晰，并可增强记忆。同时可消除体臭及消毒杀菌、止咳化痰，适用于支气管炎、喉咙痛。

（4）佛手果脯　鲜佛手为原料，经硬化和85℃水烫漂脱苦味后，置于浓度递增的糖液中煮沸和浸渍处理，待果脯含糖量为62%时，沥去糖液，干燥20h后，即为透明、柔软有韧性、有咬劲、浸糖饱满、酸甜适中，具佛手香味和微苦味的优良产品。产品置冰箱中二年以上不霉变、不返砂、不流糖。

（5）佛手茶　佛手保健茶，由茶坯和切成丝的佛手组成，它有白兰花或茉莉花或菊花，可散装，也可用纸包装成袋泡茶。其制作方法是将茶坯用100～120℃的足火烘干，与切成丝的鲜佛手按重量比拼和拌匀，装入箱或袋或堆放进行窖制。经检测，佛手茶水中浸出物46%，单宁21%，粗蛋白25%，茶素2.4%，黄酮类物质15%～17%。该茶不但具有茶叶的止渴、养心悦目、提神开窍、利尿等功能，而且有佛手理气化痰、止呕消胀、舒肝健脾和胃、快膈化滞、顺气宽胸等多种药用保健功能，它还具有茶叶佛手的浓郁清香。

（6）佛手片　佛手、枸杞子、炙甘草、山楂、砂仁等通过蒸、炒、炙、煨等炮制工艺和现代化提取手段提取营养成分，然后将以上五种原料经煎煮提取营养素后，按常规片剂制配方法配制成片剂即为本品。本品为肝病、胃肠疾病患者提供了一种具有疏肝理气、健脾养胃、消食化积之效的含有天然特殊营养素的营养食品。

4. 临床报道与食疗

（1）临床报道 广佛手具有疏肝理气、止痛和胃、抗氧化、抗肿瘤、消肿降痰、抗菌消炎等多种药用功效。可治肝胃气痛、胃腹胀满、食必呕吐等症，对防治胃癌、肝癌、肺癌等癌症也具有一定的功效，佛手柑含有丰富的橙皮苷，橙皮苷具有维持渗透压、增强毛细血管韧性、缩短出血时间、降低胆固醇等作用，在临床上用于心血管系统疾病的辅助治疗，可培植多种防止动脉硬化和心肌梗死的药物，是成药"脉通"的主要原料之一。对于广佛手降血脂功能的相关研究表明，肝脏中胆汁酸主要以与盐结合的形式存在，并主要与甘氨酸和牛磺胆酸结合形成甘氨酸胆酸钠（SGC）或牛磺胆酸钠（STC），因此可通过测定样品对胆酸盐的吸附能力来表征其降血脂能力。实验表明广佛手的多糖、多酚和黄酮都具有一定的体外结合胆酸盐的能力，其中广佛手的黄酮、多酚的降血脂能力强于多糖。

（2）食疗方剂

① 适用于脾胃失和。取佛手 15g，玫瑰花 9g，扁豆花 9g。将佛手切细丝，玫瑰花、扁豆花撕碎，共放保温杯中，冲入沸水加盖闷泡 15min 后代茶饮，边饮边加开水，每日 1 剂。

② 适用于脾胃虚寒。取佛手 15g，丁香 6g，肉桂 5g。将佛手切细丝，丁香、肉桂略捣，三味共放保温杯中，冲入沸水加盖闷泡 15min 后代茶饮，边饮边加开水，每日 1 剂。

③ 适用于胸闷气滞，脘腹隐痛，消化不良，恶心呃逆。取佛手 15g，砂仁 6g，生姜汁 10g，粳米 60g。先将砂仁研细末备用，再将佛手洗净切细丝与淘洗干净的粳米共放锅中，加水适量用文火煮粥，至粥熟时，加入砂仁末、生姜汁，稍煮沸后加盐调味即可，分 2 次温服，每日 1 剂。

④ 适用于肺气失宣，咳嗽气喘，胸闷气促，痰多黏稠。取佛手 15g，柿饼 15g，蜂蜜 50g。将佛手、柿饼切细丝，共放碗中，加蜂蜜拌匀，放锅中隔水炖 30min 即可，分 2 次食用，每天 1 剂。

⑤ 适用于梅核气、支气管炎、百日咳、痰多哮喘。取佛手 20g，桑叶 15g，枇杷叶 10g，蜂蜜 50g。上药（除蜂蜜外）共放砂锅中，加水 1000mL，煎熬至剩 300mL 药液时，去渣留汁，加入蜂蜜溶化，分 3 次饮用，或倒保温杯中代茶饮，每天 1 剂。

⑥ 适用于妇女脾虚湿盛。取佛手 20g，猪小肠 100g，将猪小肠洗净切段，与佛手共放锅中，加适量水用文火炖熟，加盐调味分 2 次食用，每天 1 剂。

⑦ 适用于月经不调、痛经、产后腹痛。取佛手 20g，益母草 20g，茜草 10g，红糖 50g。上药共放锅中，加水适量煮沸 30min，去渣后加入红糖煮化即可，分 3 次饮用，每天 1 剂。

（3）饮食禁忌 佛手有解除平滑肌痉挛的作用，容易引发流产，因此孕妇不宜服用佛手。婴幼儿不宜服用佛手尤其是外感风寒者服用会加重病情，导致久治不愈。此外佛手中的药用成分或导致该类人群出现变态反应，易过敏者慎用。佛手性温，阳虚体热、体弱人群应慎用。

参 考 文 献

[1] 蔡健鹰. 柑橘苦味物质成分与脱苦[J]. 中国农学通报, 1991, 7（1）: 22-25.

[2] 曹征, 陈国军, 何春玲, 等. 化州市化橘红种质资源主成分分析和聚类分析[J]. 中国农学通报, 2021, 37（10）: 77-83.

[3] 邓航，马敏杰，于子漪，等. 柑橘多甲氧基黄酮化合物在心血管疾病中的应用及研究进展[J]. 沈阳医学院学报，2021，23（6）：625-629.

[4] 段志芳，方丹，李亚梅，等. 化橘红中清除自由基有效成分的研究[J]. 中国食品添加剂，2021，32（1）：13-17.

[5] 高蓓. 广陈皮黄酮类化合物和挥发油成分及其活性研究[D]. 武汉：华中农业大学，2011.

[6] 郭润民，吴子君，黄瑞娜，等. 化橘红对大鼠糖尿病心肌病的防治作用及其机制研究[J]. 中国医药科学，2016，6（19）：40-43.

[7] 何雅静，张群琳，谷利伟，等. 柑橘中酚酸类化合物及其生物活性与机理的研究进展[J]. 食品与发酵工业，2020，46（15）：301-306.

[8] 黄曼婷，吴焕林，徐丹苹. 化橘红黄酮抗血小板聚集作用及其构效关系研究[J]. 中药新药与临床药理，2017，28（3）：268-272.

[9] 寇广宁. 柑橘属植物多甲氧基黄酮含量检测、单体纯化及其抗疲劳机理研究[D]. 重庆：西南大学，2019.

[10] 李慧. 陈皮多糖血糖调节作用及其口服液的制备研究[D]. 重庆：西南大学，2020.

[11] 李思琦，李华. 陈皮主要化学成分及质量控制研究进展[J]. 今日药学，2020，30（12）：861-864.

[12] 李勋兰，洪林，杨蕾，等. 11个柑橘品种果实营养成分分析与品质综合评价[J]. 食品科学，2020，41（8）：228-233.

[13] 李宇邦，肖凤霞，宋小欣，等. 一测多评法比较毛橘红与光橘红5种黄酮类成分含量[J]. 中草药，2018，49（2）：444-449.

[14] 梁社坚. 话陈皮[J]. 生命世界，2016，10：1-23.

[15] 廖素媚. 陈皮多糖的分离纯化、结构表征及其清除自由基活性研究[D]. 广州：广东药学院，2009.

[16] 林乐维，蒋林，郝大庆，等. 不同采收期广佛手中5,7-二甲氧基香豆素的含量测定[J]. 现代中药研究与实践，2009，22（6）：1673-1675.

[17] 刘丽娜，徐玉娟，肖更生，等. 不同年份陈皮黄酮成分分析及抗氧化活性评价[J]. 南方农业学报，2020，51（3）：623-629.

[18] 刘蕊，李晓丹. 柑橘属黄酮类化合物橙皮苷和橙皮素的抗氧化和抗炎特性分子机制综述[J]. 中国医药导刊，2019，21（12）：749-752.

[19] 刘影，庞富. 化橘红有效成分柚皮苷的研究进展[J]. 食与油脂，2021，34（2）：8-10.

[20] 吕安雯，张雅男，舒尊鹏，等. 化橘红多糖对环磷酰胺所致免疫损伤小鼠脾脏抗氧化能力的影响[J]. 化学工程师，2018，32（12）：79-81.

[21] 马丽丽. 不同柑橘种质资源中呋喃香豆素组成的评价[D]. 武汉：华中农业大学，2013.

[22] 裴昆，夏放高，陈海芳，等. 柚皮苷对豚鼠离体气管平滑肌作用的机制研究[J]. 中药新药与临床药理，2015，26（1）：17-21.

[23] 石慧，王喜军. 柠檬苦素类化合物的药理作用研究进展[J]. 中医药学报，2014，42（4）：128-129.

[24] 宋博. 柑橘类黄酮PMFs的生物节律紊乱调节能力及其机理研究[D]. 杭州：浙江大学，2021.

[25] 苏志鹏. 化橘红活性成分的综合利用及对降血糖血脂活性的研究[J]. 广州：广东药科大学，2019.

[26] 张洪泉. 柑橘属植物中抗肿瘤活性成分的研究进展[J]. 中国野生植物资源，2008（5）：10-13.

[27] 武鑫，王光恩. 橘红与化橘红的性状鉴别与临床合理应用[J]. 蒙古中医药，2017，36（19）：109-110.

[28] 严玮. 佛手化学成分和药理作用研究进展[J]. 实用中医药杂志，2015，31（8）：1004-1006.

[29] 姚乐辉. 化橘红多糖抗氧化能力及抗疲劳作用的研究[J]. 粮食与油脂，2019，32（4）：95-100.

[30] 臧文静. 不同品种柑橘果实黄酮类化合物组分鉴定与抗氧化活性研究[D]. 杭州：浙江大学，2019.

[31] 张刊，张双双，张百霞. 化橘红黄酮类化学成分研究进展[J]. 医学研究与教育，2017，34（5）：60-65.

[32] 张明，陈可晗，吴玉环. 复方新会陈皮含片的止咳祛痰作用研究[J]. 中药与临床，2021，12（2）：30-34.

[33] 钟芳芳，严鸣光，郭建军，等. 化橘红多糖对 Aβ25～35 致小鼠老年性痴呆模型的保护作用及机制研究 [J]. 热带医学杂志，2019，19（12）：1480-1484，1602.

[34] 朱春华，周先艳，沈正松，等. 柑橘降血脂活性成分及机理研究进展[J]. 公共卫生与预防医学，2018，09（2）：74-79.

[35] Alvarez-Ordóñez A, Carvajal A, Arguello H, et al. Antibacterial activity and mode of action of a commercial citrus fruit extract[J]. J Appl Microbiol, 2013, 115:50-60.

[36] Anis B H, Manel G, Wissal D, et al. Antioxidant and hepato-preventive effect of *Citrus aurantium* extract against carbon tetrachloride-induced hepatotoxicity in rats and characterisation of its bioactive compounds by HPLC-MS[J]. Arch Physiol Biochem, 2019, 125(4): 332-343.

[37] Balwinder S, Jatinder P S, Amritpal K, et al. Phenolic composition, antioxidant potential and health benefits of citrus peel[J]. Food Res Int, 2020, 132:1-22.

[38] Braidy N, Behzad S, Habtemariam S, et al. Neuroprotective effects of Citrus fruit-derived flavonoids, nobiletin and tangeretin in Alzheimer's and Parkinson's disease[J]. CNS Neurol Disord-Drug Targets, 2017, 16: 387-397.

[39] Chatchawan S, Sirikhwan T. Virulence genes analysis of vibrio parahaemolyticus and anti-vibrio activity of the Citrus extracts[J]. Curr Microbiol, 2020, 77(8): 1390-1398.

[40] Chen X, Andrew R T, David D K, et al. Flavonoid composition of orange peel and its association with antioxidant and anti-inflammatory activities [J]. Food Chem, 2017, 218: 15-21.

[41] Cormier J, Scott R, Janes M. Antibacterial activity of Biosecur®citrus extract surface cleaner against *Vibrio vulnificus*[J]. Open Microbiol J, 2013, 7: 130-134.

[42] Fu M, Xiao G, Wu J, et al. Chemical constituents from *Pericarpium Citri Reticulatae* [J]. Chine Herbal Med, 2017, 9(1): 86-91.

[43] Gvilava I, Ormotsadze G, Chkhikvishvili I, et al. Radioprotective activity of polymetoxy-lated flavonoids of citrus extract[J]. Georgian Med News, 2018, 285: 119-124.

[44] Han H Y, Lee S K, Choi B K, et al. Preventive effect of *Citrus aurantium* peel extract on high-fat diet-induced non-alcoholic fatty liver in mice[J]. Biol Pharm Bull, 2019, 42(2): 255-260.

[45] Jian S, Gong S, Ma Y, et al. Research progress on chemical structures, extraction methods and bioactivities of Bergamot flavonoids [J]. Food Res Develop, 2021, 42(6): 198-204.

[46] Jiang K, Song Q, Wang L, et al. Antitussive, expectorant and anti-inflammatory activities of different extracts from exocarpium *Citri grandis* [J]. J Ethnopharm, 2014, 156:97-101.

[47] Ke Z, Zhao Z, Zhao Y, et al. PMFs-rich Citrus extract prevents the development of non-alcoholic fatty liver disease in C57BL/6J mice induced by a high-fat diet[J]. J Funct Foods, 2018, 47: 28-39.

[48] Kim A, Im M, Gu M J, et al. Citrus unshiu peel extract alleviates cancer-induced weight loss in mice bearing CT-26 adenocarcinoma[J]. Sci Rep, 2016, 6: 24214.

[49] Kim J K, Park N H, Hwang J S. Skin lightening effect of the dietary intake of Citrus peel extract against UV-induced pigmentation[J]. Nat Prod Comm, 2019, 14(6): 2-6.

[50] Kuo P, Liao Y, Hung H, et al. Anti-inflammatory and neuroprotective constituents from the peels of *Citrus grandis* [J]. Molecules, 2017, 22(6):967.

[51] Li R F, Chen X Y, Xu Y, et al. Inhibitory effects of alkaline extract from the pericarp of *Citrus reticulata* Blanco on collagen behavior in bleomycin-induced pulmonary fibrosis[J]. J Ethnopharm, 2021, 269:113761.

[52] Liang S, Wen Z, Tang T, et al. Study on flavonoid and bioactivity features of the pericarp of Citri Reticulatae 'chachi' during storage[J]. Arab J Chem, 2022, 15:103653-103666.

[53] Liang S, Wu H, Lun X, et al. Secretory cavity development and its relationship with accumulation of essential oil in the fruits of *Citrus medica* L. var. *Sarcodactylis* (Noot.) Swingle [J]. J Integr Plant Biol, 2006, 48(5): 573-583.

[54] Lim D W, Um M Y, Han T, et al. Standardized Citrus unshiu peel extract ameliorates dexamethasone-induced neurotoxicity and depressive-like behaviors in mice[J]. Metab Brain Dis, 2018, 33:1877-1886.

[55] Liu N, Li X, Zhao P, et al. A review of chemical constituents and health-promoting effects of citrus peels[J]. Food Chem, 2021, 365:1-13.

[56] Liu P, Liang S, Yao N, et al. Programmed cell death of secretory cavity cells in fruits of *Citrus grandis* cv. Tomentosa is associated with activation [J]. Trees-Struct Funct, 2012, 26: 1821-1835.

[57] Silvia T, Samuel P, Miquel M, et al. Potential anti-inflammatory effects of hesperidin from the genus Citrus [J]. Curr Med Chem, 2018, 25(37):4929-4945.

[58] Tahaghoghi-Hajghorbani S, Ebrahimzadeh M A, Rafiei A, et al. Improvement of chemotherapy through reducing of cachexia by using Citrus unshiu peel extract[J]. J Ethnopharma, 2019, 242: 111929.

[59] Tian C, Xu H, Li J, et al. Characteristics and intestinal immunomodulating activities of water‐soluble pectic polysaccharides from Chenpi with different storage periods[J]. J Sci Food Agri, 2018, 98(10): 3752-3757.

[60] Tung Y, Chang W, Li S, et al. Citrus peel extracts attenuated obesity and modulated gut microbiota in mice with high-fat diet-induced obesity[J]. Food function, 2018, 9(6): 3363-3373.

[61] Yang J, Wen L, Zhao Y, et al. Structure identification of an arabinogalacturonan in *Citrus reticulata* Blanco 'Chachiensis' peel [J]. Food Hydrocol, 2018, 84:481-488.

[62] Yu X, Sun S, Guo Y, et al. Citri Reticulatae Pericarpium (Chenpi): botany, ethnopharmacology, phytochemistry, and pharmacology of a frequently used traditional Chinese medicine[J]. J Ethnopharm, 2018, 220: 265-282.

[63] Yu X, Zhang Y, Wang D, et al. Identification of three kinds of Citri Reticulatae Pericarpium based on deoxyribonucleic acid barcoding and high-performance liquid chromatography-diode array detection-electrospray ionization/mass spectrometry/mass spectrometry combined with chemometric analysis [J]. Pharmac magazine, 2018, 14(53): 64-69.

[64] Zhang M, Li L, Wu Z, et al. Volatile composition in two pummelo cultivars (*Citrus grandis* L. Osbeck) from different cultivation regions in China [J]. Molecules, 2017, 22(5):1-17.

第六章
荔枝果类

荔枝果是由上位子房发育而成的真果，属于具假种皮果实，果皮由子房壁发育而成，具瘤状凸起，称为龟裂片，从果肩至果顶有明显或不明显的缝合线。荔枝果可食部分是从珠柄发生发育而成的假种皮，由种柄向上延伸，直至包裹果核。果肉多为白色或淡黄乳白色，半透明，果肉内藏1粒果核。荔枝果类均是无患子科的常绿乔木，常见的有荔枝、龙眼、红毛丹、韶子等。

第一节　荔　枝

荔枝（*Litchi chinensis* Sonn.）是无患子科（Sapindaceae）荔枝属常绿乔木，在我国有悠久的栽培历史，主要分布于我国广东、广西、福建、海南、四川、云南和台湾等地，是我国南方的特色大宗水果。荔枝以色、香、形、味驰名于世。古往今来，文人墨客题诗作赋，对荔枝倍加推崇和赞誉。唐代诗人白居易在《荔枝图序》中说："瓤肉莹白如冰雪，浆液甘酸如醴酪。"宋代蔡襄在《荔枝谱》中描述说："香气清远，色泽鲜紫，壳薄而平，瓤厚而莹。膜如桃花红，核如丁香母，剥之凝如水精，食之消如降雪。"宋代诗人苏轼更是以"日啖荔枝三百颗，不辞长作岭南人"的佳句表达了对荔枝的喜爱。荔枝除了风味独特外，还是我国传统药材。近年来，现代医学、食品学、植物化学和药理学的研究新进展为荔枝的医疗和保健功能的深入探讨奠定了坚实的基础，荔枝的营养成分和功能活性正不断被揭示。

1. 营养物质

荔枝果肉含有大量的营养和功能成分。据 USDA 发布的食品营养成分信息数据荔枝的营养成分如表 6-1 所示。每 100g 鲜果肉含碳水化合物 15.2g、能量 276kJ，荔枝果肉的可溶性糖主要为蔗糖、葡萄糖和果糖，不同的荔枝品种蔗糖和己糖（葡萄糖和果糖）的含量有较大的差异，根据己糖/蔗糖比例可将荔枝分为三类糖积累类型：蔗糖型（己糖/蔗糖<1）、中间型（1<己糖/蔗糖<2）、己糖型（己糖/蔗糖>2）。除了上述三种主要的糖以外利用气质联用技术在荔枝果肉还检测到有一定量的半乳糖和环糖醇包括白坚木皮醇、无患子醇和肌醇（表 6-2）。

表 6-1　每百克鲜重荔枝果肉中的营养成分含量

营养成分	含量	营养成分	含量	营养成分	含量
碳水化合物	15.2g	磷	31mg	烟酸	0.603mg
蛋白质	0.83g	钾	171mg	维生素 B_6	0.1mg

营养成分	含量	营养成分	含量	营养成分	含量
脂肪	0.44g	钠	1mg	总叶酸	0.014mg
膳食纤维	1.3g	锌	0.07mg	维生素 E	0.07mg
钙	5mg	维生素 C	71.5mg	色氨酸	0.007mg
铁	0.31mg	维生素 B₁	0.011mg	赖氨酸	0.041mg
镁	10mg	维生素 B₂	0.065mg	甲硫氨酸	0.009mg

表 6-2　主栽荔枝品种假种皮主要可溶性碳水化
合物、维生素 C 和 γ-氨基丁酸（GABA）含量　　　　单位：mg/g（FW）

品种	蔗糖	葡萄糖	果糖	半乳糖	白坚木皮醇	无患子醇	肌醇	维生素 C	GABA
妃子笑	65.4±0.8	33.5±4.6	40.7±4.3	10.3±0.4	6.3±0.5	1.41±0.32	0.78±0.17	0.39±0.05	2.2±0.2
白蜡	54.9±0.8	23.8±3.3	31.9±2.5	7.0±0.6	4.4±0.3	0.75±0.16	0.28±0.11	0.19±0.01	2.7±0.3
白糖罂	55.6±1.6	15.6±1.5	21.0±0.6	4.2±0.2	3.3±0.2	0.81±0.12	0.32±0.02	0.29±0.05	1.7±0.1
大红袍	45.6±3.2	37.2±4.9	41.0±3.5	5.9±0.8	4.8±0.6	1.30±0.25	0.46±0.06	0.31±0.03	2.4±0.2
紫娘喜	73.3±6.7	19.2±3.2	25.3±4.2	4.9±0.4	3.9±0.3	1.23±0.08	0.35±0.07	0.19±0.04	3.3±0.3
黑叶	52.4±3.9	31.2±4.6	41.3±5.4	8.9±1.0	1.6±0.1	0.71±0.13	0.41±0.12	0.23±0.03	3.5±0.6
桂味	53.8±5.2	30.7±4.2	41.4±4.5	9.2±0.5	4.6±0.3	1.02±0.20	0.51±0.14	0.08±0.02	2.7±0.3
糯米糍	60.4±6.3	23.3±4.3	30.4±4.2	6.8±0.6	6.4±0.3	1.51±0.16	0.71±0.08	0.12±0.02	3.3±0.3
兰竹	48.4±5.6	34.1±4.6	36.6±5.7	8.1±0.6	5.0±0.3	1.12±0.24	0.51±0.17	0.11±0.01	2.8±0.3
怀枝	39.5±6.5	31.6±0.7	41.8±0.3	9.7±0.7	3.3±0.5	1.08±0.19	0.56±0.11	0.19±0.01	2.2±0.1

注：引自 Wu 等（2016）。

　　此外，荔枝果肉还含有草酸、酒石酸、苹果酸等有机酸，其中苹果酸占总有机酸的 70%
以上，荔枝果肉有机酸占鲜重的 0.1%～0.5%，早中熟品种如三月红、妃子笑含酸量较高，而
晚熟品种如糯米糍、桂味等则含酸量较低。维生素 C（还原型抗坏血酸）是水果中重要的营
养和保健成分，有研究者利用高效液相色谱技术检测不同品种荔枝果肉的维生素 C 含量，含
量介于 8～39mg/100g（FW）。

　　之前许多测定水果氨基酸含量的研究，常常是测定蛋白水解的氨基酸，大多关注的是必
需氨基酸，较少检测水果中的游离氨基酸，研究者利用液相色谱结合荧光检测器和气质联用
技术均检测到荔枝果肉中有丰富的 γ-氨基丁酸（γ-aminobutyric acid，GABA），含量介于每克
鲜重 1.7～3.5mg 之间，是已报道的必需氨基酸甲硫氨酸的 2000～4000 倍。

2. 主要生物活性物质

　　近来，关于荔枝果肉含有丰富的白坚木皮醇、GABA、多糖和酚类物质的报道及相应的
生物活性检测报道有助于解释荔枝果肉的营养和保健功能。荔枝其他器官的生物活性成分主
要为多酚类物质和皂苷，荔枝果皮和果核新的多酚类活性成分也不断被发现。

　　（1）白坚木皮醇　白坚木皮醇（2-methyl-L-inositol）起名于白坚木（quebracho），1889
年由法国科学家 Tanret 从南美洲居民用来治病的白坚木的树皮提取液中分离出来。白坚木皮
醇是一种具有旋光活性的药用天然化合物，可合成无毒、无害而有特效的手性药物，用于治
疗癌症、早期阿尔茨海默病、糖尿病和获得性免疫缺陷综合征（艾滋病）等疾病及美容保健，
如在美容护肤膏、洗发香波、洗澡香皂中加入一定量的白坚木皮醇，使用后可令人体肌肤滋

润、有光泽和增加弹性；此外，白坚木皮醇还具有清除氧自由基的特殊功效。白坚木皮醇可减轻 6-羟多巴胺对老鼠胎儿中脑细胞悬浮系的毒性，可抑制血小板的凝集。笔者研究组在荔枝的叶片、树皮、果皮、果肉和果核中检测到丰富的白坚木皮醇，含量介于 1.6～10.8g/kg（FW），果肉含量较低，果皮和果核含量较高，认为白坚木皮醇可能是荔枝多种功能活性的重要活性成分之一。

（2）γ-氨基丁酸（GABA）　GABA 是一种天然存在的非蛋白质氨基酸，是哺乳动物中枢神经系统中重要的抑制性神经传达物质，参与多种代谢活动，具有很高的生理活性，具有降低血压、改善脑功能、增强长期记忆及提高肝、肾功能等活性。GABA 与某些疾病的形成有关，如帕金森患者脊髓中 GABA 的浓度较低；癫痫患者脊髓液中的 GABA 浓度也低于正常水平。当人体内缺乏 GABA 时，会产生焦虑、不安、疲倦、忧虑等情绪，已有利用天然植物原料如米胚芽等或生物技术开发制造富含 GABA 的功能食品配料，应用于饮料、果酱、糕点、饼干、调味料等制品中的报道。GABA 广泛在水果中检测到，但不同的树种含量有较大的差异，苹果、猕猴桃、火龙果含量较低［少于 10mg/kg（FW）］，香蕉、草莓和柑橘含量中等［几十至几百 mg/kg（FW）］，而荔枝则含量很高［几千 mg/kg（FW）］。荔枝中 GABA 在果肉中积累，其余组织 GABA 含量均不高，荔枝果肉中的 GABA 含量是第二丰富的谷氨酸的 25～55 倍，因此，果肉丰富的 GABA 可能是荔枝特有功能活性的重要原因。

（3）多糖　不同植物种类的多糖由于其结构、分子量、溶解度不同导致其药理作用各不相同。近年来，研究者对荔枝果肉多糖也有较多的研究，主要包括提取工艺、分离纯化、抗氧化活性研究。据报道，三月红荔枝干果肉的多糖含量为 4.36%。研究结果表明荔枝果肉多糖主要是由阿拉伯糖、鼠李糖、核糖、半乳糖和葡萄糖等糖分组成，不同多糖组分单糖的组成有一定的差异（见表 6-3），但均具有清除自由基、金属螯合和还原能力。不同研究者分离提取的荔枝多糖分子质量差异较大，介于 47.2～2400kDa，但单糖的组成基本一致。

荔枝果肉多糖可促进得癌老鼠的免疫和抗氧化能力，每天添加 50mg/kg、100mg/kg 和 200mg/kg 的荔枝果肉多糖促进肠系淋巴结细胞和血清 IgA 等免疫反应细胞增生，同时果肉多糖还显著提高总的抗氧化能力，提高超氧化物歧化酶和谷胱甘肽过氧化物酶活性，降低血清和肝脏的丙二醛水平。此外，现代药理学研究证实了荔枝中的多糖具有免疫调节和降血糖的作用。

表 6-3　荔枝果肉分离的四种多糖的组成和单糖组成（引自 Kong 等，2010）

组分	多糖			
	组分 1	组分 2	组分 3	组分 4
蛋白质/%	2.81	1.31	4.24	1.23
碳水化合物/%	79.21	85.15	93.09	96.77
单糖组成				
D-阿拉伯糖	1.95	1.00	1.30	1.60
L-鼠李糖	2.00	1.20	1.91	1.00
D-核糖	1.00	n.d.	1.54	n.d.
D-半乳糖	2.04	n.d.	2.13	1.07
D-葡萄糖	1.57	1.47	1.00	1.21

注：n.d.表示未检出。

（4）多酚类化合物　荔枝果肉含有一定的多酚类物质，十个不同荔枝品种果肉中可溶性总酚含量介于 0.47～1.60mg/g（FW），妃子笑和大红袍含量较高，而桂味和兰竹含量较低，类黄酮是主要的酚类组分，占总酚的 56%～85%。荔枝果肉中的酚酸类主要是反式肉桂酸（每克提取物 9.1mg GAE）。荔枝果肉中的类黄酮主要有表儿茶素、原花青素 B_2、芦丁-3-鼠李糖、槲皮素-3-芸香糖苷、山奈酚的芸香糖或鼠李糖苷。有研究者检测发现荔枝果肉的主要类黄酮是槲皮素-3-芸香糖苷，每百克鲜果肉 17.25mg。

目前关于荔枝酚类物质的含量和生物功能活性的研究主要是在果皮和果核。荔枝果皮含有丰富的酚类物质，含量介于 51～102mg/g（DW）之间，主要是类黄酮物质，荔枝果皮鉴定出表儿茶素、原花青素 A_2、原花青素 B_2、原花青素 B_4、矢车菊色素-3-芸香糖苷、矢车菊色素-3-葡萄糖苷、槲皮素-3-芸香糖苷、槲皮素-3-葡萄糖苷等黄酮类色素。荔枝果皮还含有高聚原花青素，其聚合度从 2 至 20 不等，平均聚合度为 5.8。

荔枝果核中也含有丰富的多酚类物质，总酚含量介于 100～170mg/g（DW），其中酚酸占 50%。荔枝果核的酚酸主要是香豆酸、原儿茶酸、没食子酸等。荔枝果核检测出的类黄酮物质主要有表儿茶素、原花青素 A_1、原花青素 A_2、原花青素 B_2、没食子儿茶素、表儿茶素没食子酸酯、柚皮苷等。研究发现从荔枝果核中分离得到的单体化合物（2R)-柚皮素-7-O-3-（O-芸香糖苷）和（2S)-生松素-7-O-（6-O-芸香糖）具有 α-葡萄糖苷酶抑制活性。同时荔枝果核中还有丰富的 A 型原花青素三聚体和 A 型原花青素多聚物，多聚原花青素的平均聚合度为 15.4。

荔枝的多酚类化合物在抗氧化、保肝护肝、改善脂肪代谢、抗肿瘤等方面均表现出高的生物学活性。荔枝果皮低分子量的多酚具有改善肥胖的作用，给成熟的内脏细胞添加荔枝多酚提取物，可降低细胞内胆固醇含量，减少脂肪积累，减少脂滴大小。美国耶鲁大学药学院国际医学部研究了荔枝多酚提取物（Oligonol)在抑制人类单核细胞产生发炎细胞活素的作用，结果表明 Oligonol（25mg/mL）降低人类单核细胞炎症细胞活素 IL-6 和 TNF-α 的产生，这些细胞活素与自体免疫、发炎、心血管病和肥胖密切相关，这种抗细胞活素的作用可能是通过不涉及细胞程序性死亡的抑制 NF-κB 的活化实现的。

（5）皂苷（saponins)　荔枝核可提取获得荔枝皂苷，在最佳工艺的条件下提取率为 41.80mg/g。荔枝核可明显改善高糖高脂饮食诱导的高脂血症-胰岛素抵抗-脂肪肝模型大鼠的血脂、血糖、瘦素、胰岛素敏感指数，肿瘤坏死因子（TNF-α)、超氧化物歧化酶（SOD）和丙二醛（MDA）等指标，并明显改善高脂血症-胰岛素抵抗-脂肪肝模型大鼠的肝、肾功能及组织病理学改变。这些生物活性与其丰富的皂苷含量密切相关，荔枝皂苷可通过调节 Nrf2/HO-1 信用通路抗氧化应激进而有效防止或延缓糖调节受损模型鼠的病程。荔枝核皂苷可降低乳腺增生大鼠乳腺组织中激素受体 α（ERα)、细胞外信号调节激酶（ERK)、血管内皮生长因子（VEGF）的表达，同时荔枝核皂苷对乳腺癌内分泌治疗的增效减毒作用，可以提高患者的生存率及生存质量，减少乳腺癌的复发。荔枝皂苷可能通过减少对脑神经细胞的损伤，改善 D-半乳糖诱致小鼠学习记忆障碍。

3. 功能性产品开发

目前关于荔枝的功能性产品开发主要在荔枝果核和果皮多酚类物质方面，荔枝果实（幼果期小果）低分子量的多酚类物质提取物（Oligonol®）已有商标注册。该产品具有广泛的抗氧化和抗衰老能力，主要具有促进血液循环、改善和消除疲劳、祛斑、除皱的作用。

4. 临床报道与食疗

（1）临床报道　荔枝是我国传统的药食兼用果品，荔枝核是《国家药典》收载的岭南道地药材。常食荔枝能补脑健身、开胃益脾，干制品能补元气，为产妇及老弱者补品。荔枝其余器官也具有医疗保健的功效，如荔枝根可理气止痛、解毒消肿；树皮可疏肝解郁、祛风健胃；树根可治虚喘；叶可解暑消滞、收湿敛疮；花可治喉痹肿痛；果皮可治痢疾、血崩和湿疹；果核行气散结、祛寒止痛，治胃脘痛、疝气痛、妇女血气刺痛。沙特阿拉伯作者 Ibrahim 和 Mohamed 对荔枝果皮和果核的药用价值、植物化学成分和药理学属性进行了综述，认为荔枝果皮和果核具降糖、抗癌、抗菌、降血脂、抗凝血、镇咳、止痛、退热、止血、利尿和抗病毒等一系列的作用，广泛用于咳嗽、胃肠胀气、胃溃疡、糖尿病、肥胖、腹上部疼痛等。

现代临床医学对荔枝核的药用疗效有较多的研究。荔枝核是治疗糖尿病的传统中药，对非胰岛素依赖型糖尿病患者有较好的疗效。荔枝核片和丽仁降糖片（荔枝核加工成的浸膏片剂）均有在临床上使用。荔枝核具有抗乙肝病毒、抗肝纤维化及保护肝细胞、减轻脂肪肝等作用，肖柳英等对 94 例慢性乙型肝炎患者进行研究发现，48 例治疗组在与 46 例对照组用肝泰勒、肌苷、维生素等护肝治疗的基础上，加用荔枝核颗粒剂治疗 6 个月，发现荔枝核有降酶、退黄、改善肝蛋白的代谢和抗肝纤维化的作用。荔枝核中的黄酮类、皂苷、萜类等活性成分在体外对抗肿瘤谱广泛，对结肠癌、肺癌、肝癌、宫颈癌、前列腺癌等表现出明显的抗癌和抑癌作用。在乳腺癌的治疗中，应用荔枝核皂苷，能降低雌激素、泌乳素等性激素水平，增强机体免疫功能，改善患者生活质量，减轻来曲唑的不良反应。在乳腺癌术后辅助内分泌治疗中，用荔枝核协同来曲唑，一方面可发挥其抗肿瘤作用，另一方面可减轻西药的不良反应，充分发挥中医药增效减毒的优势。

（2）食疗方剂

① 适用于妇女贫血。荔枝干、大枣各 7 枚，用水煎服，每日 1 剂。

② 适用于妇女血气刺痛。荔枝核 15g（煅烧存性），与炒附子 30g 研为末，每次服 6g，用盐水或米汤送服。

③ 适用于妇女崩漏。荔枝干（连壳）30g，捶破，用水煎服，每日 1 剂。

④ 适用于哮喘。荔枝干肉 12g，炖服，每日 2 次。或用荔枝树枝 90g，用水煎后代茶饮，尤其对老年哮喘效果好。

⑤ 适用于脾虚泄泻。荔枝干肉 15g，大枣 3.5 枚，用水煎，常服。

⑥ 适用于腹泻。荔枝干 5 枚，粳米 30g，共煮粥食用，连服 3 次。

⑦ 适用于肾虚。荔枝干 10～15 枚，去壳除核，加适量粳米炖粥服食，每日 1 次，连食 3～5 日。如加适量山药、莲子同炖，功效更佳。

⑧ 适用于胃寒腹胀。鲜荔枝根 30～60g，用水煎后加红糖调服。

⑨ 适用于淋巴结核、疔毒。荔枝干 7～10 枚。海带 15g，海藻 15g，以适量黄酒和水煎服，每日 1 剂。

⑩ 治呃逆。荔枝干 7 枚，连壳烧灰研末，用开水调服。

（3）饮食禁忌　荔枝性温，味甘、微苦，具有健脑、滋补和美容等多种功效，但在食用过程中，也存在一些禁忌，在食用时要谨慎，具体总结如下：

① 不宜空腹食用。荔枝果肉含糖量高，如果在空腹的情况下吃大量的荔枝，可能会导致低血糖，容易出现头晕、出冷汗、手脚冰冷的症状。一般认为主要的原因是荔枝中含有大量

的果糖，果糖会刺激胰岛素分泌，分泌的胰岛素只对葡萄糖敏感，葡萄糖会降低，导致低血糖的发生。同时空腹吃荔枝会刺激胃黏膜、消化液的分泌，出现胃痛、胃胀，建议还是选择在两餐之间吃为好。近来印度学者在荔枝果肉中检测到了亚甲基环丙基甘氨酸（methylene cyclopropylglyc ine，MCPG），这种化学物质与次甘氨酸（也称为亚甲基环丙基丙氨酸）类似，次甘氨酸是引起脑部低血糖的外源物质，笔者认为荔枝中的这种物质可能是引起空腹食用大量荔枝发生脑部低血糖的原因。

② 食用不宜过量。过量进食荔枝且吃饭过少，容易引发"突发性低血糖症"，医学上称为"荔枝急性中毒"，也叫"荔枝病"。此时，会出现头晕、口渴、恶心、出汗、肚子痛、心慌等现象，严重的会发生昏迷、抽搐、心律不齐等症状。

③ 糖尿病患者和阴虚火旺者慎食。荔枝含糖量很高，因此，糖尿病患者不宜食用。另外，荔枝是温性食品，阴虚火旺、咽喉干痛、扁桃体炎、便秘、牙龈肿痛、肝火旺盛的人也不宜食用。

④ 对荔枝过敏者，正在生疮、伤风感冒、长青春痘或有急性炎症者，不适合吃荔枝。

第二节　龙　　眼

龙眼（*Dimocarpus longan* Lour.）是无患子科（Sapindaceae）龙眼属常绿乔木，在福建、广东、广西有大面积的商业栽培。龙眼夏秋成熟，果近球形，龙眼果肉鲜嫩、色泽晶莹、汁液甜美。古诗盛赞龙眼："圆如骊珠，赤若金丸，肉似玻璃，核如黑漆"，把龙眼形容得惟妙惟肖。龙眼还有益智、骊珠、龙目、桂圆、荔枝奴等别名。据陈淏子的《花镜》记载，龙眼在"白露后方可摘，荔枝有后方熟，又因其色香味皆不及荔枝，故称荔枝奴"。事实上，龙眼虽果肉较薄，但也有自己独特的风味，且因其高的营养价值，是南方著名的佳果，广受消费者的喜爱。除鲜食和龙眼干外，龙眼还可以加工制成龙眼酒、糖水罐头、龙眼膏、冷冻龙眼等，畅销国内外市场。

1. 营养物质

龙眼果肉含有丰富的营养和功能成分。据 USDA 发布的食品营养成分信息数据，每 100g 龙眼鲜果肉含糖分 15.1g、能量 251.2kJ、蛋白 1.31g、脂肪 0.10g、膳食纤维 1.1g。含钙 1mg、铁 0.13mg、镁 10mg、磷 21mg、钾 266mg、钠 1mg、锌 0.05mg，总抗坏血酸 84mg、维生素 B_1 0.031mg、维生素 B_2 0.140mg、烟酸 0.300mg。每 100g 干龙眼肉含糖分 74g、能量 1197.2kJ、蛋白 4.9g、脂肪 0.40g，含钙 45mg、铁 5.4mg、镁 46mg、磷 196mg、钾 658mg、钠 48mg、锌 0.22mg，维生素 C 28mg、维生素 B_1 0.04mg、维生素 B_2 0.50mg、烟酸 1.0mg。笔者研究组检测了 12 个龙眼品种，发现果肉可溶性固形物含量介于 12.2%～23.0%，果糖、葡萄糖和蔗糖是龙眼果肉的主要糖类，不同品种这 3 种糖的比例有较大差异；主要的有机酸是苹果酸，维生素 C 含量介于 13～65mg/100g（FW）。根据中国预防医学科学院营养与食品卫生研究所测定的食品成分表，龙眼果肉总糖 12.4%～22.6%，还原糖 3.85%～10.2%，每 100g 鲜果肉含蛋白 1.2g，膳食纤维 0.4g，维生素 K（凝血维生素）196.5mg，视黄醇 3mg，视黄素 0.14mg，维生素 C 43.1～163.7mg，烟酸 1.3mg，维生素 B_1 1.01mg。与荔枝相似，龙眼果肉也含有白坚木皮醇 [6.3mg/ g（FW）] 和丰富的 γ-氨基丁酸 [0.52～1.80mg/g（FW）]。

2. 主要生物活性物质

龙眼的果实、根或根皮、树皮、叶或嫩芽、花均可供药用。近年来现代营养学对龙眼果实的不同部分所含的化学成分和药理作用有较多研究，有助于对龙眼诸多功效的理解。

（1）多糖　龙眼的多糖含量明显较荔枝及其他水果丰富，郑少泉课题组测定 84 份不同龙眼品种果肉中的多糖，结果表明每百克鲜重龙眼肉平均多糖含量为 239.7mg，含量最高的品种含量可达 578.7mg。龙眼多糖是由鼠李糖、葡萄糖、半乳糖组成的杂多糖。通过凝胶过滤色谱和高效凝胶渗透色谱分离纯化的龙眼多糖组分 LPⅡa 主要由葡萄糖、甘露糖、阿拉伯糖和半乳糖组成，分子质量 44.7kDa，有促进 B 细胞增殖及其抗体生成，提高免疫力的功效。Bai 等研究则指出龙眼果肉 LPⅡa 多糖组分分子质量 159.3kDa，其基本骨架如图 6-1 所示，由鼠李糖、半乳糖、葡萄糖、阿拉伯糖以 1-3 糖苷键，1-4 糖苷键或 1-6 糖苷键缩水组成。

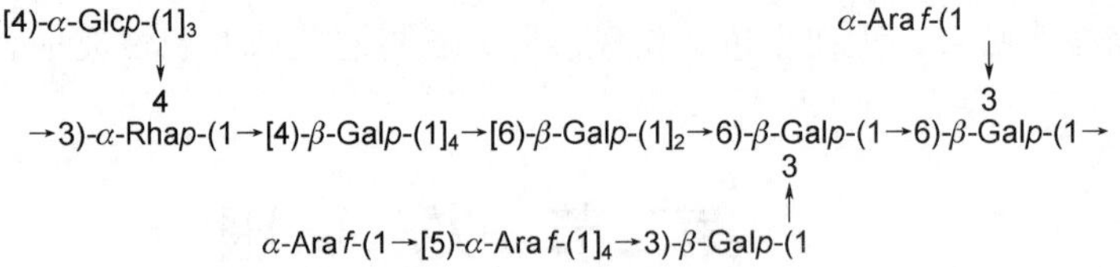

$$\alpha\text{-Ara}\,f\text{-}(1{\rightarrow}[4]\text{-}\alpha\text{-Glc}p\text{-}(1]_3 \qquad\qquad \alpha\text{-Ara}\,f\text{-}(1$$
$$\downarrow 4 \qquad\qquad\qquad\qquad\qquad\qquad \downarrow 3$$
$$\rightarrow 3)\text{-}\alpha\text{-Rha}p\text{-}(1{\rightarrow}4)\text{-}\beta\text{-Gal}p\text{-}(1]_4{\rightarrow}[6]\text{-}\beta\text{-Gal}p\text{-}(1]_2{\rightarrow}6)\text{-}\beta\text{-Gal}p\text{-}(1{\rightarrow}6)\text{-}\beta\text{-Gal}p\text{-}(1\rightarrow$$
$$\downarrow 3$$
$$\alpha\text{-Ara}\,f\text{-}(1{\rightarrow}[5]\text{-}\alpha\text{-Ara}\,f\text{-}(1]_4{\rightarrow}3)\text{-}\beta\text{-Gal}p\text{-}(1$$

图 6-1　龙眼多糖 LPⅡa 组分重复单元组成

现代药理学研究表明，多糖可能是龙眼果肉生物活性的主要物质基础，具有调节机体免疫功能的作用，龙眼能显著增强 NK 细胞活性，使小鼠的体液和细胞免疫能力明显提高。龙眼果肉的多糖通过促进肠道分泌物 IgA 的合成，缓解抗肿瘤药环磷酰胺引起的免疫抑制。研究发现龙眼多糖能降低脑梗死面积和脑含水量，降低脑组织中的一氧化氮含量，龙眼果肉多糖能显著改善大鼠神经功能障碍，减少过量 NO 对神经细胞的损伤。此外，龙眼多糖对人肺腺癌细胞 A549、HeLa 细胞、HepG2 肝癌细胞均表现出良好的抑制肿瘤细胞作用。龙眼参多糖具有较好的氧自由基清除能力，能抑制脑内 D-半乳糖诱导的 NO 的过度生成。基于这些结果，在全国第二届衰老科学研究会上提出"龙眼、何首乌是抗衰老的天然食品"。龙眼壳也有较高的多糖含量，龙眼壳多糖剂量为 250mg/L 时，能明显提高小鼠脾淋巴细胞的增殖能力，说明龙眼壳多糖在体内有一定的免疫调节功能。龙眼多糖可能通过增强抗氧化降低肝匀浆自由基水平达到抗疲劳作用。

（2）核苷类化合物（nucleosides）　核苷参与 DNA 的合成和代谢，当前从龙眼果肉中鉴定出的核苷有尿嘧啶、胞苷、尿苷、胸腺嘧啶、次黄嘌呤核苷、鸟苷、胸苷、腺嘌呤、腺苷等，含量为 0.273mg/g（FW），其中腺苷、尿苷、腺嘌呤含量高且稳定，高者可达 70μg/g（FW），并证实腺苷是龙眼抗焦虑的主要活性物质。在龙眼不同的组织中腺苷含量存在差异，其中果肉的含量最高，含量在 23.7～40.0μg/g 之间。

通过小鼠冲突缓解实验评价抗焦虑活性，发现 2g/kg 剂量的龙眼果肉提取物具有显著的抗焦虑功效，对乙酸诱导的大鼠疼痛，显示出一定的镇痛效果，其主要活性物质为腺苷，因此可以推测龙眼果肉有调节内分泌及神经系统的活性。龙眼果肉提取物还有明显地对大鼠中枢神经的镇静作用。这些研究充分说明了龙眼果肉在镇痛和内分泌调节中的作用。

（3）脂类（lipids）　龙眼肉中总磷脂含量为（3.95±0.12）mg/100g（DW），其中溶血

磷脂酰胆碱 13.8%，磷脂酰胆碱 49.5%，磷脂酰肌醇 2.4%，磷脂酰丝氨酸 3.8%，磷脂酰乙醇胺 8.0%，磷脂酸 2.8%，磷脂酰甘油 19.7%。此外还从龙眼果肉鉴定出了 6 种脑苷脂，分别是大豆脑苷脂Ⅰ和大豆脑苷脂Ⅱ、龙眼脑苷脂Ⅰ、龙眼脑苷脂Ⅱ、苦瓜脑苷脂Ⅰ、商陆脑苷脂Ⅰ，这些脑苷脂皆为带有 2-羟基脂肪酸的鞘氨醇或植物鞘氨醇型的葡萄糖脑苷脂的几何异构体（图 6-2）。

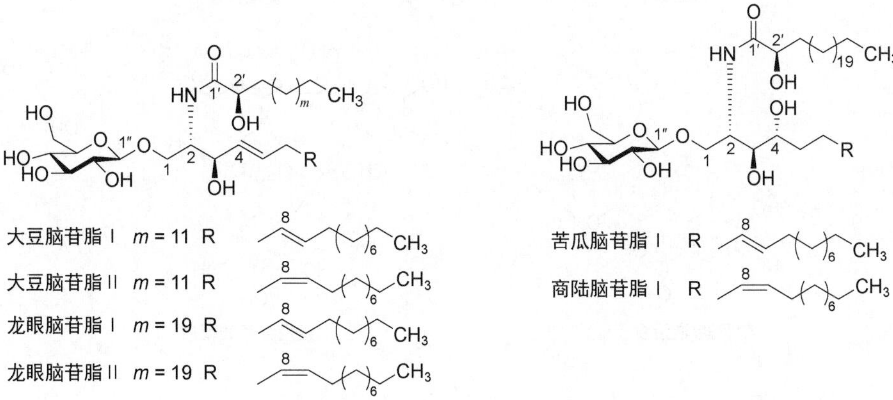

图 6-2　龙眼果肉中分离得到的 6 种脑苷脂类化合物的结构式（Ryu 等，2003）

（4）多酚类　龙眼中的多酚类物质主要在果皮和果核，果肉中的酚类很少，龙眼果肉提取得到的酚类物质主要为 4-O-甲基没食子酸、没食子酸、4-O-甲基邻苯二酚、香豆素。龙眼果皮和果核中主要的多酚类是鞣花酸，其中果核中鞣花酸占总酚含量的 31.8%，鞣花酸-4-O-α-L-阿拉伯糖呋喃糖苷占 11.4%。龙眼果核每公斤干重含有多酚类物质 80.90g，其中鞣花单宁（ellagitannins corilagin）13.31g，诃子鞣酸（chebulagic acid）13.06g，老鹳草素（geraniin）5.79g。龙眼壳和核也有一定含量的类黄酮，总黄酮提取率分别可达干重的 3.67% 和 4.37%，其中果皮中可检测到含量较高的槲皮素和苦非醇的糖苷、原花青素 C_1。龙眼叶片中检测到的黄酮类化合物有木犀草苷、槲皮苷、山奈酚、木犀草素、紫云英苷等（图 6-3）。

此外在龙眼的果核多酚提取物中还检测到 10.7% 的异马兜铃酸（isomallotinic acid），果皮中检测到异东莨菪素和原儿茶酸。与荔枝一样龙眼核也有丰富的黄酮类和鞣质，但较少用于临床治疗，不知与龙眼核中较高含量的异马兜铃酸的存在有无关系。龙眼叶还含有杨梅苷和杨梅素，分别占叶片提取物的 0.29% 和 0.11%。

龙眼多酚各组分单体的生物学和药理学活性研究较少，但龙眼果实和叶片的粗提取物的生物学活性则有较多的报道。龙眼核多酚对用脂多糖诱导的急性肺损伤小鼠肺具有保护作用，这一作用可能与其抗氧化损伤及抗炎作用有关。龙眼果实酚类提取物具有神经保护作用，抑制细胞中晚期凋亡与坏死是其可能的神经保护作用机制。龙眼叶是一味中药材，具有发表清热、利湿解毒等功效，主要用于治疗感冒发热、疟疾、疔疮、湿疹等，研究还发现龙眼叶乙酸乙酯部位和正丁醇部位对 2 型糖尿病小鼠有较好的降血糖作用，降血糖作用可能与其对 α-葡萄糖苷酶活性的抑制有关，主要的有效物质是黄酮类化合物。龙眼叶提取物可通过降低兔耳痤疮模型外周血 IL-1β 和 TNF-α 的蛋白表达，抑制炎症因子释放，从而对痤疮有治疗作用。

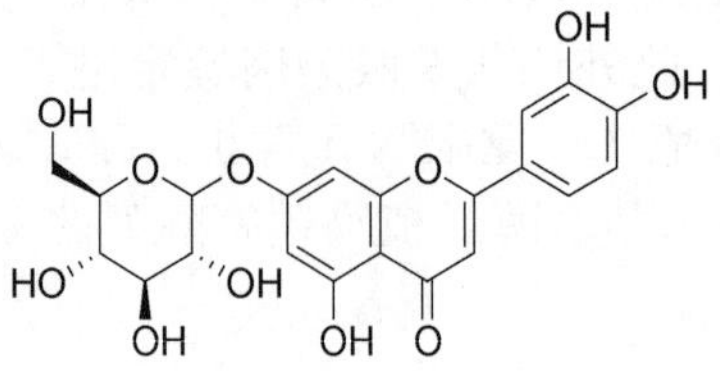

木犀草苷

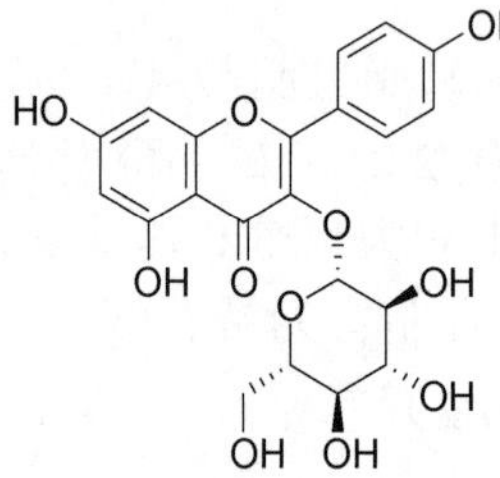

紫云英苷

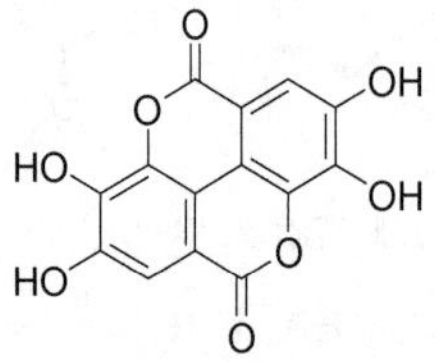

鞣花酸(逆没食子酸)

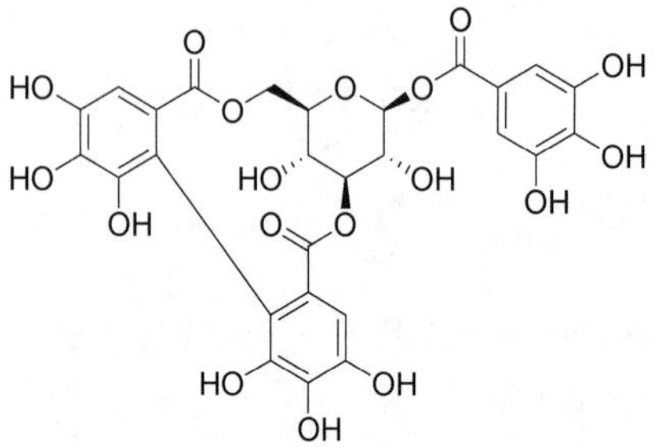

逆没食子酸鞣质

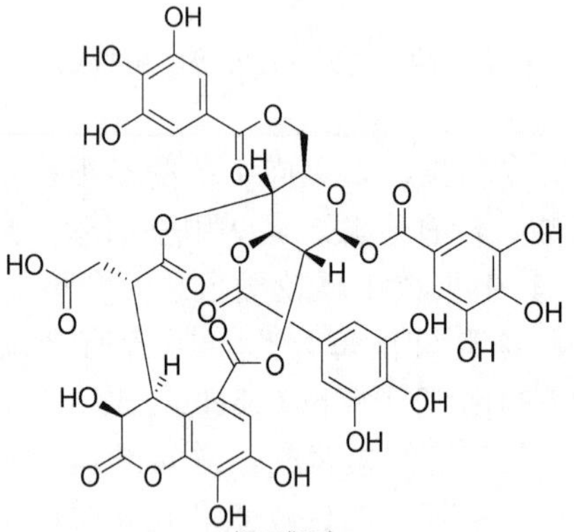

诃子鞣酸

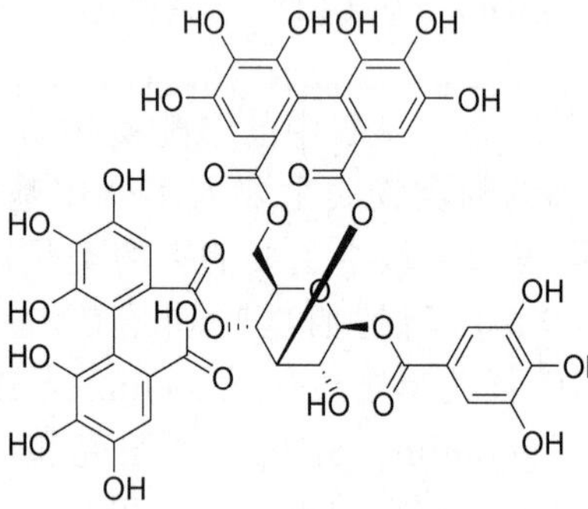

老鹳草素

图 6-3　龙眼叶片黄酮苷和果核分离的鞣花酸和鞣质分子结构

（5）萜类　目前龙眼的各个部位均分离得到三萜类化合物，果肉主要为木栓烷型三萜，龙眼壳为龙眼三萜 A 和龙眼三萜 B。检测到鲜龙眼肉的挥发油成分 38 种，主要为苯并噻唑、苯并异噻唑、新戊酸 6-烯酯等。

3. 功能性产品开发

目前龙眼主要以鲜食、带壳龙眼干、去壳龙眼干三种形式销售，亦有加工成龙眼酒和龙眼酵素，与阿胶、红枣等其他食材或药材加工成功能性食品销售。市面上目前有龙眼多糖销售，主要通过真空抽滤、去杂质、浓缩等程序获得，该产品主要的功能是补益心脾，养血安神。

4. 临床报道与食疗

（1）临床报道　龙眼是我国传统的药食兼用果品，李时珍在《本草纲目》中指出："食品以荔枝为贵，而资益以龙眼为良。"龙眼肉可以治疗虚劳羸弱、失眠健忘、惊悸怔忡、脾虚泄泻、产后浮肿等症。《神农本草经》指出了龙眼的医疗价值："龙眼甘平无毒，主五脏邪气，安志厌食，久服，强魂聪明，轻身，不老，通神明。"龙眼有壮阳益气、补益心脾、养血安神、润肤美容等多种功效，可治疗贫血、心悸、失眠、健忘、神经衰弱及病后、产后身体虚弱等。龙眼的根或根皮、树皮、叶或嫩芽、花、果皮、种子亦供药用。龙眼核具有外伤止血止痛、降糖降脂的作用，对烫伤、肠胃炎和疝气也有较好的疗效。

（2）食疗方剂

① 适用于贫血、心悸怔忡、自汗盗汗、神经衰弱。龙眼肉 15g，莲子、芡实各 20g，同煮汤食用。每日 1～2 次。

② 适用于脑肿瘤贫血、低热不退。龙眼肉 30g，西洋参 10g，蜂蜜少许。将龙眼肉、西洋参、蜂蜜放入杯中，加凉开水少许，置沸水锅内蒸 40～50min 即成。每日早、晚口服。龙眼肉和西洋参可吃。

③ 适用于气血两虚、头晕眼花、神疲乏力。龙眼肉 30g，羊腿肉 750g，党参 15g，红枣 10 枚，生姜 4 片，米酒 20mL。将羊腿肉洗净，切块，油炒，用生姜、米酒爆透。龙眼肉、党参、红枣（去核）洗净，与羊肉块一起放入锅内，加清水适量，武火煮沸后，文火煲 3h，调味佐膳。

④ 适用于妊娠水肿。龙眼干 30g，生姜 5 片，大枣 15 枚，水煎服，每日 1～2 次。

⑤ 适用于红细胞性贫血。龙眼肉 15g，桑椹 30g，加蜂蜜适量炖服，每日 1 剂，疗程不限。

⑥ 适用于提神醒脑。龙眼肉 20g，放进 300mL 的沸水浸泡约 5min。

⑦ 适用于抗衰老、增强人体免疫力。龙眼肉 30g，放进 500mL 水中煮沸约 10min，加鸡蛋 2 个，稍煮片刻即可食用。

⑧ 适用于心悸失眠。每晚睡前吃 10 个龙眼肉。

⑨ 适用于补脾生血、养心增智。龙眼 30 个取肉，红枣 10 枚撕破，用粳米 100g，煮粥 2 碗，加适量红糖，早晚各吃 1 碗。或者每天早上用龙眼 10 枚（取肉），煮荷包蛋 2 个，加适量白糖，空腹吃。

⑩ 消除疲劳、安神定志。龙眼肉 200g，加高粱白酒 500mL，泡 1 个月。每晚临睡时饮 15mL。

（3）饮食禁忌　龙眼属湿热食物，多食易滞气，有上火发炎症状的时候不宜食用。内有痰火或阴虚火旺，以及湿滞停饮者忌食；凡舌苔厚腻、气壅胀满、肠滑便泻、风寒感冒、消化不良之时忌食；龙眼干含天然糖分较高，因而糖尿病患者忌食；患有痤疮、外科痈疽疔疮、妇女盆腔炎、尿道炎、月经过多者也忌食。龙眼有补血强体之功效，常用于治疗产后虚弱、气血不足。妇女妊娠后，大都阴血偏虚，阴虚则生内热。中医主张胎前宜凉，而龙眼性热，因此，为了避免流产，孕妇应慎食。此外，研究发现龙眼果肉的醇提物能明显影响大鼠垂体-性腺轴内分泌功能，降低血清催乳素（PRL）、雌二醇（E_2）、睾丸酮（T）的含量；且在大剂量时能显著增加孕酮（P）和卵胞刺激素（FSH）的含量，因此产妇不宜大量食用龙眼，食用过多反而不利于乳汁分泌，而且子宫恢复不良，易失血过多。

参 考 文 献

[1] 曹旭，史培培，郭昀，等. HPLC 法同时测定龙眼叶提取物中杨梅苷、紫云英苷和杨梅素的含量[J]. 河南大学学报，2018，37（2）：101-104.

[2] 胡涛，马翠兰，林挺兴，等. 高效液相色谱法测定龙眼果实腺苷含量[J]. 福建农林大学学报（自然科学版），2009，38（4）：361-365.

[3] 胡志群，李建光，王惠聪. 不同龙眼品种果实品质和糖酸组分分析[J]. 果树学报，2006，23（4）：568-571.

[4] 李福森，李雪华，吴妮妮，等. 龙眼壳多糖体内免疫活性研究[J]. 时珍国医国药，2011，22（9）：2087-2088.

[5] 李关宁，杨振淮，杨俊杰. 荔枝核皂苷在乳腺癌术后内分泌治疗中的临床应用[J]. 现在医院，2015，15（12）：101-103.

[6] 李立，马萍，李芳生，等. 龙眼肉磷脂组分的分析[J]. 中国中药杂志，1995，20（7）：426.

[7] 梁洁，麦嘉妮，徐晖，等. 龙眼叶抗氧化和抑制 α-葡萄糖苷酶活性的谱效关系研究[J]. 中药材，2019，42（6）：1328-1333.

[8] 林妮，邱玉文，官娜. 荔枝核皂苷对乳腺增生大鼠雌激素受体 ERα、ERβ 及 ERK、VEGF 表达的影响[J]. 中药材，2016，39（3）：659-662.

[9] 梅徐，俞晓敏，庞亚飞，等. 龙眼核药用价值概述[J]. 中国民间疗法，2019，27（13）：104-105.

[10] 唐小俊，池建伟，张名为，等. 荔枝多糖的提取条件及含量测定[J]. 华南师范大学学报（自然科学版），2005（2）：27-31.

[11] 王惠聪，吴子辰，黄旭明，等. 无患子科植物荔枝和龙眼中白坚木皮醇的测定[J]. 华南农业大学学报，2013，34（3）：315-319.

[12] 肖柳英，曾文铤，马佩球，等. 荔枝核颗粒剂治疗慢性乙型肝炎临床疗效研究[J]. 中华中医杂志，2005，20（7）：444-445.

[13] 肖维强，赖志勇，戴宏芬，等. 龙眼肉中 9 种核苷类成分的 HPLC 分析[J]. 华中农业大学学报，2007，26（5）：722-726

[14] 肖毅美. 龙眼果肉酚类物质的抗氧化与免疫调节作用[D]. 武汉：华中农业大学，2010.

[15] 徐坚. 龙眼三萜 B 的晶体结构. 中草药，1999，30（4）：254-255.

[16] 许兰芝，王洪岗，耿秀芳，等. 龙眼肉乙醇提取物对雌性大鼠垂体—性腺轴的作用[J]. 中医药信息，2002，19（5）：57-58.

[17] 郑少泉，郑金贵. 不同基因型龙眼果实中多糖含量的比较[J]. 果树学报，2006，23（2）：232-236.

[18] Bai Y, Jia X, Huang F, et al. Structural elucidation, anti-inflammatory activity and intestinal barrier protection of longan pulp polysaccharide LPⅡa[J]. Carbohyd Polym, 2020, 46:116532.

[19] Bhoopat L, Srichairatanatkool S, Kanjanapothi D, et al. Hepatoprotective effects of lychee (*Litchi chinensis* Sonn.) A combination of antioxidant and anti-apoptotic activities[J]. J Ethnopharmacol, 2011, 136:55-66.

[20] Das M, Asthana S, Singh S P, et al. Litchi fruit contains methylene cyclopropyl-glycine[J]. Cur Sci, 2015, 109(12):2195-2197.

[21] Duan X, Jiang Y, Su X, et al. Antioxidant properties of anthocyanins extracted from litchi (*Litchi chinenesis* Sonn.) fruit pericarp tissues in relation to their role in the pericarp browning[J]. Food Chem, 2007, 101:1365-1371.

[22] Li J, Jiang Y. Litchi flavonoids：isolation, identification and biological activity[J]. Molecules，2007, 12(4):745-758.

[23] Liu H W, Wei C C, Chen Y J, et al. Flavanol-rich lychee fruit extract alleviates diet-induced insulin resistance via suppressing mTOR/SREBP-1 mediated lipogenesis in liver and restoring insulin signaling in skeletal muscle[J]. Mol Nutr Food Res, 2016, 60(10):2288-2296.

[24] Ogasawara J, Kitadate K, Nishioka H, et al. Oligonol, a new lychee fruit-derived lowmolecular form of polyphenol, enhances lipolysis in primary rat adipocytes through activation of the ERK1/2 pathway[J]. Phytother Res, 2009, 23:1626-1633.

[25] Okuyama E, Ebihara H, Takeuchi H, et al. Adenosine, the anxiolytic-like principle of the arillus of *Euphoria*

longana[J]. Planta medica, 1999, 65(102):115-119.

[26] Park S J, Park D H, Kim D H, et al. The memory-enhancing effects of *Euphoria longan* fruit extract in mice[J]. J Ethnopharmacol, 2010, 128:160-165.

[27] Ryu J, Kim J S, Kang S S. Cerebrosides from longan arillus[J]. Arch Pharm Res, 2003, 26(2):138.

[28] Sudjaroen Y, Hull W E, Erben G, et al. Isolation and characterization of ellagitannins as the major polyphenolic components of longan (*Dimocarpus longan* Lour) seeds[J]. Phytochem, 2012, 77：226-237.

[29] Wang H C, Huang H B, Huang X M, et al. Sugar and acid compositions in the arils of *Litchi chinensis* Sonn.: cultivar differences and evidence for the absence of succinic acid[J]. J Hortic Sci Biotechnol, 2006, 81:57-62.

[30] Wu Z C, Yang Z Y, Li J G, et al. Methyl-inositol, γ-aminobutyric acid and other health benefit compounds in the aril of litchi[J]. Int J Food Sci Nutr, 2016, 67(7):762-772.

第七章
聚复果类

聚复果类是由花序或多个离生雌蕊发育而成的假果。根据果实的花器官组成，又可以分为聚合果和聚花果。由一朵具有多个离生雌蕊或多个离生雌蕊和花托一起发育形成的果实为聚合果，如草莓、覆盆子、番荔枝等。由一个花序的许多花及其他花器官一起发育形成的果实为聚花果，常见的有菠萝、无花果、桑葚、树菠萝等。本章主要介绍大宗水果草莓、菠萝、桑葚、无花果和树莓五种果品的营养与功能。

第一节　草　　莓

草莓（*Fragaria×ananassa* Duch.）属于蔷薇科（Rosaceae）草莓属（*Fragaria*）多年生草本果树，是世界公认的"果中皇后"。因其色泽艳丽、营养丰富、风味浓郁、生长周期短、效益显著、鲜食加工用途多元化的特点，备受国内外种植者和消费者的青睐。我国各省市、自治区、直辖市均有草莓种植，草莓产业已成为许多地区的支柱产业。草莓果实除含有较丰富的果糖、蔗糖、葡萄糖和各种有机酸外，还含有多种矿物质，如铁、钾、钙等。草莓中富含各种维生素，如维生素 B_1、维生素 B_2 等，其中尤以维生素 C 的含量最丰富，同时草莓中还含有大量的抗氧化物和抗癌成分。草莓不仅营养丰富，而且这些营养物质极易被人体所吸收，因此草莓是一种老幼皆宜的滋补佳品，对人体健康有很好的促进作用。

1. 营养物质

草莓营养成分丰富且比例合理。据测定，每 100g 新鲜草莓果肉中含蛋白质 0.67g、脂肪 0.3g、碳水化合物 7.68g，热量 134kJ，其中草莓中所含的糖主要是葡萄糖、果糖和蔗糖，不同品种间三者所占的比例不同。一般葡萄糖含量为 1.4%～3.1%，果糖为 1.7%～3.5%，蔗糖为 0.2%～2.5%。除此之外，草莓果实中还含有少量的肌糖、山梨醇、木糖醇、半乳糖、阿拉伯糖。有机酸决定了草莓果实的酸味，与果实中的糖一起构成影响草莓风味的重要因素。草莓中有机酸主要为柠檬酸 0.42%～1.24%，其次是苹果酸 0.09%～0.68%，其含量为柠檬酸的 1/5～1/3。

成熟草莓果实中含有少量的叶黄素、新黄质、β-堇菜黄质、隐黄质、β-胡萝卜素等类胡萝卜素。同时草莓果实中含有膳食纤维和维生素，每 100g 鲜果中含有膳食纤维 2.00g、维生素 B_1 0.02mg、维生素 B_2 0.03mg、烟酸 0.39mg、泛酸 0.13mg，维生素 B_6 0.05mg，其中尤以维生素 C 的含量最丰富，每 100g 果肉含 26～120mg，其含量比苹果、葡萄等水果要高出 10 倍以上，比维生素 C 含量较多的柑橘还要高出 2 倍左右。

除此之外，草莓果实中还富含钙、磷、钾、钠、镁、铁等矿物盐及锰、铜、碘等重要微量元素。每 100g 新鲜草莓中含有钙 16mg、磷 24mg、钾 153mg、钠 1mg、镁 13mg、铁 0.41mg、锌 0.14mg、硒 0.4μg、铜 0.048mg、锰 0.39mg，还含有除谷氨酸以外的 17 种氨基酸。由于草莓含有丰富的营养及生理活性成分，被誉为"春季第一果"，在世界卫生组织公布的最佳水果榜上仅次于番木瓜名列第二。

2. 主要生物活性物质

植物酚类物质具有抗氧化和其他生物特性，因而通常认为酚类物质对人体有益。草莓果实中的生物活性物质主要是多酚，多酚类化合物成分的含量随草莓种类的不同而显著不同。大部分草莓品种中花色苷含量最高，其次是鞣花单宁，含量最少的是黄酮醇、黄烷醇、酚酸等。每 100g 新鲜草莓果肉中，总酚类物质含量为 58～210mg，总花色苷含量为 55～145mg。

（1）花色苷　花色苷是花和果实中的主要呈色色素，为类黄酮化合物。广泛存在于植物花瓣、果实、茎和叶的表面细胞和下表皮层中，属于水溶性酚类物质。植物颜色会随着细胞液 pH 值的变化而改变。在碱性条件下，花色苷呈蓝色，在中性环境下，呈无色，而在酸性条件下则呈红色，其颜色的深浅与花色苷的含量呈正相关。

目前从不同品种的草莓中已经分离出了 25 种以上的花色苷。每 100g 新鲜草莓中，总花色苷含量为 8.5～65.9mg，主要包括：天竺葵素-3-*O*-葡萄糖苷、天竺葵素-3-*O*-芸香糖苷、天竺葵素-丙二酰葡萄糖苷、天竺葵素-3-甲基丙二酰葡萄糖苷、天竺葵素-3-乙酰葡萄糖苷、矢车菊素-3-*O*-葡萄糖苷、矢车菊素-3-*O*-芸香糖苷、矢车菊素-丙二酰葡萄糖苷，其中最主要的色素是天竺葵素-3-*O*-葡萄糖苷。草莓果实中含有丰富的具有抗氧化功效成分的花色苷，能够消除人体内多余的自由基、提高身体免疫力、抗辐射、增进视力、改善睡眠、预防癌症、预防心脑血管疾病等；同时作为一种天然色素，花色苷在食品、化妆品及医药方面均具有巨大的应用潜力。

（2）鞣花酸　鞣花酸含量高是蔷薇科草莓类浆果植物的一个特征，在植物体内鞣花酸可能以游离态形式存在，但是更常见的是以缩合形式存在，如水溶性的鞣花单宁。草莓的叶片和果实中含有鞣花酸，瘦果中含量较多。这些草莓中的生物活性物质具有直接或间接的抗菌、抗过敏、抗高血压等功效，同时在人体内可以起到阻止致癌物致病的作用，保护人体免受癌症侵袭。仙鹤草素（agrimoniin）和地榆素（sanguiin）（图 7-1）是草莓中发现的两种鞣花单宁。鞣花单宁比鞣花酸更易溶于水。鞣花酸和鞣花单宁的生物合成包括葡萄糖和没食子酸。

鞣花酸分布在草莓植株的各个组织和器官中，包括根、叶、花和果，尤其是瘦果中含量较多。但不同研究结果中草莓所含的鞣花酸含量可能难以进行比较，这是由于在定量鞣花酸时所用的提取方法或检测条件不同；或者是测定的鞣花酸形式存在差异（如游离鞣花酸或总鞣花酸）。此外，草莓中鞣花酸的含量受多种因素影响，包括栽培品种、果实发育程度、生长环境等。

不同栽培草莓品种间成熟果实中鞣花酸的含量差异很大，范围从少于 10mg/100g（FW）到超过 100mg/100g（FW）。含量最高的"Camarosa"品种，鞣花酸含量为 119.3mg/100g（FW），大部分测定品种果实鞣花酸含量分布在 50～60mg/100g（FW）之间。草莓果实中的鞣花酸浓度还取决于果实的发育阶段。绿果期和白熟期的果实含有的鞣花酸较多，进入成熟期以后减少。研究者对 5 个草莓品种不同果实发育时期进行鞣花酸含量分析，发现绿熟期果实和完全成熟期果实之间的鞣花酸含量下降范围是 2.8～8.5。另一研究者对 31 个品种/品系的草莓果肉（去掉瘦果）进行分析发现，果实中鞣花酸含量从绿果期到完全成熟时期下降范围是 1.6～4。

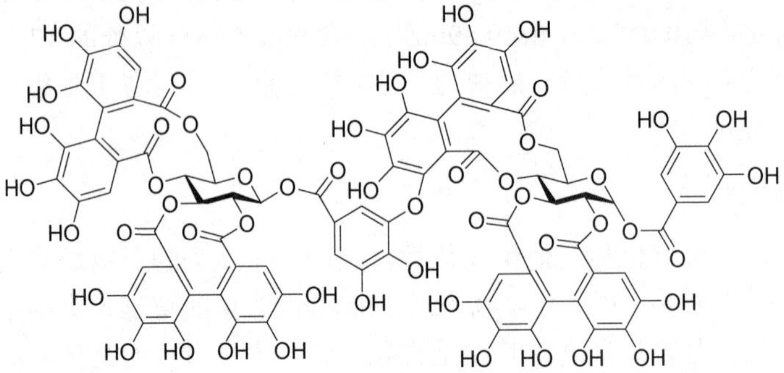

仙鹤草素

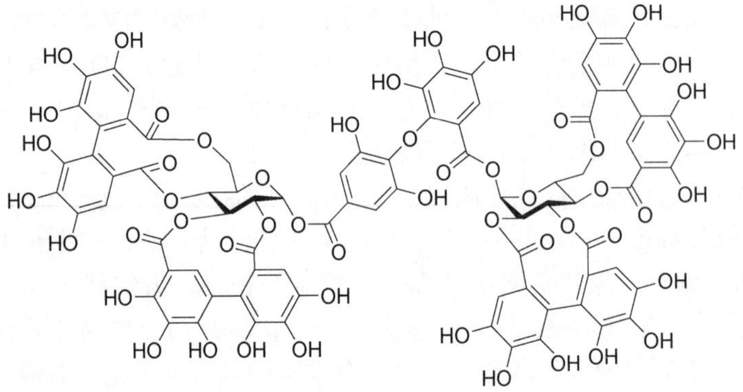

地榆素

图 7-1　草莓中常见的两种鞣酸单宁

同种草莓不同部位所含鞣花酸的含量不同，一般草莓不同组织器官鞣花酸含量分别为：瘦果＞叶片＞果肉＞花＞根，草莓根、茎含量很少。草莓叶片中含有 21 种不同的鞣花单宁，占草莓叶中酚类化合物的 47.0%～54.3%；草莓叶中含有鞣花酸戊糖、鞣花酸脱氧己糖、甲基鞣花酸葡糖苷酸等鞣花酸衍生物，含量为 29～66mg/100g（FW），高于新鲜草莓果实中的鞣花酸含量 9.7～22.9mg/100g（FW）。

（3）儿茶酸和原花青素　草莓果实中发现了四种儿茶酸（也称作黄烷酮，黄烷 3-醇），它们是（+）儿茶酸、（-）表儿茶酸（B 环上双羟基化）、（+）没食子儿茶精和（-）表没食子儿茶精（在 B 环上有 3 个羟基），与类黄酮其他降解物不同的是，在果实中儿茶酸通常以游离态而不是以糖苷或酯化物的形态存在。（-）表儿茶酸是果实和其他食品中的主要儿茶酸，但是，在草莓中主要存在形式是（+）儿茶酸，最近报道，草莓中儿茶酸量较低，只有 4.5mg/100g（FW）。在"森加·森加那"和"Polka"品种上含量分别是 4mg/100g（FW）和 6mg/100g（FW）。

原花色素（聚合单宁）有二聚体、寡聚体和多聚体，组成的基本成分是儿茶酸。在酸性介质中加热时，上述物质可以释放出花色苷和高分子副产物。矢车菊苷在 B 环上具有两个羟基，是草莓类果品上最常见的原花色素。通过适宜的酸解，在"森加·森加那"和"Polka"品种上矢车菊苷测得的含量为 6mg/100g（FW）。

（4）黄酮醇　堪非醇、栎皮酮和杨树黄酮是浆果和其他水果中最常见的三种黄酮醇，它们的主要区别是 B 环，是羟基数量不同，大多数水果中含有两种糖苷配基，通常是栎皮酮和堪非醇。黄酮醇在植物体内以糖苷基的形式存在。在水果中主要以 3-O-单糖苷键的形式存在。栎皮酮-3-葡萄糖苷是最常见的黄酮醇糖苷。80%的水果中有这一化合物，已在草莓中发现了黄酮醇糖苷最复杂的类型之一，即极少见的堪非醇-7-葡萄苷。

通过酸解把葡糖苷键断开，然后分析浆果中糖苷配基堪非醇、栎皮酮和杨树黄酮的含量，在 25 个供试浆果中黄酮醇的含量为 0.6～21mg/100g（FW），草莓果中含量为 1.2～1.5mg/100g（FW），在所有浆果中都测出了栎皮酮，7 种浆果中含有杨树黄酮。只在草莓和鹅莓中测出堪非醇。在 6 个供试草莓品种中，堪非醇的浓度为 0.2～0.9mg/100g（FW），"Jonsok"品种的含量最低，"哈尼"含量最高。栎皮酮含量为 0.3～0.5mg/100g（FW）。

（5）羟基肉桂酸　在果实中羟基肉桂酸通常和奎宁酸或葡萄糖以简单酯类的形式存在，虽然在果实中含量很丰富，但是草莓果中没有奎宁衍生物，而有葡糖酯和葡糖酸衍生物，咖啡酸通常是果中最丰富的羟基肉桂酸，但是草莓中 L-香豆酸是主要存在类型，L-香豆酸葡糖苷是主要化合物。

3. 功能性产品开发

（1）草莓保健软糖　草莓浓缩液 2.5kg、麦芽糖醇 20.1kg、山梨醇 10.2kg、异麦芽糖醇 10.2kg、明胶 4.5kg、琼脂 0.18kg、柠檬酸 95g，适量草莓香精。制作流程为：将草莓浓缩液与琼脂和水制作的溶胶及麦芽糖醇、山梨醇、异麦芽糖醇与水混合的溶剂进行混合，然后进行熬煮、冷却、成型、脱模、切割、干燥、成型。

（2）功能性草莓酸奶　草莓：牛奶 = 0.08：1，保加利亚乳杆菌和嗜热链球菌按照 1：1 的比例作为发酵剂，接种量为 5.0%，木糖醇的加入量为 2.0%，发酵时间为 3h 得到的草莓酸奶品质最好。

（3）草莓果脯　亚硫酸钠 0.5%、氯化钙 0.5%、硬化脱色 8h。浸糖的条件为蔗糖与果葡糖浆按 1：1 的比例配制糖液，浓度为 40%～50%；0.5%的琼脂为填充剂，糖煮 10min 后填充 6h；选用胭脂红与柠檬黄的比例为 4：3，浓度 0.006%的着色剂染色，使产品感官质量有较大改善。

（4）乳酸发酵草莓汁　将草莓原汁调节 pH 值至 6.4～6.5，加热灭菌（90℃/15min），装瓶，冷却至 40℃，接种（菌种接种量 3%；菌种比例为：嗜酸乳杆菌：保加利亚乳杆菌 2：1），静置发酵 20h（温度 41℃），然后进行调配，灭菌（90℃/15min），灌装，成品。

（5）草莓酱　工艺流程为：先将草莓进行漂洗、去萼片，添加配料，然后进行浓缩、装罐，最后进行封罐、杀菌、冷却即可。具体配料是：草莓 300kg，75%糖水 400kg，柠檬酸 700g，山梨酸钾 250g；或草莓 100kg，白砂糖 115kg，柠檬酸 300g，山梨酸钾 75g。

4. 临床报道与食疗

（1）临床报道　草莓不仅营养丰富、口感甜香，草莓入药亦堪称上品。中医认为，草莓味甘、酸，性凉，有润肺生津、健脾和胃、利尿消肿、解热祛暑之功，适用于肺热咳嗽、食欲不振、小便短少、暑热烦渴等。草莓中丰富的生物活性物质对癌症、心脑血管疾病等疾病的预防功效已经初步得到现代科学的证实。

① 抗炎作用。26 名超重成年人（10 位男性和 16 位女性）进行餐后测试，让他们食用高

碳水化合物、中等脂肪餐来诱导急性氧化和炎症应激，同时服用一份包含 10g 冻干草莓粉的牛奶饮料（相当于 94.7mg 总多酚）或安慰剂饮料；在这些受试者中，通过未进餐及餐后 6h 内多个时间点收集血液样品用于检测与炎症相关指标。结果表明，食用草莓显著减弱了餐后炎症反应，具体测量指标为 C 反应蛋白、IL-6 水平降低和餐后胰岛素反应减少。这说明草莓中的生物活性物质具有一定的抗炎作用。

② 预防心血管疾病。对 23 名健康志愿者（11 位男性和 12 位女性）食用为期一个月的新鲜草莓（500g/d）进行研究，结果表明食用草莓一个月后与最初相比，不仅降低了血总胆固醇、低密度脂蛋白和三酰甘油水平，而且降低血清中的丙二醛、尿液中的 8-羟基-2′-脱氧鸟苷和异前列腺素的浓度。此外，食用草莓还可以改善抗溶血能力和血小板功能。另一项为期 16 天的试验研究中，有 12 名健康受试者（5 位男性和 7 位女性）每天摄入 500g 草莓，血浆抗氧化剂的状况有所改善，其特征在于血浆总抗氧化剂能力和血清维生素 C 浓度增加。

③ 抗癌。一研究：490802 名参与者（292898 位男性和 197904 位女性）进行为期 12 月的果蔬食用，进行果蔬吸收与头颈癌风险之间的关联分析。其中包括蔷薇科水果食用（该亚组包括草莓），食用量是每天 1/2 杯水果或 6 盎司（1 盎司＝28.35g）果汁，结果表明食用包括草莓在内的蔷薇科水果使得食管鳞状细胞癌明显减少，显著降低了头颈癌。另外一项研究：75 位食管癌前病变患者进行为期 6 个月的冷冻干燥草莓粉的食用（60g/d），结果表明食用草莓后降低了增生性恶性癌前病变的组织学等级，下调了 COX-2、iNOS、NFκB 的表达，抑制了食管癌的进一步发展。

④ 神经保护作用。一研究进行了长期摄入草莓、蓝莓等浆果和黄酮类化合物与认知能力下降的关联研究，在 1995～2001 年，对年龄在 70 岁以上的 16010 名参与者的认知功能进行了分析，结果显示，大量食用草莓和蓝莓与减缓老年人认知能力下降相关。这表明类黄酮的摄入可以降低老年人的认知能力下降。

（2）食疗方剂

① 适用于干咳无痰、日久不愈。鲜草莓 6g，冰糖 30g，一同隔水煮烂，每天 3 次分服。

② 适用于肺热咳嗽。鲜草莓、柠檬、生梨各 50g，榨汁，加蜂蜜 15g 混合调匀，分 2 次饮服。

③ 适用于消化不良。草莓 100g，山楂 30g，将此两味洗净，加适量水煎汤饮用。

④ 适用于牙龈出血。可在每日早晚各吃 60g 鲜草莓，连用 1 周。

⑤ 适用于气血不足。草莓 250g，葡萄干 100g，白糖 100g，加水 800mL，煮沸后改为文火炖 5min，离火浸泡 10h 后服用。

⑥ 适用于气虚贫血。草莓 100g，红枣 50g，荔枝干 30g，糯米 150g，将上 4 味入锅，加适量水熬粥。

⑦ 适用于大便秘结。草莓 50g，麻油适量，将草莓捣烂与麻油混合调匀，空腹口服。

⑧ 适用于小便不利。草莓 60g 洗净，榨汁，用冷开水冲服，每日 3 次。

另外，草莓还是女性天然美容佳品。将 60g 草莓揉碎，加入一茶匙蜂蜜搅匀后涂于清洁面部，待 15～20min 后用干毛巾擦拭，再用清水洗脸，能使粗糙皮肤去皱，变得富有光泽。

（3）饮食禁忌　草莓在食用过程中，也存在一些禁忌，在食用时要谨慎，具体总结如下。

① 草莓入口前一定进行清洗，草莓植株比较低矮、果实细嫩多汁，这些都导致它容易受病虫害和微生物的侵袭，同时农药、肥料以及病菌等很容易附着在草莓粗糙的表面上，如果清洗不干净，很可能引发腹泻。

② 洗干净的草莓也不要马上吃，最好再用淡盐水或淘米水浸泡 5min。淡盐水可以杀灭

草莓表面残留的有害微生物；淘米水呈碱性，可促进呈酸性的农药降解。

③ 洗草莓时，注意千万不要把草莓果蒂摘掉，去掉果蒂的草莓若放在水中浸泡，果实表面的微生物和残留的农药会随水进入果实内部，造成更严重的污染。另外，也不要用洗涤精等化学清洁剂浸泡草莓，这些物质很难清洗干净，容易残留在果实中，造成二次污染。

④ 对于脾胃虚寒、肺寒咳嗽的人不宜过多吃草莓。

第二节　菠　　萝

菠萝（*Ananas comosus*）是凤梨科（Bromeliaceae）凤梨属常绿草本果树，原产于南美洲巴西、巴拉圭的亚马孙河流域一带，现广泛种植于热带和亚热带地区。中国是世界五大菠萝生产国之一，广东、福建、海南、广西、云南、台湾等地均有种植。清吴其濬在其所著《植物名实图考》中记载："露兜子产广东，一名波罗，生山野间，实如萝卜，上生叶一簇，尖长深齿，味色香俱佳。果熟金黄色，皮坚如鱼鳞状，去皮食肉，香甜无渣，六月熟。"菠萝是典型的聚花果，其可食部分主要是肉质增大的花序轴。果实富含维生素 C、碳水化合物和有机酸，风味独特，营养丰富，既可以鲜食，也可以加工成各种食品，深受国内外消费者的青睐。此外，菠萝果实还含有大量的生物活性物质，具有抗炎、抗氧化和促进肠道活动等功效。菠萝叶纤维坚韧，可供织物、制绳、结网和造纸，其残料经提汁后成干渣，可以作为牲畜的良好饲料。在全球范围内，随着菠萝的营养成分和功能活性不断被揭示，利用菠萝进行食品加工以及废弃物加工的产业正飞速发展。

1. 营养物质

菠萝水分含量高、营养丰富、口感极佳。菠萝果实中含有大量的各类维生素、丰富的矿物质和糖类等营养物质。据法国 ANSES 发布的食品营养成分信息数据统计，菠萝的营养成分如表 7-1 所示，每 100g 菠萝鲜果肉含碳水化合物 11.7g，糖含量是影响果实品质的重要因子，菠萝果肉的可溶性糖主要为蔗糖、葡萄糖和果糖，果实中的糖分随着果实发育不断积累，蔗糖是含量最高的糖分，品种间差异较大，在 34.78～89.46mg/g（FW）之间，果糖变化范围在 11～50mg/g（FW）。

表 7-1　每百克菠萝果肉中的营养成分含量

营养成分	含量	营养成分	含量
蛋白质	0.5g	维生素 B$_2$	0.03mg
碳水化合物	11.7g	烟酸	0.31mg
脂肪	0.5g	泛酸	0.17mg
总糖	10.5g	叶酸	0.02mg
果糖	2.3g	钙	8mg
葡萄糖	1.8g	镁	15mg
蔗糖	6.4g	钾	140mg
有机酸	0.78g	铁	0.17mg
纤维	1.2g	锰	0.8mg
水	85.5g	钠	5mg

营养成分	含量	营养成分	含量
β-胡萝卜素	0.07mg	铜	0.06mg
维生素 C	46.1mg	磷	8.1mg
维生素 B$_1$	0.06mg	锌	0.08mg

注：引自 ANSES，2020。

菠萝果实富含维生素 C，成熟的菠萝果实中维生素 C 的含量为 46.1mg/100g（FW），也有较丰富的 B 族维生素。锰是菠萝中最重要的微量元素之一，每 100g 新鲜果肉含 0.8mg 锰，锰可以缓解骨骼缺陷，控制血糖水平，抵抗糖尿病。菠萝钙含量 8mg/100g（FW），是香蕉的 2 倍，葡萄的 5 倍。菠萝果实含有较高的膳食纤维 1.2%，可作为一种重要的膳食纤维补给源。

2. 主要生物活性物质

菠萝性味甘平，具有清暑解渴、消食止泻、补脾固肾等功效，除含有丰富的营养物质外，还含有大量具有药用价值的生物活性物质，主要包括菠萝蛋白酶、菠萝多糖、菠萝酰酯、对香豆酸等。

（1）菠萝蛋白酶　菠萝蛋白酶（bromelain）是菠萝最复杂的生物活性化合物之一，其分子量为 30000～33000。菠萝蛋白酶是一种糖蛋白，分子结构中含有一个由木糖、岩藻糖、甘露糖和 N-乙酰葡糖胺组成的寡糖分子，共价连接在肽链上，见图 7-2。菠萝的果、茎、柄和叶片中均含有菠萝蛋白酶。根据提取部位的不同，菠萝蛋白酶通常分为茎菠萝蛋白酶（EC. 3.4.22.32）和果菠萝蛋白酶（EC. 3.4.22.33）。菠萝蛋白酶在茎中的含量比在果肉中高，且茎菠萝蛋白酶的活性比果菠萝蛋白酶的高。菠萝成熟度越低，菠萝蛋白酶含量越高，其酶活力也越大。八成熟的鲜榨菠萝果汁中约含有 0.4% 的菠萝蛋白酶。

菠萝蛋白酶能分解蛋白质，帮助消化，溶解组织中堵塞的纤维蛋白和血凝块，改善局部血液循环，消除炎症和水肿，可用于治疗细菌性感染、支气管炎、肺炎、鼻窦炎、寄生虫性胃肠道感染，对绦虫、线虫等肠道寄生虫有效。此外，菠萝蛋白酶还有助于缓解月经紊乱。

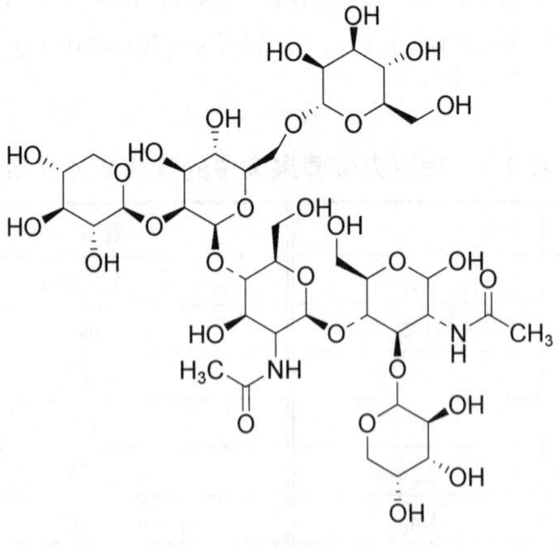

图 7-2　菠萝蛋白酶糖基的化学结构（Khalid et al.，2016）

（2）菠萝多糖　菠萝果肉中也可提取出多糖，每 100g 菠萝果肉多糖含量约为 3.605g。菠萝多糖具有一定的抗氧化能力，菠萝多糖提取物对羟自由基、超氧阴离子均有较好的清除效果，均达到极显著剂量效应关系。当菠萝多糖的浓度达到 12mg/mL 时，对羟自由基及超氧阴离子清除率能达到 90%以上。菠萝多糖对脂质过氧化物也有明显抑制作用，具有抑制肝微粒体脂质过氧化作用，多糖的抗脂质过氧化与多糖剂量在一定范围内呈正相关关系，这可能与菠萝多糖的分子结构相关。菠萝多糖的还原能力也随多糖浓度的提高而增强，体现了极显著的量效关系。有关菠萝多糖抗氧化等活性与其多糖的种类、结构及在生物体内的生物学活性差异有待进一步研究。

（3）菠萝酰酯 《中华本草》有记载菠萝叶具有消食和胃、止泻的功效，主治夏日暑泻、消化不良、胃脘胀痛等，但菠萝叶作为药用的记载比较少见。菠萝酰酯为从菠萝叶分离制备的一种新的化合物，化学成分为 1,3-二氧咖啡酰甘油酯，分子量 415.10，分子式为 $C_{21}H_{20}O_9$，淡黄色无定形固体，熔点 218℃，遇 $FeCl_3$ 显蓝黑色，易溶于丙酮、甲醇和乙醇等有机溶剂。不同产地菠萝叶菠萝酰酯含量差异较大，云南产菠萝叶的菠萝酰酯含量较高，而广西产菠萝叶中菠萝酰酯含量偏低。

药理实验表明：菠萝酰酯具有抗氧化和抑制氧化型低密度脂蛋白生成的作用，可以明显地抑制脑过氧化物丙二醛的升高，对于防治因脑内过氧化物升高所引起的神经精神功能障碍、痴呆等都有积极的意义。菠萝酰酯具有多种药理活性，如抗低密度脂蛋白氧化、保护神经细胞、降低血脂等，可开发成具有心脑血管保护作用的药用产品，在学习记忆功能障碍、动脉粥样硬化、冠心病心绞痛、脑血栓等疾病治疗中具有重要的临床意义。

（4）对香豆酸 菠萝叶片中含有对香豆酸，具有多种生物活性，如抗氧化性、抗炎、抗突变、抗溃疡作用、抗血小板和极高的抗肿瘤活性。菠萝叶中的对香豆酸及其共轭化合物对许多肿瘤细胞具有毒性作用，通过抑制细胞周期和促进细胞凋亡，耗尽细胞活性氧，从而抑制肿瘤细胞的生长。对香豆酸还可以减轻动脉粥样硬化和心脏损伤，减轻紫外线对眼部组织、神经的损伤，缓解焦虑，治疗痛风和糖尿病。此外，对香豆酸具有显著的降低血糖和调节血脂的作用。

3. 功能性产品开发

菠萝常以鲜食为主，贮藏性较差，果肉中含有丰富的维生素、矿物质、纤维以及其他人体必需的化学物质，具有清暑解渴、消食止泻、祛湿、养颜瘦身等功效。随着对菠萝功能性的不断研究，其加工产品及副产物产品也越来越丰富，主要有食品类产品、纤维类产品和生物有机肥等。

（1）食品类产品 菠萝加工产品种类繁多，包括菠萝汁、菠萝干、菠萝冻、菠萝酱和菠萝罐头等。菠萝罐头、果脯等产品经真空后可长期保存。菠萝汁等饮品，经常服用对高血压患者具有较好的降压效果，也可以用于肾炎水肿、咳嗽多痰的治疗。菠萝酱是由果肉、果胶、糖和酸加工而成的产品。菠萝中含有丰富的挥发性化合物，可以加工成棒状的糖果和太妃糖，或与巧克力和坚果混合，也可由天然微生物、糖和酵母等以不同比例制成菠萝酒。菠萝还可以被加工成醋，特别是对过熟的、废弃的水果有潜在的利用价值。此外，菠萝也被广泛加工成粉末，菠萝粉显示出良好的物理属性，其保质期长，适合作为淀粉类制药辅料的黏结剂，也可作为速溶粉和调味添加剂，在食品工业中有广阔的应用价值。

（2）纤维类制品 菠萝纤维又名为凤梨麻，是一种麻类叶纤维，由收获新鲜菠萝后的部分剩余菠萝叶子经过加工后精制得到的，它不仅具有良好的纺织性和可染性，并且是一种功能性生态纺织材料，具有天然抗菌防臭等优良性能，纤维细度是棉纤维的 10 倍，强度较高，光泽较好，具有生物可降解性，是理想的功能性纺织材料。与其他天然纤维相比，菠萝纤维具有柔软、光滑和白色的表面，具有较高的比强度和抗弯刚度，适宜作复合基体增强材料的替代原料。

随着近年来菠萝加工产业技术进步，菠萝每年产生近 30 亿吨副产品，包括菠萝冠芽、菠萝叶和菠萝果皮，这些菠萝废弃物造成了严重的环境问题。菠萝纤维是可再生的、可生物降解的、廉价的资源，提供了一种天然纤维的替代来源，以取代复合材料中的传统机械材料。因此适当利用菠萝纤维有助于解决菠萝废物处理问题。

为了进一步提高菠萝纤维的利用率，最近菠萝纤维的应用已经扩展到各种用途，包括纺织品、汽车、机械设备、体育用品、绝缘体等。菠萝纤维也适用于医药、化妆品和生物聚合物涂料等。考虑到菠萝纤维的高纤维素含量，这种材料也适合用于制作家具和建筑材料。因此开发利用菠萝纤维的经济效益十分可观，前景光明。

（3）生物有机肥产品　菠萝叶提取纤维后，产生大量的菠萝叶渣，含有丰富的营养成分，可直接做青饲料、制沼气和制造生物有机肥料。菠萝的茎叶含有大量有机质、氮、磷、钾和微量元素，肥料化利用的价值很高。在菠萝茎叶中含有机质 67.86%，全氮 1.075%，全磷 0.083%、全钾 1.14%，钙、镁和磷分别达到 40.68mg/100g、15.18mg/100g、3.96mg/100g，锰、锌、硒等必需微量元素也较丰富。因此，菠萝茎叶资源肥料化利用，可使以往大量废弃并严重污染环境的菠萝叶得到充分利用，有着巨大的应用潜力和生态效益。

4. 临床报道与食疗

（1）临床报道　李时珍《本草纲目》中记载菠萝味甘甜、微酸、性平，微涩、入胃、肾经；具有健胃消食、解热消暑、解酒、补脾止泻、清胃解渴等功效。可用于治疗消化不良、肠炎腹泻、伤暑、身热烦渴等，叶片可以用于高血压眩晕、手足软弱无力的辅助治疗。在现代医学研究中发现菠萝蛋白酶在临床应用中具有多种功效。

① 抑制肿瘤细胞的生长。菠萝蛋白酶通过肿瘤表面蛋白 CD44 的结构修饰抑制神经瘤细胞的侵袭和转移，还可通过干涉对生长起重要作用的因子如白细胞介素-2（IL-2）、血小板衍生的生长因子（PDGF）和胰岛素样生长因子（IGF）的信号传导途径，以达到抗癌作用。

② 防治心血管疾病。菠萝蛋白酶能抑制血小板聚集引起的心脏病发作和脑卒中，缓解心绞痛症状，缓和动脉收缩，加速纤维蛋白原的分解。实验证明，菠萝蛋白酶在体外可减少人体血小板聚集，减少血小板在牛内细胞的吸附和大鼠体内血栓的形成。这些结果解释了临床上使用菠萝蛋白酶治疗血栓及相关疾病的效果。

③ 具有免疫刺激作用。菠萝蛋白酶具有免疫刺激作用，可调节细胞因子和免疫。国内外的研究结果表明，通过对辅助细胞的刺激作用和对 T 细胞的直接抑制反应，菠萝蛋白酶可以增强和抑制 T 细胞的免疫反应。

④ 用于烧伤脱痂。菠萝蛋白酶能选择性地除去死皮，使新皮移植得以尽早进行。动物实验证明，菠萝蛋白酶对邻近的正常皮肤无不良影响，且局部使用抗生素不影响菠萝蛋白酶的效果。研究者用制备的菠萝蛋白酶凡士林软膏治疗烧伤部位，对深 II 度和 III 度烧伤的皮肤，可在 40h 左右完成脱痂，脱痂后大部分创面新鲜干净，稍经准备即可植皮。

⑤ 消炎和镇痛作用。菠萝蛋白酶在各种组织中能有效地治疗炎症和水肿（包括血栓静脉炎、骨骼肌损伤、血肿、口腔炎、糖尿病患者溃疡及运动损伤）。研究表明，含有菠萝蛋白酶的混合物（含菠萝蛋白酶、胰蛋白酶、芸香苷）在疗效和安全性方面，更优于类固醇类消炎药。将菠萝蛋白酶与低剂量的抗生素及其他酶混用，可治疗风湿性关节炎。研究发现，菠萝蛋白酶、芦丁和胰蛋白酶混合在一起，可以产生非甾体抗炎药类药物（如布洛芬）的效果，

其中一个重要功能是镇痛，可以减轻骨关节炎和类风湿关节炎引起的关节疼痛。菠萝蛋白酶可以减轻由鼻窦炎引起的咳嗽、流鼻涕、打喷嚏等症状，也能减轻花粉症导致的水肿和炎症，还可以促进手术后或者运动损伤的修复，包括肌腱炎、扭伤、拉伤等。

⑥ 增进药物吸收。将菠萝蛋白酶与各种抗生素（如四环素、阿莫西林等）联用，能提高其疗效。相关研究表明，它能促进抗生素在感染部位的传输，从而减少抗生素的用药量。据推断，对于抗癌药物，也有类似的作用。此外，菠萝蛋白酶能有效分解食物中的蛋白质，增强胃肠道蠕动，促进营养物质的吸收。

（2）食疗方剂

① 适用于消化不良。菠萝1个，橘子2个。将菠萝去皮后切成小块榨取汁液，橘子去皮后榨取汁液，将二汁混匀后即可饮用。每次饮用20mL，每日2次。

② 适用于支气管炎。菠萝肉120g，蜂蜜30g。水煎后服用，每日2次。

③ 适用于肾小球肾炎。菠萝肉60g，鲜白茅根30g。水煎后代茶饮用。

④ 适用于痢疾。菠萝1个。去皮后切成小块食用，每日3次。

⑤ 适用于肠炎腹泻。菠萝叶30g。水煎后服用，每日2次。

⑥ 适用于中暑烦渴。菠萝1个。去皮后生吃或榨取汁后直接饮用。

⑦ 适用于糖尿病口渴。将菠萝肉榨汁后，以凉开水调服，代茶饮。对于糖尿病口渴、尿混浊有效。

⑧ 适用于中暑晕厥。将菠萝去皮，捣成浆状，随意饮服。

（3）饮食注意事项及禁忌

① 不宜食用过量。菠萝中含草酸比较多，过量食用对肠胃有害，因此吃时应适量。

② 并非人人宜食。少数人对菠萝蛋白酶过敏，吃后0.5～1h就会出现恶心、呕吐、腹痛、荨麻疹等症状，严重者还会发生呼吸困难和休克。此外，菠萝中含苷类，对人的皮肤和口腔黏膜有一定的刺激作用。

③ 浸渍盐水后再食用。由于菠萝中含有刺激作用的苷类物质和菠萝蛋白酶，因此应将果皮和果刺修净，将果肉切成块状，在稀盐水或糖水中浸渍一段时间，然后再吃。

④ 不能与富含蛋白质的牛奶、鸡蛋同时食用。菠萝含有较多的果酸，果酸可使蛋白质凝固，影响蛋白质的消化吸收。

⑤ 服用某些药物时，不宜食用菠萝。菠萝含有丰富的维生素C，可破坏分解维生素K，因此不宜在服用维生素K时食用菠萝；菠萝含酸性物质较多，在服用磺胺类药物时食用菠萝，容易使磺胺类药物在泌尿系统中形成结晶而损害肾脏；菠萝所含的钙和磷可与红霉素等药物结合，在服用四环素类药物及红霉素、灭滴灵、甲氰咪胍时食用菠萝会减少药物的吸收，影响治疗效果。另外，在服用抗生素、巴比妥类、苯二氮䓬类、抗抑郁药等药物的人需要注意。

⑥ 空腹时不宜多吃菠萝，最好在饭后食用，以免引起腹痛。

第三节　桑　葚

桑葚又称桑椹、桑果、桑枣、桑实、桑子等，是桑科（Moraceae）桑属（*Morus*）植物桑（*Morusalba* L.）的果实。桑树的生态适应性极强，从东北的辽宁到西南的云贵高原，从西北的新疆到东南沿海各省均可种植。桑葚产量较高的品种资源归为果桑资源，全国主栽品种包括"粤椹大10""红果2号"和"云桑2号"等，此外还有山东夏津黄河古道白桑果，新疆白桑、药桑等特色果桑品种。在广东省农业科学院蚕业与农产品加工研究所建有国家首个桑葚种质资源圃，现保存果桑品种资源620份。这些果用桑品种的育成，为桑葚资源的食药用产业化开发奠定了重要的物质基础。

1. 营养物质

桑葚是一种营养丰富，风味上佳的优质水果，含有糖类、维生素、氨基酸、类胡萝卜素、多酚及矿物质等成分，被医学界誉为"21世纪的最佳保健果品"，1993年入选国家卫生部首批"药食两用资源"名录，是开发功能性食品、保健品和药品的优良原料。

研究发现，鲜桑葚中含水分85.6%，粗纤维0.89%，粗蛋白1.01%，总糖14.1%，还原糖2.27%，灰分0.56%，总酸度0.97%。桑葚中的糖类物质主要包括葡萄糖和果糖，酸类主要包括柠檬酸、苹果酸和琥珀酸等有机酸。据测定，每100g成熟鲜桑葚中含有维生素C 19mg，维生素B$_1$ 0.03mg，维生素B$_2$ 0.06mg，烟酸0.90mg，类胡萝卜素10mg。从桑葚中检测到17种氨基酸，有7种是必需氨基酸，占总氨基酸的28%左右，其中亮氨酸、苏氨酸含量较高，苏氨酸是谷类限制性氨酸。与果实风味关系较为密切的氨基酸主要为味觉氨基酸，包括鲜味氨基酸（Glu、Asp）、甜味氨基酸（Ala、Gly、Ser、Pro）和芳香族氨基酸（Tyr、Phe），这几种氨基酸的含量均较高。桑葚氨基酸组成种类齐全，配比合理，符合世界粮农组织和卫生组织（FAAO/WHO）提供的参考蛋白模式值。桑葚中检测到钾、钙、镁、铁、锌、铜、锰、磷、硒、钼、锶等多种元素，干桑葚中Ca 3.02mg/g，Mg 0.50mg/g，Fe 72.53mg/kg，Zn 21.56mg/kg，Mn 24.14mg/kg，Cu 5.75mg/kg，钙和铁的含量水平较高，最为突出的是硒元素含量高达9.95μg/g。

桑葚种子中主要含脂类和多种氨基酸，脂类中主要的脂肪酸有亚油酸（79.37%）、棕榈酸（8.57%）、油酸（7.45%）、硬脂酸（3.96%）、亚麻酸（0.61%）、肉豆蔻酸、棕榈油酸等。桑葚还含有磷脂，主要的磷脂组分中以磷脂酰胆碱含量最高（32.15%），其次为溶血磷脂酰胆碱（19.30%）及磷脂酰乙醇胺（15.91%）。从桑葚中检测出近50种挥发成分，主要采用溶剂萃取结合GC-MS技术，其中高级脂肪酸的相对含量很高，是桑葚香气重要的前体物质。桑葚的主体香气成分主要有苯乙醇、己醛、己醇、3-甲基-丁醇、壬醛、2,3-丁二醇和3-羟基-2-丁酮。

2. 主要生物活性物质

（1）花色苷　花色苷是桑葚的主要生物活性成分和呈色物质。通过紫外可见吸收光谱（ultraviolet-visible spectra，UV-VIS）、高效液相色谱（HPLC）、液相色谱质谱联用（LC-MS）和核磁共振氢谱（HNMR）鉴定出桑葚中4种主要花色苷单体成分：矢车菊素-3-*O*-葡萄糖苷、矢车菊素-3-*O*-芸香糖苷、天竺葵-3-*O*-葡萄糖苷和天竺葵-3-*O*-芸香糖苷，其中两种矢车菊类色素的糖苷分别占60%和38%，后两种花色苷占2%。也有研究表明，品种、成熟度、收获季节等因素对桑葚花色苷单体的相对含量有影响，这种差异可能是由遗传基因差异控制的，同时也受到栽培条件和生态环境差异的影响。

桑葚花色苷是一种功能性色素，赋予食物鲜艳的色泽，还具有抗氧化、免疫调节和改善记忆力等多种生物活性，我国于1989年经全国食品添加剂标准化技术委员会审查批准，将桑葚红色素列入我国食品添加剂使用卫生标准中的 48 种天然食用色素之一。

桑葚花色苷属于类黄酮化合物，其分子基团上的酚羟基可以与自由基分子发生反应，生成较稳定的半醌式自由基，从而减少甚至清除自由基。桑葚花色苷被人体吸收后，可以透过血脑屏障保护大脑细胞免受自由基危害，还能抑制血清 NO 合成，阻止细胞因子的促炎效应。大量的体内外实验结果显示，桑葚花色苷对肺癌、乳腺癌和黑色素瘤等肿瘤细胞的繁殖、转移和入侵都显示了良好的抑制作用。此外，桑葚花色苷在肝炎、心血管疾病、高血糖、高血脂和肥胖等慢病防治方面也具有一定功效。利用桑葚花色苷的抗突变作用研发了辐射防护剂，用于护眼和护肤剂。随着人们对桑葚花色苷认可和重视程度的不断增加，对其研究和临床试验的不断深入，桑葚花色苷的生理活性也将被进一步挖掘。

（2）多糖 桑葚中含有多种有效成分，其中多糖类成分为其滋阴补血等补益功能的重要物质基础。多糖的生物活性与其糖链结构密切相关。由于品种、栽培条件的不同，以及提取和纯化工艺的区别导致目前关于桑葚多糖理化特性研究结果差异较大，Lee 研究了桑葚中的水溶性多糖的单糖组成，认为其主要成分是半乳糖（37.6%）、阿拉伯糖（36.3%）以及鼠李糖（18.4%）。周昊的研究则表明：桑葚多糖主要由半乳糖、甘露糖和葡萄糖组成。单糖之间的连接方式还没有明确的结果，研究推测其可能的连接方式是 $1 \rightarrow 3$、$1 \rightarrow 3,6$、$1 \rightarrow 2,3$、$1 \rightarrow 2,4$、$1 \rightarrow 3,4$ 或是 $1 \rightarrow 2,3,4$ 等不能被高碘酸所氧化的己糖残基键型。桑葚粗多糖脱蛋白后得到的组分具有较强的抗氧化活性及体外降血糖活性。桑葚多糖可以通过增加拟杆菌种群和减少拟杆菌来调节肠道微生物群组成厚壁菌群。从桑葚中分离一段果胶多糖 FMP-6-S2，具有促进多形类杆菌（*Bacteroides thetaiotaomicron*）增殖的效果，该类细菌对人体健康具有十分重要的意义。

（3）生物碱 桑葚中含有多种生物碱类物质，但多为 1-脱氧野尻霉素（1-deoxynojirimycin，DNJ）及其衍生物。1-脱氧野尻霉素是一种多羟基生物碱，由于具有 α-1,4-葡萄糖类似结构而显示出降血糖、抗病毒和抗肿瘤转移等多种药理活性，引起国内外学者的普遍关注。国内外学者已从桑葚分离鉴定出生物碱类化合物，包括 1-脱氧野尻霉素、*N*-甲基-脱氧野尻霉素、2-*O*-α-D-吡喃半乳糖-脱氧野尻霉素、6-*O*-β-D-吡喃葡萄糖-脱氧野尻霉素、打碗花精 B$_2$、1,2,5-三脱氧-1,5-亚氨基-D-阿拉伯糖醇、1,4-双脱氧-1,4-亚氨基-D-阿拉伯糖醇、1,4-双脱氧-1,4-亚氨基-（2-*O*-β-D-吡喃葡萄糖）-D-阿拉伯糖醇、4-*O*-α-D-吡喃半乳糖-打碗花精 B$_2$、3β, 6β-二羟基去甲莨菪烷、2α, 3β-二羟基去甲莨菪烷、2β, 3β-二羟基去甲莨菪烷、2α, 3β, 6 外型-三羟基去甲莨菪烷、2α, 3β, 4α-三羟基去甲莨菪烷、3β, 6 外型-二羟基去甲莨菪烷等。桑葚含有独特的生物碱 1-脱氧野尻霉素（DNJ），由于 DNJ 与 α-糖苷酶结合能力大于二糖与 α-糖苷酶的结合能力而阻碍了二糖与 α-糖苷酶的结合，降低了 α-糖苷酶对二糖进行分解，使二糖不能被水解为葡萄糖而直接进入大肠，因而降低了血糖值，发挥显著的降血糖功能。桑葚的有效成分 DNJ 对抗 AIDs 病毒有效。

（4）甾醇类成分 目前，已从桑葚种子中分离到了 β-谷甾醇（β-sistosterol）、豆甾醇（stigmasterol）、菜油甾醇（campesterol）、β-胡萝卜苷（daucosterol）、蚊麻脂醇（lupeol）、内消旋肌醇（myoinositol）、昆虫变态激素牛膝甾酮（inokosterone）、蜕皮甾酮（ecdysterone）等多种甾醇类化合物。药理学研究结果表明，桑葚甾醇主要通过作用于机体的 AGE-RAGE 信号通路、流体剪切应力与动脉粥样硬化途径、TNF 信号通路、PI3K-Akt 信号通路等参与调节血脂异常，是桑椹改善心血管疾病的主要功效组分之一。

（5）其他成分 桑葚中还含有多种氨基酸，其中 γ-氨基丁酸（GABA）含量高达 2.2mg/g，它作为中枢神经系统中主要的抑制性神经递质，具有降血压、调节心律、调节激素分泌和提高免疫力等重要生理功能。桑葚富含果胶等可溶性膳食纤维，在改善肠道菌群方面效果突出，对于便秘患者具有较好的辅助治疗功效。

3. 功能性产品开发

桑葚产量高，糖分多且营养非常丰富，可以鲜食，也可以制成桑葚干、酿酒和熬制膏滋。在我国古籍中曾多次记载用桑葚晒干储藏渡饥荒的事迹，如《三国志》中记述的"杨沛献椹救曹军"的故事。桑椹酿酒也有悠久的历史，李时珍《本草纲目》就有桑椹"捣汁饮，解酒中毒；酿酒服，利水气、消肿"的记载。现已开发的桑葚食品有桑果汁、桑果酒、桑果酱、桑葚膏、桑葚口服液、桑椹胶囊、桑葚蜜饯、桑葚罐头及食用桑葚色素、桑葚晶等。

自 1996 年卫生部发布保健食品管理办法开始，截至 2021 年 11 月 1 日，我国已登记注册在案的涉及桑葚的保健食品有 227 种，均为复方制剂，且有逐年上升的趋势，其中含桑葚的保健食品中功能声称高达 19 种，分别为免疫调节、改善胃肠道功能（润肠通便）、美容（祛黄褐斑）、调整血糖、调节血脂、抗辐射、耐缺氧、延缓衰老（抗氧化）、抗突变、抗疲劳、缓解视疲劳、改善睡眠、改善记忆、改善营养性贫血、对化学性肝损伤有辅助保护作用、增加骨密度、减肥和促进生长发育。

4. 临床报道与食疗

（1）临床报道　桑椹性寒，味甘、酸，归心、肝、肾经。具有滋阴补血、生津润燥等作用，主治肝肾阴虚、目暗耳鸣、须发早白、血虚便秘、失眠健忘等。《新修本草》有"单食，主消渴"；《本草求真》有"能除热养阴止泻"；《滇南本草》有"能益肾脏而固精，久服黑发明目"；《随息居饮食谱》有"能滋肝肾、充血液、祛风湿、健步履、息虚风、消虚火"；《现代实用中药》有"可清凉止咳"等记载。自古以来桑椹就是中医临床常用之中药材。

（2）食疗方剂

① 适用于肾虚、须发早白。干桑椹 30g，何首乌 30g，加水煎汁饮服，每日 1 剂，常服。

② 适用于阴虚内热、口干多饮。取新鲜桑葚洗净食用，每次 60g，每日 2～3 次，连食数日至数周。

③ 适用于头晕、眼花、疲乏无力。干桑椹 30g，龙眼肉 30g。煮熟捣烂服食，每日 1 剂，连服 2～3 周。

④ 适用于腰腿酸痛无力。鲜桑葚捣汁，加两杯白酒，调匀，饮服，每日 1 小杯，连饮数周。

⑤ 适用于血虚失眠健忘。干桑椹 30g，炒酸枣仁 15g，加水煎煮饮服，每日 1 剂，服 1～3 周。

⑥ 适用于肝肾阴虚、头昏目眩。桑椹、枸杞子、红枣（去核）各 250g，加水熬煮成膏，加入白糖 500g，搅拌溶化而成。每日 10～15g，温水冲服，连续服完。

⑦ 适用于肠燥便秘：桑椹 50g，肉苁蓉 15g，黑芝麻 15g，炒枳壳 10g。加水煎汁饮服，日服 1 剂。或干桑椹 30g，蜜糖 30g，水煎服。

⑧ 适用于自汗盗汗。桑椹、五味子各 10g，加水煎汁饮服。

⑨ 适用于脱发。鲜桑葚 100g，加茯苓粉 20g、糯米 100g，一并入锅，加水适量煮粥，早餐服用，日服 1 剂。

第四节　无花果

无花果（*Ficus carica*）为桑科（Moraceae）榕属亚热带落叶灌木或小乔木。又名蜜果、文仙果、映日果、奶浆果、天生子等。原产于欧洲地中海沿岸和中亚，是人类最早培育的果树树种之一。公元前 2500～公元前 2000 年，巴比伦时代的古墓中发现镶嵌无花果图案的精致浮雕，在古埃及金字塔中也发现了尼罗河沿岸居民灌溉无花果树的浮雕图案和采收无花果的壁画。在古希腊和古罗马的神话故事中，无花果被尊称为"守护之神"，是宫廷之中重要的饰品。无花果西汉时引入中国，最早在新疆各地栽培，至唐代才由新疆经丝绸之路传入甘肃、陕西诸地，以后传入中原。到宋代，岭南诸地已有栽培。元明时期，无花果栽培渐盛，除广泛食果、入药外，歉收年份还用于救荒。目前我国南北方均有栽培，新疆南部尤多。与一般显性花不同，无花果许多朵花簇生在一个膨大的囊状花托里，构成一个隐头花序。无花果是由花托和花序发育而成的假果，整个果实可食用。无花果具有很高的营养价值和药用价值。根、茎、叶、果均可入药，常被用来治疗痔、湿热腹泻等疾病。

1. 营养物质

根据食物营养数据库数据，每百克无花果含水分 81.3g，可食部分热量 267kJ，热量的主要构成物质是碳水化合物，含量为 13g，蛋白质含量 1.5g，脂肪 0.1g，膳食纤维 3g，不含胆固醇（表 7-2）。不同品种和产地的无花果糖分含量有一定的差异，鲜果含糖量介于 10.4%～20.3%（干果含糖量 52%～75%），主要的糖组分是葡萄糖和果糖，蔗糖含量较少。果实含有多种矿物质，其中铁、锌和硒的含量较其他水果高。与其他水果一样无花果也含有多种维生素，其中维生素 C 的含量是 2mg/100g（FW），属于维生素 C 含量较低的水果，B 族维生素的含量与其他水果水平相当，维生素 E 含量为 1.82mg/100g（FW），属于维生素 E 含量水平较高的水果类型。无花果中的有机酸主要是柠檬酸，还有少量的延胡索酸、琥珀酸、丙二酸、吡咯烷酸、草酸、苹果酸、奎宁酸和莽草酸等。无花果果实中含有已知的 18 种氨基酸，其中 10 种为必需氨基酸，含量最高的天冬氨酸为 0.475%～0.493%。

表 7-2　每百克无花果可食部分的营养成分含量

营养成分	含量	营养成分	含量	营养成分	含量
碳水化合物	13g	钾	212mg	视黄醇	81.3μg
蛋白质	1.5g	钠	5.5mg	维生素 B_1	0.03mg
脂肪	0.1g	锌	1.42mg	维生素 B_2	0.02mg
膳食纤维	3.0g	铁	0.1mg	烟酸	0.1mg
钙	67mg	硒	0.67μg	维生素 C	2mg
镁	17mg	锰	0.17mg	维生素 E	1.82mg
磷	18mg	维生素 A	5.0μg	胆固醇	0mg

2. 主要生物活性物质

无花果不仅是营养丰富的风味水果，而且是一种具有很高药用价值的中药材，研究发现无花果的果实和枝叶中含有补骨脂素、呋喃香豆精、佛手苷内脂、β-谷甾醇，β-香树脂醇、蛇麻脂醇酯和苯甲醛等活性成分。具有明显的抗癌、防癌和增强人体免疫功能的作用，被誉为"抗癌明星"，抗癌第一果。

（1）香豆素类物质　香豆素类物质是无花果叶中最主要的一类活性成分，香豆素类物质占无花果叶挥发油的51.5%，其中的补骨脂素（psoralen，属呋喃香豆素）占44.8%。也有一定含量的佛手苷内酯（bergapten，5-甲氧基补骨脂素）。补骨脂素是一种具有广泛生物活性的光敏物质，具有镇静、解痉、止血、抗肿瘤、杀灭白血病细胞、抗骨质疏松等作用。近年来抗癌实验表明补骨脂素对黏液表皮样癌、胃癌、乳腺癌等多种癌细胞具有良好的抑制作用。研究发现补骨脂素也是治疗白癜风、斑秃、牛皮癣及瘤样皮肤病的有效药物。

（2）多糖　无花果中含有丰富的多糖物质，利用微波辅助法在微波功率600W，水料比40mL/g，温度70℃，时间40min条件下，提取新疆无花果干粉的多糖得率为12.1%。无花果多糖多为酸性和中性多糖，分子质量分布较广，在22～6890kDa，主要有鼠李糖、阿拉伯糖、甘露糖等。不同的研究报道中不同的多糖组分单糖组成及比例有一定的差异，详见表7-3。

表7-3　无花果多糖组分的单糖组成

名称	分子质量/kDa	单糖组成及比例
FCPS	592～1950	Rha∶Ara∶Xyl∶Man∶Glc∶Gal=1.93∶3.86∶0.46∶0.55∶7.42∶2.87
PU-80-1	157.3	Rha∶Glc∶Gal=1.63∶0.88∶1.00
UMEAP	6890	GlcA∶GalA∶Glc∶Fuc∶Ara∶Gal∶Rha∶Man=0.2∶3.6∶0.6∶0.4∶0.2∶1.0∶0.3∶0.2
FCPW80-2	121	Rha∶Ara∶Gal∶Glc∶Man=2.69∶23.85∶49.68∶3.74∶1.00
FCPB80-1	22.5	Ara∶Gal∶Glc∶Man=1.59∶42.00∶1.00∶13.70
FCPB80-2	102.9	Rha∶Ara∶Gal∶Glc∶Man=1.14∶6.71∶9.25∶1.07∶1.00
FCPA70-1	21.9	Rha∶Ara∶Gal∶Glc=1.37∶8.35∶13.63∶1.00

注：鼠李糖—Rha；阿拉伯糖—Ara；木糖—Xyl；甘露糖—Man；葡萄糖—Glc；半乳糖—Gal；葡萄糖醛酸—GlcA；Fuc—岩藻糖；半乳糖醛酸—GalA。

（3）苯甲醛　研究发现无花果乳汁液能显著抑制小鼠原发性乳腺癌细胞生长，导致癌细胞坏死，延缓移植性腺癌、骨髓性白血病、淋巴肉瘤和肉瘤发生，并引起肉瘤退化。从无花果的乳汁分离出苯甲醛活性组分，研究者提出苯甲醛可能是无花果抗癌的主要成分。另外的研究者则认为，无花果抗癌是包括香豆素类化合物、苯甲醛和呋喃环类小分子芳环化合物共同作用的结果，苯甲醛只是增效剂或有机活性分子之一。具体无花果中苯甲醛的功能活性有待进一步确认。

（4）黄酮类化合物　无花果果实和叶片中含有黄酮类化合物，可能是无花果抗癌的主要活性成分之一，特别是无花果叶片，黄酮类物质含量丰富，研究发现无花果含有60种类黄酮物质，其中水仙苷、异荭草苷、桑色素等可以作为抑癌活性候选物质（图7-3）。

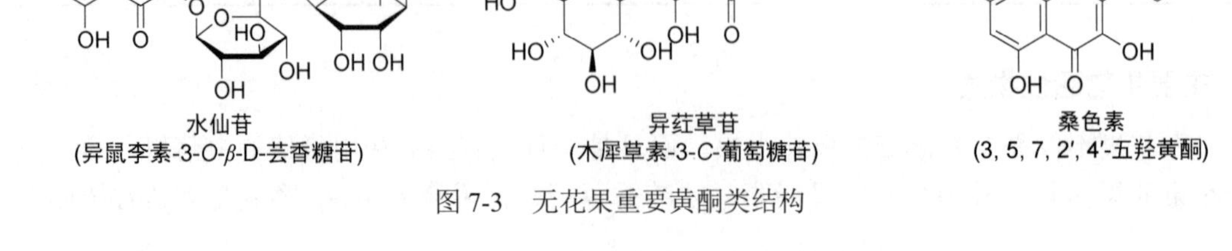

水仙苷
(异鼠李素-3-O-β-D-芸香糖苷)

异荭草苷
(木犀草素-3-C-葡萄糖苷)

桑色素
(3, 5, 7, 2', 4'-五羟黄酮)

图7-3　无花果重要黄酮类结构

（5）挥发油　将无花果的成熟果实粉碎后加入乙醇，冷却回流，适当浓缩可获得无花果油。无花果油具有新鲜的无花果香气，味甜，溶于水，不溶于油脂，呈淡黄色或琥珀色澄清液体，在食品、烟草等领域有广泛应用。从无花果油共鉴定出54种挥发性香味成分，酯类物质11种，醇类物质10种，酮类和酸类物质分别为5种，杂环类物质为3种，醚类和烃类物质各1种；从含量上看醇类物质最多，质量分数为42.79%。含量前三的分别是4-二甲基氨基-6-甲氨基-1,3,5-三嗪-2-醇（11.0mg/g）、5-羟甲基糠醛（2.7mg/g）和 3-甲基-1-硝基吡唑（2.6mg/g）。

（6）蛋白酶　无花果的乳汁含有较高含量的蛋白酶，具有消炎、助消化等作用。在医药、食品、化工、化妆品、饲料中有广泛的应用。

3. 功能性产品开发

无花果是传统的药食两用果品，具有广泛的营养价值和药用价值，是一种营养全面，果实口味独特的保健果品。在维吾尔族的药方中记载了70多种病需用无花果入药。除了鲜销外，其加工产品主要是无花果酱、果干、蜜饯和饮料等。近年我国许多企业根据无花果的营养价值和药用特点，开发了如无花果含片、无花果开胃营养剂和无花果果酒等。

4. 临床报道与食疗

（1）临床报道　无花果的果、根、叶均可药用，具有润肺止咳、健胃清肠、消肿解毒的功效，主治咽喉肿痛、喘咳、肠炎、痢疾、便秘、痔及疥癣等，《神农本草经》《救荒本草》《滇南本草》《本草纲目》等多部本草古籍均有记载。现代营养学研究发现无花果叶提取物具有抗肿瘤、抗菌、抗炎、降低血糖和血脂、抗病毒、抑制白斑、抗骨质疏松等多种生物活性。更引人瞩目的是无花果含有多种抗癌活性成分，目前国内外无花果抗癌方面的研究十分活跃。

① 抗癌作用。无花果叶提取物中分离出两种抗肿瘤成分，分别是补骨脂素和佛手柑内酯。无花果叶提取物对小鼠艾氏腹水实体癌瘤株的抑瘤率达 53.81%，对 S_{180} 肉瘤的抑瘤率为41.82%，对 HepA 肝癌的抑瘤率为44.44%，对 Lewis 肺癌的抑瘤率为48.85%。研究者认为，无花果抗癌作用机制是阻止癌细胞蛋白质合成，使癌细胞失去营养致死，而不影响正常细胞代谢，所以不论动物或临床研究均有抗癌效果而无毒副作用发生。研究发现无花果的乳汁对移植性肿瘤和原发性肿瘤有抑制和引起坏死的效应。一些无花果乳汁的成分显著地抑制了小鼠原发性乳腺癌的生长，引起原发性乳腺癌的坏死，延缓了移植性腺癌、骨髓性白血病、淋巴肉瘤和肉瘤的发生及肉瘤引起的退化。但由于无花果乳汁处理过的动物引起毛细血管损失而导致死亡，说明具有较大的毒副作用，未在临床上使用。

癌性胸腔积液是晚期恶性肿瘤患者常见的并发症，临床研究发现21例患者，胸腔积液中位存在时间约1个月，其中肺癌13例、乳腺癌4例、恶性淋巴癌2例、食管癌1例、腮腺癌1例，用无花果提取液50mL（有效成分500mg）直接注入胸膜腔，每周给药1次，连续给药2～3周，4～6周后发现21例均有疗效，显著疗效1例，总有效率52.3%。

② 痔治疗。痔是一种最常见、多发的肛肠疾病，占所有直肠疾病的87.25%，临床表现为出血、疼痛、感染、瘙痒等，目前主流学说认为该病由肛门直肠底部及肛门处的静脉丛与黏膜发生病变引起。研究者分别采用巴豆油致大鼠肛门肿胀及二甲苯致小鼠耳肿胀两种炎症模型和醋酸致大鼠肛门溃疡模型，发现中剂量（原药材4g/kg）的无花果叶提取物对痔模型治疗作用显著，其对于痔引起的肛门肿胀、直肠血管通透性增加、肛门溃疡以及炎症反应均有

很好的治疗效果。

临床研究了 32 例痔患者，病程最长 20 年，最短 8 个月，其中内痔 19 例，外痔 3 例，混合痔 10 例。于当年取新鲜无花果，或阴干后的无花果若干枚，温火煎取汁，口服，每日数次，并用浸透煎液纱布湿敷 10min，每日 1 次，结果显示 28 例治疗效果显著，2 例好转，总有效率 93.8%。

③ 治疗带状疱疹。带状疱疹是春秋常见的皮肤病，临床上发现采用无花果叶外敷治疗带状疱疹，疗效可靠，方法方便。90 例患者，病程 1～10 天，将无花果叶片数片切碎后，用食用醋少许调成糊状。外敷患处不露疱疹。每次 30min，每日两次。对照组用病毒唑 0.2g 肌注，每日 2 次；维生素 B₁ 片 20mg 口服，每日 3 次；卡马西平片 0.1g，口服，每日 3 次。发现治疗组患者经过中药外敷后，一般 1～3 天均可见疱疹萎缩或干瘪，疼痛减轻，较对照组见效快。

（2）食疗方剂　无花果具有健胃清肠，消肿解毒功效。可治肠炎、痢疾、便秘、痔、喉痛、痈疮疥癣、脘腹胀痛、脱肛、咳嗽多痰等。

① 适用于咽喉刺痛。无花果鲜果晒干，研末，吹喉。

② 适用于肺热声嘶。无花果 150g，水煎，调冰糖服。

③ 适用于痔，脱肛，大便秘结。鲜无花果生吃或干果十个，猪大肠一段，水煎服。鲜无花果十个，水煎洗患处。无花果猪肉汤：猪瘦肉 250g，切小块，无花果 100g（干品），同煮汤，用适量食盐调味食用。

④ 适用于久泻不止。无花果 5～7 枚，水煎服。

⑤ 适用于疝气。无花果两个，小茴香 10g，水煎服。

⑥ 适用于哮喘。无花果捣汁半杯，开水冲服，每日一次，以愈为度。

⑦ 适用于黄疸。无花果叶 10g，水煎代茶饮。

（3）饮食禁忌　因为无花果含糖量比较高，会导致肥胖，不宜多吃；无花果自身的含糖量就很高了，尽量不要与高糖食物一起吃，避免血糖增高；无花果特别是未充分成熟的有较高含量的蛋白酶，对蛋白酶敏感的或者过敏体质者不能吃。

第五节　树　　莓

树莓为蔷薇科（Rosaceae）悬钩子属（*Rubus*）的多年生落叶灌木小浆果果树，又名山莓、覆盆子、山抛子、牛奶泡等。我国共有 194 种野生树莓资源，分布在黑龙江、辽宁、吉林、陕西、甘肃等地区。树莓果实为聚合果，柔软多汁、颜色喜人、有独特香气，其鲜果和加工品深受国内外消费者青睐，树莓果实需求量也逐年增加。我国是树莓的种植大国，其中黑龙江省的种植面积位居全国首位，截至 2015 年总栽培面积已达到 3453hm²，产量达 16950t，黑龙江省现有浆果加工企业 10 余家，其树莓加工品除供应国内需求外，还大量出口至智利、韩国、新西兰等国家。树莓果实除维生素、多糖、氨基酸、矿物质等基础营养物质外，还富含多种次生代谢物，如鞣花酸、花青素、黄酮醇等。已有大量研究表明，树莓的复合提取物具有减肥、消炎甚至抗癌的功效，树莓也因此被世界粮农组织誉为"第三代水果"。

1. 营养物质

（1）矿物质　树莓果实中矿物质营养丰富，是人体补充矿物质营养的优质食品（表 7-4）。

特别是果渣，钾、铁、锌含量尤其丰富，据研究，6 种树莓果渣中平均钾含量高达 621.9mg/100g，是甜橙钾含量的 3.9 倍，铁和锌的平均含量分别为 7.91mg/100g 和 2.46mg/100g 均高于常见果蔬菜的平均含量。树莓果实中还含有中量的磷（21.00mg/100g）、铜（0.80mg/100g）、锰（0.42mg/100g）和微量的硒（0.003mg/100g）。红树莓品种"维拉米"还含有微量的锗元素，含量为 7.40μg/kg。

表 7-4　每百克树莓果实中矿物质营养含量（引自郭军战，2004；赵利群，2015）

种类	含量/［mg/100g（FW）］	种类	含量/［mg/100g（FW）］
钙	32.02	锌	3.80
磷	21.00	硒	0.003
钾	147.32	铜	0.80
钠	0.34	锰	0.42
镁	22.65	锗	0.0074
铁	0.60		

不同树莓种类之间的矿物质含量有一定的差异，赵利群等通过对 9 种树莓的分析比较发现，黑树莓矿物质含量要远远大于黄树莓和红树莓，其中 Fe 的含量是其他树莓品种的 1～4 倍，Ca 含量为其他品种的 2～3 倍，除黑树莓外，哈瑞特兹、欧洲红、秋福等红树莓品种也含有较高的矿物质。树莓在不同浆果树种间的比较中也具有一定的优势，对比越橘和黑穗醋栗，树莓在 Zn 和 Cu 的含量最高。郭军战等的研究表明除锗元素外，红树莓在其他矿物质营养含量上均要高于黑莓。

（2）维生素　大部分树莓的维生素含量要高于越橘、葡萄等浆果。树莓可检测出的维生素组分有维生素 A、维生素 B_1（硫胺素）、维生素 B_2（核黄素）、维生素 C、维生素 E 和叶酸，其中维生素 C 和维生素 E 是树莓果实中维生素营养的主要组分（表 7-5）。树莓品种间维生素成分的组成与含量差异较大，红树莓品种欧洲红和哈瑞特兹的维生素 C 含量可达到 39.1mg/100g 和 30.3mg/100g，而莱维里仅为 15.2mg/100g；哈瑞特兹和黄树莓的维生素 E 含量较高，分别为 2.29mg/100g 和 2.21mg/100g。

表 7-5　每百克树莓果实中维生素营养含量（引自韩加等，2008）

种类	含量/［mg/100g（FW）］	种类	含量/［mg/100g（FW）］
维生素 A	0.06	维生素 C	28.04
维生素 B_1	0.01	维生素 E	0.24
维生素 B_2	0.08	叶酸	0.22

（3）氨基酸　在不同树莓品种的果实中共发现了 15～17 种氨基酸，其中天冬氨酸、谷氨酸和丙氨酸的含量较高。通过对比不同树莓品系和品种，发现黑树莓中含有的必需氨基酸和氨基酸总量均要高于红树莓，分别为 0.54g/100g 和 1.49g/100g。此外树莓叶片中也含有丰富的氨基酸，且高于果实中的含量，以掌叶覆盆子为例，叶片中的必需氨基酸与非必需氨基酸及总氨基酸的比值均达到或超过 FAO/WHO 的推荐数值；氨基酸比值系数分（SRC 值）是反映食品氨基酸平衡的指标，数值越接近 100 说明氨基酸越丰富，掌叶覆盆子叶片中的 SRC 值为 61.34，果实为 54.03，说明树莓叶片的氨基酸组成比果实更均衡。

（4）脂类　树莓籽是树莓果实脂类营养的主要来源，富含多种脂类物质，树莓籽中共发现了 10 种脂肪酸，其中 7 种为不饱和脂肪酸，相对含量高的依次是亚油酸、α-亚麻酸和油酸（表 7-6）。此外树莓籽中还检测到了大量固醇，包括 β-谷甾醇、24-亚甲基环阿屯醇、菜油甾醇等 9 种固醇。树莓籽中总固醇含量高达 861.85mg/100g，高于大豆油、花生油、芝麻油等植物油。树莓籽油对人体具有多种有益作用，如减缓癌症发展、降低心脑血管疾病发病概率、降低肥胖的产生等。Ibrahim 等的研究发现树莓籽油可以显著预防小鼠肾结石，经过处理的小鼠其尿液中草酸、钙、磷的含量大幅降低。树莓籽油还对细菌繁殖具有一定的抑制作用，迟超等的研究发现树莓籽油对大肠杆菌具有较好的抑制作用，但对真菌的抑制能力较弱。树莓籽油之所以有如此多的功效，得益于其对氧化自由基高效的清除能力，研究表明 12mg/mL 的树莓籽油对 ABTS、DPPH 自由基的清除率均在 90%以上，同时其对超氧阴离子和羟自由基也具有一定的清除能力。

表 7-6　每百克树莓籽中脂类物质的含量（引自刘雅萍等，2017）

脂肪酸种类	相对含量/%	固醇种类	含量/(mg/100g)
C16：0	2.10	菜油甾醇	29.10
C18：0	0.73	豆甾醇	11.00
C18：1	11.94	β-谷甾醇	663.22
C18：2	0.13	羊毛甾醇	23.47
C18：2	57.44	环阿屯醇	24.14
C18：3	0.63	24-亚甲基环阿屯醇	53.92
C18：3	26.58	其他甾醇	57.00
C20：0	0.17		
C20：1	0.13		
C20：3	0.14		

（5）糖类　树莓果实中的可溶性糖含量较高，目前主栽品种"哈瑞特兹"的可溶性固形物可达 13.54%。不同树莓品系与品种间糖类含量差别较大，综合来看，黑树莓总糖含量高于黄树莓和红树莓。赵利群等对 9 个类群不同树莓进行研究，发现"欧洲红"的还原性糖含量最高，为 7.12%。

2. 主要生物活性物质

树莓的生物活性物质主要为酚类化合物，包括树莓酮、树莓黄酮、花色苷、原花青素、鞣花酸和多糖等。这些物质广泛存在于树莓的果实、叶片及根系。

（1）树莓酮　树莓酮是（4-对羟基苯基-2-丁酮，图 7-4）树莓果实中最重要的活性物质，为芳香族化合物，光稳定性和水溶性不佳，具有特殊香气，目前被广泛应用于食品、化妆品的加工产业中。在三种树莓类型中，黄树莓的树莓酮含量最高，黄树莓品种"传奇"青果期的树莓酮含量可达 20.0μg/g。不同成熟时期的树莓其树莓酮含量也有较大差异，夏果型树莓在转色期含量最高，而秋果型树莓在青果期含量最高。

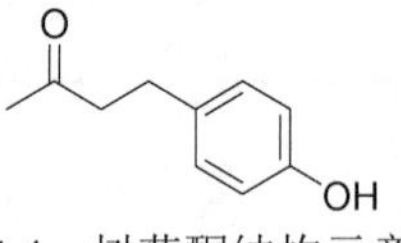

图 7-4　树莓酮结构示意图

树莓酮可用于添加剂，用于生产一些食药用产品，树莓酮具有多种有益作用，主要表现在缓解肥胖以及肥胖带来的多种并发症上。树莓酮已被发现可通过平衡糖脂代谢紊乱，削弱胰岛素和瘦素抵抗等方面来降低血糖、血脂的含量以缓解肥胖降低体重。在高血脂患者的血液中常常具有较多的炎症因子，通过研究喂食树莓酮的高血脂小鼠发现，树莓酮可显著降低超敏反应 C 蛋白、肿瘤坏死因子 α 和白细胞介素-6 的水平并很好地改善高血脂低度炎症的状态。此外树莓酮还可以减缓肝细胞脂肪变性，减轻肝脏炎症，起到保肝减脂的功效。最近的研究发现树莓酮可通过抑制骨髓脂肪组织来促进 C3H10T1/2 干细胞向骨细胞分化，对缓解代谢性骨病具有重要作用。

（2）黄酮类化合物 树莓黄酮不同于树莓酮，树莓黄酮为黄酮类物质，且在树莓植株中的分布较广，遍布各个组织器官。树莓叶片中的黄酮类物质主要以槲皮素和山奈酚为主，叶晓珂等在树莓叶中共发现了 15 个黄酮类化合物，经鉴定其中 8 个为槲皮素衍生物，8 个为山奈酚衍生物。树莓果实中的黄酮类物质主要为花色苷和芦丁，根系中可鉴定的黄酮类物质种类较多，分别为原花青素（B₁、B₂、C₁）、儿茶素、（4β，8）-非瑟酮醇-儿茶素。树莓籽中也含有较多的黄酮类物质，总黄酮含量可达（45.17±1.09）mg/g。

树莓黄酮被认为是一种降糖降脂、消炎抗癌的高效抗氧化物质。树莓籽黄酮提取物能有效中和血液中的牛磺胆酸钠和甘氨胆酸钠，对于缓解慢性肝炎，减脂保肝具有良好的功效。自由基对细胞的攻击是导致机体老化的重要因素之一，有研究表明树莓黄酮对 DPPH、ABTS、羟自由基、超氧阴离子等均具有一定的清除能力，其中对 DPPH 自由基的清除能力最强，此外青果黄酮提取物的清除能力大于成熟果实，叶片黄酮提取物的清除能力大于果实。树莓黄酮还可有效抑制黑斑病菌、纹枯病菌、枯草芽孢杆菌、大肠杆菌等真菌、细菌的生长，其中成熟果实黄酮提取物的抑制能力高于青果。

花色苷是树莓黄酮的重要组分，也是影响树莓果实颜色的重要因素。研究表明黑树莓和红树莓的总花色苷含量高于草莓、蔓越橘和蓝莓。树莓中的花色苷组分少于蓝莓，主要以矢车菊素衍生物为主，红树莓中还含有部分飞燕草素衍生物，树莓果实中可检出的花色苷单体包括矢车菊素-3-*O*-葡萄糖苷、矢车菊素-3-*O*-阿拉伯糖苷、矢车菊素 3-*O*-桑布双糖苷、矢车菊素-3-*O*-木糖醇苷、矢车菊素-3-*O*-芸香糖苷和飞燕草素-3-*O*-阿拉伯糖苷。不同树莓品种间的花色苷含量差异显著，在几个红树莓主栽品种中秋果型"哈瑞特兹"（海尔特兹）的总花色苷含量最高为 1019.47mg/kg（FW），夏果型费尔杜德、秋福、米克等的花色苷含量较低，在 600～700mg/kg（FW）。

目前，树莓花色苷在预防和辅助治疗癌症中的作用得到了较为深入的研究。黑树莓花色苷提取物可降低癌细胞中 *miR-338-5p* 的表达量进而影响癌组织形成关键酶 SIRT1 的生成，对结直肠起到一定的预防作用。此外在确诊结直肠癌患者的化学治疗过程中，给予花色苷配合治疗也会起到较好的效果，研究表明 5-氟尿嘧啶、塞来昔布、奥沙利铂、喜树碱配合黑树莓花色苷可降低结肠癌细胞存活率 20%～30%，同时其形成细胞集落的能力也显著降低，分子层面上，花色苷添加组的抑癌因子 PTEN 蛋白水平明显提高，经过联合治疗后小鼠体内的肿瘤可减少 1～3 个。

（3）原花青素 原花青素又称前花青素，为多酚类物质，在植物体内由儿茶素和表儿茶素缩合而成。根据缩合单体的数量可分为低聚体原花青素和高聚体原花青素，目前的研究表明低聚体的抗氧化性要显著大于高聚体。树莓原花青素在各个组织中均有分布，其中果实中的原花青素含量最高为 36.70mg/g（FW），茎中为 14.04mg/g（FW），嫩叶和老叶中分别为 12.05mg/g（FW）和 9.07mg/g（FW）。在不同成熟期的果实中，未成熟的绿果原花青素含量最高，可达成熟果实 2 倍以上，随树莓果实的成熟原花青素的含量逐渐下降，花色苷的含量逐渐上升。在成熟树莓果实中原花青素主要集中在树莓籽中，以树莓籽为原材料粗提原花青素，经过乙醇洗脱产出物纯度可达 92%。

（4）鞣花酸　鞣花酸是一种多酚类化合物，结构为多酚二内酯，广泛存在于多种小浆果果树的叶片和果实中。鞣花酸在自然界中主要以缩合物的形式存在，如鞣花苷、鞣花单宁等。与其他生物活性物质一样鞣花酸也具有较强的抗氧化性，食用富含鞣花酸的浆果对人体具有一定的保护作用。树莓不同品种、不同组织间鞣花酸的差异较大。杨光等对三种秋果型红树莓鞣花酸含量进行了测定，结果显示鞣花酸含量在 16.41~1364.99μg/g 之间，并表现出叶片含量高于果实的特点，其中"哈瑞特兹"叶片中的鞣花酸含量最高，"波尔卡"果实中的含量最少。在树莓一个物候期内生长量较大，需要经常修剪，因此产生了大量的残枝叶片，树莓叶中的大量鞣花酸使其具有较高的利用价值，经过处理树莓叶茶和树莓嫩尖茶的鞣花酸含量可达特级炒青的 6.8 倍，抗氧化性也远远高于绿茶。

（5）多糖　树莓果实中的多糖含量丰富，可以作为多糖提取的理想材料。树莓果实多糖为酸性 α-呋喃糖，含有 β-糖苷键，由鼠李糖、阿拉伯糖、木糖、甘露糖、葡萄糖和半乳糖组成，并未发现果糖，且阿拉伯糖和葡萄糖的含量较高。目前，已有大量研究发现树莓多糖对多种常见疾病具有一定的预防和治疗作用。研究表明树莓多糖粗提取物和纯化物对超氧自由基的半抑制浓度分别为 0.66mg/mL、0.44mg/mL；对羟氧自由基的半抑制浓度分别为 1.37mg/mL、0.91mg/mL，可见树莓多糖同样对自由基具有较强的清除能力。此外树莓多糖还对提高人体免疫力有一定作用，陈坤华等的研究表明树莓多糖提取物可促进淋巴细胞的增殖，刺激指数为 3.12，且细胞内的 cAMP 显著升高。树莓多糖还可以预防多种常见病的发生或延缓其发展，通过对高血脂大鼠灌胃树莓多糖提取物，可以使其血清中的三酰甘油、总胆固醇、低密度脂蛋白含量降低，高密度脂蛋白含量升高，且随灌入提取物浓度的升高，呈现出一定的量效关系。田文慧等的研究发现，树莓多糖提取物可明显降低链脲霉素诱导的糖尿病大鼠血糖水平，同时还可降低大鼠血清中肿瘤坏死因子-α、白细胞介素-2、免疫球蛋白、丙二醛等物质的含量，并提高有益酶的活性，因此树莓多糖具有良好的抗糖尿病活性。最新的研究还发现树莓多糖对体内恶性黑色素瘤细胞具有较强的生长抑制作用，400mg/kg 的多糖提取物的抑制率为 59.95%，病理学分析指出，树莓多糖可通过增加炎症细胞浸润诱导肿瘤细胞坏死，且对其他组织细胞并无明显毒害作用。

3. 功能性产品开发

树莓果实虽营养丰富、酸甜可口、香气浓郁，但因其种子过多，不能满足部分消费者的需求。树莓果实柔软多汁，较不耐储，而树莓产量又非常高，因此在满足鲜食需求后，开发树莓相关加工产品是最好的选择之一。树莓果实可制成糖水罐头、果汁、果茶、果酱，还可作为添加果肉制成树莓酸奶。树莓在发酵的过程中会产生许多独特的挥发性物质和其他有益的副产物，因此将树莓果实制成果酒、果醋是较好的利用方式，发酵前树莓果实呈香物质为醛类和醇类，发酵后果酒的成香物质主要为醇类和酯类，酿制完成的树莓酒经过长时间陈酿后香气浓郁、色泽红润、口感绵柔，达到了最佳状态。不同酿酒酵母对树莓果酒最终产生的香气物质组成具有较大的影响，目前的酿造工艺主要采用酿酒酵母 1399，该酵母酿制的树莓酒香气组分种类较多，含量均匀，呈香明显且能保持较长的时间。

除树莓果实外，其叶片、种子、根系均具有较高的加工利用价值。树莓叶片可用来制作树莓叶茶和提取生物活性物质。树莓叶茶的制作工艺与绿茶相似，不同于传统工艺，树莓叶经微波杀青处理的品质更佳，在摊放、捻揉阶段，树莓叶浸出物氨基酸、可溶性糖的含量逐渐上升。树莓叶茶具有独特的香气特征，其中 D-柠檬烯、柠檬醛、橙花醛、桃金娘烯醛等为树莓叶茶的主要香气组成物质。多品种测试发现树莓品种"哈瑞特兹"是最适宜做树莓叶茶的品种，其茶叶中茶多酚、黄酮类物质及鞣花酸含量均比较高。

在加工树莓果汁、果酒时产生的种子可用于提取树莓籽油，树莓籽油相比于其他常见的植物油所含的不饱和脂肪酸更多，此外诸如树莓冻干果脯、营养咀嚼片、鞣花酸咀嚼片、花色苷咀嚼片等的面向不同人群的保健产品也逐渐进入市场，树莓提取物咀嚼片具有便于携带、便于食用的优点，营养均衡又不失树莓的风味，适合于各个年龄段的人食用，可用于儿童的营养补充，也可用于于具有心血管问题和肥胖的人群改善身体状况。树莓提取物也可制成软膏、面霜、面膜等，经过加工处理后鞣花酸、树莓酮等生物活性物质可有效被人体皮肤吸收，以达到去除角质、延缓皮肤老化等效果。

4. 临床报道与食疗

（1）临床报道　人类食用树莓的历史悠久，而智慧的华夏民族早在汉朝就发现了树莓的食疗作用，在《神农本草经》中就记载了"'蓬蘽'味酸，平，主安五脏，益精气，长阴令坚，强志倍力，有子久服轻身不老。一名覆盆，生平泽。"在明代著名药学典籍《本草纲目》中也对树莓的食药用功效做了详细的记载："覆盆子主治：益肾脏，治阳痿，缩小便，补肚明目（叶亦有明目作用）。"随着现代医学的发展，古人在树莓身上发现的食疗作用得到了验证，其功能的主要来源为生物活性物质强大的抗氧化能力。

目前树莓提取物辅助治疗消化系统癌症和糖尿病上的临床研究较为深入。口腔癌恶变率高，是全球 6 大常见癌症之一，虽然可通过手术治疗但复发率较高，5 年内生存率低于 60%。研究表明与安慰剂组相比，使用黑树莓提取物凝胶可显著减小患者口腔癌变前上皮内瘤变的大小。深入研究发现使用黑树莓提取物治疗后的上皮内瘤变组织内诱导型一氧化氮合成酶、环氧合酶-2、微血管密度等癌症相关指标下降，且对正常组织没有有害性影响，在正常组织内角化细胞分化酶活力提升，代谢水平提高，对癌细胞侵袭形成了局部抵抗作用。在直肠癌治疗中采取树莓提取物辅助治疗也收到了较好的效果，在黑树莓提取物治疗的直肠癌患者临床试验中可发现，黑树莓提取物能显著降低患者体内 APC 抑癌基因甲基化进程，且在 Wnt 信号通路中，黑树莓提取物同样能抑制肿瘤发展相关基因的表达。糖尿病也是世界范围内高发的慢性病，常常与人们不健康的饮食习惯相关，食用树莓不仅可以预防糖尿病的发生，在糖尿病患者的治疗中也能起到较好的效果，王敏等的研究表明树莓口服液可降低患者饭后血糖含量，提高胰岛素的作用，最新的研究表明，长期给予树莓提取物的糖尿病患者其三酰甘油水平、血压指标、血清炎症标志物水平均有明显下降。

（2）食疗方剂

① 适用于阳虚。覆盆子、淫羊藿、锁阳各 10g，熟地黄、金樱子、芡实各 12g，五味子、山茱萸各 8g，制何首乌 15g，水煎，分 3 次服，每日 1 剂。

② 补气养血。覆盆子、党参各 12g，大枣 10 枚，粳米 100g，白糖适量。将材料洗净，煎煮前 2 味 20min，去渣留液；大枣、粳米洗净（大枣切成小片），与药汁共煮至粳米烂熟，加入白糖调味食用

③ 适用于尿频、遗尿。覆盆子 12g，粳米 100g，蜂蜜适量。覆盆子洗净，置于锅中，加水煎煮 20min，去渣留液；粳米洗净，与药液煮至烂熟，放蜂蜜调味食用。

④ 适用于眼目昏花。覆盆子、女贞子、菟丝子、核桃仁各 10g，瘦猪肉 150g，姜、盐各适量。先将前三味洗净，置于锅中，加水适量，煎煮 20min，去渣留汁；核桃仁略捣碎；瘦

猪肉洗净切成块，共煮至猪肉熟透，加姜、盐，稍煮片刻，食用即可。

⑤ 适用于脾劳羸瘦。覆盆子 30g，肉苁蓉 30g（酒浸 1 宿，刮去皱皮，炙干），黄芪 60g，五味子 30g，牛膝 30g（去苗），鳖甲 30g（涂醋炙令黄，去裙），肉桂 60g（去皱皮），石斛 60g（去根，锉），白术 30g，附子 30g（炮裂，去皮脐），人参 30g（去芦头），沉香 30g，熟干地黄 60g。制成小丸，每日空腹服 30 丸。

⑥ 适用于少年白头。覆盆子 10g，补骨脂 10g，熟地黄 30g，仙茅 10g，枸杞子 10g，菟丝子 10g，墨旱莲 10g，桑椹 10g，莲须 5g。每日 1 剂，每剂加水煎 3 次，每次加蜂蜜适量，餐前温服。

⑦ 适用于月经不调。覆盆子 60g，五味子 60g，天麻 30g，菟丝子 60g，楮实子 60g，白术 60g，川芎 60g，牡丹皮 30g，核桃仁 100 枚，桃花 60g，地黄 20g，茯苓 30g，干桂心 30g。制成药丸，每日空腹食用 5 丸，午、晚各一次。

（3）食用禁忌　树莓食疗禁忌较少，副作用较弱，但仍有部分人需要慎重食用树莓，注意食用的次数和食用的量。

① 虚火旺盛或者妊娠初期的女性应减少食用次数。

② 肾虚有火，小便短涩人群慎用。

③ 强阳不倒人群忌服树莓；肾阴虚、血燥血少人群忌服树莓；脾虚久泻者暂不宜食树莓。

参 考 文 献

[1] 曹尚银. 无花果：高效栽培与加工利用[M]. 北京：中国农业出版社，2002.

[2] 陈春. 桑葚多糖的结构鉴定、活性评价及其体外消化酵解[D]. 广州：华南理工大学，2018.

[3] 陈青青，李柯，唐晓清，等. 华东覆盆子果，茎与叶的酚类成分及抗氧化活性分析[J]. 食品科学，2020，41(24):7.

[4] 陈晓燕，孙汉巨，程小群，等. 覆盆子的氨基酸组成及营养评价[J]. 合肥工业大学学报(自然科学版)，2012，35(12):1669-1672.

[5] 陈智慧，邹宇晓，刘凡，等. 基于微生物转化技术的桑椹食品加工研究进展[J]. 蚕业科学，2016，42（2）：336-340.

[6] 程然，生吉萍. 草莓多酚类植物化学物研究进展[J]. 食品安全质量检测学报，2015，6（2）：575-584.

[7] 房致远，倪孟祥. 无花果多糖的提取工艺、结构特征及生物活性. 化学与生物工程，2021，38（10）：11-15.

[8] 付辉战. 新型桑椹精粉的制备及其改善胃肠道功能研究[D]. 湛江：广东海洋大学，2018.

[9] 高云秋. 黑树莓花青素联合结直肠癌化疗药物的协同增效作用研究[D]. 沈阳：辽宁大学，2019.

[10] 何雪梅，廖森泰，刘吉平. 桑树的营养功能性成分及药理作用研究进展[J]. 蚕业科学，2004，30（4）：390-393.

[11] 何雪梅，孙健，梁贵秋，等. 广西地区 13 个主栽桑品种的桑椹营养与药用品质综合评价[J]. 食品科学，2018，39（10）：250-256.

[12] 黄筱娟，纪明慧，舒火明，等. 菠萝叶乙醇提取物的抑菌活性及其稳定性研究[J]. 食品工业科技，2014，35（11）：166-173.

[13] 冀冰聪，杜婷. 桑椹花青素的研究现状及其在食品领域中的应用[J]. 食品研究与开发，2021，42（15）：189-197.

[14] 江丹，陈志元，刘晶晶，等. 无花果中总黄酮和粗多糖同步提取工艺研究. 农产品加工，2021，519（1）：35-38.

[15] 江岩，聂文静. 新疆药桑椹营养成分分析及其体外抗氧化作用[J]. 食品科学，2014，35（22）：126-129

[16] 李敏，尚宏丽，李亮，等. HPLC法测定不同季节成熟的树莓中酚类化合物、花色苷及VC的差异性[J]. 陕西师范大学学报，2017,45(2):5.

[17] 刘苗苗，李忠源，丰茂秀，等. 无花果叶提取物对痔疮及炎症动物模型作用效果[J]. 中华中医药杂志，2021，36（3）：1667-1670.

[18] 马慧，李文慧，李昱，等. 新疆药桑化学成分抗氧化机理及药理作用研究进展[J]. 农产品加工，2020（19）：72-76.

[19] 沈维治，邹宇晓，刘凡. 桑叶总生物碱含量的变化规律[J]. 蚕业科学，2018，44（5）：783-786.

[20] 谭西. 桑葚多糖低浓度乙醇分级纯化、分子修饰及抗急性酒精性肝损伤活性研究[D]. 贵阳：贵州师范大学，2019.

[21] 唐榕. 桑葚主要活性成分稳定性研究及花色苷微胶囊的制备[D]. 南宁：广西大学，2018.

[22] 王娜，范作卿，朱琳，等. 桑椹的化学成分及应用研究进展[J]. 现代农业科技，2017，（9）：4.

[23] 王如凤. 桑树花青素生物合成相关基因及其与桑椹花青素含量的关系研究[D]. 镇江：江苏科技大学，2019.

[24] 伍彦华，梁艳玲，蒙秋燕. 桑葚提取物功能性研究进展[J]. 轻工科技，2020，36（10）：1-4,15.

[25] 谢伟东. 糖尿病动物脂代谢变化及其菠萝叶对糖脂代谢的调节作用[D]. 北京：中国协和医科大学，2005.

[26] 闫希焕，刘芳，杨梅霞，等. 树莓果实中树莓酮含量变化及受茉莉酸甲酯调控影响分析[J]. 北京农学院学报，2020，35(3):7.

[27] 杨光，周双，孙兰英，等. HPLC法测定秋果型树莓不同部位鞣花酸的含量[J]. 黑龙江农业科学，2021 (3):4.

[28] 杨桦. 桑椹多糖制备工艺优化及其水解产物益生作用研究[D]. 广州：华南农业大学，2018.

[29] 杨永晶，索有瑞，韩丽娟，等. 树莓果油脂肪酸成分分析及其抗氧化活性研究[J]. 食品工业，2016 (4):5.

[30] 张佳琦. 桑葚多糖精细结构鉴定及铁修饰对其结构、活性的影响[D]. 广州：华南理工大学，2020.

[31] 张秀梅，孙光明，杜丽清，等. 菠萝果实生长发育过程中营养品质的变化[J]. 中国农学通报，2008，24（7）：467-471.

[32] 张元梅，张群英. 树莓酚类物质及其生物活性研究进展[J]. 南方农业，2020,14(4):4.

[33] 赵慧芳，马丽，刘洪霞，等. 树莓叶茶和嫩尖茶抗氧化活性成分研究[J]. 食品安全质量检测学报，2019，10(23):5.

[34] 赵婷，陈子豪，党云洁，等. 菠萝叶药用成分的研究进展[J]. 中国药师，2018，21（3）：485-489.

[35] 赵利群，王晓冬，李长海. 9个树莓栽培品种营养成分分析[J]. 防护林科技，2015(6):3.

[36] 邹宇晓，廖森泰，肖更生，等. 蚕桑资源多元化开发利用新技术研究进展[J]. 蚕业科学，2016，42（4）：561-569.

[37] Aiyer H S, Gupta R C. Berries and ellagic acid prevent estrogeninduced mammary tumorigenesis by modulating enzymes of estrogen metabolism[J]. Cancer Prev Res, 2010, 3(6):727-737.

[38] Ali M M, Hashim N, Aziz S A, et al. Pineapple (*Ananas comosus*):a comprehensive review of nutritional values, volatile compounds, health benefits, and potential food products [J]. Food Res Int, 2020, 137:109675.

[39] Alvarez-suarez J M, Giampieri F, Tulipani S, et al. One-month strawberry-rich anthocyanin supplementation ameliorates cardiovascular risk, oxidative stress markers and platelet activation in humans[J]. J Nutr Biochem, 2014, 25(3):289-294.

[40] Chen T, Yan F, Qian J, et al. Randomized phase Ⅱ trial of lyophilized strawberries in patients with dysplastic precancerous lesions of the esophagus [J]. Cancer Prev Res, 2012, 5(1):41-50.

[41] Devore E E, Kang J H, Breteler M M, et al. Dietary intakes of berries and flavonoids in relation to cognitive

decline [J]. Ann Neurol, 2012, 72(1):135-143.

[42] Edirisinghe I, Banaszewski K, Cappozzo J, et al. Strawberry anthocyanin and its association with postprandial inflammation and insulin[J]. Br J Nutr, 2011, 2106(6):913-922.

[43] Hossain M F. Nutritional value and medicinal benefits of pineapple[J]. Int J Nutr Food Sci, 2015, 4(1):84.

[44] Kresty L A, Mallery S R , Stoner G D , et al. Black raspberries in cancer clinical trials: past, present and future[J]. J Berry Res, 2016, 6(2):251-261.

[45] Li Q , Wang J , Shahidi F. Chemical characteristics of cold-pressed blackberry, black raspberry and blueberry seed oils and the role of the minor components in their oxidative stability[J]. J Agric Food Chem, 2016：5410-5416.

[46] Mallery S R, Tong M, Shumway B S, et al. Topical application of a mucoadhesive freeze-dried black raspberry gel induces clinical and histologic regression and reduces loss of heterozygosity events in premalignant oral intraepithelial lesions: results from a multicentered, placebo-controlled clini[J]. Clin Cancer Res, 2014, 20(7):1910-1924.

[47] Sun G M, Zhang X M, Soler A, et al. Nutritional composition of pineapple [*Ananas comosus*（L.）Merr.][M]. In Nutritional composition of fruit cultivars. Academic Press, 2016：609-637.

[48] Takata T, Morimoto C. Raspberry ketone promotes the differentiation of C3H10T1/2 stem cells into osteoblasts[J]. J Med Food, 2014, 17(3):332-338.

[49] Tulipani S, Alvarezsuarez J M, Busco F, et al. Strawberry consumption improves plasma antioxidant status and erythrocyte resistance to oxidative haemolysis in humans[J]. Food Chem, 2011, 128(1):180-186.

[50] Wang L S, Arnold M, Huang Y W, et al. Modulation of genetic and epigenetic biomarkers of colorectal cancer in humans by black raspberries: A phase I pilot study[J]. Clin Cancer Res, 2011, 17(3):598-610.

[51] Wang L, Meng X, Zhang F. Raspberry ketone protects rats fed high-fat diets against nonalcoholic steatohepatitis[J]. J Med Food, 2012, 15(5):495.

[52] Zygmunt Z, Joanna C, Bartosz B, et al. Health-promoting properties of pineapple. Pediatr Med Rodz, 2018, 14(2):133-142.

第八章
坚果类

　　坚果是闭果的一个分类，果皮坚硬，内含 1 粒或者多粒种子，可食部分为种仁，蛋白质、油脂、矿物质、维生素含量较高，对人体生长发育、增强体质、预防疾病有极好的功效。除了低饱和脂肪和胆固醇的食谱外，每天每人食用 25g 左右的坚果可大大降低罹患心血管病的风险。然而，当前中国每天人均的坚果消费量为 3g。中国是许多坚果的原产国，有着丰富的种质资源，一些引种的优质坚果也得到推广和应用，随着坚果种植面积和产量的迅速增加，中国坚果短缺的时代将基本结束，坚果日均消费量也将明显上升。本章主要介绍板栗和核桃两种大宗重要坚果以及澳洲坚果和银杏两种特色坚果的营养与功能。

第一节　板　　栗

　　板栗（*Castanea mollissima* Blume），壳斗科（Fagaceae）栗属（*Castanea*）落叶乔木，素有"铁杆庄稼""干果之王"的美誉。板栗起源于我国，是我国最古老的栽培果品树种之一。因板栗树种有着广泛的适应性，分布广泛，北起吉林，南至海南岛均有栽培，横跨全国 26 个省（市、自治区）。我国板栗资源丰富，有 300 多个品种，作为我国重要的生态型经济果树，板栗及相关制品日益受到重视。板栗富含碳水化合物和矿物质，是人体摄入蛋白质的来源，同时还含有维生素 A、所有 B 族维生素、维生素 C、维生素 E 等。《本草纲目》记载，栗益气、厚肠胃、补肾气、令人耐饥。生食，治腰脚不遂。疗筋骨短碎、肿痛瘀血，生嚼、涂之有效。

1. 营养物质

　　板栗干物质的主要组成成分是淀粉，是板栗营养品质的重要参考指标之一，占干物质的 38%～80%。板栗淀粉以支链淀粉为主，支链淀粉质量分数在 35.2%～58.4% 之间，与总淀粉呈极显著正相关，南北方品种差异不明显。因糯性与支链淀粉含量呈极显著正相关，支链淀粉含量是板栗糯性品质评价的最重要定量指标。直链淀粉质量分数在 2.4%～18.6% 之间，直链淀粉与支链淀粉呈极显著负相关；南方品种中直链淀粉含量最高值约是最低值的 3 倍，北方品种中直链淀粉含量最高值约是最低值的 9 倍。直链淀粉含量与淀粉糊化度有关，其中峰值糊化度与直链淀粉含量以及淀粉粒粒径均有显著相关性，是板栗加工品质的主要影响因素。板栗中含有可溶性糖 10%～20%，还原糖 5%～18%，蔗糖 3%～27%。板

栗仁黄色素主要以 β-胡萝卜素和叶黄素为主，其中叶黄素的含量是 4.2mg/kg，β-胡萝卜素的含量是 1.6mg/kg。

对不同产区的 99 个板栗品种主要营养成分进行分析，不同产地和品种间板栗的营养成分含量有较大差异。板栗含水量为 42.1%～61.3%，南方品种含水量略低于北方品种。淀粉含量为 21.5%～38.1%，北方品种平均比南方品种高 15.4%，其中，北京怀柔燕红含量最高。可溶性糖含量为 0.72%～11.9%，品种间差异较大，南方品种可溶性糖含量略低于北方品种，其中，浙江魁栗含量最高。蛋白质含量为 2.9%～8.7%，北方品种平均比南方品种高 21.7%，其中，湖北罗田乌壳栗含量最高。脂肪含量为 0.85%～5.4%，品种间差异较大，其中，福建尖油栗含量最高（表 8-1）。品种间矿物质元素含量差异不大，其中磷含量为 0.10%～0.16%，钾含量为 0.67%～0.81%，铁含量为 14.0～16.2mg/kg，镁含量为 144～168mg/kg，钙含量 597.5～998.4mg/kg（表 8-2）。

表 8-1　不同板栗的营养成分表（水与有机物）

项目	水分/%	淀粉/%	可溶性糖/%	蛋白质/%	脂肪/%
最低值	42.10	21.54	0.72	2.90	0.85
最高值	61.30	38.10	11.92	8.65	5.44
平均值	51.93	28.49	6.78	5.17	1.98

表 8-2　不同板栗的营养成分表（矿物质元素）

项目	磷/%	钾/%	铁/（mg/kg）	镁/（mg/kg）	钙/（mg/kg）
最低值	0.10	0.67	13.97	144	597.5
最高值	0.16	0.81	16.17	168	998.4
平均值	0.12	0.72	15.21	152	789.2

加工对板栗部分营养物质影响较大，加工板栗总淀粉、总还原糖、总黄酮、总脂肪、水溶性蛋白、有机酸、游离氨基酸含量和能量值有所降低，而总蛋白质、总水解氨基酸含量比生板栗有所增加。加工对蔗糖、葡萄糖、果糖和总酚含量影响不大，对板栗仁乙醇提取物的总还原力、DPPH 自由基清除能力和羟基自由基清除能力影响较小（表 8-3）。

表 8-3　不同加工方式对板栗的营养成分表（干重）

加工方式	淀粉/%	还原糖/（mg/g）	蛋白质/（mg/g）	脂肪/%	总酚/（mg/g）	类黄酮/（mg/g）	能量值/（kJ/g）
生板栗	73.2	20.6	97.5	2.27	2.24	2.62	16.96
煮板栗	65.2	115.0	99.1	2.27	2.03	2.12	14.81
烤板栗	56.6	6.69	100.1	1.98	2.26	2.25	13.32
炒板栗	54.2	8.03	99.5	1.42	2.08	2.13	13.55

2. 主要生物活性物质

（1）抗性淀粉　根据淀粉的消化情况，将淀粉分为快速消化淀粉（rapidly digestible starch，DS）、缓慢消化淀粉（slowly digestible starch，SDS）和抗消化淀粉（resistant starch，RS）三种。抗消化淀粉因被包埋在不溶膳食纤维中又称抗性淀粉，是不能被正常人体的小肠消化吸收的一类淀粉及其降解物的总称。板栗抗性淀粉含量较高，占淀粉总含量的 68.9%，板栗果仁中抗性淀粉与直链淀粉呈显著正相关。

抗性淀粉是一种特殊的膳食纤维，不仅具有与膳食纤维相似的生理功能，而且在性质和功能上要优于普通膳食纤维。抗性淀粉通过增加饱腹感、促进脂肪分解和减少能量摄入三种方式来控制体重。抗性淀粉对生物体内的葡萄糖和胰岛素水平具有调节作用，进而实现体内葡萄糖和脂质的平衡。抗性淀粉对胃肠功能紊乱、肠道炎症和结直肠癌等多种肠道疾病的防治具有重要意义，主要是通过其产生的短链脂肪酸（SCFA）来发挥作用，体外试验表明 SCFA 具有抗炎作用，可降低结肠炎的发生率。此外，抗性淀粉补充饮食还显著增加双歧杆菌、葡萄球菌、乳杆菌和链球菌等数量，抑制肠杆菌的繁殖，并可改善微生物酶在结肠微代谢环境。

抗性淀粉可作为食品添加剂制作具有特殊风味和有一定保健性能的功能性食品，但不同加工方式对抗性淀粉含量保留影响不一。在对高温蒸制罐头、混沙翻炒和去壳烹饪三种加工方式对抗性淀粉含量影响研究发现，混沙翻炒板栗中抗性淀粉保留程度最低，仅为 42.4%；高温蒸制罐头板栗中抗性淀粉保留程度最高，为 93.2%。这可能是由于加工过程中，水分和糖类的增加使抗性淀粉的保留减少，蛋白质含量的增加对抗性淀粉的保留有促进作用，而脂质的变化对抗性淀粉含量不是单一的促进或减弱关系。

（2）多糖　在 100g 干燥板栗种仁中多糖含量为 13.2g，多糖主要由葡萄糖、甘露糖、木糖和阿拉伯糖等组成，摩尔比为 0.58:1.00:0.33:0.18。板栗多糖是一种稳定性较高的抗氧化活性物质，为线性 1,6-α-D-葡聚糖，平均分子质量为 2.0×10^{3}kDa，硒酸化修饰后多糖对肿瘤细胞的抑制作用明显增强。对板栗多糖的体外抗氧化活性测定结果显示，其具有较强的还原力，对羟基自由基（·OH）、有机自由基（DPPH·）及超氧阴离子自由基（O_2^-·）均有较好的清除能力。在同等浓度条件下，抗坏血酸的抗氧化活性不及板栗多糖；随着板栗多糖浓度的增大还原力也随之增强，对·OH、DPPH·、O_2^-·自由基的清除能力明显提高。

（3）多酚　板栗仁中丰度较高的酚类化合物为没食子酸、原儿茶酸、槲皮素和儿茶素等，每百克含量分别为 17.7～120.2mg、19.2～55.1mg、23.4～49.9mg 和 9.6～40.8mg。板栗壳斗中多酚有原儿茶酸、儿茶素、表儿茶素、对香豆酸、鞣花酸、没食子酸和大麦草碱。板栗壳斗中的总酚具有显著降血糖和改善高脂糖尿病模型大鼠的血脂水平作用，可通过提高脏器抗氧化水平，增强细胞清除自由基能力，来减缓碳水化合物的消化吸收。

板栗中分离得到的黄酮类多为黄酮醇和黄酮醇苷，主要有杨梅素、山柰酚、芦丁、栗苷 A、栗苷 B、杨梅素-3-O-β-D-吡喃葡萄糖苷等。板栗种皮鉴定出黄酮类化合物主要为柚皮苷（50.23%）、异鼠李素（15.71%）、木犀草素（13.05%）、山柰酚（9.48%）、芹菜素（6.33%）、圣草酚（1.47%）、金丝桃苷（1.01%）、儿茶素（0.92%）、鼠李醚（0.40%）、表儿茶素没食子酸酯（ECG，0.14%）和芦丁（0.08%）。板栗花粉中总黄酮含量在板栗器官中最高，达 9.08%。体外试验发现，板栗黄酮类化合物对血糖相关酶的抑制作用不同，ECG 和芹菜素对 α-淀粉酶有强抑制作用，ECG 对 α-葡萄糖苷酶有强抑制作用，ECG 和儿茶素对二肽基肽酶Ⅳ（DPP-Ⅳ）抑制作用较强。

3. 功能性产品开发

板栗产品多种多样，有传统的炒食（糖炒板栗）、果脯、罐头、酱和酒等，还有饮料、栗子粉、栗片、即食栗糊、栗蓉等新型保健食品。以板栗为主料，红枣为辅料，选用乳酸菌（植物乳杆菌）、酿酒酵母、增香酵母（异常汉逊酵母菌）和醋酸菌菌种发酵而成的板栗红枣果醋，能最大限度地保存板栗中的有机酸、游离氨基酸、多酚、黄酮类等风味物质和抗氧化能力。将板栗进行处理纯化得到的益生元-异麦芽低聚糖（CN-IMOs-P）对乳酸菌的增殖有促进作用，尤其在剂量为 2%（质量体积比）时的效果优于 CN-IMOs 和商业 IMOs-50。因此，板栗可作为 IMOs 生产的潜在原始材料，成为一个新的功能产品开发领域。

板栗花中不仅含有还原糖、粗纤维、氨基酸、蛋白质等营养成分，还含有黄酮类、挥发油等多种生物活性物质。板栗花制成的精油驱蚊效果显著，味芳且无副作用，兼有安神润肤的功效。以板栗花为原料的功能蛋糕营养丰富，多酚类含量和抗氧化活性均高于普通蛋糕。板栗花饮料的体外抗氧化能力与维生素 C 相当，并对超氧阴离子自由基有一定清除效果。以板栗花、玫瑰花、白酒为原料，经过简单工艺制得板栗花玫瑰酒，该酒具有口感柔和、气味清香、营养价值高的特点，兼有提神养胃、调理肠道、治疗肠炎（主要表现为腹泻）等功效。

4. 临床报道与食疗

（1）临床报道

① 抗菌作用。板栗叶乙酸乙酯萃取物对葡萄球菌有抑制作用，并可抑制葡萄球菌群体感应，可能是提取物中的五环三萜衍生物、齐墩果烯类、没食子酸以及鞣花单宁类化合物对群体感应活性最强。板栗雄花序乙酸乙酯萃取物对革兰氏阳性菌和革兰氏阴性菌都表现出良好的抑菌效果，0.01g/mL 的板栗花提取物对大肠埃希菌、铜绿假单胞菌、金黄色葡萄球菌均具有较强的抑制作用，对产黄青霉菌和黑曲霉菌抑制效果甚至比 75%酒精要强。板栗壳乙醇提取物具有抑制过度炎症和促进伤口愈合的作用，板栗壳膏药可外用于伤口愈合和烧伤的治疗。

② 抗氧化和抗疲劳作用。板栗多糖浓度与清除 O_2^-·、·OH 和 H_2O_2 的能力呈正比例关系。板栗花中黄酮类提取物的还原能力和有效清除·OH 的能力高于维生素 C，但是对 H_2O_2 的清除效率不如维生素 C。板栗总苞多酚提取物对 DPPH·和 $ABTS^+$·的清除率高于维生素 E，与维生素 C 相当。碱性蛋白酶水解板栗蛋白质得到了五种新的抗氧化活性肽，鉴定为 TKGQ、VYTE、TPAIS、VSAFLA 和 MMLQK，其中 VYTE 和 VSAFLA 对 $ABTS^+$·自由基的清除能力最强。板栗多糖可降低运动后血乳酸和血尿素氮的含量，提高肌糖原和肝糖原的含量，能明显提高小鼠运动耐力，具有较好的抗疲劳作用。

③ 抗糖尿病作用。对板栗仁、种皮及总苞的总提取物及各萃取物进行抗糖尿病活性评价，结果表明板栗总苞的总提取物及各萃取物对醛糖还原酶有较强的抑制作用；进一步对板栗总苞的主要成分进行醛糖还原酶活性评价，发现山奈酚类化合物和没食子酸类化合物都具有较强的抑制作用，其中鞣花酸对醛糖还原酶的抑制作用最强。板栗总苞提取物中纯化的多酚可抑制 α-葡萄糖苷酶的活性，提取物中纯化的鞣花单宁在体外能够抑制酵母菌和大鼠的 α-葡萄糖苷酶。板栗总苞可作为一种新的膳食植物营养素来源，对糖尿病及其并发症预防有重要的意义，且能实现废弃物资源化开发利用，减少环境污染。

④ 抗肿瘤作用。板栗多糖对多种肿瘤细胞的生长均有抑制作用，如肺癌细胞 A-549、人肝癌细胞 Bel-7402 和子宫癌细胞 HCT-8，其中对肺癌细胞 A-549 抑制作用最强，且与浓度成正比例关系。板栗多糖对 HeLa 宫颈癌细胞具有明显的抑制作用，体外实验中不仅发现板栗多糖能抑制宫颈癌细胞 HeLa 的增殖，将板栗多糖进行硒化修饰后得到的衍生物（sCPA）对宫颈癌细胞 HeLa 具有更强的抑制作用，板栗多糖及其衍生物可能通过线粒体途径诱导宫颈

癌细胞 HeLa 凋亡。板栗 4-O-甲基葡萄糖醛酸木聚糖，对表皮细胞 A-431 的增殖、迁移和侵袭具有抑制作用。

栗花中的黄酮类也能抑制宫颈癌细胞 HeLa、人肝癌细胞 SMMC-7721、人乳腺癌细胞 MCF-7 和人骨肉瘤细胞 MG-63 的增殖，并诱导癌细胞凋亡。板栗总苞提取物中的多酚对人结肠癌细胞 COLD 320 DM 的抑制作用强于 5-氟尿嘧啶。板栗壳提取物中的原花青素可通过抑制 PI3K/AKT/mTOR 信号通路引发自噬，增强人的肝癌细胞 HepG2 的凋亡。

（2）食疗方剂　板栗果实具有益气健脾，补肾强筋，活血消肿，止血之功效。常用于脾虚泄泻，反胃呕吐，脚膝酸软，筋骨折伤肿痛，瘰疬，吐血，衄血，便血。板栗花具有清热燥湿，止血，散结之功效。常用于泄泻，痢疾，带下，便血，瘰疬，瘿瘤。

① 适用于幼儿腹泻。栗子磨粉，煮为糊，加白糖适量喂服。

② 适用于小儿脚弱无力，三四岁尚不能行步。日以生栗与食。

③ 适用于老年肾亏，小便频数，腰脚无力。每日早晚各食生栗子 1～2 枚，嚼食后咽。

④ 药膳食疗。鸡 1 只，红枣 10 颗，莲子 60g，板栗 25 颗，炖汤。温补脾胃、活血补血，是体虚乏力者的最佳补养食品。

⑤ 适用于急性菌痢。板栗花 12g，鸡冠花 6g，槟榔 6g。水煎，每日 1 剂。

⑥ 适用于小儿呕吐。板栗花。水煎服。

⑦ 复方板栗花片。功能清热解毒，健脾止泻，止血，行气止痛。用于菌痢。

（3）科学食用　李时珍认为："风干之栗，胜于日曝，而火煨油炒，胜于煮蒸，仍须细嚼，连液吞咽则有益，若顿食至饱，反致伤脾矣。"

板栗坚实，生食难于消化，熟食易滞气积食，一次不宜多食。板栗有安肠止泻作用，便秘者忌食，否则加重症状。不与牛肉同食。

第二节　核　　桃

核桃（*Juglans regia* L.）属胡桃科（Juglandaceae）核桃属（*Juglans*），又称胡桃、羌桃，原产于欧洲东南部、西亚等地区，为"木本油料之王"。我国已有 3000 多年的栽培历史，种质资源丰富，全国 25 个省（自治区、直辖市）都有种植，主要分布在山西、云南、四川、河北等省，我国核桃种植和产量居世界第一。核桃仁中含有丰富的脂肪、蛋白质和碳水化合物等营养成分，尤其不饱和脂肪酸含量较其他园艺产品高；核桃仁还含有丰富的维生素和矿物质，以及许多对人体有特殊生理功效的活性物质，具有很高的营养与药食同源价值。《本草纲目》记载"核桃仁补气养血，润燥化痰，益命门、利三焦，温肺润肠，治虚寒喘嗽、腰脚肿痛、心腹疝痛、血利肠风"。

1. 营养物质

核桃中的营养成分主要包括碳水化合物、脂肪酸、蛋白质、氨基酸和矿质元素等。核桃果仁粗脂肪含量为 60%～77%，脂肪酸主要由亚油酸、油酸、棕榈酸、亚麻酸和硬脂酸组成，含量分别为 50.4%～72.1%、6.2%～33.5%、5.1%～26.1%、3.2%～19.2%、1.2%～6.0%，其中不饱和脂肪酸（亚油酸和油酸等）占核桃脂肪酸总量的 54.4%～97.2%。核桃果仁中蛋白质含量为 7.1%～22.7%，由谷蛋白、球蛋白、醇溶蛋白和清蛋白构成，其中谷蛋白和球蛋白含量最高，分别占核桃果仁中蛋白质总量的 70.1% 和 17.6%；核桃果仁包含 17 种氨基酸，7 种为必需氨基酸，必需氨基酸含量占氨基酸总量的 24.8%～36.3%。核桃中碳水化合物含量为 9.1%～25.2%，以淀粉和纤维素为主。核桃仁中含有大量的矿质元素，包括钾、钙、钠、镁、磷、铁、铜、锌和锰等。

此外，核桃营养成分还包括生育酚、植物甾醇、多酚类物质和挥发性成分等。核桃生育酚由四种单体构成，分别是 α-生育酚、β-生育酚、γ-生育酚和 δ-生育酚。核桃中的多酚类物质含量高于其他园艺产品，主要包含有单宁类、酚酸类、萘醌类以及植物固醇类物质。单宁类物质主要存在于核仁种皮中，影响核桃口感。核桃中植物甾醇类物质主要是 β-谷甾醇，含量为 1052～1369mg/kg。酚酸类物质总含量为 110.8～190.1mg/kg，主要有儿茶素、绿原酸、没食子酸、咖啡酸、香豆酸、鞣花酸、阿魏酸、芥子酸和丁香酸等。核桃挥发性成分有醛类、醇类、芳烃类、脂肪烃类、酮类、呋喃类和脂类，含量最高的四种挥发性化合物为正己醛、正戊醇、正戊醛和正己醇，分别占总挥发性物质的 58.7%、6.4%、4.8%和 3.5%。核桃色素类以类胡萝卜素为主。

2. 主要生物活性物质

（1）不饱和脂肪酸　核桃中不饱和脂肪酸根据双键个数的不同，分为单不饱和脂肪酸和多不饱和脂肪酸两种，其中多不饱和脂肪酸在核桃脂肪酸中占比最大，单不饱和脂肪酸含量在核桃脂肪酸中的占比次之。单不饱和脂肪酸有棕榈烯酸、油酸、花生烯酸，多不饱和脂肪酸有亚油酸、亚麻酸。

在对南北核桃主要产区的 61 个品种的脂肪酸含量分析，发现多不饱和脂肪酸主要以亚油酸为主，单不饱和脂肪酸以油酸为主。不同品种核桃之间各脂肪酸含量存在一定差异，其中南方地区品种间的不饱和脂肪酸含量差异较大，且南方地区品种不饱和脂肪酸含量要明显低于北方地区品种（表 8-4）。

表 8-4　不同核桃品种脂肪酸含量　　　　　　　　　　　单位：g/100g

品种	分值	亚油酸	亚麻酸	棕榈烯酸	油酸	花生烯酸	花生酸	棕榈酸	硬脂酸	ω-6/ω-3
南方	最高值	62.50	9.22	0.14	42.68	0.27	0.12	7.52	3.97	19.63
	最低值	43.53	2.36	0.04	18.08	0.12	0.09	3.98	2.03	6.78
	平均值	56.93	6.16	0.10	26.68	0.21	0.10	6.09	2.66	9.06
北方	最高值	66.20	11.40	0.13	33.49	0.22	0.10	6.54	3.71	9.33
	最低值	50.73	5.72	0.04	14.89	0.17	0.07	4.94	2.25	5.34
	平均值	60.45	9.04	0.07	21.34	0.19	0.09	5.74	3.11	6.79

根据双键的位置及功能又将多不饱和脂肪酸分为 ω-6（C18：2）系列和 ω-3（C18：3）系列，其中 ω-6 系列以亚油酸和花生四烯酸为主，ω-3 系列以亚麻酸、二十二碳六烯酸（DHA）和二十碳五烯酸（EPA）为主，ω-6 和 ω-3 具有抗癌和调节人体脂质代谢等作用。ω-6 与 ω-3 比值代表对不同疾病的预防效果不一样，比值为 1～2 对肥胖的预防作用明显，比值为<10 表示对心血管疾病有预防作用，比值为 4～6 时对心血管疾病的预防作用最强。南方品种 ω-6/ω-3 最高值、最低值和平均值均高于北方品种。

（2）核桃蛋白与多肽　根据溶解性差异，核桃蛋白分为清蛋白、球蛋白、醇溶蛋白和谷蛋白，谷蛋白是核桃蛋白质的主要组分。在还原 SDS-PAGE 图谱上，核桃蛋白在分子质量 10～75ku 区有比较宽广的条带分布，主条带出现在分子质量 20.1ku；球蛋白条带主要出现在 30～35ku 和 17～22ku 之间，分别是 11S 大豆球蛋白（glycinin）的酸性亚基和碱性亚基；谷蛋白主要包括分子质量大于 200ku、50～60ku、30～35ku 和 17～20ku 四种类型的条带。

核桃含有 18 种氨基酸，包括 8 种非必需氨基酸（谷氨酸、精氨酸、天冬氨酸、脯氨酸、丝氨酸、丙氨酸、甘氨酸、组氨酸）、8 种必需氨基酸（亮氨酸、缬氨酸、苏氨酸、甲硫氨酸、苯丙氨酸、赖氨酸、异亮氨酸、色氨酸）和 2 种半必需氨基酸（半胱氨酸、酪氨酸）。谷氨酸在核桃非必需氨基酸中含量最高，其次是精氨酸和天冬氨酸；亮氨酸是含量最高的必需氨基酸，核桃氨基酸大多数是疏水性氨基酸和酸性氨基酸。核桃中必需氨基酸与总氨基酸含量的比值在 0.26～0.30，必需氨基酸与非必需氨基酸含量的比值在 0.40～0.48，这与 WHO/FAO 推荐的食品氨基酸理想比值接近。用胃蛋白酶、胰凝乳蛋白酶和胰蛋白酶对核桃粗蛋白进行体外水解试验，结果显示这 3 种酶在 10min 内可将核桃谷蛋白水解为相对分子质量较小的多肽，热变性可加速胃蛋白酶和胰凝乳蛋白酶的水解进程。核桃蛋白的消化率和净蛋白比值较高，且与动物蛋白营养价值相近，是公认的优质植物蛋白源。

核桃蛋白可通过酶解法、微波技术、超声波技术辅助酶解法和发酵法获得分子量大小不一的活性多肽。中性蛋白酶联合碱性蛋白酶可水解 40%核桃蛋白，多肽产物对 α-淀粉酶抑制率可为 85.9%。采用碱性蛋白酶，在 pH 值 9.0、酶解温度 53℃、核桃蛋白浓度 2.2%的条件下，多肽产物抗氧化性能力最强，可以较好清除 DPPH、·OH，螯合 Fe^{2+}，抑制脂质过氧化，其中螯合 Fe^{2+}能力比谷胱甘肽还要强，经测定多肽氨基酸顺序为 Ala-Asp-Ala-Phe（423.23Da）。

（3）褪黑素　褪黑素（melatonin，MT）是人体大脑松果体分泌的一种吲哚类激素，其化学名是 N-乙酰基-5-甲氧基色胺，又称为松果体素、褪黑色素。在生物体中，松果体细胞在色氨酸羟化酶作用下将从血液中摄取色氨酸羟化形成 5-羟色氨酸，5-羟色氨酸在芳香-L-氨基酸脱羧酶作用下转化为 5-羟色胺，在 N-乙酰转移酶作用下 5-羟色胺转化为 N-乙酰-5-羟色胺，最后羟基吲哚-氧化-甲基转移酶将 N-乙酰-5-羟色胺转化为褪黑素（图 8-1）。

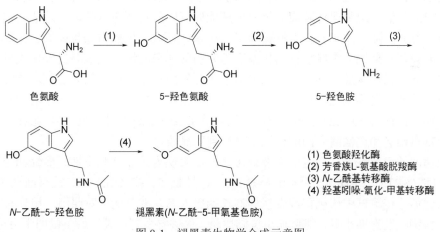

(1) 色氨酸羟化酶
(2) 芳香族L-氨基酸脱羧酶
(3) N-乙酰基转移酶
(4) 羟基吲哚-氧化-甲基转移酶

图 8-1　褪黑素生物学合成示意图

核桃中的色氨酸含量约为 170mg/kg，是植物源褪黑素主要来源。经高效液相色谱对核桃褪黑素测定，褪黑素含量在（3.5±1.0）ng/g 之间。在对大鼠进行喂养核桃后，血液中褪黑素的含量提高 4 倍。给动物注射褪黑素，动物可迅速进入睡眠状态。切除荷瘤动物的松果体，会引起肿瘤快速生长；给予一定剂量的褪黑素，则可消除因缺乏松果体而造成的刺激肿瘤生长的作用。褪黑素能够自然诱导人体睡眠，具有延缓人体衰老，降低与衰老有关的神经内分泌疾病（阿尔茨海默病等）的发生以及抑制肿瘤等功效。

3. 功能性产品开发

核桃全身都是宝，核桃仁、核桃木、核桃枝、核桃叶、核桃青皮、核桃硬壳均可开发利用，常见核桃功能性产品主要围绕核桃油、核桃蛋白粉两个类别开发。市面上见到的以核桃仁为主、辅料生产的食品多达200多种，有琥珀核桃、五香核桃、蜂蜜核桃、盐核桃、脱皮核桃仁、核桃软糖、糖酥核桃仁、核桃酪和核桃罐头等。

核桃油的生产方法主要有压榨法、水代法、溶剂浸出法、预榨-浸出法、超临界流体萃取法等，目前生产中多用压榨法和溶剂浸出法。核桃粉因原料不同可分为：以核桃仁为原料的速溶核桃营养粉和以核桃粕为原料的低脂高蛋白核桃粉两种，目前核桃粉的生产技术主要有喷雾干燥法和超微粉碎法。

4. 临床报道与食疗

（1）临床报道

① 健脑益智。核桃富含的亚油酸和亚麻酸等不饱和脂肪酸是大脑组织细胞组成的物质基础，亚麻酸作为 ω-3 系多不饱和脂肪酸的母体，在碳链延长酶和脱氢酶的作用下代谢产生多种高活性物质，如二十碳五烯酸（EPA）和二十二碳六烯酸（DHA）。充足的亚油酸和亚麻酸能清除脑血管壁内中的杂质，增加脑细胞的血液供应量，保证脑细胞所需充足的氧气，提高大脑的生理功能。核桃中较高的脑磷脂、卵磷脂是神经细胞新陈代谢的物质，具有很好的补脑作用。核桃蛋白中含有丰富的谷氨酸，可以促进 γ-氨基丁酸的合成，降低人体血液的血氨，促进脑细胞呼吸。锌元素是组成脑垂体的关键成分之一，核桃中充足的活性锌为脑垂体新陈代谢提供了物质保障。

用核桃油饲喂小鼠 2 周后，小鼠学习记忆能力明显加强，同时还能有效逆转因 $NaNO_3$ 和乙醇引起的记忆再现和保持障碍。核桃油还能修复因药物（东莨菪碱）造成的记忆功能损伤，可能是由于核桃油提高了乙酰胆碱酯酶（AChE）活性。核桃饼粕也能明显提高大鼠的学习和记忆能力，长期饲喂大鼠核桃饼粕发现乙酰胆碱酯酶的活性被显著提高，大鼠的抗氧化功能改善明显。以精氨酸、谷氨酸、瓜氨酸和天冬氨酸为主要成分的多种氨基酸混合物有增强学习记忆功能。用临床记忆量表标准来评价核桃植物蛋白饮料与记忆水平的关系，结果表明饮用植物蛋白饮料 60 天的受试者指向记忆年龄量表分均高于对照组，实验组在图像自由记忆、人像特点回忆和记忆商方面的记忆水平得到明显改善。

认知功能的迅速减退是衰老的主要标志之一，表现为神经细胞变性、萎缩和退化。在简单反应时间（SRTT）、简单数字学习（SDLT）、符号数字替换（SDST）、故事回忆（SRT）等神经行为评估系统测试中核桃仁或者核桃油长期摄入者表现要优于对照组。用含有 3%～6% 核桃的饲料饲喂发育期小鼠，能增加小鼠脑质量，促进脑发育；成年后小鼠的学习记忆能力、主动探索能力、知识刺激兴奋度有较大改善。核桃酶解提取物可降低外周血促肾上腺素（ACTH）和皮质醇（CORT）含量，提高老年大鼠大脑皮质去甲肾上腺素（NE）和多巴胺（DA）含量，延迟老年大鼠的记忆力衰退。

② 抗氧化活性。对不同食物抗氧化能力进行的测试，发现核桃的抗氧化能力仅次于黑莓。核桃中含有高浓度的酚类物质能够阻止或降低自由基夺取氧原子的能力，减少人体代谢产生的自由基对正常细胞的破坏，防止衰老，治疗心血管疾病、神经系统疾病和癌症。核桃仁种皮中的酚酸类物质多达 17 种，芦丁的含量为最高。核桃芦丁对去势大鼠脂质过氧化有抑制作

用，可抑制去势后大鼠抗氧化能力的下降。无论是核桃仁种皮还是核桃叶中含有的多酚，都具有强的抗脂质过氧化能力。核桃中含有人体必需的不饱和脂肪酸和角鲨烯，抗氧化能力较强，可维持皮肤弹性，减缓皮肤衰老。核桃仁正丁醇提取物对清除 DPPH·和 ABTS·自由基的能力及还原 Fe^{3+} 的能力强于抗氧剂 2,6-二叔丁基对甲酚（BHT）。

核桃具有良好的保肝护肝作用，这可能与其抗氧化活性有关。核桃对因酒精损害肝脏有较好的预防作用，可降低血液中丙氨酸转氨酶、天冬氨酸转氨酶、乳酸脱氢酶和谷胱甘肽转肽酶含量，使得抗氧化体系和丙二醛达到动态平衡。在对非酒精损害肝脏也有调节作用，以核桃油为主要膳食脂肪的大鼠比以猪油为主要膳食脂肪的大鼠体内的肝脏脂肪、三酰甘油含量明显降低，这与微粒体三酰甘油转移蛋白高表达呈负相关性。

核桃多肽具有较强的抗氧化能力，且其抗氧化活性与肽段氨基酸组成密切相关。核桃源五肽 Leu-Pro-Leu-Leu-Arg（LPLLR）能降低诱导型一氧化氮合酶（iNOS）蛋白表达水平，上调超氧化物歧化酶 2（SOD2）蛋白表达水平，达到抑制一氧化氮（NO）分泌量，对细胞氧化损伤有保护作用。

③ 降血脂血压作用。核桃仁脂肪主要由不饱和脂肪酸构成，不含胆固醇，因此避免胆固醇在血管中沉积。在体内，可清除血管内壁中的新陈代谢杂质，对预防冠心病、高血压、心血管等疾病有显著疗效。核桃还能降低人体血管内皮素活性，增强血管内皮层细胞生理功能，减少血小板凝聚及血管炎症等病变。对高脂血症人群的饮食结构与降血脂关系研究发现，核桃油可显著降低高脂人群血浆总胆固醇、三酰甘油水平，增强脂肪分解和外排能力，辅助抑制脂肪合成，有效预防脂肪肝的形成。核桃油还能改变与肝脏脂质平衡相关的蛋白质水平，可增加 AMP 蛋白激酶磷酸化水平，降低脂肪酸合酶（FAS）活性。

核桃多肽能提高小鼠大脑总抗氧化能力（T-AOC）和 SOD 活性，降低大脑丙二醛含量，对 D-半乳糖诱导小鼠大脑血脂水平升高有抑制作用。核桃胰蛋白酶酶解物能抑制大脑中促炎细胞因子肿瘤坏死因子-α（TNF-α）、白细胞介素-1β（interleukin-1β，IL-1β）的表达，减轻氧化应激反应，减缓氯化铝引起的神经毒性。

多肽主要是通过抑制血管紧张素转化酶（ACE）达到降血压的目的，核桃蛋白不同的水解多肽是理想的、天然的 ACE 抑制肽来源。利用碱性蛋白酶制备的活性多肽对 ACE 抑制效率能达到70%。已鉴定到的 3 条 ACE 抑制肽蛋白序列，分别是 EPNGLLLPQY、YEP、WPERPPQIP。

④ 抗恶性肿瘤。恶性肿瘤是世界主要的慢性退行性疾病之一，相对于传统治疗药物，生物活性肽因具有高选择性、低毒性、高效性以及光谱适用性备受关注。木瓜蛋白酶酶解多肽 CTLE，通过活性氧介导的线粒体途径诱导癌细胞凋亡和自噬，达到抑制人宫颈癌细胞 Hela、人结肠癌细胞 Caco-2 及人乳腺癌细胞 MCF-7 增殖。核桃粕经黑曲霉发酵而产生的低分子质量多肽（<5ku）对 Caco-2 细胞的抑制作用最强，对人乳腺癌细胞 MCF-7 增殖也有明显的抑制作用。

核桃油中 β-谷甾醇、核桃叶总黄酮、核桃外皮（青龙衣）中的多糖及胡桃醌对癌细胞增殖有较强的抑制作用。核桃中的 γ-生育酚具有抗氧化功效，可抑制前列腺癌和肺癌细胞的增殖，同时降低血浆类胰岛素生长因子 IGF4 和胆固醇的含量，影响机体能量代谢。核桃褪黑激素可以通过受体阻断影响细胞间通讯联系，直接抑制癌细胞的生长。青龙衣对各期及术后食管贲门癌的总有效抑制率为 53%。核桃青皮粗提物和核桃青皮提取物紫杉叶素、7-D-芹菜糖-儿茶酚等物质对食管癌细胞增殖的抑制作用明显。

⑤ 抑菌杀虫作用。中性蛋白酶酶解多肽对金黄色葡萄球菌、枯草芽孢杆菌和大肠杆菌有抑制作用，且多肽相对分子质量越小，抑菌活性越强。核桃青皮中包括有萘醌类、多酚类、

多糖、二芳基庚烷类等活性成分抑菌杀虫效果较强。核桃青皮提取物对大肠杆菌和枯草芽孢杆菌有抑菌活性，核桃青皮乙醇粗提物对黏虫有较明显的拒食和胃毒作用，核桃青皮石油醚提取物对朱砂叶螨有触杀作用。

（2）食疗方剂　核桃仁具有补益肺肾，纳气定喘，润肠通便的功效。主要用于腰膝酸痛、遗精遗尿、虚寒喘咳、肠燥便秘等。核桃叶具有收敛止带，杀虫，消肿的功效。主治妇女白带，疥癣，象皮腿。叶的水提取物（不含胡桃醌）对炭疽杆菌、白喉杆菌的杀菌作用强。纯化的胡桃醌及叶的水提物在体外能中和白喉、破伤风毒素。叶中所含黄酮类化合物能降低犬的血压；叶煎剂能加速大鼠体内糖原的合成，并有降低血糖作用。

① 核桃仁配补骨脂。适用于肾阳不足，命门火衰，阳痿不举，腰膝冷痛；又可用于肾不纳气，呼多吸少，虚寒喘咳。

② 核桃仁配人参。有补益肺肾，纳气定喘的功效。适用于肺肾两虚，摄纳无权，咳嗽虚喘者。

③ 核桃仁配火麻仁。有润肠通便的功效。适用于老人、虚人或妇女产后血虚津枯，肠燥便秘等。

④ 核桃仁配杏仁。可增强止咳平喘，润肠通便的作用。适用于肺肾两虚的咳喘、大便干燥等。

⑤ 核桃仁配紫菀。可增强止咳平喘化痰的作用。适用于肾虚咳喘、痰多等。

⑥ 核桃仁配萆薢。可增强补益肺肾，祛风除湿的作用。适用于肾虚腰痛、膝脚痿弱等。

⑦ 适用于白带过多。胡桃树叶 10 片，加鸡蛋 2 枚。煎服。

⑧ 适用于象皮腿。胡桃树叶 60g，石打穿 30g，鸡蛋 3 枚。同煎至蛋熟，去壳，入汤继续煎至蛋色发黑为度。每日吃蛋 3 个，14 天为 1 疗程。另用白果树叶适量，煎水熏洗患足。

第三节　澳洲坚果

澳洲坚果（*Macadamia ternifolia* F. Muell.），别名夏威夷果、昆士兰栗、澳洲胡桃，是山龙眼科澳洲坚果属的常绿乔木。1857 年被发现于澳大利亚昆士兰州东南部与新南威尔士州交界地区。1882 年引入美国夏威夷，1946 年以后迅速发展，1956 年开始大面积的商品性栽培和推广。种植的国家和地区包括美国夏威夷、加利福尼亚、佛罗里达州，澳大利亚，中、南美洲，东、南非洲以及东南亚。澳洲坚果的经济价值高，素来享有"干果之王"的誉称。澳洲坚果种仁营养丰富，经过制作，香酥可口，有特殊的奶油甜香，广受消费者的青睐。

澳洲坚果 1910 年引入我国台湾，1940 年引入大陆，到 1980 年后才有较大规模的引种和试种。澳洲坚果是典型的热带和亚热带果树，年平均气温在 16℃以上，极端最低气温在-4℃以上，最冷月平均温度在 10℃以上的地区均可种植澳洲坚果。近年由于需求量大、售价高、植株生长快和盛果期长等特点，澳洲坚果越来越受到云南果农的追捧，作为脱贫致富的产业飞速发展，截至 2017 年底，仅云南一省种植面积已达 262 万亩，超过世界总栽培面积的一半以上，全省生产鲜果 4 万余吨、壳果（去除鲜果青皮）1.6 万吨。广西、广东、福建、海南、浙江等省也有少量栽培。当前中国澳洲坚果的栽培面积居世界首位，其他主产国分别是南非

（10%）、澳大利亚（7.5%）、肯尼亚（7%）、危地马拉（4%）、美国（3%）。澳洲坚果具有很高的营养价值和药用价值，除了烘干食用外，果仁可制作巧克力馅心、高级糕点、菜肴配料、高级食用油和高级化妆品等。

1. 营养物质

澳洲坚果营养丰富，富含不饱和脂肪酸、蛋白质、多种矿物质元素和维生素（表8-5）。据 USDA 发布的食品营养成分信息数据，每100g 含碳水化合物13.82g，蛋白质7.91g，总脂肪75.55g，热量3005kJ，是热量值最高的种子或种仁之一。100g 的澳洲坚果种仁含膳食纤维8.6g，可提供日膳食纤维推荐摄入量的23%。含植物甾醇116mg，β-谷甾醇108mg，零胆固醇，是植物甾醇的重要来源。由于澳洲坚果种仁不含谷蛋白，是制作无谷蛋白配方食品的重要原料，适用于谷蛋白过敏和小肠吸收不良人群。澳洲坚果含有75.55%的油脂，其中单不饱和脂肪酸如油酸（18∶1）和棕榈油酸（16∶1）含量特别丰富。与水果相比澳洲坚果矿物质元素含量高，100g 果仁中含钙85mg，铁3.69mg，镁130mg，锰4.13mg，锌1.30mg，硒3.6μg。澳洲坚果中的 B 族维生素含量也很丰富，100g 果仁提供了烟酸日需求量的15%，吡哆醇（维生素 B_6）的21%，维生素 B_2 的12%和100%的维生素 B_1。

表8-5　每百克鲜重澳洲坚果果仁中的营养成分含量

营养成分	含量	营养成分	含量	营养成分	含量
碳水化合物	13.82g	磷	188mg	烟酸	2.47mg
蛋白质	7.91g	钾	368mg	维生素 B_6	0.28mg
脂肪	75.55g	钠	5mg	总叶酸	0.011mg
膳食纤维	8.6g	锌	1.3mg	维生素 E	0.24mg
钙	85mg	维生素 C	1.2mg	泛酸	0.76mg
铁	3.69mg	维生素 B_1	1.20mg	植物甾醇	116mg
镁	130mg	维生素 B_2	0.16mg	β-谷甾醇	108mg

澳洲坚果果仁含有丰富的氨基酸，样品水解后的总氨基酸含量为每克干重 81.82mg，可检测出 17 种氨基酸，其中谷氨酸含量最高达 17.4mg，占总氨基酸含量的 21.3%，必需氨基酸占总氨基酸的 27.8%，具体氨基酸组分见表8-6。

表8-6　澳洲坚果种仁氨基酸的含量　　　　　单位：mg/g（DW）

氨基酸种类		含量	氨基酸种类		含量
必需氨基酸	赖氨酸（Lys）	4.40	其他氨基酸	丝氨酸（Ser）	3.88
	苏氨酸（Thr）	2.88		谷氨酸（Glu）	17.4
	缬氨酸（Val）	3.46		甘氨酸（Gly）	4.30
	甲硫氨酸（Met）	0.48		丙氨酸（Ala）	3.36
	异亮氨酸（Ile）	2.94		半胱氨酸（Cys）	2.08
	亮氨酸（Leu）	5.56		天冬氨酸（Asp）	8.02
	苯丙氨酸（Phe）	2.96		精氨酸（Arg）	11.4
	组氨酸（His）	1.98		酪氨酸（Tyr）	3.34
	色氨酸（Try）	n.d.		脯氨酸（Pro）	3.34

注：n.d.为未检出，可能原因是在强酸提取过程中被破坏。

2. 主要生物活性物质

澳洲坚果虽然是人们喜爱的食品,对于生物活性物质的研究报道很少,澳洲坚果的营养和保健功效主要与种仁中高的功能性油脂有关。

(1) 不饱和脂肪酸 澳洲坚果种仁含有高达 77%～80% 的单不饱和脂肪酸,1%～7% 的多不饱和脂肪酸,14%～21% 的饱和脂肪酸。单不饱和脂肪酸绝大部分是油酸(C18：1),大约占总油脂含量的 60%,其次是棕榈油酸(C16：1),大约占总油脂的 20%,其他检测到的包括月桂酸(C12：0)、肉豆蔻酸(C14：0)、棕榈酸(C16：0)、硬脂酸(C18：0)、花生酸(C20：0)、山嵛酸(C22：0)、二十四烷酸(C24：0)、二十碳烯酸(C20：1)、芥酸(C22：1)、亚油酸(C18：2)和亚麻酸(C18：3)。不同的澳洲坚果品种各种脂肪酸含量有一定差异(表 8-7)。

表 8-7 不同品种澳洲坚果种仁脂肪酸组分

品种	脂肪酸种类											
	C12：0	C14：0	C16：0	C16：1	C18：0	C18：1	C18：2	C18：3	C20：0	C20：1	C22：0	C22：1
A16	0.0	0.6	7.6	19.5	1.9	64.2	2.1	0.1	1.7	1.6	0.5	0.1
A376	0.0	0.6	7.6	24.0	2.2	59.5	2.1	0.1	1.7	1.8	0.3	0.1
A447	0.1	0.8	8.4	20.8	2.1	62.8	1.4	0.1	1.9	1.3	0.3	0.0
HAES246	0.1	0.9	10.3	17.1	3.0	62.1	1.6	0.1	2.3	2.0	0.3	0.1
HAES741	0.1	1.2	7.9	21.8	3.1	61.0	1.4	0.1	1.9	1.4	0.2	0.0
HAES791	0.0	0.4	7.1	18.1	3.4	64.7	1.4	0.1	2.3	1.8	0.2	0.1
HAES849	0.1	0.9	9.2	17.8	3.0	63.7	1.5	0.1	2.0	1.4	0.2	0.1
Beaumont	0.1	0.6	9.3	22.6	2.5	58.6	2.4	0.1	1.7	1.7	0.3	0.1

心血管疾病是导致死亡的主要疾病,胆固醇、三酰甘油、低密度脂蛋白高而高密度脂蛋白低是心血管疾病的重要原因。合理膳食是降低心血管疾病发生的重要途径,单不饱和脂肪酸高的食谱可减低心血管病的风险。澳洲坚果中高的单不饱和脂肪酸对改善血脂,预防炎症和防止氧化胁迫有明显的功效,临床研究结果表明食用澳洲坚果可有效降低总胆固醇和低密度脂蛋白的水平。

亚油酸和亚麻酸是必须由食物提供的脂肪酸,是目前确认的必需脂肪酸。必需脂肪酸是细胞双层膜的组成成分,影响细胞的选择透过性,缺乏会造成皮炎甚至血尿等症状。必需脂肪酸也是前列腺素的前体,前列腺素可以调控脂肪组织中三酰甘油的水解,对胆固醇的代谢极其重要;必需脂肪酸与动物精子的形成有关,缺乏会导致繁殖力下降,出现不孕症,在防止由 X 射线、高温引起的皮肤损伤时也有明显的作用。亚麻酸是合成二十二碳六烯酸(DHA,也称脑黄金)的重要前体物质,对大脑发育、维持正常视觉有一定功能。

(2) 植物甾醇 植物甾醇是一种存在于植物中的天然活性物质,主要有 β-谷甾醇、豆甾醇和菜油甾醇,这些甾醇的结构与胆固醇结构基本相似,都属于 4-无甲基甾醇,但侧链结构不同,这种侧链上微小的不同导致了它们与胆固醇生理效能的极大不同,分子侧链上有亚乙基植物甾醇,具有抗氧化的功能。澳洲坚果果仁中植物甾醇明显高于水果、蔬菜以及主粮,以 β-谷甾醇为主。β-谷甾醇具有类似皮质醇(氢化可的松)和羟基保泰松的功能,有较强的抗炎作用。植物甾醇除了在药物上的应用外,最为引人注目的是其具有降低胆固醇的功效。植物甾醇通过抑制胆固醇在肠道的吸收和影响胆固醇的代谢发挥降低血清胆固醇水平的功能。近来的研究发现 β-谷甾醇对子宫的物质代谢有类似雌激素的作用,可能对防止前列腺、乳腺和子宫等与激素相关的疾病有较好的作用。动物研究发现 β-谷甾醇可抑制化学致癌剂诱发大肠癌，因为 β-谷甾醇具有抑制胆汁酸的作用，从而使癌细胞增殖机会减少。植物甾醇在细胞膜结构中起支架作用，植物甾醇可限制脂肪酸烃基长链自由摆动，降低膜流动性，保持膜的完整性，达到延缓衰老的目的，在治疗溃疡性皮肤鳞癌中有明显功能。

3. 功能性产品开发

澳洲坚果功能性产品开发主要榨取油脂，制成澳洲坚果油。澳洲坚果出油率极高，油脂可以作为高级食用油在凉拌、烹饪中使用。澳洲坚果油含有皮肤形成油脂保护层所必备的营养素，油性温和，不刺激皮肤，可以做保湿霜，使肌肤柔软而有活力，滋润和保湿皮肤。澳洲坚果油延展性良好，有油腻感，同时渗透性良好，对各种精油溶解度高，可以作为基础油使用也可以在护肤乳液中添加，在皮肤保健和美容养颜中有广泛的应用。澳洲坚果油还是一种极好的治疗皮肤疾病的天然药物，用澳洲坚果油制成的制剂对 5 类 15 种渗出性皮炎、溃疡疗效显著。

4. 临床报道与食疗

（1）临床报道　澳洲坚果油是单不饱和脂肪酸含量极高的天然植物油，不含胆固醇，在预防心血管疾病方面作用显著，能有效控制血压和预防血栓形成。利用 16 位血压偏高的妇女在一个月的时间里改吃澳洲坚果油，结果发现她们的血压平均从 161/94mmHg 降到了 151/85mmHg，舒张压与收缩压几乎都降低了 10mmHg。由于澳洲坚果油对血脂的双向调节作用，能有效地降低血液黏稠度，从而防止动脉粥样硬化，可以有效地保护心脑血管系统。澳洲坚果中富含的单不饱和脂肪酸能降低血压、调节和控制血糖水平、改善糖尿病患者的脂质代谢，是糖尿病患者最好的脂肪补充来源。

公共营养普查发现在经常食用澳洲坚果的人群里，各种癌症的发病率很低，特别是乳腺癌和胃肠系统的癌症发病率明显低于其他人群。经常食用澳洲坚果的地中海地区人们肺癌的发病率比美国低 50%。一项研究乳腺癌的研究报道指出，如果每天有一餐食用澳洲坚果，能减少 25%妇女罹患癌症的风险，如果用澳洲坚果油代替其他食用油可减低 50%的癌症。澳洲坚果含有丰富的 β-谷甾醇，该生化成分能抑制前列腺癌和肠癌细胞的产生，澳洲坚果油与胃酸反应能防止消化道细胞的癌变。

疾病调查研究发现不食澳洲坚果油的人群患风湿性关节炎的概率比长期食用澳洲坚果油的人群高 2.5 倍。主要原因是一方面澳洲坚果油中富含的维生素 E 能起到一个"有益的类似抑制物的作用"，另一方面人体摄入澳洲坚果中的不饱和脂肪酸，会分解产生抑制炎症的激素。

澳洲坚果饱和脂肪酸低，富含大量单不饱和脂肪酸，多不饱和脂肪酸充足但并不超量，不饱和脂肪酸有抗氧化的作用，能有效提高人体的免疫力。澳洲坚果也是很重要的老年人保健食品，油中所含的丰富油酸能促进机体对钙、磷、锌和其他矿物质的吸收，提高骨密度，预防骨质疏松。

（2）食疗方剂　由于澳洲坚果是 1980 年以后才在中国大陆较大面积推广的果品，虽然有许多澳洲坚果开发的休闲食品如澳洲坚果巧克力、澳洲坚果吐司、坚果养生糊等，现无澳洲坚果的食疗方剂，但澳洲坚果与中国传统食用的核桃和榛子等坚果营养和生物活性成分类似，在食疗方面可以参考其他坚果的食疗方剂。

① 坚果养生粥。取粳米 50g，澳洲坚果仁、核桃仁、松子仁、杏仁、巴旦木果仁等各 10g 熬煮成粥，每日早晚喝此粥，可防止因气血两亏引起的老年习惯性便秘。

② 澳洲坚果糖。用澳洲坚果仁替代花生，用同样的工艺制成糖，每日服用 3 次，每次 10～15g，可健脑、养颜。

③ 澳洲坚果拌芹菜。取芹菜 300g，开水焯后、沥干水分入盘，将澳洲坚果仁 50g 放芹菜上，加精盐、麻油拌匀。可补肝益肾、降血压，适用于高血压头痛及老年体虚之便秘、咳嗽、小便不利等。

（3）饮食禁忌　澳洲坚果种仁比较坚硬，油脂含量高，属于高热量的食品，因此不适合一下子吃太多，肠胃消化能力不好的人群也应该少吃。由于澳洲坚果含有高含量的不饱和脂肪酸具有氧化功效，同时也容易被氧化，保存期较短，容易酸败，烹调过程营养成分容易被破坏，因此应食用新鲜的果仁，建议生食为主。

第四节　银　杏

银杏（*Ginkgo biloba* L.）为银杏科、银杏属落叶乔木，是集食用、药用、材用、观赏于一身的植物，具有巨大的经济、生态、社会、文化、科研等价值。银杏曾生存于第四冰川时期，是侏罗纪孑遗植物，唯我国有野生类群，有植物界"活化石"的称号。我国的栽培历史悠久，可追溯至商周时期。我国银杏种植资源丰富，占全世界 70%，有 15 个银杏种群，我国银杏资源广泛地分布在山东、贵州、四川、福建和云南等地，覆盖全国 22 个省、自治区和直辖市。

自古以来银杏就被赋予了深厚的文化意象，象征着纯洁、高尚、淡雅、无欲等内涵，深受文人雅士的歌颂和推崇。有许多绘画和文学作品，如清晚著名画家钱冰的《云台胜境图》，德国诗人歌德的《二裂银杏叶》，郭沫若在《银杏》一文中赞美银杏"你没有丝毫依阿取容的姿态，但你也并不荒伧；你的美德像音乐一样洋溢八荒，但你也并不骄傲……"。银杏自古就是药食兼用的果树，唐代之前就有银杏药用的记录，唐代药学家陈藏器在《本草拾遗》中记述了"木则平仲，其实如银"（平仲即银杏）。至明清时期人们对银杏种仁、叶的药用功效有了进一步的认识。历代医药典籍中与银杏相关的用药记载，体现了我国中医药文化的博大精深。现代营养学和药理学对银杏树主要物质成分以及各功能活性展开的研究为银杏在食品、医药、保健和饲料等领域的精准利用提供重要的参考。

1. 营养物质

银杏果又称白果，我国产量占全世界的 70%左右。根据食物营养数据库和银杏果实营养成分研究数据，银杏果干种仁热量 1486kJ，主要成分是淀粉（74.0%），其次是蛋白质（12.6%），其他的依次是脂肪 4.3%，非淀粉多糖 3.1%，多肽 2.2%，粗纤维 2.2%（表 8-8）。在坚果中银杏果的蛋白质含量不算高，但氨基酸组分丰富，属于优质蛋白，必需氨基酸含量占氨基酸总量的 38.8%。在矿物质营养方面，与其他果品不同，银杏果仁的钾含量不高，与钠元素水平相当，钙含量也较低，但有较高的锰及一定锌和硒元素。在维生素方面，银杏果仁的维生素 A、B 族维生素、维生素 C 含量极低，但有高含量的维生素 E。

表 8-8　每百克干重银杏果仁中的营养成分含量

营养成分	含量	营养成分	含量	营养成分	含量
淀粉	74.0g	镁	0mg	视黄醇	9.9μg
蛋白质	12.6g	钾	14mg	维生素 B_1	0mg
脂肪	4.3g	钠	17.5mg	维生素 B_2	0.1mg
非淀粉多糖	3.1g	锌	0.69mg	烟酸	0mg
多肽	2.2g	铁	0.2mg	维生素 C	0mg
粗纤维	2.2g	硒	14.5μg	维生素 E	24.7mg
钙	8mg	锰	2.0mg	胆固醇	0mg

银杏叶每百克干重含总糖约 16.8g，蛋白质 5.6g，脂肪 3.6g，银杏叶提取物中含有 17 种氨基酸，其中 8 种必需氨基酸含量占总氨基酸的 46.9%。因此，银杏叶片除了提取药用成分外，还被认为是高营养价值的食品添加剂，可望用于畜禽养殖中。银杏叶提取物中维生素 E、维生素 C、维生素 B_2、烟酸及叶酸含量较高，含量分别为 4.09mg/g、81.5mg/g、2.90mg/g、9.43mg/g 和 1.69mg/g。银杏叶提取可检测出至少 25 种矿物质元素，其中锌、铁、铜、镁和钙的含量丰富。

2. 主要生物活性物质

银杏中富含多种化学成分，因种类和组织器官不同而有一定的差异。目前从银杏叶片已发现 160 多种化合物，研究证实有效成分主要为黄酮类、内酯类和银杏酸类化合物。银杏种仁内主要含有酚类、白果酸、黄酮类、萜类、生物碱、多糖类、银杏内酯等成分。

（1）银杏内酯类　1967 年研究者首次从银杏叶提取物中发现了 4 个具有特殊结构的二萜内酯类（diterpene lactones）化合物分别命名为银杏内酯（ginkgolide）A、银杏内酯 B、银杏内酯 C 和银杏内酯 M。随后又分离鉴定到了银杏内酯 J、银杏内酯 K、银杏内酯 L、银杏内酯 N、银杏内酯 P 和银杏内酯 Q 以及倍半萜的白果内酯（图 8-2）。银杏内酯类是目前被发现的唯一拥有叔丁基官能团的天然化合物。银杏内酯类化合物含量不高，果种仁中的含量为每百克干重 7mg，叶片的含量略高约万分之几至千分之几。

（2）黄酮类　银杏富含黄酮类化合物，目前已经从银杏叶片中分离鉴定到 58 个黄酮类化合物，主要是黄酮和黄酮醇类，包括桂皮酰黄酮醇、二羟基甲氧基黄酮醇、槲皮素、异鼠李素、木犀草素、丁香亭、山奈酚、藤菊黄素、丁香黄素、甲基杨梅酮等的葡萄糖和鼠李糖苷。还有银杏特有的双黄酮类物质，其中苷元 7 种，分别是金松双黄酮、银杏双黄酮、异银杏双黄酮、去甲银杏双黄酮、1,5′-甲氧基白果素、三羟基黄酮、2,3-二氢金松素（图 8-3）。银杏种仁的总黄酮醇苷含量为每百克干重 17mg，双黄酮含量 1mg。叶片的总黄酮含量则高达 1.66g。

（3）酚酸类　银杏叶中检测到的酚酸有 7 种，分别是原儿茶酸、p-羟基苯酸、香草酸、咖啡酸、p-香豆酸、阿魏酸和绿原酸。银杏中特有的银杏酸是水杨酸的衍生物（图 8-4），是漆酚类物质，具有抗菌、抗癌等活性，备受关注。银杏酸第六位 C 的 R 取代基团为直链饱和或不饱和的单烯，有 13、15 和 17 个碳，主要以 C15 为主。叶片中的银杏酸含量约为 7.3mg/g（DW），果实中的银杏酸（主要在外种皮中）含量为 0.25mg/g（DW）。

此外，银杏叶中还含有 3-甲氧基-4-羟基苯甲酸、4-羟基苯甲酸、3,4-二羟基苯甲酸、犬尿喹啉酸、6-羟基犬尿喹啉酸等酚酸。其中 6-羟基犬尿喹啉酸是银杏叶中新鉴定的化合物，能直接作用于 N-甲基-D-天冬氨酸，增强脑细胞耐缺氧能力，改善脑缺氧症状，作为广谱中枢神经氨基酸拮抗剂而受到关注。

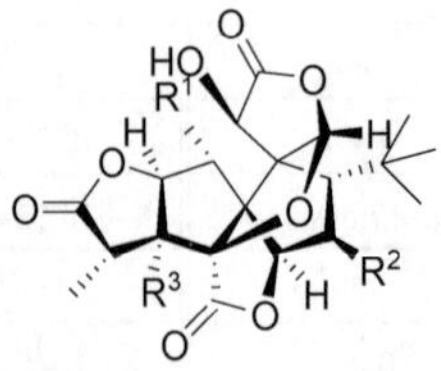

银杏内酯A R¹=H, R²=H, R³=OH
银杏内酯B R¹=OH, R²=H, R³=OH
银杏内酯C R¹=OH, R²=OH, R³=OH
银杏内酯M R¹=H, R²=OH, R³=OH
银杏内酯J R¹=OH, R²=OH, R³=H

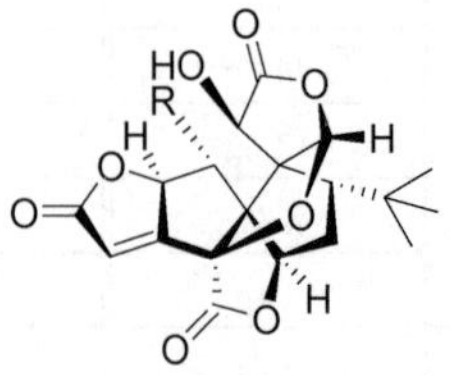

银杏内酯K R=OH

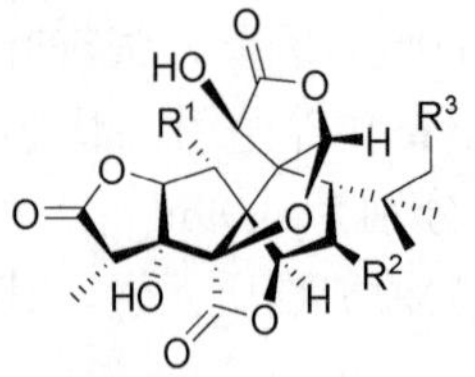

银杏内酯P R¹=H, R²=H, R³=OH
银杏内酯Q R¹=OH, R²=H, R³=OH

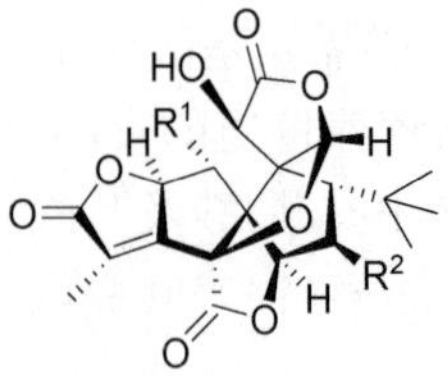

银杏内酯L R¹=H
银杏内酯M R¹=OH

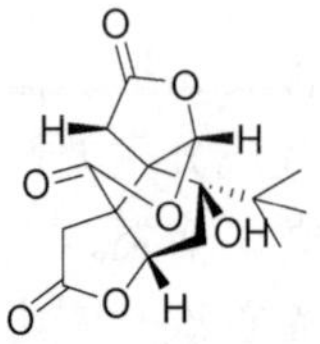

白果内酯

图 8-2　银杏内酯内化合物化学结构（引自黄和平等，2019）

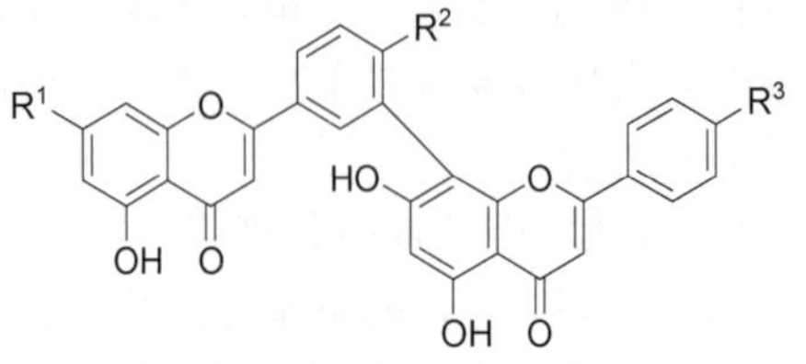

图 8-3　银杏双黄酮的基本结构
（三个取代团为羟基或氧甲基）

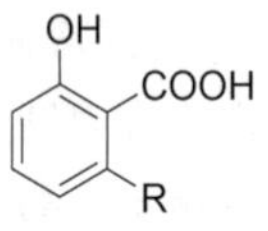

R = C₁₃H₂₇
R = C₁₅H₃₁
R = C₁₅H₂₉
R = C₁₇H₃₃
R = C₁₇H₃₁

图 8-4　银杏酸类成分的结构

（4）类脂　银杏叶中类脂成分主要有烃类、聚戊烯醇类、萜烯醇类、甾醇类等化合物。包括 β-谷甾醇、豆甾醇、麦角甾醇、β-谷甾醇乙酯、棕榈酸乙酯、棕榈酸酰胺、三棕榈酸甘油酯、胡萝卜苷、正十一烷醇、β-石竹烯、异植物醇、橙花叔醇、芳樟醇、松油醇、β-胡萝卜素。聚戊烯醇类是银杏叶类脂中的重要成分，有着广泛的药理学作用，是银杏叶重要的生物活性成分。银杏叶聚戊烯醇 80% 属于桦木聚戊烯醇型，异戊烯基单元数为 10～20。

（5）多糖　多糖是银杏中活性成分之一，具有抗衰老、抗氧化等作用。目前银杏多糖的研究主要集中在银杏叶和外种皮，不同研究者测得的多糖组分有差异。有研究者鉴定银杏多糖是有鼠李糖、半乳糖、阿拉伯糖、甘露糖等单糖组成的杂多糖。也有研究者检测发现银杏叶片中有三种均一多糖，分别由鼠李糖、半乳糖、甘露糖，鼠李糖、阿拉伯糖、半乳糖、甘露糖，阿拉伯糖、葡萄糖、木糖等单糖组成。另外有研究者检测到银杏叶水提物主要是以 D-葡萄糖为主的杂多糖和葡聚糖。

银杏果的多糖研究较少，研究者优化了银杏果多糖提取的条件，获得了收率 2.04%，纯度 88.7%的多糖。利用柱色谱和毛细管电泳对多糖组分进行了分析，发现银杏果提纯的多糖组分 1 是有 D-甘露糖组成的单一均匀多糖，组分 2 是含有 β-吡喃糖苷键的酸性多糖，单糖组成为：甘露糖、半乳糖醛酸、葡萄糖和半乳糖。

3. 功能性产品开发

银杏遍身皆宝，国内外大量研究表明，银杏果、银杏叶、银杏外种皮和银杏根等均含有大量的生物活性物质，具有独特的药用价值。银杏叶片和果实分别被《中华人民共和国药典》收载，可用于药物、饮料、酒制品、保健品、功能食品、化妆品等。已上市的银杏提取物或有效成分开发的制剂类型较全面，包括胶囊、片剂、颗粒剂、口服液、注射剂、滴丸剂、薄膜衣丸、粉针剂等多种剂型。以片剂最为常见，片剂包括分散片、崩解片、咀嚼片、泡腾片、缓控释制剂等。在食品方面，银杏果主要有炒食、烤食、煮食、配菜等，还可用于制作糕点、蜜饯、罐头、饮料和酒类。银杏制作的保健食品有银杏果茶、银杏啤酒、银杏果品、白果糊、银杏叶保健醋、银杏汁酸奶等。

4. 临床报道与食疗

（1）临床报道　银杏味甘、苦、涩，性平，归心、肺经，是一种药食同源的植物。据《本草纲目》记载："银杏，气薄，味厚，性涩而收，定咳嗽，缩小便，能杀虫消毒。"2020 版《中华人民共和国药典》记载银杏叶功效为："活血化瘀，通络止痛，敛肺平喘，化浊降脂。用于瘀血阻络，胸痹心痛，中风偏瘫，肺虚咳嗽，高血脂症。"现代药理学研究发现银杏的种仁俗称白果，所含的化学成分具有多种药理学活性，包括抗菌消炎、杀虫、调节血脂、镇咳平喘、抗衰老、抗氧化、抗凋亡、抗肿瘤、改善循环和脑血流、神经保护、心脏保护、抑制血小板活性、提高免疫力等。当前对银杏的药理活性研究主要集中在银杏叶和银杏果。

① 降血压。银杏中黄酮类化合物具有降血压功效，被广泛用于药品、保健品等领域。银杏叶提取物中黄酮类化合物通常作为一种自由基清除剂和血管扩张剂参与机体的新陈代谢，通过增强血管张力、改善管壁通透性来达到降血压作用；银杏果中黄酮类物质可促进冠状血管扩张。银杏花总黄酮化合物中的槲皮素也可降低血压，其代谢产物异鼠李素、山柰酚均具有内皮非依赖性血管舒张作用，对主力动脉血管更为明显。此外，银杏的降压作用还与氧化应激水平的变化以及抑制一氧化氮合酶活性有关。

② 降血糖。银杏提取物能显著降低 2 型糖尿病大鼠的高血糖症状，研究报道提示这与银杏多糖缓解胰岛 B 细胞损伤、银杏叶提取物激活 *SIRT1* 生长基因以提高线粒体功能降低血清 MDA 含量等有关。具体机制如下：首先，银杏黄酮类物质可提高丝氨酸/苏氨酸激酶 Akt 磷酸化程度，被激活的 Akt 进一步促使葡萄糖转运蛋白-4（GLUT-4）向细胞膜的转移，促进葡萄糖的吸收，这是血糖降低的主要原因之一。其次，银杏黄酮通过对 α-葡萄糖苷酶的反竞争抑制作用，阻断了碳水化合物的分解，降低了机体内单糖含量，抑制餐后高血糖。此外，银杏种子中的胰蛋白酶抑制剂也可起到降血糖作用，通过提高机体胰脂联素水平，降低了单核细胞趋化蛋白-1（MCP-1）和转化生长因子-β_1（TGF-β_1）水平，从而达到控制糖尿病的目的。此外银杏淀粉指数为 36，是中等血糖指数食品。最后，银杏中的活性多肽对机体血糖水平的

降低也有显著效果，其降糖机制可能与胰岛素 B 细胞修复、加快机体葡萄糖磷酸化进程与葡萄糖代谢速率有关。

③ 降血脂。银杏叶提取物据报道可显著降低大鼠血清中胆固醇（TC）、三酰甘油（TG）与低密度脂蛋白胆固醇（LDL-C）水平，从而降低冠心病发病率；同时提高高密度脂蛋白胆固醇（HDL-C）水平，并通过调节脂肪代谢来减少动脉粥样硬化等心血管疾病的发病率。银杏叶中的黄酮类物质可清除由于脂质过氧化作用产生的过多自由基，以降低其对心脑血管内皮细胞的侵害作用；此外，它在提高血清中 HDL-C 含量的同时，抑制了 LDL-C 含量，阻碍了机体内胆固醇的堆积，使其转为脂肪形式排出体外，从而减少血脂水平。而银杏内酯可阻断血小板活化因子与其受体的结合，改善血小板凝聚，降低血液黏稠度。黄酮类和内酯类以及酚类物质可改善机体的高血脂症状。银杏提取物还可通过抑制胆固醇合成与转运提高机体脂蛋白脂肪酶和肝脂酶活性、增大胆汁酸的分泌量以提高胆固醇代谢速率来实现高血脂的调节。

④ 抗衰老。银杏叶提取物可以促使大脑循环代谢速率增加，增强记忆力；减少海马区神经元丢失，起到抗衰老作用；缓解心肌结构的破坏、改善心肌老化，降低糖基化终末期产物含量，减少其在肾小球膜的沉积，同时抑制纤维因子的表达、阻断肾细胞纤维化进程，增加抗衰老基因 Klotho 蛋白的表达，最终使肾脏结构和功能得到一定程度的恢复；通过降低丙二醛、提高 ATPase 和 SOD 活性来减缓红细胞的衰老以及激活脑内源性 Nrf2-ARE 通路，保护脑内黑质多巴胺能神经元。银杏提取物制作的软膏等制品可以改善皮肤光泽与弹性，延缓皮肤衰老。高浓度的血小板活化因子（PAF）可损伤神经细胞、降低脑血流量，从而引发炎症和加速衰老进程。而银杏黄酮可抑制 PAF 诱发的血小板聚集，可起到延缓衰老的目的。脂质过氧化的发生也是加速机体衰老的又一重要因素，其产生的自由基链反应及其次级代谢物会损伤细胞膜。此时，银杏黄酮一方面挥发了其金属离子螯合作用，促使脂质过氧化物分解；另一方面，其清除自由基作用，还可缓解脂质过氧化过程；同时，它的减少 NO 含量的作用，抑制了神经细胞的凋亡，缓解了衰老。银杏内酯可减少小鼠海马体中小胶质细胞、TNF-α 和 IL-1β 因子数量，增强自然衰老小鼠的学习记忆能力；还能改善老年退行性疾病，辅助改善记忆功能；促进神经生长、防止神经脱髓、防止老年痴呆。

⑤ 抗炎。银杏提取物对炎症反应有较好的抑制效果。从银杏叶中提取的多糖成分可通过充当 P-选择素的配位阻断剂，以阻断 P-选择素与其配体的相互识别作用，进而抑制中性粒细胞在血管内皮素上的滚动、黏附和渗出，产生抗炎作用；还可通过调节炎症信号通路中炎症细胞内核转录因子-κB 的表达，抑制 TNF-α 和 IL-6 等促炎细胞因子基因的表达水平，以及促炎介质 iNOS 和 COX-2 等的表达，发挥出抗炎活性。银杏叶黄酮能减少哮喘模型小鼠体内引起气道炎症的嗜酸粒细胞（EOS）数量，减轻 EOS 在肺部的聚集，缓解肺部炎症。银杏果内酯也能明显地降低缺氧状态下模型大鼠脑中 TNF-α、IL-6、IL-1β 和干扰素-γ 等炎性因子的含量；降低受过氧化氢诱导的人角质形成细胞（HaCaT）中 SOD 和 GSH-Px 含量的下降，减少活性氧 ROS 水平，提高抗炎活性；抑制心肌组织炎症反应和氧化应激反应；通过影响炎症因子和抗氧化作用减轻 ApoE 小鼠的动脉粥样硬化损伤。白果素、异银杏黄素对巨噬细胞分泌的具有促炎作用的一氧化氮（NO）的抑制率超过 80%，显著降低了其细胞毒性和促炎性。银杏叶多糖和黄酮、银杏果内酯、银杏花提取物能分别从神经系统、体液循环、脑和心肺组织等层面上抑制炎症因子、缓解炎症的发展，这为天然抗炎药物的研制指引了新的研究方向。

⑥ 抗菌。银杏中的种仁蛋白、多糖、黄酮类以及酚酸类等物质，均有抗菌能力。银杏种仁多糖对枯草芽孢杆菌有抑制作用；而种仁蛋白对革兰氏阳性菌和革兰氏阴性菌均有抑菌活

性，其中对克雷伯杆菌的抑菌效果最好。其作用机制与菌体细胞壁破裂、渗透性变化、内容物流出、细胞崩解有关；此外，银杏种仁抑菌蛋白还会通过抑制胞内 ATP 酶活、β-半乳糖苷酶和碱性磷酸酶活性对受试菌的代谢产生负面作用。银杏抗菌蛋白与多肽也具有抑菌能力，其所带的正电荷残基与菌体细胞膜负电荷通过静电相互作用吸引后，可对细胞膜产生损伤作用。银杏多糖同样可以破坏细胞膜，但其与抗菌蛋白不同的是，多糖可以抑制菌体 DNA 和蛋白质合成，从而限制细菌生长。银杏黄酮与糖类物质生产黄酮苷，可通过水解细胞壁糖苷键破坏细胞壁，且该黄酮苷偏酸的 pH 属性可导致细胞内蛋白质变性，进而发挥抑菌作用。另外，银杏长链酚类、白果酸、白果酚和不同烷基侧链的漆树酸都是抗菌的主要物质，其中银杏酚酸对青霉菌抑菌作用最强，最小抑菌质量浓度为 25mg/mL。

⑦ 抗病毒。银杏提取物治疗乙型慢性活动型肝炎不仅可以提高机体免疫功能，还能增强抗乙肝病毒的能力。银杏叶提取物是通过抑制乙肝病毒表面抗原 HBsAg 和 e 抗原 HBeAg 活性来进行抗病毒的，且抑制作用呈剂量依赖效应。另外，乙肝病毒引起的肝脏疾病的逐渐恢复，还与银杏叶提取物具有血浆因子（外周血核因子-κB、TNF-α、脂氧素 A4、内毒素）调节能力有关。银杏叶提取物中槲皮素、内酯还能通过抑制细胞凋亡效应酶 Caspase-3 活性、缓解宿主细胞凋亡作用，从而对甲型 H1N1 病毒以及慢病毒的胞内感染产生抑制作用。

（2）食疗方剂

① 止咳平喘。适用于痰多咳嗽气喘。小排骨 500g，白果 30g，调料适量。将小排骨洗净，加黄酒、姜片、水适量，文火焖 1.5h。白果去壳及红衣，加入汤内，加盐调味再煮 15min。食果、肉，饮汤。

② 适用于神经性头痛、眩晕。生白果 60g，捣碎，水煎，分三次服完；白果仁炒熟研为细末，每服 3～6g，以红枣煎汤调服；生白果肉 3 枚，捣烂，开水冲服，连服 3～5 天。

③ 适用于冠心病心绞痛。银杏叶、何首乌、钩藤各 4.5g，共研末，每日一剂，温开水送服；银杏叶、瓜蒌、丹参各 15g，郁金 9g，甘草 5g。水煎，去渣，取汁，温服。

④ 适用于小儿肠炎。银杏叶 3～9g。水煎，去渣，取汁。用药汁擦洗患儿脚心、手心、心口。每日 2 次。

⑤ 适用于小便频数、遗尿。白果 9g，炒后加水煎，加糖适量，连汤服之，或炒研粉服；白果 30 粒、红枣 10 枚，煎取浓汁，加少许白糖，睡前服；白果用盐水炒黄，每晚临睡时服 3～7 粒，温开水送服。

⑥ 适用于妇女带下。白果、莲子、糯米各 15g，研为末，乌骨鸡一只，去肠，将药装入肚内煮烂，空腹食之；白果 30g、白鸡冠花 30g、淡菜 60g、猪脊骨 125g，炖服。

⑦ 适用于疣症。取白果 10 枚，去壳取仁，薏苡仁 60g，加水适量煮烂后，放入少许白糖，调味食用，一日一剂，连续服用，直到疣脱为止。

⑧ 适用于乳痈溃烂。白果 500g，以一半研细泡酒，分次服用，另一半研细，多次敷。

（3）饮食禁忌

食用过量的银杏果会引起中毒。主要是因为银杏果种皮中的银杏酸、种仁中的银可酚和苦杏仁苷等有毒成分导致的。中毒症状表现为消化系统症状、神经系统损伤、呼吸麻痹、药物热、心肌、肝、肾、肺等多脏器受损。银杏果中毒没有特效解毒剂，银杏果中毒的严重程度与年龄、体质强弱及进食量密切相关。食用银杏果后如果出现不适症状，要及时就医，严重中毒可能导致死亡。避免食用银杏果中毒可注意以下三个方面：

① 加热处理。银杏果中所含的会引起中毒的物质，氰苷、银杏酸、生物碱等易溶于水，

同时都是热敏感的物质，食用前用清水浸泡 1h 以上，再充分加热煮熟，可以去除一大部分毒素，降低毒性。

② 去芯。银杏果中含有的有毒成分，其中绿色胚芽毒性最强，去除胚芽可减少毒性。银杏果煮熟后，剥开壳，去掉上面的膜，去除果芯，食用安全性更高。

③ 不可过量食用。儿童一次生食银杏果 5~10 粒，成人吃 10~50 粒，便会中毒，甚至死亡。加热后毒性降低也不宜多吃。成年人一天食用不能超过 10 粒，儿童一天不要超过 5 粒，身体虚弱的人及 5 岁以下的孩子不建议食用银杏。

参 考 文 献

[1] 杜丽清，曾辉，邹明宏，等. 澳洲坚果果仁氨基酸含量的差异性分析[J]. 经济林研究，2008，26（4）：49-52.

[2] 黄和平，黄鹏，栗进才. 银杏：栽培、药效研究与应用[M]. 北京：化学工业出版社，2019.

[3] 齐丽娟，李国君，高珊. 白果中银杏酸类化合物的健康危害评估[J]. 毒力学杂志，2021，35（4）：267-279.

[4] 吴平，姚芳，祁兴普，等. 银杏全资源主要成分与功能活性[J]. 食品工业科技，2021，43（1）：1-9.

[5] 郗荣庭，刘孟军. 中国干果[M]. 北京：中国林业出版社，2005.

[6] O'Hare T J, Triru H H. Assessing fatty acid profiles of macadamia nuts[J]. HortScience, 2019, 54(4):633-637.